마음을 바꾸는 방법

마음을 바꾸는 방법

금지된 약물이 우울증, 중독을 치료할 수 있을까

How to change
your mind

마이클 폴란 지음 | 김지원 옮김 | 강석기 감수

소우주

아버지께 바칩니다

영혼은 항상 약간 열려 있어야 한다.

- 에밀리 디킨슨 -

일러두기 ....

1. 본문의 고딕체는 원서에서 이탤릭체로 강조한 부분입니다.

2. 책의 제목은 『 』로, 신문 · 잡지 · 방송 · 영화 · 논문 등의 제목은 〈 〉로 표기했습니다.

3. 역자의 설명은 옮긴이 주로 표기했습니다.

4. 흔히 쓰이는 보건의료 분야의 용어에 대해서는 띄어쓰기 원칙을 엄격하게 적용하지 않았습니다.

새로운 문

20세기 중반을 지나며 서구권에서는 두 개의 특이하고 새로운 분자, 놀랄 만큼 서로 닮은 유기화합물이 폭발적으로 퍼져 나갔다. 시간이 흐르며 이들은 사회적, 정치적, 문화적 역사의 방향을 바꾸고, 자신의 뇌에 이 화합물의 맛을 보여준 수백만 명의 인생 방향까지도 바꾸어 놓게 된다. 이 파괴적인 화학 물질의 등장은 세계사에서 또 다른 폭발과 시기를 함께 한다. 바로 원자폭탄이다. 두 사건을 우주적 동시성으로 여기는 사람들도 있다. 놀라운 새 에너지가 세상에 풀려났다. 세상은 다시는 예전처럼 돌아갈 수 없을 것이다.

이 분자들은 우연한 과학적 발명으로 탄생했다.[1] 흔히 LSD라고 알려진 리세르그산 디에틸아미드lysergic acid diethylamide는 과학자들이 최초로 우라늄 원자를 쪼개기 직전인 1938년, 알베르트 호프만Albert Hofmann에 의해 최초로 합성되었다. 스위스의 제약회사 산도스Sandoz에서 일하던 호프만은 향정신성 약이 아니라 혈액 순환을 촉진하는 약을 찾고 있었다. LSD를 합성하고 5년이 지난 어느 날 호프만은 실수로 새로운 화합물을 소량 섭취하고서 자신이 강력한 뭔가를 만들었다는 걸 깨달았고 겁에 질리는 동시에 경탄했다.

두 번째 분자는 수천 년 동안 주변에 있었지만, 선진국의 누구도 그 존재를 알아채지 못했다.[2] 화학자가 아니라 눈에 띄지 않는 조그만 갈색 버섯이 만들어내는 이 분자는 수백 년 동안 멕시코와 중앙아메리카의 토착민들이 의식용으로 사용해 온 것으로, 후에 실로시빈psilocybin이라는 이름을 갖게 된다. 아즈텍인들이 테오나나카틀teonanacatl, 즉 "신들의 살flesh of the gods"이라고 불렀던 이 버섯은 스페인 정복 이후 로마 가톨릭 교회에서 강압적으로 금지하는 바람에 지하로 밀려났다. 그리고 알베르트 호프만이 LSD의 작용을 발견하고 12년이 지난 1955년, 맨해튼의 은행가이자 아마추어 진균학자였던 R. 고든 왓슨R. Gordon Wasson은 멕시코 남부의 오아하카주 우아우틀라 데 히메네스 마을에서 마법의 버섯을 맛보았다. 2년 후에 그는 "기묘한 환영幻影을 유발하는 버섯"에 관한 15쪽짜리 기고문[3]을 주간지 〈라이프Life〉에 게재하며 일반 대중에게 의식의 새로운 형태에 관해 최초로 알리는 신호탄을 쏘았다(당시 LSD에 대한 지식은 연구원들과 정신 건강 관련 전문가들의 세상 안에만 갇혀 있는 상황이었다). 사람들은 이후 몇 년 동안 이 일의 중대함을 깨닫지 못했으나 서구 역사의 흐름은 바뀌었다.

이 두 분자의 영향력은 아무리 강조해도 지나치지 않다. LSD의 출현은 1950년대에 시작된 뇌과학 혁명, 즉 과학자들이 뇌에서 신경전달물질neurotransmitter의 역할을 발견한 사건과 연관 지을 수 있다. 마이크로그램 단위의 LSD가 뇌에서 정신병과 비슷한 증상을 유발할 수 있다는 사실은 뇌과학자들로 하여금 이전까지 심리적인 원인에 의해 발생한다고 믿었던 정신장애의 신경화학적 원인을 찾아보게 만들었다. 동시에 사이키델릭은 정신

치료의 한 축을 담당하며 알코올 중독, 불안 장애, 우울증 같은 다양한 질병을 치료하는 데 사용되었다. 1950년대 대부분과 1960년대 초반에 심리치료시설에 종사하는 많은 사람들은 LSD와 실로시빈을 기적의 약물로 여겼다.

이 두 물질의 출현은 또한 1960년대 반문화counterculture의 부상, 특히 그 분위기 및 스타일과도 연관 지을 수 있다. 역사상 처음으로 젊은이들이 그들만의 통과의례를 갖게 되었다. 바로 "애시드 트립acid trip"(LSD를 사용한 사이키델릭 체험 - 옮긴이)이다. 이 의식은 통과의례가 항상 그랬듯이 젊은이를 성인의 세계에 구겨 넣는 것이 아니라 성인들은 존재조차 모르는 의식의 세계로 그들을 보냈다. 이것이 사회에 미친 영향은 가볍게 말해도 가히 파괴적이었다.

하지만 1960년대 말쯤에는 이 물질들이 가한 사회적, 정치적 충격파가 사라져가는 것 같았다. 배드 트립bad trip, 정신착란, 플래시백flashback(약물로 인한 환각 - 옮긴이), 자살 같은 사이키델릭의 어두운 측면이 언론의 엄청난 관심을 받기 시작했고 1965년 초에는 이 새로운 약물을 둘러싼 흥분이 도덕적 공포에 밀려나게 되었다. 문화계와 과학계는 사이키델릭을 받아들였던 것만큼 빠르게 약물에 등을 돌렸다. 60년대 끄트머리쯤에는 이전까지 대부분의 지역에서 합법이었던 사이키델릭이 불법화되어 지하 세계로 밀려났다. 20세기의 두 개의 폭탄 중 적어도 하나는 해체된 것처럼 보였다.

그러던 중 예상치 못했던 엄청난 일이 일어났다. 1990년대 초에 우리들 대부분이 알지 못하던 곳에서 소수의 과학자들과 심리 치료사들, 그리고 소위 사이코너트psychonaut(정신비행사)들이 과학계와 문화계 양쪽에서 귀중한 것을 잃었다고 믿고서 이것을 되찾기 위해 노력하기 시작했던 것이다.

수십 년 동안 억압과 무시를 견뎌 온 사이키델릭은 오늘날 르네상스를 맞이했다. 사이키델릭 물질을 직접 경험해 보고 거기서 영감을 얻은 새로운 과학자 세대가 우울증, 불안 장애, 외상, 중독 같은 정신질환을 치료할 수 있는 가능성을 시험해 보고 있다. 또 다른 과학자들은 의식의 미스터리를 일부라도 풀 수 있길 바라고 뇌와 정신 사이의 연결고리를 탐색하기 위해 새로운 뇌영상 기기를 동원해 사이키델릭을 사용해 보는 중이다.

복잡한 시스템을 이해하는 좋은 방법 중 하나는 그것을 휘저어놓고 어떤 일이 생기는지 보는 것이다. 입자가속기는 원자를 충돌시켜 그 비밀을 드러내도록 만든다. 뇌과학자들은 신중하게 정해진 용량의 사이키델릭을 투여함으로써 시험 자원자들의 정상 각성 상태의 의식을 크게 뒤흔들어 자아 구조를 무너뜨리고 신비 체험이라고 묘사할 만한 일이 생기도록 만들 수 있다. 이런 일이 벌어지는 동안 뇌영상 기기를 이용해 뇌 활동의 변화와 연결 패턴을 관찰할 수 있다. 이미 이런 작업은 자아라는 감각과 영적 경험의 "신경 상관물neural correlates"에 관해 놀라운 통찰을 제시해 주었다. 사이키델릭이 의식의 이해와 "확장"에 실마리를 제공한다는 1960년대의 진부한 주장은 더 이상 그렇게 터무니없게 들리지 않는다.

『마음을 바꾸는 방법』은 이 르네상스에 관한 이야기이다. 처음 구상할 때 의도했던 건 아니지만, 이 책은 공적인 역사인 동시에 굉장히 사적인 체험담이다. 어쩌면 이것은 불가피한 일일 것이다. 내가 관찰자의 시점에서 사이키델릭 연구 역사에 대해 배운 모든 것들이, 이제 나로 하여금 당사자의 입장에서 정신의 이 새로운 풍경을 탐험해 보고 싶게 만들었기 때문이다. 이 분자들이 일으키는 의식의 변화가 실제로 어떤 느낌인지, 혹시라도 나의 정신에 관해 뭔가를 가르쳐줄 수 있을지, 그리고 내 삶에 어떤 기여를 할 수 있을지 알고 싶었다.

내 입장에서 이것은 전혀 예상치 못했던 사건의 전환이었다. 여기서 요약한 사이키델릭의 역사는 내가 살아온 역사가 아니다. 나는 사이키델릭이 미국이라는 환경에 처음 난입하고 약 5년이 지난 1955년에 태어났지만, 60세를 눈앞에 두고서야 처음으로 LSD를 해볼 생각을 진지하게 했기 때문이다. 베이비붐 세대로서 이것은 말도 안 되는 소리로, 내 세대의 의무를 유기한 것처럼 들릴 수도 있다. 하지만 나는 1967년에 겨우 열두 살이라 사랑의 여름Summer of Love(1967년 여름에 절정을 이룬 반문화의 별칭 - 옮긴이)이나 샌프란시스코 애시드 테스트San Francisco Acid Test(1960년대에 LSD 사용을 옹호하던 파티 - 옮긴이)에 대해서는 희미하게 들어본 정도였다. 열네 살에 내가 우드스톡(1969년 여름에 열린 축제가 반문화운동의 정점이었다 - 옮긴이)에 갈 수 있는 유일한 방법은 부모님이 차로 데려다주시는 경우뿐이었다. 나는 1960년대의 대부분을 주간지 〈타임Time〉을 통해 경험했다. LSD를 해볼까 말까 하는 생각을 하게 되었을 무렵에는 이에 대한 미디어의 인식이 이미 경이적인 사이키델릭에서 반문화의 성체聖體, 그리고 젊은이들의 정신을 파괴하는 물질로 변화된 후였다.

내가 고등학생 때 어느 과학자는 LSD가 염색체를 망가뜨린다는 발표를 했고[4](이는 추후 허위로 밝혀졌다), 모든 미디어와 학교 보건 선생님까지 우리가 그 사실을 알게 만들었다. 2년 후에는 텔레비전 방송인 아트 링크레터Art Linkletter가 자기 딸이 아파트 창문으로 뛰어내려 자살한 것을 LSD의 탓으로 돌리며 LSD 반대 운동을 벌이기 시작했다. LSD는 맨슨Manson(맨슨 패밀리라는 범죄집단을 이끌었으며, LSD를 상시 복용하면서 수많은 범죄를 저지른 연쇄살인범 - 옮긴이) 살인 사건에도 영향을 주었다고 여겨졌다. 1970년대 초, 내가 대학교에 갔을 때 LSD에 관해 들리는 모든 이야기는 공포를 심어주기 위해 만들어진 것 같았다. 나한테는 통했다. 나는 1960년대 사이키델릭 세대 출신이라기보다는 사이키델릭이 불러일으킨 도덕적 공포의 희생양이었다.

또한 나에게는 사이키델릭에 손을 대지 않을 만한 개인적인 이유가 있었다. 끔찍하게 불안했던 사춘기 시절을 겪으며 나는(그리고 최소한 한 명의 정신과 의사는) 내 정신 상태에 의문을 갖게 되었다. 대학에 갈 무렵에는 훨씬 안정되어 있었지만, 사이키델릭을 복용해서 내 정신을 놓고 도박을 한다는 것은 여전히 안 좋은 생각으로 느껴졌다.

몇 년이 지나 정신적으로 훨씬 더 안정되었다고 느끼게 된 20대 후반 무렵, 나는 두세 번 정도 마법의 버섯을 해 보았다. 친구 한 명이 나에게 울퉁불퉁한 마른 프실로키베Psilocybe가 가득한 병을 주었고, 내 파트너(지금은 아내인) 주디스와 나는 버섯 두세 개를 삼키고서 잠깐 동안 구역질을 참은 후에 네다섯 시간 정도 함께 낯익은 현실의 근사한 이탤릭체 버전 같은 환각을 두어 번 즐긴 경험이 기억에 남는다.

사이키델릭 마니아들은 우리가 한 일을 자아가 완전히 해체되는 여행이 아니라 저용량의 "심미적 경험aesthetic experience" 정도로 분류할 것이다. 우리는 우리가 아는 세계를 떠나거나 사람들이 신비 체험이라고 부르는 것을 경험하지는 못했으니까. 하지만 정말로 흥미롭긴 했다. 내가 확실히 기억하는 것은 초자연적으로 선명하던 숲의 식물들, 특히 연둣빛 고사리의 벨벳 같은 부드러움이다. 나는 야외로 나가서 옷을 벗고 금속이나 플라스틱으로 만들어진 것들에서 최대한 멀리 떨어지고 싶다는 강력한 충동에 사로잡혔다. 우리가 시골에 외따로 있었기 때문에 이 모든 것이 가능했다. 토요일에 맨해튼의 리버사이드 파크로 돌아오던 길은 별로 기억이 나지 않는다. 다른 사람들이 우리가 사이키델릭을 했다는 걸 알면 어떡하나 걱정하느라 즐거움을 느끼거나 무아지경에 빠지지 못했다.

당시에는 몰랐지만 같은 약이 주는 이 두 가지 경험의 차이는 사이키델릭의 중요하고 특별한 점을 보여준다. 바로 "세트set"와 "세팅setting"이 미치는 중대한 영향력이다. 세트는 사람이 어떤 경험에 관해 갖는 태도나 기대이고, 세팅은 그 경험이 일어나는 배경이다. 다른 약들과 비교할 때 사이키델릭은 사람에게 같은 방식으로 두 번 영향을 미치는 경우가 거의 없다. 사이키델릭은 사람의 머리 안팎 양쪽에서 이미 일어나고 있는 일을 확대하는 경향이 있기 때문이다.

이 두 번의 짧은 애시드 트립 이후 버섯이 담긴 병은 우리 식료품 저장실 안쪽에서 몇 년 동안 손대지 않은 채 놓여 있었다. 하루 온종일을 사이키델릭 체험에 투자한다는 건 상상도 못할 일이었다. 우리는 새로운 일자리에서 장시간 업무에 매진했고, 대학 생활(또는 무직 상태)에서나 가능했던 기나긴 할 일 없는 시간이란 과거의 추억이 되었다. 그러던 중 전혀 다른 종류의 새로운 약이, 맨해튼의 직장인 세계에 훨씬 쉽게 섞여 들어갈 수 있는 약이 등장했다. 바로 코카인이었다. 새하얀 가루는 주름진 갈색 버섯을 촌스럽고, 예측 불가능하고, 지나치게 손이 많이 가는 존재로 만들었다. 어느 주말에 부엌 찬장을 청소하다가 우리는 잊고 있었던 병을 발견했고, 오래된 향신료, 그리고 날짜 지난 음식물들과 함께 쓰레기통에 버렸다.

그로부터 30년이 지난 오늘날, 그때의 행동은 진심으로 후회가 된다. 지금은 마법의 버섯 한 병을 구하려면 엄청난 비용을 지불해야 한다. 나는 지금 와서 이 놀라운 분자가 젊은이들에게는 남용된 것일 수 있지만, 정신적 습관과 일상의 행동이 확고하게 굳어진 인생 후반의 우리들에게 더 많은 것을 줄 수 있었던 게 아닌지 의문이 든다. 카를 융은 젊은이가 아니라 중년에게 인생의 후반기를 헤쳐 나가는 것을 도와줄 "신비 체험"이 필요하다고 쓴 바가 있다.

안전하게 50대에 들어설 무렵 내 삶은 몇 개의 깊지만 편안한 홈을 따라 달리고 있는 것처럼 보였다. 길고 행복한 결혼 생활에 똑같이 길고 만족스러운 직장 생활. 이렇게 살아오는 동안 나는 집에서든 직장에서든 인생이 나에게 내미는 것들을 처리할 꽤나 믿음직스러운 정신적 알고리즘을 완성했다. 내 삶에서 빠진 것? 그런 건 생각나지 않았다. 사이키델릭에 관한 새로운 연구 이야기가 나에게까지 들려오고, 내가 정신을 이해하고 어쩌면 바꿀 수 있을지도 모르는 도구로서 이 분자의 가능성을 알아보지 못했던 게 아닐까 생각하게 만들 때까지는 말이다.

실제로 그렇다는 생각을 갖게 만든 세 가지 요인은 다음과 같다.

2010년 봄, 〈뉴욕타임스New York Times〉 1면 기사의 표제는 "환각제가 다시 의사들의 관심을 끌다"였다.[5] 기사에서는 연구자들이 말기 암 환자들에게 죽을 날이 다가올 때 "실존적 고통"을 감당하는 것을 도와주기 위해 마법의 버섯의 활성 물질인 실로시빈을 대량으로 투약했다고 말했다.

존스 홉킨스, UCLA, 뉴욕대학교에서 동시에 진행된 이 시험은 성공할 것 같지 않을 뿐더러 말도 안 되는 일처럼 보였다. 말기 진단을 받는다면 나는 사이키델릭 투약은 절대로 원하지 않을 것 같다. 내 정신의 통제력을 포기하고 심리적으로 연약한 상태에서 심연을 똑바로 들여다보는 것은 상상도 하기 싫다. 하지만 자원자의 다수가 단 한 번의 사이키델릭 "여행"을 거친 후 자신의 암과 다가오는 죽음을 바라보는 시각이 바뀌었다고 말했다. 그리고 그중 다수는 죽음의 공포가 완전히 사라졌다고 했다. 이런 변화의 이유에 대한 설명은 대단히 흥미로우면서도 약간은 모호하다. 연구자 중 한 명은 이렇게 말했다고 한다. "피험자들은 육체에 대한 일차적 인지를 초월해서 자아로부터 자유로운 상태를 경험하죠. 그들은 새로운 관점과 넓은 마음을 갖고 돌아왔어요."

나는 그 이야기를 완전히 잊고 있었다. 그리고 1~2년 후에 주디스와 함께 버클리 힐스에 있는 커다란 저택에서 열린 디너파티에 참석해 열댓 명의 사람들과 함께 긴 탁자에 앉아 대화를 나누던 중, 탁자 끝자리의 어떤 여자가 자신의 애시드 트립에 대해 이야기하는 것을 듣고는 그 기억을 떠올렸다. 여자는 내 나이쯤 되어 보였고 알고 보니 저명한 심리학자였다. 나는 당시 다른 대화에 빠져 있었지만, L-S-D라는 음소가 내 자리까지 들려오는 순간 문자 그대로 귀를 곤두세우고 이야기를 들으려고 애를 썼다.

처음에는 그녀가 그럴듯하게 재가공한 대학 시절의 일화를 이야기하는 거라고 생각했다. 하지만 그렇지 않았다. 곧 문제의 애시드 트립이 불과 며칠 혹은 몇 주 전에 있었던 일이고, 실제로 그녀의 첫 번째 경험이었음을 깨닫게 되었다. 찌푸리고 있던 눈썹이 위로 올라갔다. 그녀와 은퇴한 소프트웨어 엔지니어인 남편은 정기적으로 LSD를 하는 게 지적 자극을 주고 그들의 일에 상당히 도움이 된다는 사실을 발견했다. 구체적으로 말하면 이 심리학자는 LSD가 어린아이들이 세상을 인지하는 방식에 관한 통찰을 준다고 생각했다. 아이들의 인식은 성인의 '거기에 가봤고 그걸 해봤다'는 식의 기대와 관습의 영향을 받지 않는다. 성인으로서 우리의 정신은 세상을 그저 있는 그대로 받아들이는 게 아니라 경험을 통한 추측을 하게 된다고 심리학자는 설명했다. 과거의 경험을 바탕으로 한 이런 추측에 의존하면, (예를 들어 시야에 들어오는 초록색 점으로 이루어진 프랙탈 무늬가 뭔지 파악할 때) 정신이 시간과 에너지를 절약할 수 있다(아마 나무에 달린 잎들일 것이다). LSD는 이런 관습화된 인지의 단축 모드를 불가능하게 만드는 것 같고, 그 덕분에 모든 것을 처음 보는 것처럼 우리의 현실 인식에 어린아이 같은 즉각성과 경이감을 되찾아 준다(그냥 잎들일 뿐이다!).

그 사람에게 이런 생각을 책으로 쓸 계획이 있는지 묻자 그 자리의 모든 사람이 관심을 보였다. 심리학자는 웃으면서 나에게 아마도 **당신 정말 순진하군요**, 라는 의미로 보이는 눈길을 던졌다. LSD는 1급 규제 약물이고, 이는 정부가 이것을 의학적 사용이 승인되지 않은, 남용 가능성이 높은 약물로 여긴다는 뜻이다. 그 정도 지위의 심리학자가 활자로 사이키델릭이 철학이나 심리학에 기여할 여지가 있다고, 인간 의식의 미스터리를 탐색하는 유용한 도구가 될 수도 있다고 주장하는 것은 무모한 일일 것이다. 사이키델릭에 대한 진지한 연구는 1963년 티모시 리어리Timothy Leary의 하버드 실로시빈 프로젝트가 무너진 직후인 50년 전에 대학에서 전부 축출되었다. 버클리조차 최소한 아직은 다시 거기에 손댈 준비가 되지 않아 보였다.

세 번째 요인은 이거다. 디너파티에서의 대화가 몇 년 전 누군가 나에게 실로시빈 연구에 관한 과학 논문을 이메일로 보내주었다는 희미한 기억을 떠올리게 만들었다. 당시에는 다른 일들로 바빠서 그것을 열어보지도 않았지만, "실로시빈"이라는 단어를 검색하자 내 컴퓨터 휴지통에 버려진 이메일 더미 속에서 즉시 논문이 튀어나왔다. 논문은 공동저자 중 한 명이 나에게 보낸 것으로, 저자는 밥 제시Bob Jesse라는 낯선 사람이었다. 어쩌면 내가 향정신성 식물에 관해서 쓴 것을 읽고 관심 있어 할 거라고 생각해서 보냈는지도 몰랐다. 실로시빈을 암 환자들에게 주었던 홉킨스의 바로 그 연구팀이 쓴 이 논문은 학술지 〈정신약리학Psychopharmacology〉 최신호에 이제 막 실린 상태였다.[6] 이것은 동료심사를 거친 과학논문치고는 꽤 독특한 제목을 달고 있었다. "실로시빈은 본질적이고 지속적인 개인적 의미와 영적 중요성을 가진 신비류 체험을 일으킬 수 있다Psilocybin Can Occasion Mystical-Type Experiences Having Substantial and Sustained Personal Meaning and Spiritual Significance" 였다.

"실로시빈"이라는 단어는 중요치 않다. 약리학 저널 페이지에서 눈에 확 띈 것은 "신비적", "영적", "의미"라는 단어들이었다. 제목은 우리가 양립할 수 없다고 생각하게 된 두 세계인 과학과 영성을 잇는 흥미로운 연구의 첨병이라는 암시를 주었다.

이제 나는 홉킨스 논문에 완전히 매료되었다. 이전에 사이키델릭을 해본 적이 없는 30명의 자원자들이 합성 실로시빈이 들었거나, 사이키델릭을 먹었다고 사람들을 속이기 위한 "활성 위약active placebo"인 메틸페니데이트methylphenidate(상품명 리탈린ritalin, 중추신경 활동을 증가시키는 각성제 – 옮긴이)가 든 알약을 받았다. 그다음에 소파에 누워서 안대를 하고 헤드폰으로 음악을 들었고, 그러는 내내 두 명의 치료사가 동석했다(안대와 헤드폰은 좀더 내적인 여행을 하도록 만들기 위한 것이다). 30분쯤 후에 실로시빈 약을 먹은 사람들의 정신 세계에서 특별한 일이 일어나기 시작했다.

연구는 고용량의 실로시빈이 안전하고 확실하게 신비 체험을 "일으키는" 데에 사용 가능하다는 것을 보여주었다. 신비 체험이란 일반적으로 사람의 자아가 해체되어 자연이나 우주와 합쳐지는 느낌을 의미한다. 사이키델릭을 해 보았거나 1950년대와 1960년대에 그것을 처음 연구했던 연구자들에게는 이게 새로운 소식으로 여겨지지 않을 수도 있다. 하지만 2006년 논문이 출간되었을 당시의 과학계나 나에게는 그렇게 당연한 이야기가 아니었다.

논문에 실린 결과에서 가장 놀라웠던 것은 참여자들이 실로시빈 체험을 인생에서 가장 의미 있는 일 중 하나이며 "첫 아이의 탄생이나 부모님의 죽음"과 비견할 정도로 여겼다는 점이다. 참여자 중 3분의 2가 이 체험을 자신의 인생에서 "영적으로 가장 강렬한 경험" 5위 안에 든다고 했고, 3분의 1은 인생에서 가장 강렬한 경험으로 꼽았다. 14개월 후, 이 순위는 아주 약간 내려갔을 뿐이었다. 자원자들은 자신들의 "개인적 안녕과 삶에 대한 만족감, 긍정적인 행동 변화" 면에서 상당한 발전이 있었다고 말했고, 이런 변화는 그들의 가족들과 친구들도 입증했다.

당시에는 아무도 예상하지 못했지만, 지금 일어나고 있는 사이키델릭 연구의 르네상스는 이 논문의 출간으로 불붙은 것이었다. 이 논문을 계기로 홉킨스와 다른 여러 대학은 실로시빈을 이용해 암 환자의 불안 장애와 우울증, 니코틴 및 알코올 중독, 강박 장애, 우울증, 섭식 장애를 포함한 다양한 질환을 치료하는 일련의 임상시험을 시작했다. 이 임상연구 전반에서 놀라운 것은 사람의 정신을 바꾸는 열쇠가 약물의 약리적 효과 그 자체가 아니라 이로 인한 정신적 체험과 자아의 일시적 해체일 거라는 연구 전제이다.

인생에서 "영적으로 강렬한" 체험에 순서를 매기는 건 고사하고 그러한 체험을 단 한 번도 겪어본 적이 없다고 생각하는 사람으로서 나는 2006년 논문에 호기심을 느끼면서도 한편 회의적이었다. 많은 자원자들이 대체현실, 즉 보통의 물리적 법칙이 적용되지 않고 우주적 의식이나 신적 존재의 다양한 현현顯現인 "저 너머"에 다녀온 체험을 틀림없는 진짜라고 묘사했다.
나는 이 모든 이야기가 좀 받아들이기 어려우면서도(그냥 약물로 인한 환각이 아닐까?) 동시에 굉장히 흥미로웠다. 내 일부는 "이게" 정확히 뭔지는 모르겠지만 진실이기를 바랐고, 그래서 놀라웠다. 내가 신비적인 건 고사하고 딱히 영적인 사람도 아니라고 생각했었기 때문이다. 이는 나의 세계관 때문이기도 하고, 무관심 때문이기도 할 것이다. 나는 영적인 길을 탐색하는 데 시간을 투자해본 적이 거의 없었고, 종교적 환경에서 자라지도 않았다. 나의 기본적인 시각은 물질이 세상의 근본 요소이고 물질을 통제하는 물리적 법칙이 모든 일을 설명할 수 있어야 한다는 철학적 유물론자의 관점이다. 나는 자연이 세상의 전부라는 가정에서 출발해서 현상에 대한 과학적 설명에 이끌린다. 그렇다 해도 나는 과학적 유물론자가 지닌 관점의 한계를 예민하게 인지하고 있으며, 자연에는(그리고 인간의 정신에는) 여전히 과학이 가끔 거만을 떨며 부당하게 무시하는 경향이 있는 심오한 비밀이 있다고 믿는다.

알약 한 알이나 압지 한 장을 삼키는 행동으로 유발되는 한 번의 사이키델릭 체험이 이런 세계관에 커다란 흠집을 낸다는 게 가능할까? 인간의 유한함에 관한 생각을 바꾸는 게 가능할까? 실제로 사람의 정신을 바꾸고 그것을 장기적으로 유지하는 게 가능할까?

이 생각이 나를 사로잡았다. 이것은 당신이 신뢰하는 사람들(과학자들!)이 당신 자신의 정신이라는 낯익은 방에 당신이 지금까지 눈치채지 못했던 문이 있다는 걸 알려주고 그 반대편에 전혀 다른 생각 방식, '존재' 방식이 있다고 말해주는 것과 비슷했다. 당신이 할 일은 손잡이를 돌리고 안으로 들어가는 것뿐이다. 이게 궁금하지 **않은** 사람도 있을까? 내가 내 삶을 바꿀 방법을 찾는 건 아니라 해도 삶에 대한 새로운 것을 배우고 이 오래된 세계에 새로운 빛을 비춘다는 생각이 내 머릿속을 채우기 시작했다. 어쩌면 내 삶에 뭔가 빠진 것, 내가 지금껏 몰랐던 뭔가가 있을지도 몰랐다.

사실, 나는 이미 이런 문에 대해서 조금 안다. 내 경력 초반에 향정신성 식물에 관한 책을 쓴 적이 있기 때문이다. 『욕망하는 식물*The Botany of Desire*』에서 나는 의식을 바꾸려는 보편적인 인간의 욕망을 발견하고 놀라서 이것을 상세하게 조사해 보았다. 지구상에서 치료의 개념이든 습관이든 혹은 영적 의식이든 정신을 바꾸는 특정 식물을 사용하지 않는 문화권은 없다(음, 하나 있긴 하다).* 이런 호기심 가득하고 부적응적으로 보이는 욕망이 양분 공급과 아름다움과 섹스라는, 진화적으로 훨씬 더 분명하게 설명되는 욕망과 함께 존재한다는 사실은 해명을 요구한다. 가장 단순한 해명은 이 물질이 고통과 지루함을 없애준다는 것이다. 하지만 이런 향정신성 종들 다수를

---

* 이누이트는 이 규칙의 예외로 보이지만, 이것은 그늘이 사는 지역에 향성신성 식불이나 균류가 자라지 않기 때문이다(최소한 아직까지는 말이다).

둘러싼 강렬한 감정과 정교한 문신과 의식은 그 이상이 있음을 암시한다.

인류 역사에서 급격하게 의식을 변화시킬 힘을 가진 식물과 균류는 정신을 치유하고, 통과의례를 촉진하고, 초자연적 세계나 영혼의 세계와 교류하는 도구로 오랫동안 널리 사용되어 왔다. 이런 사용법은 역사가 오래되었고, 많은 위대한 문화권에서 믿을 만한 것으로 여겨졌으나 나는 또 다른 사용처를 찾아냈다. 선택된 소수의 사람들이 그들이 가는 어딘지 모를 곳에서 새로운 아이디어와 환영을 가져와 집단적 상상, 즉 문화를 풍요롭게 만드는 것이다.

이제 내가 이 향정신성 물질들의 잠재적 가치에 지적으로 감탄했으니 당장에 이것을 해 보고 싶어서 안달할 거라고 생각할지도 모르겠다. 내가 뭘 기다렸던 건지는 잘 모르겠다. 용기였을 수도 있고, 아니면 주로 법의 올바른 편에서 살아온 바쁜 삶 속에서는 절대로 찾을 수 없을 듯한 적당한 기회 같은 거였으리라. 하지만 내가 들었던 잠재적 이득을 위험과 대조해서 따져보기 시작하면서 나는 사이키델릭이 실제 위험성보다 훨씬 더 큰 두려움을 사람들에게 심어주고 있다는 사실을 알고 깜짝 놀랐다. 그 악명 높은 유해성의 대부분은 과장된 것이거나 사실이 아니었다. 예를 들자면 LSD나 실로시빈의 과다복용으로 죽는 것은 사실상 불가능하고, 두 약 모두 중독성이 없다. 동물은 이 약을 한 번 투여한 후 재차 투여하려 하지 않았고, 사람에서의 반복적 사용은 약물의 효과를 떨어뜨렸다.* 몇몇 사람들이 사이키델릭

---

* 데이비드 J. 너트, 『헛소리 없는 약물 이야기: 합법 및 불법 약물의 해를 줄이는 법Drugs Without the Hot Air: Minimising the Harms of Legal and Illegal Drugs』(Cambridge, U.K.: UIT, 2010). 이것이 사이키델릭을 "미량투여microdosing"하는 사람들이 나날이 연이어 사용하지 않는 이유이다.

으로 인해 겪는 끔찍한 체험이 정신병 위험이 있는 사람에서 발작을 유발할 수도 있다는 것은 사실이기 때문에 정신질환 가족력이나 소인이 있는 사람은 절대로 사이키델릭을 하면 안 된다. 하지만 사이키델릭과 관련된 응급실 입원은 대단히 드물고, 의사들이 정신병 발작이라고 진단한 사례 중 다수는 실은 그저 일시적인 공황 발작으로 밝혀졌다.[7]

사이키델릭을 한 사람들이 멍청하고 위험한 짓을 하는 경향이 있는 것도 사실이다. 차도로 걸어가거나 높은 곳에서 떨어지고, 아주 드물게는 자살을 하기도 한다. "배드 트립"은 대단히 현실적이며 사이키델릭 사용자에게 그 경험을 묻는 대규모 조사에서 "인생에서 가장 도전적인 경험" 중 하나로도 꼽혔다.* 하지만 이 약물들이 통제되지 않은 환경에서 세트와 세팅에 대한 주의 없이 사용될 때 일어날 수 있는 일과, 임상에서 신중한 심사를 거치고 감독하에 진행될 때 일어날 수 있는 일을 구분하는 것이 중요하다. 1990년 대에 사이키델릭 연구가 승인되어 부활한 이래로 거의 천 명 가까운 자원자들이 약을 투약했지만 심각한 이상 반응은 단 한 건도 보고되지 않았다.[8]

이때쯤 되자 어느 신경과학자가 사이키델릭 체험에 대해 묘사한 표현인 "스노우볼 흔들기"는 나에게 두려움보다는 매혹의 대상으로 느껴지기 시작했다. 물론 여전히 두렵기도 했지만 말이다.

우리는 반세기 이상 거의 늘 함께 있었던 터라 언제나 머릿속에 존재하

---

* 테레사 M. 카르보나로 외, "실로시빈 버섯 섭취 후 도전적인 체험 조사 연구: 급성 및 지속적인 긍정적, 부정적 결과들Survey Study of Challenging Experiences After Ingesting Psilocybin Mushrooms: Acute and Enduring Positive and Negative Consequences," *Journal of Psychopharmacology* (2016): 1268–1278. 이 조사에서 응답자 중 7.6퍼센트가 "도전적인 실로시빈 체험으로 유발된 하나 이상의 심리적 증상"으로 치료를 받으려 했다.

는 목소리, 끊임없이 비판하고, 해석하고, 꼬리표를 붙이고, 변명하는 나, 즉 자아라는 것에 약간 **지나칠** 정도로 익숙해졌다. 나는 자기 이해 같은 심오한 개념을 말하는 게 아니다. 그저 삶이 내미는 것에 대해 시간이 흐르며 우리가 스스로의 반응을 최적화하고 습관화하는 경향을 말하는 거다. 우리들 각각은 매일의 경험을 분류하고 처리하며 문제를 해결하는 지름길을 만들어낸다. 이것이 적응의 일종이고, 법석 떨지 않고 일을 처리하게 해주는 방법이라는 건 확실하지만, 결국에는 기계적으로 변하게 마련이다. 이것은 우리를 둔감하게 만들고, 주의력을 축소한다.

물론 습관은 아주 유용한 도구이고 새로운 임무나 상황을 마주했을 때 매번 복잡한 정신적 작업을 거칠 필요가 없도록 해준다. 하지만 습관이란 또한 우리가 세상에 주의를 기울이고, 느끼고, 생각하고, 그다음에 신중한 태도로 행동하는 것, 즉 깨어 있을 필요성까지 없애 버린다(강박 때문이 아니라 자유에 의한 자각을 말한다). 정신적 습관이 우리를 얼마나 경험에 둔감하게 만드는지 확인하고 싶다면, 낯선 지역으로 여행을 가보라. 갑자기 당신은 정신을 차리게 될 것이다! 그리고 일상의 알고리즘이 마치 무無에서부터 다시 생기는 느낌이 들 것이다. 그래서 사이키델릭 체험에 관한 다양한 여행 관련 비유가 그렇게 딱 어울리는 것이다.

성인의 정신이 가진 효율성은 유용하기는 하지만 우리를 현재로부터 눈 멀게 만든다. 우리는 계속해서 다음 것을 향해 나아간다. 우리는 인공지능 프로그램이 하듯이 경험에 접근한다. 즉, 우리의 뇌는 과거를 바탕으로 계속해서 현재의 데이터를 해석하고, 관련된 경험을 찾아 시간을 거슬러 올라가고, 이를 이용해 미래를 예측하고 헤쳐 나갈 가장 적당한 추정을 시도한다.

여행, 예술, 자연, 일, 그리고 특정한 약물을 추천하는 이유 중 하나는 이런 경험을 통해 정신이 과거나 미래로 가는 길을 전부 차단하고, 우리가 그야말로 근사한 현재의 흐름에 잠기도록 한다는 점이다. 성인의 뇌가 닫아버린, 아무 방해물도 없는 첫인상이나 원래 그대로의 인식이라는 부산물에 경탄하도록 만들어주는 것이다(이것은 굉장히 비효율적이다). 사실 내가 가까운 미래를 바라보고 있는 대부분의 시간 동안 나의 정신적 온도조절장치는 기대감과 지나치게 잦은 걱정으로 뭉근하게 끓어오르고 있다. 다행스러운 것은 내가 놀라는 일이 거의 없다는 거다. 안 좋은 부분도 내가 놀라는 일이 거의 없다는 거고.

내가 지금 설명하려고 노력하고 있는 것은 내가 생각하는 내 의식의 디폴트(기본값) 모드이다. 내 의식은 굉장히 잘 작동하고 있고 맡은 바 임무를 다하지만, 그게 삶을 살아가는 유일하거나 최상의 방법이 아니라면? 사이키델릭 연구의 전제는 이 특별한 분자 집단이 우리에게 치료적으로든, 영적으로든, 창조적으로든 특별한 이득을 줄 수도 있는 의식의 다른 모드에 접근할 수 있게 해준다는 것이다. 물론 사이키델릭이 의식의 다른 형태로 향하는 유일한 문은 아니다. 그리고 이 책에서는 비약물적 대안도 살펴볼 것이다. 다만 사이키델릭이 잡고 돌리기에 가장 쉬운 문고리로 보인다.

우리의 의식 상태 목록을 확장해 보자는 아이디어가 완전히 새로운 것은 아니다. 힌두교와 불교가 이를 전문적으로 탐구하며, 서구 과학에서도 흥미로운 선례가 있다. 미국의 선구적 심리학자이자 『종교적 경험의 다양성*The Varieties of Religious Experience*』의 저자인 윌리엄 제임스William James는 1세기도 더 전에 이 분야를 탐험했다. 그는 일상에서 깨어 있는 우리의 의식이 "아주 얇은 막으로 나뉜 수많은 의식 중 하나의 특정 종류에 불과하고, 전혀 다른 형태의 의식들도 존재할 가능성이 있다"는 확신을 갖고 돌아왔다.

나는 제임스가 우리 정신의 열리지 않은 문에 대해 이야기하는 것임을 깨달았다. 그에게 문을 열고 반대편의 이 세계를 드러내 주는 "손길"은 아산화질소였다(페요테 선인장에서 추출하는 사이키델릭 화합물 메스칼린은 당시 연구자들도 입수 가능했으나 제임스는 그걸 쓰는 건 너무 두려웠던 모양이다).

"우주의 전체성에 대한 어떤 설명도 이런 의식의 다른 형태들을 무시하고서는 최종적이 될 수 없다."

제임스는 이런 다른 상태들, 즉 그가 이 종이 위의 잉크만큼이나 진짜라고 믿는 존재가 "우리가 현실을 해석할 때 지나치게 성급하게 마무리 짓지 못하게 만든다"는 결론을 내렸다.

이 문장을 처음 읽었을 때 나는 제임스에게 설득되었음을 깨달았다. 확고한 유물론자이자 어느 정도가 나이가 든 나는 현실에 대한 나만의 해석을 거의 완성시켜둔 상태였다. 어쩌면 이게 성급했을 수도 있다.

자, 이것은 그 해석을 다시 열어보라는 초대장이다.

일상의 깨어 있는 의식이 세상을 구성하는 여러 방법 중 하나일 뿐이라면, 내가 신경 다양성이라고 생각하게 된 것을 더욱 계발할 가치가 있을 수도 있다. 『마음을 바꾸는 방법』은 이 점을 염두에 두고 여러 가지 서로 다른 관점에서 그 주제에 접근하며, 여러 가지 서로 다른 서술 방식을 적용한다. 사회사, 과학사, 자연사, 회고록, 과학 저널리즘, 자원자와 환자들에 대한 사례 연구 등이다. 여행의 중반에 일종의 정신적 기행문 형태로 내가 직접 경험한 연구(또는 탐색이라고 할까)에 대해서도 설명하겠다.

과거와 현재의 사이키델릭 연구에 관한 이야기를 하면서 나는 모든 것을 포함하려고 하지는 않았다. 과학과 사회사 양쪽 모두의 문제로 사이키델릭이라는 주제는 책 한 권 속에 욱여넣기에는 너무 광범위하다. 나는 독자들에게 사이키델릭 르네상스를 일으킨 모든 인물들을 소개하기보다 특정한 과학적 계보를 만든 몇 명의 선구자들을 따라가며 이야기를 하려 한다. 때문에 다른 수많은 사람들의 공헌에는 별로 크게 관심을 주지 못했다. 또한 서술의 일관성을 위해서 몇 가지 약물에만 집중하고 나머지는 배제했다. 예를 들어 외상 후 스트레스 장애 치료에 큰 가능성을 보여주는 MDMA(엑스터시라고도 한다)에 관해서는 여기서 거의 다루지 않는다. 어떤 연구자들은 MDMA를 사이키델릭에 포함시키지만 대부분은 그렇지 않고, 나도 그쪽을 따랐다. MDMA는 뇌에서 다른 기전으로 작용하고 소위 고전 사이키델릭과는 굉장히 다른 사회사를 가진다. 나는 고전 사이키델릭 중에서 과학자들에게 가장 큰 관심을 받은 것들에 주로 집중했다. 바로 실로시빈과 LSD다. 즉, 똑같이 흥미롭고 강력하지만 실험실에 가져오기가 더 힘든 사이키델릭, 예컨대 아야와스카ayahuasca 같은 것에는 관심을 덜 주었다는 말이다.

마지막으로 이름에 대한 이야기를 하겠다. 실로시빈과 LSD(그리고 메스칼린, DMT, 그 외에 몇 가지)가 속한 분자군은 그것들이 우리의 눈앞에 나타난 이래로 수십 년간 수많은 이름으로 불렸다. 처음에는 환각제hallucinogen라고 불렸다. 하지만 이들이 다른 수많은 영향을 미쳐서(그리고 실제로 완벽한 환각 상태는 굉장히 드물다) 연구자들은 곧 좀 더 명확하고 포괄적인 단어를 찾기 시작했다. 이 탐구는 3장에서 연대순으로 볼 것이다. 내가 여기서 주로 쓸 "사이키델릭psychedelic"[9]이라는 용어는 나름 불리한 면을 갖고 있다. 1960년대에 도입된 이 이름에는 반문화의 앙금이 많이 남아 있다. 이런 관련성에서 벗어나고 이 약물들의 영적 영향을 강조하기 위해서 어떤 연구자들은 "엔테오젠Entheogen"이라고 부르자고 제안했다. 이것은 그리스어로 "내면의 신성"이라는 뜻이다. 이 단어는 나에게 너무 강하게 느껴졌다. 1960년대의 과시적인 특징에도 불구하고 1956년에 만들어진 "사이키델릭"이라는 단어는 어원상 정확하다. 그리스어에서 따온 이 단어는 "정신의 현현mind manifesting"이라는 뜻이고, 이것이 바로 이 놀라운 분사들이 할 수 있는 일이다.

1장

르네상스

사이키델릭 연구에서 현대 르네상스가 시작된 시점을 명확하게 특정할 수 있다면, 가장 적절한 시점은 2006년일 것이다. 하지만 그 당시 많은 사람들에게는 이러한 사실이 자명하지 않았다. 이 역사적 변화를 의미하는 법률이 통과되었거나 금지령이 풀렸거나 무언가가 발견된 것도 아니었지만, 2006년은 서로 관계없는 세 가지 사건이 한꺼번에 일어난 해였다. 첫 번째는 스위스 바젤에서, 두 번째는 워싱턴 D.C.에서, 세 번째는 메릴랜드주 볼티모어에서였다. 예리한 청력을 가진 사람이라면 얼음이 갈라지기 시작하는 소리를 들을 수도 있었을 것이다.

일종의 역사적 경첩처럼 과거를 돌아보고 미래도 내다볼 수 있었던 첫 번째 사건은, 2006년이 스위스 화학자 알베르트 호프만이 탄생한 지 100주년이 되는 해라는 사실이 있다. 1943년, 호프만은 후에 LSD라고 알려지게 되는 향정신성 분자를 이미 5년 전에 자신이 우연히 발견했다는 사실을 깨달았다. 바젤에서 열린 이 행사는 기념하는 당사자가 그 자리에 참석했다는 점에서 꽤나 특이했다. 두 번째 세기에 들어선 호프만은 육체적으로 활기차고 정신적으로도 예리해서 대단히 건강해 보였다.[1] 그는 생일 축하연에 이어 심포지엄이 포함된 사흘간의 기념행사에 적극적으로 참여했다. 심포지엄의 개막식은 호프만의 100번째 생일 이틀 후인 1월 13일이었다(그는 102살까지 살았다). 검은 정장에 넥타이를 매고 키가 겨우 150센티미터 정도 되는 비쩍 마르고 구부정한 남자가 천천히 무대를 가로질러 의자에 앉는 동안 바젤 콩그레스 센터Basel Congress Center의 홀을 가득 채운 2000명은 모두 기립 박수를 보냈다.

이 자리에는 전 세계에서 온 200명의 기자들도 참석했고, 치료사, 구도자, 신비주의자, 심리학자, 약리학자, 의식consciousness 연구자, 그리고 신경과학자도 1000명 이상 있었다. 이들 대부분은 이 남자가 반세기 전에 균류에서 추출한 놀라운 분자 덕분에 삶이 크게 바뀐 사람들이었다. 그들이 이 자리에 모인 이유는 호프만과 그의 친구인 스위스 출신의 시인이자 의사 월터 포크트Walter Vogt가 "20세기 단 하나의 즐거운 발명품"[2]이라고 부른 물질을 기념하기 위해서였다. 홀에 자리한 사람들에게 이 말은 결코 과장이 아니었다. 참석했던 한 미국인 과학자의 말에 따르면 많은 사람들이 알베르트 호프만을 "경배하러" 왔고, 실제로 행사는 종교 의식의 특징을 여럿 보였다.

사실상 그 홀의 모든 사람들이 LSD가 발견될 때의 이야기를 잘 알고 있음에도 불구하고 호프만은 창조 신화를 한 번 더 낭독해달라는 요청을 받았다(그는 1979년에 낸 자신의 회고록 『LSD, 나의 문제 많은 자식LSD, My Problem Child』에서 이에 관해 인상적으로 기술했다). 산도스 연구소에 소속되어 있던 호프만은 새로운 약물을 찾기 위해 약성을 가진 식물에서 화합물을 추출하는 임무를 띤 연구팀에 속한 젊은 화학자였다.[3] 그는 맥각이 만들어낸 알칼로이드에 있는 분자를 하나하나 합성하는 일을 맡았는데, 맥각은 균류로, 곡물(대개 호밀)을 감염시켜 그걸로 만든 빵을 먹은 사람이 때로 미치거나 뭔가에 사로잡힌 것 같은 행동을 하게 만들었다(살렘의 마녀재판에 관한 어떤 학설에서는 고발된 여성의 행동을 맥각 중독의 탓으로 돌린다). 하지만 산파들이 오래전부터 산통을 줄이고 산후 출혈을 막기 위해 맥각을 사용했었기 때문에 산도스는 균류의 알칼로이드에서 상품성이 있는 약물을 추출할 수 있기를 바랐다. 1938년 가을, 호프만은 이 계열에서 25번째 분자를 만들어냈고, 이것을 리세르그산 디에틸아미드, 줄여서 LSD-25라고 이름 붙였다. 그는 동물에게 이 물질로 예비 시험을 해 보았지만 어떤 가능성도 나타나지 않았고(좀 초조하게 행동했지만 그게 전부였다), 따라서 LSD-25 제조법은 선반 구석으로 밀려났다.

그리고 5년이 흘렀다. 1943년 4월 어느 날, 전쟁이 한창이던 당시 호프만은 LSD-25를 한 번 더 살펴볼 필요가 있다는 "이상한 예감"이 들었다.[4] 여기서 그의 이야기는 살짝 신비주의적인 방향으로 흐른다. 그는 일반적으로 어떤 가능성도 나타나지 않은 물질이 버려질 때는 완전히 폐기된다고 설명했다. 하지만 호프만은 "LSD 분자의 화학 구조가 마음에 들었다." 그리고 "이 물질은 첫 번째 조사에서 확인된 것 외에 다른 특징을 지닐 수 있다"고 직감했다. 그가 두 번째로 LSD-25를 합성할 때 또 다른 신비로운 이례 상황이 발생했다. 맥각처럼 유독한 물질을 작업할 때면 언제나 꼼꼼하게 예방 조치를 취했지만 피부를 통해 화학 물질이 약간 흡수된 모양이었다. 왜냐하면 호프만이 "기묘한 감각 때문에 작업을 중단했기" 때문이었다.

호프만은 집으로 돌아가서 소파에 누워 "꿈꾸는 듯한 상태로, 눈을 감고…… 끊임없는 환상적인 이미지들, 색깔이 강렬하고 만화경처럼 움직이는 특이한 모양들을 보았다." 제2차 세계대전에서 가장 암울하던 시기에 중립국 스위스에서 세계 최초의 LSD 트립은 그렇게 일어났다. 이것은 또한 기대감이라고는 전혀 없이 이루어진 유일한 LSD 트립이기도 하다.

강렬한 흥미를 느낀 호프만은 며칠 후에 자신에게 실험을 해 보기로 결심했다. 당시로서는 그리 드문 일도 아니었다. 대단히 신중을 기한다는 생각으로 그는 물 한 컵에 녹인 0.25밀리그램(1밀리그램은 1그램의 1000분의 1이다)의 LSD를 섭취했다. 이것은 다른 약의 경우에는 극소량이지만 LSD는 지금껏 발견된 향정신성 화합물 가운데 가장 강력한 것 중 하나로, 마이크로그램(밀리그램의 1000분의 1) 단위의 양에서도 활성이 있다. 이 놀라운 사실은 곧 과학자들을 자극했고, 그들은 어떻게 이렇게 소량의 분자가 정신에 그토록 강한 영향을 미치는지 설명하기 위한 방편을 찾다가 결국 뇌의 수용체와, 자물쇠를 여는 열쇠처럼 그것을 활성화하는 내인성 화학 물질인 세로토닌을 발견했다. 호프만의 발견은 여러 가지 측면에서 1950년대 현대 뇌과학의 출범을 돕는 결과를 낳았다.

이제 세계 최초의 배드 트립이 벌어진다.[5] 호프만은 돌이킬 수 없는 광기라고 확신하는 환상에 빠져들었다. 그는 실험실 조수에게 집에 가야겠다고 말했고, 전쟁 기간에는 자동차 사용이 제한되어 있었기 때문에 자전거를 타고 간신히 집까지 가서 침대에 드러누웠다. 그의 조수는 의사를 불렀다(오늘날 LSD 애호가들은 매년 4월 19일을 "자전거의 날"로 기념한다). 호프만은 "낯익은 물건과 가구가 기괴하고 무시무시한 형태로 변했다. 그것들은 내적 불안으로 작동하는 듯 살아나 계속해서 움직였다"고 이야기했다. 그는 외부 세계의 붕괴와 자아의 해체를 경험했다. "악마가 내 속으로 침범해서 내 몸과 정신, 영혼을 사로잡았다. 나는 펄쩍펄쩍 뛰고 비명을 지르며 놈에게서 벗어나려고 노력했지만 곧 다시 주저앉아 소파에 무력하게 드러누웠다." 호프만은 자신이 완전히 미쳐버리거나 어쩌면 죽어가고 있는 거라고 확신하게 되었다. "내 자아는 허공의 어딘가에 떠 있고 내 몸이 소파 위에 죽은 듯 누워 있는 게 보였다."[6] 하지만 의사가 도착해 진찰을 하고서 호프만의 맥박, 혈압, 호흡 등 모든 활력 징후가 완벽하게 정상이라는 것을 확인해주었다. 무언가가 잘못되었다는 걸 알려주는 유일한 부분은 극도로 확장된 그의 동공뿐이었다.

급성 효과가 지나가고 나자 호프만은 사이키델릭 체험에서 종종 뒤따르는, 숙취와 정반대인 "여운afterglow"을 느꼈다. 봄비가 내리고 난 정원으로 걸어 나가자 "모든 것이 갓 나온 햇살에 윤이 나고 반짝였다. 세상이 갓 만들어진 것 같았다."[7] 그 이래로 우리는 사이키델릭으로 인한 체험이 사람의 기대감에 강렬하게 영향을 받는다는 사실을 알게 되었다. 이보다 더 크게 영향을 받는 다른 계열의 약은 없다. 호프만의 LSD 체험은 과거 사례의 영향을 받지 않은 유일한 체험이었기 때문에 이후에 이 분야의 특징이 되는 동양 종교나 기독교적 색채가 드러나지 않는다는 점에 주목할 만하다. 하지만 낯익은 물체들이 살아나고 세상이 "갓 만들어진 것 같았다"는 그의 경험, 10년 후 올더스 헉슬리가 『지각의 문The Doors of Perception』에서 생생하게 묘사한 바로 그 황홀한 아담적 순간Adamic moment은 사이키델릭 체험에서 흔히 겪는 일이 된다.

호프만은 사이키델릭 체험에서 돌아오며 두 가지 확신을 갖게 된다. 첫째는 자신이 LSD를 발견한 것이 아니라 약이 자신을 찾아낸 것이고, 둘째는 LSD가 언젠가 의학계에서, 특히 정신의학에서 연구자들에게 조현병 모델을 제공함으로써 엄청난 가치를 갖게 될 거라는 거였다. 그러나 이후에 본인이 LSD를 평가한 말처럼, 그는 자신의 "문제 많은 자식"이 "쾌락의 약"이자 남용 약물이 될 거라고는 전혀 상상하지 못했다.

하지만 호프만은 1960년대 청년 문화가 LSD를 받아들인 것을, 유물론자로서 자연과의 교감을 잃은 산업화되고 영적으로 빈곤해진 사회의 공허함에 대한 이해 가능한 대응이라고 여겼다. 그는 모든 분야 중에서 가장 유물론적이라 할 수 있는 화학 분야의 전문가였지만, LSD-25 체험을 통해 이 분자가 "유물론적 합리성의 체계"에 금이 가게 만들어(그의 친구이자 번역가인 조나단 오트Jonathan Ott의 말이다)[8] 전 세계 사람들에게 육신의 치료뿐만 아니라 영적인 위안을 제공할 수 있을 거라는 확신을 갖게 되었다.

그의 뒤를 따른 수많은 사람들처럼, 이 뛰어난 화학자는 일종의 신비주의자가 되어 영적 부활과 자연과의 재결합이라는 복음을 설파했다. 2006년 그날, 바젤에서 장미 꽃다발을 선물로 받은 호프만은 청중들에게 "살아 있는 모든 것과 함께 존재한다는 느낌이 우리의 의식에 더욱 완전하게 들어와 유물론적이고 무의미한 기술적 발전을 상쇄하고 우리가 장미로, 꽃으로, 자연으로, 그리고 우리가 속한 곳으로 돌아갈 수 있게 만들어야 한다"고 말했다.[9] 청중은 요란하게 박수를 쳤다.

회의적인 시각에서 이 행사를 본 사람들은 무대 위의 조그만 남자를 새로운 종교의 창시자로, 청중은 그의 신도로 여길 법도 했다. 하지만 이게 종교라면 다른 것들과 큰 차이가 있다. 일반적으로 종교는 창시자와 몇몇 초기 조력자들만이 성령과의 직접적인 체험에서 나오는 일종의 권위를 가질 수 있다. 그 후의 모든 사람들에게는 이야기, 성찬식이라는 상징, 그리고 믿음이라는 비교적 얄팍한 부스러기만 남을 뿐이다. 역사는 종교가 가진 근원적 힘을 약화시켰고, 그 힘은 이제 사제들에 의해 중재되어야만 한다. 하지만 사이키델릭교에서는 모두가 언제든 성체를 통해 기본적인 종교적 체험을 겪을 수 있다는 특별한 약속을 제시하며, 그 성체가 바로 향정신성 분자이다. 믿음은 더 이상 필요치 않다.

하지만 축하 행사의 영적 기류와 함께, 약간 어울리지 않는 것도 같지만, 과학도 그 자리에 함께 존재했다. 호프만의 생일 축하 행사에 이어진 주말 동안의 심포지엄에서는 신경과학, 정신의학, 약리학, 의식 연구 및 예술 등 다양한 분야의 연구자들이 호프만의 발명품이 사회와 문화에 미친 영향을 탐색했고, 의식에 대한 우리의 이해를 넓혔으며, 고질적인 여러 정신질환의 치료 가능성을 탐구했다. 사이키델릭이 인간에게 미치는 영향을 조사하는 여러 연구 프로젝트가 스위스와 미국에서 승인되었거나 진행 중이었고, 심포지엄에 참여한 과학자들은 사이키델릭 연구의 기나긴 공백기가 마침내 끝나기를 바란다고 목소리를 높였다. 비이성적인 과열은 이 분야에서 일하는 사람들의 직업병이라고 볼 수도 있지만, 2006년에는 마침내 상황이 전환될 거라고 생각할 만한 근거가 있었다.

2006년 두 번째 분수령이 되는 사건은 불과 5주 후에 미국 대법원에서 일어났다.[10] 새로운 수석재판관 존 G. 로버츠 주니어John G. Roberts Jr.가 쓴 만장일치 판결문을 통해 아야와스카라는 환각성 차를 성체로 쓰는 소규모 종교 집단 UDV가 미국으로 이 음료를 수입해올 수 있게 된 것이다. 이 차 안에 1급 규제 약물인 디메틸트립타민dimethyltryptamine, DMT이 들어 있음에도 불구하고 말이다. 이 판결은 아메리카 원주민들이 수 세대 동안 해왔듯이 종교 의식에서 페요테peyote(페요테 선인장에서 채취한 마약성 약물 – 옮긴이)를 사용할 권리를 복원하기 위한(수정헌법 제1조의 종교 자유 조항에 따라) 1993년 종교 자유 회복법Religious Freedom Restoration Act을 바탕으로 한 것이었다. 1993년 법률은 정부가 "필수불가결한 공익compelling interest"이 있는 경우에만 개인의 종교 활동에 개입할 수 있다고 말한다. UDV 사건에서 부시 행정부는 아메리카 원주민들만이 정부와의 "독특한 관계" 때문에 종교 의식의 일부로 사이키델릭을 사용할 권리가 있고, 이 경우에도 주에 따라 그 권리가 약화될 수 있다고 주장했었다.

법원은 1993년 법률을, 주 징부 차원의 필수불가결한 공익이 없는 상황에서 공인된 종교 집단이 의식에서 사이키델릭 물질을 사용하는 것을 연방

정부가 금지할 수는 없다는 의미로 해석하고 정부의 주장을 완전히 기각했다. 여기에는 아야와스케로스ayahuasqueros(아야와스카를 사용하는 사람 - 옮긴이)들이 차라고 부르는 환각 성체, 즉 "식물 약"을 중심으로 조직된 비교적 새롭고 조그만 종교 집단까지도 포함되었다. UDV는 1961년 브라질에서 호세 가브리엘 다 코스타José Gabriel da Costa라는 고무 채취업자가 창시한 기독교 심령술 종파다. 그는 2년 전에 아마존의 샤먼에게서 아야와스카를 받아먹고 경험한 계시를 토대로 종교를 만들게 되었다. 이 교회는 6개국에서 1만 7000명의 신도를 확보했으나 판결이 나올 무렵에는 겨우 130명의 미국인 신도가 있을 뿐이었다(머리글자는 식물연합União do Vegetal을 뜻한다. 아야와스카는 두 가지 아마존 식물종 바니스테리옵시스 카아피Banisteriopsis caapi와 프시코트리아 비리디스Psychotria viridis를 함께 끓여서 만드는 것이기 때문이다).

법원의 판결은 미국에서 아야와스카에 대한 일종의 종교적 각성을 불러일으켰다. 오늘날 이 교회에는 525명에 이르는 미국인 신도가 있고, 9개 지역에 공동체가 존재한다. 이들에게 공급하기 위해 UDV는 차를 만드는 데 필요한 식물을 하와이에서 길러서 연방의 간섭을 받지 않고 본토의 교회로 보내기 시작했다. 하지만 그 이래로 UDV 외부에서 아야와스카 의식에 참여하는 미국인의 수도 늘어나기 시작했고, 나중에는 매일 밤 미국 여기저기에서 수십 건, 심지어는 수백 건의 예식이 열리곤 했다(주로 샌프란시스코 베이 지역과 브루클린에서). 이에 아야와스카를 소지하거나 수입한 데 대한 연방의 기소는 적어도 한동안은 중단된 것으로 보인다.

2006년의 결정을 계기로 대법원은 종교계에 대해서는 –비록 제한적이긴 하지만 권리장전을 바탕으로– 연방 정부 차원에서 사이키델릭을 허용하도록 만든 것 같다. 최소한 정부가 종교로 인정한 집단에서 사이키델릭을 성체로 사용하는 경우에는 말이다. 이것이 얼마나 확대되고 얼마나 많은 사람들이 참여하게 될지는 두고 봐야 알 일이지만, 미국판 호세 가브리엘 다

코스타가 나서서 자신의 환각 속 계시를 바탕으로 향정신성 화학 물질을 성체로 사용하기 위한 새로운 종교를 창설하려 하면 정부나 법원이 어떻게 할지 자못 궁금하다. 사이키델릭 공동체의 일부가 "인지적 자유권cognitive liberty"이라고 부르는 법률 체계는 아직까지 미약하고 (종교에만) 한정적이지만, 이제 선례가 확정되며 약물과의 전쟁이라는 구조물에 새로운 균열을 만들었다.

　사이키델릭이 수십 년간의 잠에서 깨어나는 것을 도와준 2006년의 세 가지 사건 중에서 지금까지 그 영향력이 가장 크게 미치는 것은 프롤로그에서 이야기한, 그해 여름 〈정신약리학〉 저널에 실린 논문이다. 밥 제시가 당시 나에게 이메일로 보냈으나 내가 열어보지도 않았던 그거 말이다. 논문에 실린 실험은 원칙에 철저하고 명망 높은 과학자 롤랜드 그리피스Roland Griffiths가 한 것임에도 불구하고 이 사건 역시 분명 종교적인 색채를 띤다. 이것은 사이키델릭 연구자라고는 전혀 생각되지 않는 그리피스가 자신의 신비 체험을 바탕으로, "신비류mystical-type"의 체험을 일으키는 실로시빈의 힘을 조사하면서 시작되었다.

　그리피스가 쓴 "실로시빈은 본질적이고 지속적인 개인적 의미와 영적 중요성을 지닌 신비류 체험을 일으킬 수 있다"라는 제목의 획기적인 논문은 사이키델릭의 정신적 영향력을 조사한 지 40여 년 만에 최초로 엄격하게 설계된 이중맹검, 위약 대조군 임상 연구였다. 논문에 대한 언론 보도가 이어졌다. 대부분이 굉장히 열광적이라서 1960년대 말을 사로잡았던 사이키델릭에 대한 도덕적 공포가 마침내 끝을 바라보는 건가 생각하게 만들 정도였다. 언론의 긍정적인 분위기는 그리피스의 부탁으로 저널 측에서 전 세계의 여러 저명한 약물 연구자들에게 논문에 관한 비평을 써달라고 한 덕분일 것이다. 이들 중 몇몇은 약물과의 전쟁에 참전했던 용맹한 병사였다. 덕택에 기자들은 상당히 이념적인 면에서 이 연구를 기사화했다.

모든 비평가들은 논문의 출간을 엄청난 사건으로 여겼다. 조지 H.W. 부시George H.W. Bush 정부의 마약통제정책국 윌리엄 베넷William Bennett 국장 재임 당시 부국장이자 후에 컬럼비아대학교 약물 남용 학과의 학과장이 되는 허버트 D. 클레버Herbert D. Kleber는 논문의 방법론적 엄격함에 찬사를 보내고 사이키델릭 연구가 "NIH의 지원을 받을 만한 주요한 치료적 가능성"[11]이 있을 수도 있다고 인정했다. 두 공화당 대통령 아래서 국립 약물 남용 연구소National Institute on Drug Abuse, NIDA 소장을 지낸 찰스 "밥" 슈스터Charles "Bob" Schuster는 "사이키델릭"이라는 단어가 정신을 확장하는 경험을 함축한다고 말하며 "이 획기적인 논문이 '이 분야를 확장할' 수 있기를 바란다"[12]는 뜻을 밝혔다. 그는 이 "매혹적인" 약물 계열과 이들이 일으키는 영적 체험이 중독을 치료하는 데 유용할 수도 있다고 말했다.

그리피스의 논문과 그에 대한 반응은 소위 고전 사이키델릭(실로시빈, LSD, DMT, 메스칼린)과, 독성 및 중독 가능성이 입증된 좀 더 흔한 남용 약물 간에 중대한 차이가 있음을 더욱 확실하게 뒷받침했다. 이를테면, 한 미국 약물 연구 기관에서는 저명한 저널을 통해 이 사이키델릭 약물들을 아주 다르게 다룰 필요가 있다고 하면서, 한 비평가의 말을 빌리자면 "이 화합물들은 적절히 사용하면 놀랍고 대체로 유용한 효과를 낼 수 있으며, 분명 추가 연구를 해볼 가치가 있다"[13]고 주장했다.

이 논문이 어떻게 나오게 되었는가 하는 이야기는 과학과, 역사적으로 과학이 경멸하고 협력하려 하지 않았던 다른 탐구 영역, 즉 영적 세계와의 불편한 관계에 대한 흥미롭고 새로운 시각을 선사했다. 그리피스는 실로시빈에 관한 최초의 현대적 연구를 설계할 때, MDMA를 비롯한 금지 약물의 부활을 바란 다른 연구자들처럼 약물의 치료적 적용 가능성을 검토하는 대신 소위 건강한 일반인들이 경험하는 영적 효과에 집중하기로 했다. 이게 무슨 도움이 되었을까?

그리피스의 논문에 딸린 사설에서 시카고대학교 정신과 교수이자 약물 남용 전문가인 해리엇 드 위트Harriet de Wit는 "사람을 일상의 지각과 생각의 경계에서 해방해 보편적 진실과 깨우침을 탐색하게 만드는"[14] 경험에 대한 탐구는 비록 "주류 과학계에서 거의 인정을 받지 못했지만" 그래도 우리 인류의 변치 않는 요소라고 지적하며 이 긴장을 해소하려고 했다. 그녀는 과학이 "대단히 주관적인 경험의 가치를 알아보는" 날이 올 거라고 말했다. "가끔 과학의 범위 바깥에 존재하는 궁극적인 현실에 관한 주장이 나온다 해도 말이다."

롤랜드 그리피스는 사이키델릭에 연루될 만한 과학자라고는 전혀 상상할 수 없는 인물이었기 때문에 오히려 사이키델릭 연구를 과학적으로 존중받을 수 있는 위치로 되돌려놓는 데 성공할 수 있었다. 180센티미터의 키에 비쩍 마른 70대의 그리피스는 아직도 허리가 꼿꼿했다. 그에게서 유일하게 흐트러진 부분은 빗도 들어가지 않을 정도로 숱이 많아 보이는 북슬북슬한 하얀 머리뿐이었다. 그는 냉정하고, 성실하고, 꼼꼼한 게 완전히 고지식한 사람처럼 보였다. 궁극적인 질문에 대해 그가 반색을 하며 이야기하는 걸 보기 전까지는 말이다.

1946년에 태어난 그리피스는 캘리포니아주 베이 지역의 엘 세리토에서 자랐고 학부는 심리학 전공으로 옥시덴탈대학교에 다녔으며 그 후 미네소타대학교로 가서 정신약리학을 공부했다. 1960년대 후반 미네소타에서,

그는 심리학의 초점을 내적 상태와 주관적 경험의 탐색에서 표면적 행동과 그 행동이 만들어지는 조건으로 전환한 급진적 행동주의 심리학자 B.F. 스키너B.F.Skinner의 영향을 받았다. 행동주의 심리학은 인간 정신의 깊이를 탐색하는 데에는 별로 관심이 없지만, 약물 사용과 의존 같은 행동을 연구하는 데 아주 유용했고 이것이 그리피스의 전문분야가 되었다. 사이키델릭 약물은 그의 공식적 교육 혹은 비공식적 교육 모두와 전혀 관련이 없다. 그리피스가 학교를 졸업할 무렵 티모시 리어리의 악명 높은 하버드 사이키델릭 연구 프로젝트는 이미 스캔들 속에 몰락했고, 그 역시 "나의 멘토들은 분명 이것이 전혀 미래가 없는 화합물이라고 여기고 있었다"고 말했다.

1972년, 학교를 졸업한 직후 그리피스는 존스 홉킨스대학교(이하 홉킨스)에 자리를 잡았고, 그 이래로 내내 거기서 일하며 아편, 수면 진정제(발륨 등), 니코틴, 알코올, 카페인을 포함한 다양한 합법 및 불법 약물의 의존 기제를 연구하는 연구자로서 자신의 입지를 다졌다. 그는 국립 약물 남용 연구소의 보조금으로 연구하면서 주로 개코원숭이나 쥐 등이 스스로 레버를 당겨 다양한 약물을 정맥으로 자가 투여할 수 있도록 하는 실험을 선도했다. 이것은 연구자들이 약물에 대한 강화, 의존, 선호도(점심을 먹을까, 코카인을 더 할까?), 금단현상 등을 연구하는 데 강력한 도구가 되었다. 그가 카페인의 중독적 특성을 탐구하며 출간한 55편의 논문은 우리가 커피를 음식이 아니라 약물로 보도록 만들어 줌으로써 그 분야를 완전히 바꿔 놓았고, 정신질환 진단 및 통계 편람Diagnostic and Statistical Manual of Mental Disorders, DSM의 가장 최신판인 5판에 "카페인 금단" 증후군이 실리게 했다. 그리피스는 50세가 되던 1994년 자신의 분야에서 가장 저명한 과학자였다.

하지만 그해에 그리피스의 경력은 예상치 못한 전환을 맞이했다. 두 가지 우연한 만남 때문이었다. 첫 번째는 한 친구가 그에게 소개해준 싯다 요가 Siddha Yoga였다. 과학자로서 행동주의 심리학에 치우쳐 있음에도 불구하고 그리피스는 항상 철학자들이 현상학phenomenology이라고 부르는 의식의 주관적 경험에 관심이 있었다. 그는 대학원생 때 명상을 해 보았지만 "가만히 앉아 있으면 완전히 미쳐버릴 것 같았다. 3분이 세 시간처럼 느껴졌다"고 회상했다. 하지만 1994년에 다시 시도해 보았을 때에는 "내 앞에 무언가가 열렸다"라고 표현했다. 그는 정기적으로 명상을 하기 시작했고, 피정을 가고, 다양한 동양식 영적 수행을 해 보았다. 그는 자신이 "이 신비에 점점 더 깊이" 끌려들어 가는 것을 깨달았다.

그러던 동안 그리피스는 스스로 "일종의 묘한 각성"이라고 점잖게 말하는 신비 체험을 하게 되었다. 그리피스가 사무실에서 가진 우리의 첫 번째 만남에서 그 이야기를 했을 때 나는 깜짝 놀랐지만 더 이상 캐묻지 않았다. 그를 좀 더 잘 알게 된 다음에도 그리피스는 정확히 어떤 일이 있었는지 별로 얘기하고 싶어 하지 않았고, 그런 경험을 해본 적이 없는 나로서는 신비 체험이라는 개념에 조금도 마음이 끌리지 않았다. 그가 나에게 해준 이야기는 그저 명상 때 겪은 것으로, "유물론적 세계관을 한참 넘어서는 무언가가 있지만, 동료들에게 그런 이야기를 할 수는 없었다. 과학자로서 내가 편안히 받아들일 수 없는 비유나 가정이 관련되어 있기 때문이다"는 말뿐이었다.

시간이 흐를수록 그가 명상을 통해 "의식과 존재의 신비"에 관해 배운 것들이 과학보다 더 그를 사로잡았던 것 같다. 그는 차츰 소외되는 느낌을 받게 되었다.

"저와 가깝게 지내던 사람들 누구도 보편적으로 영적 범주에 들어가는 질문들에 대해서 생각해볼 만큼 여기에 관심을 가지지 않았습니다. 저는 종교계 사람들과는 어울릴 수가 없었어요. 정교수로서 미친 듯이 논문을 내고 중요한 회의에 참석하러 가면서도 스스로가 사기꾼이라는 생각을 지울 수가 없었죠."

그는 자신의 성인기 전체를 꽉 채웠던 연구에 흥미를 잃기 시작했다. "새로운 수면 진정제를 연구하고, 뇌 수용체에 대해 새로운 것을 배우고, 미국 식품의약국Food and Drug Administration, FDA 패널에 참여하고, 콘퍼런스에 갈 수도 있지만, 그래서 뭐가 달라지나요? 저는 또 다른 이 길이 어디로 이어지는지에 감정적으로, 지적으로 더욱 호기심을 느꼈어요. 제 약물 연구가 공허하게 느껴지기 시작했죠. 저는 사무실에서 일을 하는 척했지만, 집에 가서 저녁에 명상을 하는 것에 훨씬 관심이 많았어요." 그가 계속해서 연구비를 신청하기 위해 힘을 낼 수 있는 유일한 방법은 이것을 그의 대학원생들과 박사 후 과정 학생들을 위한 "서비스 프로젝트"로 생각하는 것뿐이었다.

카페인 연구에서 그리피스는 그 자신의 경험의 차원에 관한 호기심(왜 매일 커피를 마셔야 한다는 강박을 느끼는가?)을 과학적 탐구라는 생산적인 방향으로 돌렸다. 하지만 명상이 그에게 열어준 의식의 차원에 관해 깊어지는 호기심을 해결할 방법은 떠오르지 않았다. "이 문제를 과학적으로 연구할 방법이 있을 거라는 생각은 전혀 하지 못했어요." 좌절감과 지루함에 사로잡힌 그리피스는 과학계를 떠나 인도의 수행지로 갈까 하는 생각을 하기 시작했다.

이 무렵에 얼마 전 국립 약물 남용 연구소 소장 자리에서 퇴직한 오랜 친구이자 동료인 밥 슈스터Bob Schuster가 그리피스에게 전화를 해서 최근 에살렌 수양관Esalen에서 만난 밥 제시라는 젊은 남자와 이야기를 해 보라고 말했다. 제시는 그 유명한 빅 서 수양관Big Sur retreat center에서 소수의 연구자, 치료사, 종교학자를 모아 사이키델릭의 영적, 치료적 가능성과 사이키델릭을 어떻게 복귀시킬 수 있을지를 논의하는 모임을 주최한 적이 있었다. 제시 자신은 의료 전문가도 아니고 과학자도 아니었다. 그는 컴퓨터 엔지니어로 오라클의 비즈니스 개발부 부팀장이었고, 사이키델릭 과학을 되살리는 것을 자신의 사명으로 여겼다. 하지만 의학보다는 영적 개발의 도구로 사용할 목적이었다.

그리피스는 슈스터에게 자신의 영적 수행에 대해 다소간 이야기했고 기존 약물 연구에 대한 불만이 점점 커져간다고 고백했다.

"이 친구랑 이야기를 해봐. 엔테오젠으로 연구할 만한 흥미로운 아이디어들을 갖고 있더라고. 뭔가 자네와 공통점이 있을 수도 있어."

슈스터가 그에게 말했다.

사이키델릭 연구의 제2의 물결에 대한 역사를 쓸 때 밥 제시는 이 연구가 시작되도록 끊임없이, 종종 무대 뒤에서 일했던 두 명의 과학계 외부인(사실상 아마추어이지만 뛰어난 지성을 가진 괴짜들) 중 한 명으로 여겨질 것이다. 둘 다 변화의 힘을 가진 사이키델릭 체험을 하고서 자신들의 천직을 찾았다. 그들은 이 물질이 개인뿐만 아니라 인류 전체를 치료할 가능성을 갖고 있으며 이 물질을 부활시킬 가장 좋은 방법은 신뢰성 있는 과학 연구를 통해서라고 확신했다. 많은 경우에 이처럼 정식 교육을 받지 않은 연구자들이 실험을 먼저 구상한 다음 이를 수행할 과학자들을 찾았다(그리고 돈을 댔다). 대개 논문의 저자 명단 중 제일 마지막 자리에서 이들의 이름을 찾을 수 있을 것이다.

둘 중 릭 도블린Rick Doblin이 그 분야에 더 오래 있었고 지금까지 더 잘 알려진 인물이다. 도블린은 1986년 어둠의 시대 때 이미 사이키델릭 연구를 위한 다학제 연합Multidisciplinary Association for Psychedelic Studies, MAPS을 설립했다. 이 시기는 MDMA가 불법이 된 다음 해로, 분별력을 갖춘 사람이라면 사이키델릭 연구를 다시 시작하는 것이 가망 없는 목표라고 여기던 때였다.

1953년에 태어난 도블린은 이 일에 굉장히 집착하는 히피다. 그는 1987

년 플로리다주에서 뉴 칼리지를 졸업한 직후부터 사이키델릭에 대한 정부의 마음을 바꾸기 위해 로비를 했다. 학부생 때 LSD를, 나중에 MDMA를 연구했던 도블린은 자신의 인생 목표를 사이키델릭 치료사가 되는 것으로 정했다. 하지만 1985년 MDMA가 금지된 후 그 꿈은 연방법과 규정을 바꾸지 않고서는 이룰 수 없는 것이 되었고, 그래서 그는 우선 하버드 케네디 스쿨에서 공공정책 박사 학위를 따는 게 좋겠다는 결론을 내렸다. 거기서 그는 복잡한 FDA 의약품 승인 절차에 통달했고, 학위 논문에서 실로시빈과 MDMA의 공식적 승인을 향한 힘겨운 여정을 구상했다.

도블린은 순진하고, 어쩌면 지나치게 솔직하고, 자신의 길을 잡아준 사이키델릭 체험과 정치적 전략·전술에 관해 기자에게 기꺼이 터놓는 사람이다. 티모시 리어리처럼 도블린은 대단히 행복한 전사이고, 미소를 잃은 적이 없으며, 성인이 된 이후 쉽지 않은 일에 계속해서 도전해 온 사람에게서 기대할 수 없을 정도로 자신의 일에 대한 열정이 가득하다. 도블린은 메사추세츠주 벨몬트의 허름한 주택 다락에 만든, 어딘지 디킨슨의 작업실을 연상시키는 사무실에서, 거의 40년치가 넘는 원고와 논문, 사진, 수집품이 천장까지 위태롭게 쌓여 있는 책상에 앉아 일을 한다. 기념품 중 몇 개는 도블린이 종파 분쟁을 끝낼 가장 좋은 방법이 사람들 사이의 장벽을 무너뜨리고 공감대를 형성해주기로 유명한 MDMA 정제를 세계의 영적 지도자들에게 우편으로 보내는 거라고 생각했던 그의 이력 초반을 기념하는 것이다. 그 시절에 그는 레이건 대통령과 군축 협상을 하고 있던 소련군에 1000명 분량의 MDMA를 보내려고 준비하기도 했었다.

도블린에게 사이키델릭을 의학적으로 사용하기 위해 FDA의 승인을 얻는 것은(그는 이제 MDMA와 실로시빈 둘 다 머지않았다고 생각한다) 더 야심 차고 아직까지 논쟁이 많은 목표를 달성하기 위한 수단이다. 그의 목표는 사이키델릭을 의학뿐만 아니라 미국의 사회와 문화에 편입시키는 것이다. 이것은 물론 마리화나를 처벌 대상에서 제외하자는 운동에서와 동일한 승리 전략을 따른다. 이 운동은 대마초의 의학적 사용을 홍보함으로써 약물의 이미지를 변화시키고 더 많은 일반 대중의 동의를 얻어냈다.

당연히 이런 종류의 이야기는 보다 조심성 많은 사이키델릭 사회 구성원들을 불편하게 만들었으나(그중 하나가 밥 제시이다) 릭 도블린은 자신의 계획을 늦추거나 비공개 인터뷰를 하려는 **생각조차** 하지 않는 사람이었다. 이로 인해 그는 언론의 많은 관심을 받았다. 이것이 목표에 얼마나 도움이 되는지는 미지수이다. 하지만 지난 몇 년 동안 도블린이 중요한 연구가 승인되고 자금을 지원받도록 만드는 데 성공했다는 점에는 의문의 여지가 없다. 특히 오랫동안 MAPS의 주된 관심사였던 MDMA 연구도 마찬가지이다. MAPS는 외상 후 스트레스 장애post-traumatic stress disorder, PTSD의 치료에 MDMA의 유용성을 보여준 여러 소규모 임상시험을 지원했다(도블린은 사이키델릭을 대단히 넓게 규정하기 때문에 MDMA와 심지어 대마초까지 포함시킨다. 이들이 뇌에서 작동하는 기전은 고전 사이키델릭과는 굉장히 다른데도 말이다). MAPS는 하버-UCLA 의료 센터에서 MDMA로 자폐증을 가진 성인을 치료하는 임상 연구에 자금을 대고 있다. 하지만 도블린은 사이키델릭이 PTSD를 비롯한 여러 증상으로 고통받는 사람들을 돕는 것을 넘어서, 우리의 종교적 믿음이나 불신과는 무관하게 우리 모두가 공유하는 의식의 영적 차원을 드러내 인류를 개선할 힘이 있다고 열렬하게 믿는다. "신비주의는 근본주의에 대한 해독제죠." 그는 이렇게 말하곤 한다.

릭 도블린과 비교하면 밥 제시는 수도승이다. 그에게는 히피스럽거나 경솔한 면이라고는 없다. 쉽게 긴장하고, 언론을 꺼리고, 할 말을 족집게로 집어내는 것 같은 제시는 현재 50대이고 남들이 보지 않는 곳에서 일하는 걸 좋아한다. 그는 대체로 빠른 인터넷선 말고는 아무것도 들어오지 않는, 샌프란시스코 북쪽의 바위투성이 언덕에 있는 방 한 칸짜리 오두막에서 혼자 살면서 일한다.

"밥 제시는 인형 조종사 같아요."

캐서린 맥린Katherine MacLean은 나에게 이렇게 말했다. 맥린은 2009년부터 2013년까지 롤랜드 그리피스의 실험실에서 일했던 심리학자이다. "그는 선견지명을 가지고 무대 뒤에서 일하는 사람이죠."

나는 제시의 꼼꼼한 지시에 따라 베이 지역에서 북쪽으로 차를 몰고 가다가 그가 나에게 이름을 이야기하지 말라고 말한 동네의 좁은 흙길 끄트머리에 도달했다. 나는 길 앞쪽에 차를 세우고 "무단침입 금지"라고 적혀 있는 간판을 지나쳐 언덕길을 따라 올라가서 그의 그림 같은 산꼭대기 숙소에 도착했다. 마치 마법사를 방문하러 가는 것 같은 기분이 들었다. 깔끔하게 정돈된 작은 오두막은 2명이 머무르기에는 비좁았기 때문에 제시는 전나무와 바위 사이에 편안한 소파와 의자, 탁자를 내놓았다. 또한 야외 부엌도 만들고, 산의 근사한 전경이 보이는 넓은 바위 위에 야외 샤워장도 설치해서 야영지를 밖으로 끄집어낸 집 같은 분위기로 만들었다.

이른 봄날, 우리는 야외에 있는 그의 거실에 앉아 허브티를 마시면서 비교적 조용한 방식으로 사이키델릭에 그 가치를 되찾아주려는 그의 운동, 즉 롤랜드 그리피스가 핵심 역할을 하는 마스터플랜에 대해 의논했다. "저는 카메라가 좀 불편해서요. 그러니까 사진 촬영이나 녹음은 안 했으면 해요."

제시는 날씬하면서도 다부진 몸을 갖고 있었다. 그는 짧게 깎은 회색 머리에 수수하면서도 세련된 네모난 무테안경을 쓰고 있었다. 제시는 거의 웃지 않았고 엔지니어 특유의 완고한 분위기를 풍겼으나 종종 순간적으로 감정을 드러내 나를 놀라게 만들었고, 즉시 거기에 대해서 설명을 했다. "그 주제에 대해서 생각하는 것만으로도 제 눈에 눈물이 약간 고이는 걸 아마 알아채셨을 겁니다. 제가 이유를 설명하죠……." 그는 대단히 신중하게 단어를 골랐을 뿐만 아니라 상대에게도 그럴 것을 요구했다. 예를 들어 내가 부주의하게 "오락적 사용recreational use"이라는 단어를 쓰자 그가 내 말을 중간에 잘랐다. "그 단어를 다시 한번 검토할 필요가 있을 것 같군요. 일반적으로 그건 경험을 폄하하기 위해서 사용됩니다. 문자 그대로의 뜻에서 '오락recreation'이라는 단어는 분명히 사소하지 않은 걸 의미하는데요. 할 얘기가 훨씬 많지만 이 주제에 대해서는 여기까지만 하고 다음에 계속하죠. 마저 이야기하세요." 내 기록에 따르면 제시는 우리의 첫 번째 대화에서 대여섯 번쯤 공개와 비공개를 오갔다.

제시는 볼티모어 외곽에서 자랐고 존스 홉킨스대학교에서 컴퓨터과학과 전자공학을 공부했다. 20대 시절 몇 년 동안 그는 벨 연구소Bell Labs에서 일하며 매주 볼티모어에서 뉴저지까지 통근했다. 이 시기에 그는 자신의 성적 정체성을 밝히고 회사의 첫 번째 게이/레즈비언 직원 단체를 승인해 달라고 경영진을 설득했다(당시 모회사였던 AT&T는 30만 명의 직원을 고용하고 있었다). 나중에 그는 AT&T의 경영진에게 게이 프라이드 주간Gay Pride Week(동성애 권리 운동의 일환으로 6월에 퍼레이드를 펼친다 - 옮긴이) 동안 본사에 무지개 깃발을 달고, 퍼레이드에서 행진할 대표자를 보내라고 종용했다. 이러한 성과는 밥 제시에게 정치적 교육이 되었고, 목소리를 높이거나 공적을 내세우지 않고 무대 뒤에서 일하는 것의 가치를 깨닫게 만들었다.

제시는 1990년에 베이 지역으로 이사해서 오라클로 일자리를 옮겨 8766번째 직원이 되었다. 창업 멤버는 아니지만 비교적 초기에 입사한 편이어서 회사 주식을 상당량 받을 수 있었다. 얼마 지나지 않아 오라클은 샌프란시스코 게이 프라이드 퍼레이드에 대표단을 보냈고, 제시가 오라클의 간부급 경영진을 설득한 끝에 오라클은 포춘 500 기업 중에서 직원들의 동성 파트너에게도 혜택을 제공하는 초창기 회사 중 하나가 되었다.

사이키델릭에 대한 제시의 호기심은 중학교 과학 시간에 약물에 대해 배울 때 처음 발동했다. 그는 이 계열의 약물은 육체적으로도, 정신적으로도 중독성이 없다고 배웠다(사실이었다). 그의 선생님은 의식과 시각적 인식의 변화를 포함해 약물의 효과에 대해 계속해서 설명했고, 제시는 이를 굉장히 흥미진진하다고 느꼈다. "저는 이것들이 우리에게 말해주는 것 이상이 있다는 느낌을 받았어요. 그래서 마음속에 잘 새겨졌죠." 그가 회상했다. 하지만 사이키델릭이 어떤 건지 직접 알아볼 준비가 된 것은 한참 후였다. 왜? 그는 3인칭으로 대답했다. "정체를 숨긴 게이 청소년은 경계를 늦추면 뭐가 튀어나올까 두려웠을 수도 있어요."

20대 시절, 아직 벨 연구소에서 일하던 때에 제시는 볼티모어에서 의도적으로 사이키델릭을 시도해 보려 하는 친구들과 어울리게 되었다. 누군가가 도움이 필요하거나 현관 벨이 울릴 때에 대비해서 한 명은 늘 "지면에 가까이" 머물렀고, 용량은 점진적으로 늘어났다. 스물다섯 살이 되던 해 어느 토요일 오후의 실험 중 제시는 볼티모어의 아파트에서 고용량 LSD를 섭취한 다음 강렬한 "자타불이自他不二 경험non-dual experience"을 했고, 이것은 그를 완전히 바꾸어 놓았다. 나는 그에게 자세히 설명해 달라고 부탁했고, 그는 한참 동안 망설이다가 조심스럽게 이야기를 풀어놓기 시작했다("예민한 내용은 당신이 알아서 삭제해주면 좋겠군요").

"저는 무화과나무 아래 등을 대고 누워 있었어요." 그의 회상이다. "강렬한 경험이 될 거라는 걸 알고 있었죠. 그리고 작고 정적인 나라는 존재가 조금씩 빠져나가기 시작하는 순간이 왔어요. 볼티모어의 아파트 바닥에 누워 있다는 자각이 완전히 사라졌어요. 눈을 뜨고 있는지 감고 있는지도 알 수 없었죠. 내 앞에 열려 있는 건, 더 나은 단어를 찾을 수가 없는데, 공간이었어요. 그냥 보통의 공간 개념이 아니라 형태도 없고 내용도 전혀 없는, 순수한 인식으로 가득한 세계였죠. 그리고 그 세계 속에 천상의 존재가 있었어요. 물리적 세계에서 출현한 존재가요. 그건 빅뱅 같았지만 거대한 폭발이나 눈부신 빛은 없었죠. 물리적 우주의 탄생이었어요. 한마디로 드라마틱했어요. 아마도 인류 역사에서 가장 중대한 일이었을 거예요. 어쨌든 그 비슷한 게 일어났던 거죠."

나는 이 모든 일의 와중에 그는 어디에 있었는지 물었다.

"저는 넓게 분산된 관찰자였어요. 이 존재와 같은 공간에 있었죠." 이쯤에서 나는 그의 말을 잘 이해할 수가 없다고 말했다. 긴 침묵이 흘렀다. "제가 망설이는 건 단어가 굉장히 안 맞는 도구이기 때문이에요. 말은 너무 제한되어 있는 것 같아서요." 말로 설명할 수 없는 형언불능성ineffability은 물론 신비 체험의 특징이다. "인식은 그 어떤 감각 체계도 초월해버려요." 그의 설명은 도움이 되지 않았다. 두려웠을까? "공포는 없고 오로지 매혹과 경탄만 있었죠." 침묵. "음, 약간은 두려웠을 수도 있고요."

여기서부터 제시는… 모든 것의 탄생을 보았다(또는 그걸 뭐라고 표현하든 간에). 우주 먼지가 나타나는 것부터 시작해서 별들을, 그다음에 태양계를 탄생시키고 생명이 출현하고 거기서부터 "우리가 인간이라고 부르는 것"이 도래하고 그다음에는 언어를 획득하고 인식이 펼쳐지고 "사람의 자아에까지 이르러 내 친구들에게 둘러싸여 있는 여기 이 방까지 오는" 서사적인 시퀀스가 펼쳐졌다. "전 바로 제가 있는 그 자리까지 돌아왔던 거예요. 시간이 얼마나 흘렀을까요? 저도 모르죠."

"제 눈에 가장 띄었던 건 제가 겪은 인식의 질, 내가 밤이라고 여기게 된 것과 완전히 다른 무언가였어요. 이 확장된 인식이 사물의 범주 안에 어떻게 들어갈 수 있을까? 저는 어느 정도 이 경험을 진실한 걸로 여겨요. 사실 여전히 확실하게는 모르겠어요. 이건 저에게 의식이 물리적 우수에서 근본적인 거라고 이야기해요. 사실 그에 앞서요." 그는 이제 의식이 뇌 바깥에 존재한다고 믿을까? 그도 확신하지는 못했다. "하지만 의식이 우리의 회색 뇌세포의 산물이라는 정반대의 사실을 확신하고 있다가 그 확신이 사라지게 된 건 엄청난 변화죠." 나는 그에게 내가 읽은 달라이 라마의 말, 즉 대부분의 과학자들이 의문의 여지 없이 받아들이는 "뇌가 의식을 창조한다"는 아이디어가 "과학적 사실이 아니라 형이상학적 가정일 뿐이다"라는 말에 동의하느냐고 물었다.

"딱 맞는 표현이군요. 그리고 나 같은 성향을 지닌 사람, 즉 불가지론자에 과학을 사랑하는 사람에게 그건 모든 걸 바꾸는 거죠." 제시가 말했다.

밥 제시가 경험한 것과 같은 체험에서 내가 이해하지 못하는 건 바로 이거다. 도대체 왜 그런 것을 믿을까? 왜 그걸 단지 "흥미로운 꿈"이나 "약물이 유발한 몽상"으로 치부하지 않는 건지 이해할 수 없었다. 하지만 말로 설명할 수 없는 느낌과 더불어 어떤 심오하고 객관적인 사실이 당신 앞에 드러났다는 확신이 바로 신비 체험의 특징이다. 그게 약물로 일어났든, 명상으로 일어났든, 단식이나 채찍질이나 감각 박탈로 일어났든 간에 말이다. 윌리엄 제임스는 이런 확신을 순이지적 특성noetic quality[15]이라고 이름 붙였다. 사람들은 자신이 우주의 깊은 비밀을 알게 되었다고 느끼며 이러한 확신에서 벗어나지 못한다. 제임스가 쓴 것처럼, "꿈은 이런 시험을 견디지 못한다."[16] 그래서 이런 경험을 한 사람들 일부가 종교를 창시해 역사의 방향을 바꾸거나 더욱 흔하게는 자신의 삶의 방향을 바꾸게 되는 것이리라. "의심하지 않는다"는 것이 핵심이다.

이런 현상을 설명할 방법이 두어 가지 떠오르지만, 어느 쪽도 아주 만족스럽지는 않다. 가장 간단하면서도 가장 받아들이기 어려운 설명은 이것이 그저 사실이라는 거다. 즉, 변성의식상태altered states of consciousness가 개인에게 진실을 열어주지만, 통상적인 각성 상태에 갇혀 있는 우리들 나머지는 그저 그것을 볼 수 없는 것이다. 하지만 과학은 이런 해석을 받아들이지 못한다. 지각이 어떤 것이든 간에 통상적 도구로는 입증할 수 없기 때문이다. 이것은 사실상 증명되지 않은 보고이고, 그래서 아무 가치가 없다. 과학은 개인의 증언에 거의 관심이 없고 아량도 없다. 이런 면에서 과학은 신기하게도 직접적 계시를 절대로 받아들이지 않는 기성 종교와 아주 비슷하다. 하지만 과학이 개인의 증언에 의존할 수밖에 없는 사례가 몇 가지 있다는 점에 주목할 필요가 있다. 우리가 지닌 과학적 도구로는 접근할 수 없기 때문에 그것을 경험한 사람의 설명으로만 알 수 있는 주관적 의식의 연구가 그렇다. 여기서 현상학은 대단히 중요한 데이터이다. 하지만 우리의 머리 **바깥**의 세계에 관한 진실을 규명할 때에는 그렇지 못하다.

신비 체험을 믿지 못하는 이유는 밥 제시의 "분산된 의식"이 그의 것이면서 또한 그의 바깥에도 존재했던 것처럼, 종종 안과 밖의 구분이 사라지는 것 같기 때문이다. 이것은 순이지적 특성에 대한 두 번째 해석으로 이어진다. 고용량 사이키델릭 체험에서(그리고 경험 많은 명상가들이 명상을 할 때) 흔히 그러듯이 주관적 "나"라는 우리의 감각이 해체되면 주관적인 진실과 객관적인 진실을 구분하는 것이 불가능해진다. '나'라는 존재가 없다면 이제 누가 의심의 주체가 될 수 있을까?

그 첫 번째 강렬한 사이키델릭 여행 이후 몇 년 동안 밥 제시는 인생의 경로를 바꾸는 다른 여러 가지 경험을 했다. 1990년대 초에 샌프란시스코에 살면서 그는 레이브 파티rave scene(버려진 창고 등 틀에 박히지 않은 장소에서 청소년들이 밤새 춤을 추는 파티 – 옮긴이)에 끼게 되었고, 사이키델릭 "물질" 이 있든 없든 최고의 올나잇 댄스 파티가 주는 "집단적 활기"가 "주관-객관 의 이원화"를 해체하고 새로운 영적 풍경을 열어줄 수 있다는 걸 알게 되었 다. 그는 불교에서 퀘이커교, 명상에 이르기까지 다양한 종교 의식을 탐구 해 보았고, 인생에서 자신의 우선순위가 차츰 변화하는 것을 깨달았다. "이 분야에서 시간을 보내는 게 내가 컴퓨터 엔지니어로서 하던 일보다 훨씬 더 중요하고 만족스럽다는 사실을 차츰 깨닫게 됐어요."

오라클에서 안식 휴가를 지내며(그는 1995년에 완전히 회사를 떠났다) 제 시는 "더 많은 사람이 신성을 직접 경험할 수 있도록 만드는" 것을 목표로 하는 영적 수행 위원회Council on Spiritual Practices, CSP라는 비영리 단체를 설 립했다. 웹사이트는 엔테오젠(밥 제시는 사이키델릭보다 이 단어를 더 선호한 다)을 홍보하려는 조직의 관심사를 축소해서 보여주지만, 암시적인 말로 자 신들의 임무를 설명한다. "안전하고 효과적으로 사용될 수 있는 일차적 종 교 경험 방식을 파악하고 개발하는 것"이다. 웹사이트(csp.org)는 사이키델 릭 연구에 대한 훌륭한 참고자료 목록과 존스 홉킨스에서 수행 중인 연구에 관한 정기적인 업데이트를 제공한다. CSP는 또한 2006년 대법원 판결이 나온 UDV 소송을 지원하는 데 중요한 역할을 했다.

영적 수행 위원회는 샌프란시스코로 이사한 직후부터 시작된 베이 지역 의 사이키델릭 공동체와 사이키델릭 문학에 대한 제시의 체계적 탐구에서 자라난 것이다. 대단히 신중하고 약간은 강박적이며 고지식할 정도로 정중 한 그만의 방식으로, 제시는 그 지역의 수많은 "사이키델릭 원로들"과 연락 을 취했다. 규제 약물법Controlled Substances Act이 통과되고, LSD와 실로시 빈이 남용 가능성이 높고 의학적으로 인정된 용도가 없는 1급 물질로 분류 되면서 대부분의 약들이 금지된 1970년 이전 수년 동안 연구와 치료에 깊 이 관계했던 다양한 부류의 사람들이었다. 이 중에는 스탠퍼드에서 교육

받은 심리학자로, FDA가 1966년에 연구를 중단시키기 전까지 멘로 파크의 국제 고등연구 재단International Foundation for Advanced Study, IFAS에서 사이키델릭에 관한 선구적인 연구와 문제 해결을 맡았던 제임스 패디먼James Fadiman이 있었다(1960년대 초에 스탠퍼드에서는 적어도 하버드 못지않게 많은 사이키델릭 연구가 진행 중이었다. 다만 티모시 리어리처럼 시끄럽게 사이키델릭에 대해 떠들어댄 사람이 없었을 뿐이다). 그리고 연구소에는 패디먼의 동료였던 마이런 스톨라로프Myron Stolaroff가 있었다. 실리콘밸리의 저명한 전기공학자였던 그는 암펙스Ampex의 고위 인사이자 녹음기구 제작자였지만 LSD를 경험하고 나서 공학자 일을 그만두고(밥 제시처럼) 사이키델릭 연구자이자 치료사로 나섰다. 사이키델릭에 관심이 있는 치료사, 과학자, 그리고 그 외의 사람들과의 모임을 위해 매주 저녁 파티를 열었던 베이 지역의 전설적인 인물인 사샤 슐긴Sasha Shulgin과 앤 슐긴Ann Shulgin 부부도 제시의 레이더에 걸렸다(2014년에 사망한 사샤 슐긴은 뛰어난 화학자로, 마약단속국Drug Enforcement Administration, DEA 면허를 갖고 있어서 새로운 사이키델릭 화합물을 합성할 수 있었고, 실제로 수많은 물질을 합성했다. 그는 또한 1912년 머크Merck사가 특허를 냈지만 잊힌 MDMA를 다시 합성한 인물이기도 하다. 그는 소위 엠파토젠empathogen[공감empathy을 불러일으키는 약물 – 옮긴이]의 향정신성 특성을 깨닫고 이를 베이 지역의 정신치료 커뮤니티에 도입했다. 나중에 이 약은 엑스터시Ecstasy라는 클럽 약물이 되었다). 제시는 또한 비교종교학 학자인 휴스턴 스미스Huston Smith와 친구가 되었다. 그는 사이키델릭의 영적 가능성에 대해 마음이 열려 있었다. 그는 1962년 MIT 전임강사로 있을 때 굿 프라이데이 실험Good Friday Experiment에 자원했었고, 그때의 경험을 통해 약물로 유발되는 신비 체험이 다른 종류의 신비 체험과 별다를 바 없다는 확신을 갖게 되었다.

이 "원로들"과 책에서 얻은 지식으로, 제시는 과학이 상당 부분 놓쳤던 사이키델릭 연구 제1의 물결에 관한 수많은 정보를 찾아내기 시작했다. 그는 1965년 이전에 4만 명 이상의 연구를 토대로 한 사이키델릭 약물 치료 관련 논문이 1000편 이상 있었다는 걸 알게 되었다.[17] 1950년대부터 시작해서 1970년대 초반까지, 사이키델릭 화합물은 알코올 중독, 우울증, 강박 장애, 인생 말기의 불안증을 포함해 다양한 병증을 치료하는 데에 사용되어 종종 놀라운 결과를 얻었다. 하지만 현대의 기준으로 볼 때 잘 통제된 연구는 상당히 드물었고, 일부는 연구자들의 지나친 열의 때문에 신뢰도가 떨어져 버렸다.

밥 제시의 관심을 더욱 강하게 끈 것은 사이키델릭이 소위 "건강한 사람들의 향상betterment"에 기여할 가능성을 탐색한 초기 연구였다. "건강한 일반인"의 예술적, 과학적 창조성과 영성에 대한 연구도 있었다. 이 중 가장 유명한 것은 1962년에 월터 팡케Walter Pahnke가 했던 굿 프라이데이, 즉 마시 교회 실험Marsh Chapel Experiment이었다. 월터 팡케는 하버드에서 티모시 리어리 밑에서 박사 학위 논문[18]을 쓰던 심리학자이자 목사였다. 이 이중맹검 실험에서는 스무 명의 신학생들이 보스턴대학교 캠퍼스의 마시 교회에서 성 금요일 예배 때 하얀 가루가 든 캡슐을 받았다. 열 개에는 실로시빈이, 다른 열 개에는 "활성 위약active placebo"이 들어 있었는데, 이 경우에는 저린 느낌을 유발하는 니아신niacin이었다. 실로시빈을 받은 학생 열 명 중 여덟 명이 강력한 신비 체험을 했다고 말했고, 대조군에서는 딱 한 명뿐이었다(이들을 구분하는 것은 그리 어렵지 않았기 때문에 이중맹검은 별 의미 없는 장치가 되었다. 위약을 받은 학생들은 차분하게 좌석에 앉아 있는 반면에 나머지는 드러눕거나 교회 안을 돌아다니며 "신은 어디에나 계셔"라든지 "오, 영광이여!" 같은 말을 중얼거렸기 때문이다). 팡케는 실로시빈을 받은 사람들의 경험이 문헌에 실린 고전적인 신비 체험과 "거의 동일하거나 구분할 수 없었다"는 결론을 내렸다. 휴스턴 스미스도 동의했다. "굿 프라이데이 실험 이전까지 나는 신과 개인적으로 직접 만난 적이 한 번도 없었습니다."[19] 그는 1996년에 인터뷰 진행자에게 그렇게 말했다.

1986년, 릭 도블린은 굿 프라이데이 실험의 후속 연구[20]를 하며 마시 교회에서 실로시빈을 받았던 열 명의 신학생 중 아홉 명을 찾아 인터뷰를 했다. 대부분은 그 경험이 자신들의 삶과 일을 대단히 크게, 그리고 이후로도 지속되는 방식으로 바꾸어 놓았다고 말했다. 하지만 도블린은 팡케가 출간한 논문에서 심각한 문제를 몇 개 발견했다. 팡케는 일부 실험 참여자들이 체험을 하는 동안 극심한 불안에 시달렸다는 사실을 언급하지 않았다. 한 명은 자신이 메시아의 도래를 전할 사람으로 선택되었다는 확신을 갖고 교회에서 빠져나가 커먼웰스 애비뉴를 따라 가다가 붙잡혀서 강력한 항정신병 약인 토라진Thorazine을 맞아야 했다.

이 실험과 티모시 리어리가 감독했던 또 다른 실험인 콩코드 주립 교도소 죄수의 재범률에 대한 두 번째 평가[21]를 통해 도블린은 하버드 실로시빈 프로젝트에서 시행된 연구의 질에 관한 심각한 의문을 제기했고, 실험자들의 열의가 실험 결과를 망쳐놨을 수도 있다고 주장했다. 제시는 이 연구가 다시 살아나 진지하게 평가받으려면 훨씬 더 엄격하고 객관적인 방식으로 수행되어야 한다고 결론을 내렸다. 하지만 굿 프라이데이 실험의 결과는 대단히 고무적이었고, 밥 제시와 롤랜드 그리피스가 곧 결심하듯이 재연해볼 가치가 충분했다.

공식적인 연구가 중단되고 비공식적인 연구는 지하로 숨어들면서, 밥 제시는 소실된 사이키델릭에 관한 지식을 파헤치며 1990년대 초반을 보냈다. 이런 면에서 그는 수도원에 감춰두었던 소수의 원고에서 고전 사상이라는 잃어버린 세계를 다시 찾아낸 르네상스 학자들과 약간 비슷했다. 하지만 이 경우에는 훨씬 적은 시간이 흘렀기 때문에 지식이 제임스 패디먼과 마이런 스톨라로프, 윌리스 허먼Willis Harman(사이키델릭 연구자가 된 또 다른 베이 지역 엔지니어)처럼 아직 살아 있는 사람들의 머릿속에 남아 있어서 그저 물어보기만 하면 됐고, 또한 도서관과 데이터베이스에 있는 과학 논문은 그냥 찾아보기만 하면 됐다. 하지만 고전 사상의 세계를 망각에서 구출한 중세 수도원에 비견될 만한 현대의 장소, 즉 사이키델릭의 어둠의 시기 동안 지식의 불길에 계속해서 부채질을 했던 곳은 바로 캘리포니아주 빅 서에 위치한 전설적인 수양관 에살렌일 것이다.

대륙에 간신히 붙어 있는 것처럼 태평양이 내려다보이는 절벽 끝에 자리한 에살렌 수양관은 1962년에 설립되었고 그 이래로 미국에서 소위 인간 잠재력 운동human potential movement의 중심지가 되어 뉴에이지의 비공식적 수도 역할을 했다. 수년 동안 이곳에서는 수많은 훌륭한 치료법과 영적 양식이 개발되고 교육되었고, 여기에는 사이키델릭의 치료적, 영적 잠재력도 포함된다. 1973년부터 LSD-보조 정신치료의 선구자 중 한 명이었던 체코 망명자 출신의 정신과 의사 스타니슬라프 그로프Stanislav Grof가 학자로서 에살렌에 머물렀으나 그는 그 이전에도 수년 동안 여기서 워크숍을 개최했다. 수천 번의 LSD 세션을 진행했던 그로프는 한때 사이키델릭이 "생물학에서 현미경처럼, 또는 천문학에서 망원경처럼 정신의학에서 쓰이게 될 것이다. 이 도구는 일반적인 환경에서는 직접 관찰하는 게 불가능한 중요한 과정을 연구할 수 있게 만들 것이다"[22]고 예측했다. 수백 명이 그 현미경을 들여다보기 위해 에살렌으로 왔고, 그로프가 사이키델릭을 치료에 도입하려는 심리치료사들을 위해 진행하는 워크숍에 참석하기도 했다. 현재 지하 세계에서 이런 일을 하는 치료사와 상담사의 전부는 아니라 해도 다수가 에살렌 본관 그로프 발치에서 기술을 배웠다.

LSD가 불법이 된 후에도 에살렌의 이런 교육이 계속되었는지는 확실치 않지만, 그렇다 해도 놀랄 일은 아니다. 이곳은 대륙에서 워낙 가장자리에 위치하고 있어서 연방법 집행관들의 손아귀에서 벗어나 있는 것처럼 느껴졌다. 하지만 LSD가 불법이 되자 적어도 공식적으로는 이런 워크숍들도 끝났다. 그로프는 대신에 종종 커다란 북소리를 배경으로 깊고, 빠르고, 리듬이 있는 호흡을 이용해 약물 없이 의식을 사이키델릭 상태로 이끄는 기술인 홀로트로픽 호흡법Holotropic Breathwork이라는 것을 가르치기 시작했다. 하지만 사이키델릭의 역사에서 에살렌의 역할은 사이키델릭이 금지되며 끝나지 않았다. 이곳은 사람들이 이 분자를 치료의 부가물로든 영적 개발의 도구로든 다시 문화권으로 되돌리기 위해 만나서 캠페인 계획을 세우는 장소가 되었다.

1994년 1월, 밥 제시는 에살렌에서 그런 모임 중 한 곳에 초대를 받을 수 있었다. 슐긴의 집에서 금요일 디너파티 이후 설거지를 돕고 있다가 제시는 치료사와 과학자 몇 명이 빅 서에 모여 사이키델릭 연구의 부활 가능성에 대해 논의할 거라는 이야기를 들었다. 1960년대 말 워싱턴 D.C.(연방 정부)가 연구에 대해 꽉 닫아놨던 문이 아주 조금이지만 열린 것 같은 징후가 있었다. FDA의 새로운 국장 커티스 라이트Curtis Wright가(그는 우연히도 존스 홉킨스에서 롤랜드 그리피스의 제자이기도 했었다) 사이키델릭에 관한 연구 제안서를 다른 것들과 똑같이, 그 가치에 따라 판단해야 한다고 시사했기 때문이었다. 이 새로운 포용성을 시험해 보기 위해서 뉴멕시코대학교의 정신과 교수 릭 스트라스먼은 여러 식물에서 발견되는 강력한 사이키델릭 화합물인 DMT의 생리적 영향에 관한 연구 계획을 제출해 승인을 받았다. 이 작은 시도는 1970년대 이래 연방에서 승인받은 최초의 사이키델릭 화합물 실험이라는 지위를 획득했다. 돌이켜보면 이것이 분수령이었다.

거의 동시에 릭 도블린과 UCLA의 정신과 교수 찰스 그롭Charles Grob이

MDMA에 대한 최초의 인간 대상 임상시험을 승인해달라고 정부를 설득하는 데 성공했다(그룹은 사이키델릭을 정신치료에 다시 사용하게 해달라고 주장한 최초의 정신과 의사들 중 한 명이다. 그는 나중에 암 환자들에게 최초의 현대적 실로시빈 임상시험[23]을 했다). 에살렌 모임(그룹과 도블린 둘 다 참석했다)이 열리기 1년 전 퍼듀대학교의 화학자이자 약리학자였던 데이비드 니콜스David Nichols는 진지한 사이키델릭 과학에 자금을 지원하겠다는, 당시로서는 거의 불가능한 야심을 품고 헤프터 연구소Heffter Research Institute(1897년 메스칼린을 처음 찾아낸 독일 화학자의 이름을 땄다)를 설립했다(그 이래로 헤프터는 실로시빈에 관한 많은 현대적 임상시험에 자금을 댔다). 그러니까 1990년대 초에 사이키델릭 연구를 되살릴 만한 분위기가 무르익었다는 희망적인 신호가 여기저기에서 나타났던 것이다. 암흑기 동안 그런 꿈을 계속 지탱해 온 조그만 공동체가 조심스럽게 소리 없이 조직화되기 시작했다.

제시는 에살렌 공동체에 가입한 적이 없었고 과학자나 치료사도 아니었지만, 모임에 참석할 수 있겠는지 물어보면서 필요하다면 컵에 물이라도 따르며 돕겠다고 말했다. 모임의 대부분은 사이키델릭의 의학적 적용 가능성과 신경과학에서 기본적 연구의 필요성에 대해 논의하는 데 시간을 쏟았다. 제시는 사람들이 이런 물질의 영적 가능성에 대해서는 거의 주의를 기울이지 않는다는 사실을 깨닫고 깜짝 놀랐다. 그는 이렇게 생각했다. "좋아, 변화를 통한 개선의 여지가 있어 보여. 이들 중 누군가가 업무를 이어받아 계속해서 진행하면 좋겠지만 이 사람들은 다른 일을 하느라 여력이 없군. 그러니까 오라클에서 내가 휴가를 받아야겠어." 1년 안에 제시는 영적 수행 위원회를 설립했고, 위원회는 2년이 채 안 된 1996년 1월에 에살렌에서 사이키델릭 부활 운동의 제2전선을 구축하기 위해 자체적 모임을 개최했다.

딱 어울리게도 모임은 자아실현이라는 "절정 경험peak experience"의 중요성을 강조하는 인간 욕구의 단계에 대해 쓴 심리학자의 이름을 딴 에살렌의 매슬로 룸Maslow Room에서 열렸다. 참석자 열다섯 명 중 대부분은 "사이키 델릭 원로들"로, 제임스 패디먼과 윌리스 허먼 같은 치료사와 연구자, 당시 케네디 스쿨의 약물정책 전문가(거기서 릭 도블린의 논문 지도교사이기도 했다) 마크 클레이먼Mark Kleiman, 그리고 휴스턴 스미스, 데이비드 스타인들-라스트David Steindl-Rast 수도사와 UDV 미국 교회 수장(이자 시그램 주류사의 상속자인) 제프리 브론프먼Jeffrey Bronfman 같은 종교인이었다. 하지만 제시 는 현명하게도 외부인도 초청하기로 했다. 로날드 레이건과 조지 H.W. 부 시 밑에서 국립 약물 남용 연구소NIDA 소장을 지냈던 찰스 "밥" 슈스터였다. 제시는 슈스터를 전혀 몰랐고, 콘퍼런스에서 딱 한 번 잠깐 이야기한 게 전 부였다. 하지만 제시는 그 만남에서 슈스터가 아마 초청을 받아들일 거라는 인상을 받았었다.

약물과의 전쟁을 지지하는 학계의 지도자였던 밥 슈스터가 대체 왜 에살 렌에서 사이키델릭의 영적 가능성에 대해 의논한다는 아이디어를 받아들 였는지는 미스터리였다. 하지만 나는 그의 부인 크리스-엘린 요한슨Chris-Ellyn Johanson과 이야기를 나누고서 이해하게 되었다. 마찬가지로 약물 연구 자였던 요한슨은 고인이 된 남편을 대단히 관심사가 넓고 호기심이 많은 남 자로 묘사했다.

"밥은 도가 지나칠 정도로 사고방식이 열려 있었어요. 누구하고든 이야 기를 했을 걸요."

부인은 웃으면서 나에게 말했다. NIDA 사회의 많은 사람들처럼 슈스터 는 사이키델릭이 남용 약물의 요건에 딱 들어맞지 않는다는 것을 잘 알고 있었다. 동물은 선택권을 주면 두 번 이상 사이키델릭을 투여하지 않으며, 고전 사이키델릭은 놀랄 만큼 적은 독성을 보인다. 나는 요한슨에게 슈스터 가 직접 사이키델릭을 해본 적이 있느냐고 물었다. 롤랜드 그리피스는 아마 그랬을 수 있다고 나에게 말한 바 있다("밥은 재즈 뮤지션이었으니까, 그랬다 해도 놀랍지는 않아요." 그리피스는 그렇게 말했다). 하지만 요한슨은 아니라고 대답했다. "그이는 확실히 거기에 호기심은 느꼈어요. 하지만 겁이 났던 것 같아요. 우리는 마티니 정도만 마시는 사람들이었거든요." 나는 그가 영적인 데 관심이 많은 사람이었냐고 물었다. "그렇지는 않았지만 관심을 갖고 싶었던 것 같아요."

슈스터가 모임을 어떻게 받아들일지 알 수 없었던 제시는 짐 패디먼Jim Fadiman을 그와 같은 방에서 자도록 배정했고 심리학자였던 패디먼에게 그를 확인해 보라고 지시했다. "다음 날 아침 일찍 짐이 나를 찾아와서 말했어요. '밥, 임무 완료예요. 당신은 보석 같은 사람을 찾은 거예요.'"

부인의 말에 따르면 슈스터는 에살렌에서의 시간을 굉장히 즐겼다. 그는 제시가 마련해놓은 북 치는 명상 모임에 참석했다. 에살렌에 와서 그런 걸 하지 않고 갈 수는 없는 법이니까. 그리고 자신이 얼마나 쉽게 트랜스trance 상태에 빠질 수 있는지 알고 감탄했다. 슈스터는 또한 집단의 논의에 중요한 몇 가지 기여도 했다. 그는 제시에게 MDMA는 하지 말라고 경고했다. 그는 그게 뇌에 유독하다고 믿었고, 그 무렵 MDMA는 클럽 약물로 안 좋은 평판을 얻고 있었기 때문이다. 그는 또한 실로시빈이 LSD보다 연구에 훨씬 적합한 후보라고 제안했다. 대체로 정치적인 이유 때문인데, 실로시빈에 대해 들어본 사람이 훨씬 적고, LSD 같은 정치적, 문화적 문제를 안고 있지 않기 때문이었다.

모임이 끝날 무렵 에살렌 모임은 짧은 목표 목록을 만들 수 있었다. 몇 가지는 영적 가이드를 위한 윤리강령을 만드는 것 같은 소소한 것이었고, 몇 가지는 훨씬 야심 찼다. "나무랄 데 없는 조사자들이 있는 시설에서, 공정하고 의심의 여지가 없는 연구를 수행한다"는 거고, 이상적으로는 "임상 치료라는 명목 없이 한다"는 거였다.

"우린 그런 게 가능할지 확신할 수가 없었어요." 제시는 나에게 그렇게 말했지만, 그와 동료들은 "치료 행위로만 한정하는 것은 큰 실수"라고 믿었다. 왜 실수일까? 밥 제시가 사람들의 정신적 문제보다 영적 안녕에 훨씬 더 관심이 많았기 때문이다. 즉, 그는 건강한 사람들의 향상을 위해 엔테오젠을 사용하는 데에 관심이 있었다.

에살렌 모임 직후, 슈스터는 그의 가장 중대한 기여로 판명되는 일을 했다. 밥 제시에게 자신의 오랜 친구 롤랜드 그리피스에 대해 말한 것이다. 그는 그리피스를 제시가 찾고 있던 "나무랄 데 없는 조사자"이자 "일류 과학자"에 딱 맞는 사람으로 묘사했다.

"롤랜드는 자신이 하는 모든 일에 완전히 몰두하죠. 명상 수행도 포함해서요. 우린 그게 그 친구를 바꿔놨다고 생각해요." 제시는 슈스터가 이렇게 말했다고 기억했다. 그리피스는 슈스터에게 과학에 대해 커져가는 불만과 명상 수행에서 생긴 일종의 "궁극적 의문"에 대해 깊어지는 관심을 털어놓은 바 있었다. 그래서 슈스터는 그리피스에게 연락해 자신이 방금 에살렌에서 만난 흥미로운 젊은이에 대해 이야기하며 그들이 영적 분야에서 공통된 관심을 갖고 있으니 한 번 만나보라고 제의했다. 이메일을 주고받은 끝에 제시는 볼티모어로 날아가 베이뷰 메디컬 센터의 카페테리아에서 그리피스와 점심을 먹고, 연이은 대화와 만남을 거친 후 마침내 2006년 존스 홉킨스에서 실로시빈과 신비 체험에 대한 협력 연구를 시작했다.

하지만 여전히 해결되지 않은 문제가 있었고, 연구진 구성에도 빈틈이 있었다. 그리피스가 과거에 했던 대부분의 약물 시험은 개코원숭이와 다른 비인간 영장류를 대상으로 한 것이었다. 그는 인간을 상대로 한 임상 경험은 훨씬 적었고, 능력 있는 치료사가 프로젝트에 참여해야 한다는 사실을 깨달았다. 그의 말을 빌리자면 "뛰어난 의료진"이 필요했다. 우연히도 밥 제시는 조건에 딱 맞을 뿐만 아니라 볼티모어에 살고 있는 심리학자를 몇 해 전 사이키델릭 콘퍼런스에서 만난 적이 있었다. 더욱 운 좋게도 빌 리처즈Bill Richards라는 이 심리학자는, 아마도 스탠 그로프를 제외하면(그들은 한 번 같이 일해본 적이 있었다), 살아 있는 어떤 사람보다도 1960년대와 1970년대에 사이키델릭 여행을 이끌어본 경험이 많았다. 사실 빌 리처즈는 1977년 봄에 스프링 그로브 주립 병원 산하 메릴랜드 정신의학 연구 센터에서 한 미국인에게 마지막으로 합법적인 실로시빈 투약을 했던 사람이었다. 그 이래로 수십 년 동안 그는 원저 힐스라는 녹음이 우거진 볼티모어 주거지역에 있는 자기 집에서 훨씬 전통적인 정신치료를 하며 세상이 제자리로 돌아와 다시 한번 사이키델릭으로 치료를 할 수 있을 때만을 인내심을 가지고 기다리던 중이었다.

그의 자택 내 사무실에서의 첫 만남에서 그는 나에게 이렇게 말했다. "큰 틀에서 보면, 이 약들은 최소한 5000년 전부터 존재했었고 여러 차례 나타났다가 밀려나길 반복했으니 이것도 또 한 번의 순환일 뿐이에요. 버섯은 여전히 자라고, 결국에는 이 치료법이 다시 되돌아오겠죠. 적어도 저는 그러기를 기원해요." 1998년 밥 제시에게서 전화를 받고, 얼마 안 있어서 롤랜드 그리피스를 만난 그는 자신의 행운을 도저히 믿을 수가 없었다. "정말 짜릿했어요."

70대 나이에 놀랄 만큼 쾌활한 빌 리처즈는 사이키델릭 요법의 두 시대를 잇는 다리이다. 월터 팡케가 그의 결혼식에서 들러리를 섰다. 그는 스프링 그로브에서 스탠 그로프와 긴밀하게 일을 했고, 티모시 리어리가 하버드에서 추방된 후 뉴욕주 밀브룩에 자리를 잡았을 때 그를 보러 가기도 했다. 리처즈는 반세기 전에 중서부를 떠났지만, 1940년에 그가 태어났던 미시건 시골 말투를 여전히 갖고 있었다. 오늘날의 리처즈는 하얀 염소수염을 기르고, 전염성 있는 웃음을 터뜨리며, 많은 문장에서 끝을 들어 올리면서 유쾌하게 "알죠you know?"로 끝낸다.

심리학과 신학 학위를 모두 가진 리처즈는 1963년 예일대학교의 신학생이던 때에 처음 사이키델릭 체험을 했다. 그는 독일의 괴팅겐대학교에서 1년 동안 공부를 하며, 차츰 정신의학에 관심이 생기는 것을 깨달았다. 그리고 그곳에서 실로시빈이라는 약과 관련된 연구 프로젝트에 대해 알게 되었다.

"전 그게 뭔지 전혀 몰랐지만 제 친구 두 명이 프로젝트에 참여해 흥미로운 경험을 하고 왔어요." 그중 한 명은 아버지가 전쟁에서 사망했는데 어린 시절로 돌아가서 아버지의 무릎 위에 앉아 있었다고 말했다. 다른 한 명은 나치 친위대가 길거리를 행진하는 환각을 보았다. "전 제대로 된 환각이라는 걸 본 적이 없었어요." 리처즈는 웃으며 말했다. "그리고 전 제 어린 시절에 대해서 좀 통찰해 보려고 하던 중이었죠. 그 시절에 전 제 정신을 심리학 실험실로 여기고 있었기 때문에 거기에 자원했어요."

"이때는 세트와 세팅의 중요성을 이해하기 이전이었죠. 전 지하실로 안내를 받고, 약을 먹고, 혼자 남겨졌어요." 배드 트립에 알맞은 조합이었으나 리처즈는 정반대의 경험을 했다. "전혀 모르는 아랍 글자가 쓰여 있는 이슬람 건물 모양의 놀랍도록 상세한 환상 속으로 빨려들었어요. 전 어느새 평상시의 정체성을 잃고 이 절묘하게 복잡한 패턴이 되어 있었죠. 그리고 제가 말할 수 있는 건 오로지 신비로운 의식의 무한한 광명이 발현되었다는 것뿐이에요. 제 의식은 제가 알았거나 상상할 수 있었던 모든 것을 넘어서는 사랑과 아름다움, 평화로 넘쳐흘렀어요. '경탄', '영광', '감사'라는 단어만이 적절했어요."

이런 경험에 대한 설명은 그 사람들이 전달하려고 노력하는 감정적 충격에 비하면 언제나 다소 피상적으로 들린다. 인생을 바꿔놓는 경험에서 말이란 참 보잘것없다. 리처즈에게 이렇게 말하자 그는 미소를 지었다. "원시인을 맨해튼 한가운데로 옮겨놓는다고 상상해 봐요. 원시인이 버스와 휴대폰, 마천루, 비행기를 보겠죠. 그리고 그를 다시 동굴로 돌려보내요. 이제 그는 이 경험에 대해서 뭐라고 할까요? '크고, 엄청 웅장하고, 엄청 시끄러웠어.' 그는 '마천루', '엘리베이터', '휴대폰' 같은 단어를 모르니까요. 어쩌면 그 풍경에서 뭔가 중대한 것이나 체계가 있다는 걸 직감적으로 느낄 수도 있어요. 하지만 거기에 필요한 단어가 아직 존재하지 않아요. 5만 가지 색깔이 필요한데 우리에게는 크레용이 다섯 개밖에 없는 거예요."

그의 여행 중간에 정신과 레지던트 한 명이 리처즈를 확인하기 위해 들렀고, 반사신경을 시험해 보기 위해 일어나 앉으라고 했다. 리처즈는 레지던트가 조그만 고무망치로 슬개골 힘줄을 때리던 순간 들었던 느낌을 이렇게 기억한다. "초창기 과학에 대한 연민을 느꼈어요. 연구자들은 내 경험적 세계에서 실제로 무슨 일이 일어났는지, 그 말로 설명할 수 없는 아름다움이나 우리 모두에 대한 잠재적 중요성에 대해 전혀 모릅니다." 그 경험을 하고 며칠 후에 리처즈는 실험실로 돌아가서 "나한테 줬던 그 약이 뭐였죠? 스펠링이 뭔가요?"라고 물었다.

"그리고 내 나머지 인생은 부차적인 거죠!"

하지만 이후 몇 번의 실로시빈 세션에서 다시 신비 체험을 하는 데 실패하자 리처즈는 자신이 그 첫 번째 트립을 과대평가했던 게 아닐까 생각하기 시작했다. 얼마 후에 월터 팡케가 하버드에서 티모시 리어리의 지도하에 대학원 논문을 마치고 바로 이쪽 대학으로 왔고, 둘은 친구가 되었다(두 사람이 독일에 있는 동안 팡케가 최초의 사이키델릭 여행을 하게 해준 사람이 리처즈였다. 그는 하버드에서 굿 프라이데이 실험의 객관성을 망칠 수 있다고 생각해 한 번도 LSD나 실로시빈을 해 보지 않았다). 팡케는 리처즈에게 한 번 더 해 보되 부드러운 조명에 식물과 음악이 있는 방에서 용량을 더 높여보라고 제안했다.

다시금 리처즈는 놀랍도록 강렬한 경험을 했다. "저는 제가 첫 번째 트립을 과대평가하지 않았고 실은 80퍼센트쯤 잊고 있었음을 깨달았죠."

리처즈는 나에게 말했다. "저는 이러한 경험의 타당성을 한 번도 의심한 적이 없어요. 이건 샹카라Shankara가 이야기하던 것, 플로티누스Plotinus가 썼던 것, 그리고 십자가의 요한Saint John of the Cross과 마이스터 에카르트Meister Eckhart가 썼던 바로 그 신비로운 의식의 세계였어요. 에이브러햄 매슬로Abraham Maslow가 말한 '절정 경험peak experiences'이라는 거죠. 에이브는 약물 없이 거기 도달할 수 있었지만요." 리처즈는 브랜다이스대학교에서 매슬로 밑에서 심리학을 공부하게 된다. "에이브는 타고난 유대인 신비주의자였어요. 뒷마당에 그냥 누워서 신비 체험을 할 수 있었죠. 사이키델릭은 그처럼 천부적 소질이 없는 우리 같은 사람들을 위한 거죠."

리처즈는 그 첫 번째 사이키델릭 탐험에서 세 가지 견고한 확신을 가지고 돌아왔다. 첫 번째는 위대한 신비주의자들과 고용량 사이키델릭 여행을 한 사람들 양쪽이 이야기하는 성스러운 경험이 동일한 경험이고 "진짜"라는 거였다. 즉, 상상의 산물이 아니라는 것이다.

"의식에서 아주 깊이, 또는 아주 멀리까지 가면 신성과 마주치게 될 거예요. 그건 우리가 만들 수 있는 게 아니죠. 그냥 거기서 발견되기만을 기다리고 있는 거예요. 그리고 이건 신자들만큼이나 비신자들에게도 확실하게 일어나요." 두 번째는 약물로 겪었든 다른 방법으로 겪었든 이런 신비로운 의식의 체험이 아마도 종교의 원시적 근원일 거라는 확신이다(어느 정도는 이런 이유 때문에 리처즈는 사이키델릭이 신학생 교육의 일부가 되어야 한다고 생각한다). 그리고 세 번째는 의식이 우주의 소유물이지 뇌의 것이 아니라는 점이다. 이 문제에 관해서 그는 프랑스의 철학자 앙리 베르그송Henri Bergson과 같은 입장이 있다. 베르그송은 인간의 정신이 일종의 라디오 수신기 같아서 그 바깥에 존재하는 에너지와 정보에 주파수를 맞출 수 있다고 생각한다.

"어젯밤에 뉴스를 전한 금발 여자를 찾고 싶다고 해서 TV 안에서 찾지는 않을 거잖아요." 리처즈는 비유를 들어 설명했다. 인간의 뇌처럼 텔레비전 수상기는 꼭 필요하지만 그걸로 충분한 것은 아니다.

리처즈는 1960년대 말 대학원 공부를 마친 후에 볼티모어 외곽에 있는 스프링 그로브 주립 병원에서 연구원 자리를 얻었다. 이 병원은 티모시 리어리를 둘러싼 고함과 비난에서 한참 떨어진 곳에서 사이키델릭 연구의 가장 불가능할 것 같던 역사를 조용히 펼쳐나가는 중이었다. 사실 리어리의 발언은 엄청난 영향력을 행사하며 실제 역사를 왜곡했다. 즉, 우리들 대부분은 리어리가 하버드대학교에 도착하기 전에는 진지한 사이키델릭 연구가 없었고, 그가 해고된 후로도 진지한 연구가 전혀 없다고 생각한다. 하지만 빌 리처즈가 마지막 자원자에게 실로시빈을 투약한 1977년까지, 스프링 그로브는 활발하게(그리고 별다른 논쟁 없이) 대규모 사이키델릭 연구를 수행하고 있었다. 여러 연구가 미국 국립정신보건원National Institute of Mental Health의 보조금으로 진행되었고, 조현병 환자, 알코올 중독 및 다른 중독자들, 불안증을 겪는 암 환자, 종교 및 정신건강 전문가, 심각한 인격장애를 겪는 환자들을 상대로 했다. 수백 명의 환자들과 자원자들이 1960년대 초부터 1970년대 중반 사이에 스프링 그로브에서 사이키델릭 요법을 받았다. 많은 경우에 연구자들은 잘 설계된 연구에서 좋은 결과를 얻었고, 〈미국의사협회지Journal of the American Medical Association, JAMA〉나 〈일반정신의학회보 Archives of General Psychiatry〉 같은 동료심사를 받는 저널에 그들의 연구 결과를 정기적으로 출간했다(롤랜드 그리피스는 이 연구의 대다수가 "의심스럽다"는 의견이었지만, 리처즈는 나에게 이렇게 말했다. "이 연구들은 롤랜드 같은 사람들이 이야기하는 것만큼 나쁘진 않았어요"). 오늘날 홉킨스와 NYU(뉴욕대학교)를 비롯한 여러 곳에서 진행되는 연구 중 상당수가 스프링 그로브에서 이미 이루어졌던 것이라는 사실은 무척이나 놀랍다. 실제로 현대의 사이키델릭 실험은 거의 다 1960년대와 1970년대에 메릴랜드에서 이미 했던 것들이라 해도 과언이 아니다.

스프링 그로브 사이키델릭 연구는 적어도 초기에는 많은 대중의 지지를 받았다. 1965년, CBS 뉴스는 〈LSD: 스프링 그로브 실험〉이라는 제목의 한 시간짜리 "특집 방송"에서 알코올 중독자에 대한 병원의 연구에 찬사를 보냈다. 프로그램에 대한 반응이 대단히 긍정적이었기 때문에 메릴랜드주의회는 스프링 그로브 주립 병원 캠퍼스에 수백만 달러짜리 연구 시설인 메릴랜드 정신병 연구 센터를 설립했다. 스탠 그로프, 월터 팡케, 빌 리처즈가 운영을 돕기 위해 고용되었고, 수십 명의 다른 치료사들, 정신과 의사들, 약리학자들, 보조자들도 함께 했다. 리처즈는 오늘날에도 믿기 어려운 사실을 말해주었다. "우리가 새로운 사람을 고용할 때마다 그들은 일을 하기 위한 훈련 과정으로 LSD 세션을 두 번씩 받았어요. 우리에게 허가권이 있었죠! 안 그러면 환자의 정신 속에서 일어나는 일에 대해 어떻게 예민하게 반응할 수 있겠어요? 홉킨스에서도 그렇게 할 수 있으면 좋을 텐데요."

1970년대 중반까지 스프링 그로브에서 그런 야심 찬 연구 프로그램이 계속되었다는 사실은 사이키델릭 연구 억압에 관한 이야기가 기존에 알려진 것보다 좀 더 복잡했음을 의미한다. 팔로알토에서 진행된 짐 패디먼의 창조성 시험을 비롯한 몇몇 연구 프로젝트들은 워싱턴으로부터 중단 명령을 받았던 반면, 장기 지원금을 받았던 다른 프로젝트들은 연구 자금이 다 떨어질 때까지 계속해도 좋다는 허가를 받았고, 실제로 그렇게 했다. 사이키델릭 사회의 많은 사람들이 믿는 것처럼 정부는 모든 연구를 중단시키기보다 그저 승인을 받기 더 어렵게 만들었고, 그 결과 점차적으로 지원금이 사라진 것이다. 시간이 흐르며 연구자들은 온갖 관료적 장애물과 재정적 장애물에 더해 "비웃음 테스트"까지도 견뎌야 한다는 사실을 깨달았다. LSD로 실험을 한다고 말하면 동료들이 어떤 반응을 보일까? 1970년대 중반쯤 사이키델릭은 과학계의 웃음거리가 되었다. 이게 실패작이어서가 아니라 반문화와 티모시 리어리 같은 불명예스러운 과학자들과 연관되었기 때문이다.

하지만 1960년대 말과 1970년대 초에 스프링 그로브에서 수행된 사이키델릭 연구에서 우스꽝스러운 것은 전혀 없었다. 그때 거기서는 사이키델릭이 미래처럼 보였다. "우리는 이게 정신의학계에서 가장 놀라운 미개척 분야라고 생각했어요. 우리 모두 회의실 탁자에 둘러앉아서 이 일을 해야 하는 수백 명, 심지어 수천 명의 치료사들을 어떻게 훈련시켜야 할지 이야기했었죠(그리고 봐요, 오늘날 또다시 똑같은 이야기를 하고 있어요!). 사이키델릭 연구에 관한 국제 콘퍼런스도 있었고, 유럽 전역에 비슷한 연구를 하는 동료들이 있었죠. 그 분야는 막 시작하던 참이었어요. 하지만 결국엔 우리보다 사회의 힘이 더 강했죠." 리처즈가 회고했다.

1971년, 리처드 닉슨은 더 이상 별 볼 일 없는 심리학 교수 티모시 리어리를 "미국에서 가장 위험한 인물"이라고 선언했다. 사이키델릭은 반문화를 키웠고, 반문화는 미국의 젊은이들에게서 참전 의지를 약화시켰다. 닉슨 행정부는 반문화의 신경화학적 기반을 공격해 이를 무너뜨리려고 했다.

사이키델릭 연구에 대한 억압은 불가피한 일이었을까? 내가 인터뷰한 많은 연구자들은 약물이 실험실 바깥으로 나오지 않았다면 그런 일을 피할 수도 있었을 거라고 생각한다. 공정하든 아니든 간에 대부분의 사람들이 티모시 리어리의 "위험한 행동", "잘못된 행위", "복음 전도"를 대놓고 비난한다.

스타니슬라프 그로프는 사이키델릭이 1960년대 미국에 "흥청망청한 요소"를 풀어놓아 국가의 청교도적 가치에 위협이 되었기 때문에 격퇴당할 수밖에 없었다고 생각한다(그는 나에게 똑같은 일이 또 일어날 수 있다고 말했다). 롤랜드 그리피스는 우리가 사이키델릭에 위협을 느낀 첫 번째 문화권이 아니라고 지적한다. R. 고든 왓슨이 멕시코에서 마법의 버섯을 재발견해야 했던 이유 역시 스페인이 이것을 이교異教의 위험한 도구로 여기고 대단히 효과적으로 억압했기 때문이었다.

"그건 문화권이 이런 종류의 물질이 일으킬 수 있는 변화를 받아들이는 걸 얼마나 꺼리는지를 분명하게 알려주죠." 그는 우리가 처음 만났을 때 나에게 그렇게 말했다. "초기 신비 체험으로부터 굉장히 큰 권위가 나오기 때문에 현재의 계층 체계에 위협이 되는 겁니다."

1970년대 중반쯤 대부분의 주에서 자금을 지원받았던 스프링 그로브의 LSD 연구는 아나폴리스(미국 매릴랜드주의 주도 – 옮긴이)에서 정치적으로 뜨거운 감자가 되었다. 1975년에 CIA를 조사하던 록펠러 위원회는 CIA가 메릴랜드의 포트 디트릭에서 MK-울트라라는 명칭의 정신 통제 프로젝트의 일환으로 LSD 실험을 진행하고 있었다고 폭로했다(위원회가 공개한 내부 메모[24]는 CIA의 목표를 간결하게 보여준다. "개인을 자신의 의지에 반해서, 심지어는 자기보존 같은 기본적인 자연법칙에 반해서 우리가 시키는 대로 할 수 있을 정도까지 조종할 수 있을까?"). CIA가 정부 직원과 시민 몰래 약을 투여한 사실도 드러났다. 최소한 한 명이 사망했다. 메릴랜드의 납세자들이 LSD 연구를 후원하고 있었다는 소식은 즉시 스캔들로 비화되었고, 스프링 그로브의 사이키델릭 연구를 중단시키라는 압박은 거부할 수 없이 강해졌다.

"곧 나와 두 명의 비서만 남았어요. 그리고 결국 다 끝났죠." 리처즈가 회상했다.

오늘날, 스프링 그로브에서 중단되었던 연구의 줄기를 이어받은 롤랜드 그리피스는 사이키델릭 연구의 제1의 물결이 대단히 유망했음에도 불구하고 과학과 아무 관계도 없는 이유 때문에 끝났다는 사실에 경악했다. "우린

이 화합물들을 결국 악마화했어요. 수십 년 동안 모든 연구를 막아야 할 만큼 위험하고 금기로 여겨지는 과학 분야가 또 있나요? 이건 현대 과학에서 전례가 없는 일이에요." 말 그대로 지워져 버린 과학 지식의 방대한 양 역시 전례가 없다.

1998년 그리피스와 제시, 리처즈는 굿 프라이데이 실험을 바탕으로 한 예비연구를 설계하기 시작했다. "이건 정신치료 연구가 아니었어요." 리처즈가 지적한다. "실로시빈이 초월적인 경험을 일으킬 수 있는지 여부를 알아보기 위해 설계된 연구였죠. 우리가 이걸 건강한 일반인에게 줘도 된다는 허가를 받은 건 홉킨스와 워싱턴 양쪽에서 오랜 기간 존경을 받아온 롤랜드 덕분이었죠." 1999년, 연구 계획이 승인되었지만 홉킨스에서만 다섯 번의 검증을, 거기다 FDA와 DEA의 검증까지 거친 다음이었다(그리피스의 홉킨스 동료들 다수가 이 제안에 회의적이었고 사이키델릭 연구로 인해 연방의 자금지원이 끊길까 봐 걱정했다. 한 명은 나에게 "정신의학과와 나머지 연구소 내에서도 이 연구에 의문을 가진 사람들이 많았어요. 이 화합물 계열은 60년대의 무거운 짐을 안고 있었으니까요"라고 말했다).

"우리는 이 위원회에 있는 사람들이 훌륭한 과학자들일 거라는 믿음이 있었죠. 그리고 운이 따르면 그중 몇 명은 대학 때 마법의 버섯을 해봤을 거고요!" 리처즈가 나에게 말했다. 롤랜드 그리피스는 임상시험의 책임연구자가 되었고, 빌 리처즈는 임상담당자가 되었으며, 밥 제시는 계속해서 무대 뒤에서 일했다.

"22년이라는 기나긴 간극을 두고 했던 첫 세션이 생생하게 기억나요." 리처즈가 기억을 떠올렸다. 그와 나는 홉킨스의 세션 룸에 함께 있었다. 나는 자원자들이 여행을 하는 동안 누워 있는 소파에 앉았고, 리처즈는 1999년 이래로 100번이 넘는 실로시빈 여행을 가이드했던 그 의자에 앉아 있었다. 방에는 푹신한 소파에, 벽에는 약간 종교적인 그림이 걸려 있고, 사이드 테이블에는 불상이, 책장에는 커다란 돌로 된 버섯과 어떤 종교와도 관계없는 다양한 영적 공예품들이 놓여 있었으며 자원자들이 약을 받는 작은 성배도 있어서 실험실이라기보다는 서재나 거실처럼 느껴졌다.

"사람들이 바로 지금 당신이 있는 그 소파에 누워서 눈물을 줄줄 흘리는 모습을 보면서 저는 이 체험이 얼마나 순수하게 아름답고 의미 깊은지를 생각했어요. 얼마나 성스러운지. 어떻게 이런 게 불법일 수가 있죠? 이건 마치 고딕 양식의 성당이나 박물관에 들어가거나 일몰을 보는 걸 불법으로 규정하는 거나 다름없어요!"

그가 말을 이었다. "솔직히 이런 일이 내 평생 또다시 벌어질 줄은 몰랐어요. 그리고 우리가 지금 어디까지 왔는지 좀 봐요. 홉킨스에서의 연구는 이제 15년째 진행 중이에요. 스프링 그로브보다 5년 더 버티고 있죠."

1999년, 볼티모어와 워싱턴 D.C. 지역의 주간지에 "영적인 삶에 관심 있으세요?"라는 제목의 기묘하지만 흥미로운 광고가 실리기 시작했다.

엔테오젠(간단히 말해서 페요테와 신성한 버섯처럼 신이 내리게 만드는 물질)을 이용한 대학 연구가 되돌아왔습니다. 이 연구 분야는 약리학, 심리학, 창의력 배양, 영성을 포괄합니다. 비공개 엔테오젠 연구 프로젝트에 참여할 수 있는지 알아보고 싶다면 1-888-585-8870으로 연락하세요. 수신자 부담입니다. www.csp.org.

얼마 지나지 않아 빌 리처즈는 그가 사이키델릭 세션을 이끄는 데 도움을 받기 위해 고용한 사회복지사이자 학교 생활지도 상담사인 메리 코시마노Mary Cosimano와 함께 미국에서 22년 만에 처음으로 합법적인 실로시빈 투약을 시행했다. 이후 수년 동안 홉킨스 팀은 건강한 일반인, 명상 초보자 및 숙련자, 암 환자, 담배를 끊고 싶은 흡연자, 종교 전문가 등 다양한 사람들을 상대로 300번이 넘는 실로시빈 세션을 진행했다. 나는 이 모든 유형의 사람들이 자원자 입장에서 이 경험을 어떻게 봤는지, 특히 건강한 일반인 집단의 생각이 굉장히 궁금했다. 이들이 역사적으로 중요한 연구의 참가자인 이유도 있고, 또 이들이 가장, 뭐랄까, 나와 비슷할 것이기 때문이기도 했다. 법적 허가를 받고, 전문가의 가이드를 받아 최적의 고용량 실로시빈을 투약한 경험은 과연 어떨까?

하지만 첫 번째 실험의 자원자들은 나와 완전히 같지는 않았다. 당시의 나는 "영적인 삶에 관심 있으세요?"라는 말을 제대로 읽지도 않았을 것 같기 때문이다. 초기 실험군에 냉정한 무신론자는 없었고, 열 명 넘게 인터뷰를 해본 결과 전부는 아니라도 다수가 어느 정도는 종교적인 이유에서 연구에 참여했던 걸로 보였다. 에너지 치유사, 무쇠 한스Iron John(남자의 통과의례를 빗대어 표현한 그림 형제 동화 - 옮긴이) 여행을 마친 사람, 전 프란시스코회 수사, 그리고 약초사가 있었다. 선禪에 관심이 있는 물리학자와 신학에 관심을 가진 철학 교수도 있었다. 롤랜드 그리피스는 솔직하게 인정했다. "우리는 영적인 효과에 관심이 있었고 처음에는 그런 방향으로 조건을 편향시켰죠."

그렇긴 하지만 그리피스는 "기대 효과expectancy effect"를 통제하는 방향으로 연구를 설계하느라 애썼다. 이것은 약물이 그리피스가 명상을 통해 겪은 신비 체험과 같은 종류의 경험을 일으킬 수 있다는 생각에 대한 그의 회의적 태도 덕분이기도 했다. "이건 빌에게는 전부 사실이고 나에게는 그저 가설이었어요. 그래서 우리는 빌의 편견을 통제할 필요가 있었죠." 모든 자원자들은 "환각제 경험이 없었고" 그래서 실로시빈이 어떤 느낌일지 전혀 몰랐다. 또한 자원자들과 그들의 가이드들 모두 어떤 세션에서든 그들이 실로 시빈을 받았는지, 위약을 받았는지, 그 위약이 설탕인지, 대여섯 가지의 각기 다른 향정신성 약 중 하나인지 전혀 알지 못했다. 사실 위약은 리탈린이었고, 가이드는 자원자가 어떤 약을 받았는지 거의 네 번 중 한 번은 틀리게 추측했다.

임상시험에서 체험을 하고 수년이 지난 후였지만 내가 이야기했던 자원자들은 그 경험을 자세하고 생생하게, 그리고 상당히 길게 떠올렸다. 인터뷰는 몇 시간이 걸렸다. 이 사람들은 굉장한 이야깃거리를 갖고 있었다. 여러 경우에 이것은 그들의 삶에서 가장 의미 있는 경험이었고, 직접 만난 자리에서든, 스카이프를 통해서든, 전화로든 나를 위해서 그것을 아주 상세하게 다시 떠올리는 것을 굉장히 즐기는 것 같았다. 자원자들은 체험을 한 직후에 자신들의 경험에 대한 보고서를 써야 했는데, 내가 인터뷰했던 모든 사람들이 기꺼이 그 보고서를 보여 주었다. 그것은 굉장히 기묘하면서도 재미있는 읽을거리였다.

내가 이야기를 나눈 많은 자원자들은 가이드가 독려하는 것처럼 체험에 몸을 완전히 맡기기 전에 심한 두려움과 불안을 느꼈다고 말했다. 감독원들은 빌 리처즈 자신이 인도했던 수백 번의 사이키델릭 여행을 바탕으로 그가 준비한 "비행 교육" 세트에서 작업을 했다. 가이드들은 여행을 시작하기 전에 필수적으로 받아야 하는 8시간의 사전 교육에서 자원자들과 함께 지시사항을 점검했다.

비행 교육에는 가이드들이 "궤도를 믿어라"나 "TLO, 즉 믿고, 놓고, 마음을 열어라Trust, Let Go, Be Open" 같은 주문을 사용하라는 조언이 있었다. 어떤 가이드들은 존 레논의 말을 인용하기도 했다. "아무런 생각 말고, 긴장을 풀고, 흐름에 몸을 맡겨요."

자원자들은 "당신의 자아 또는 일상에서 자신의 죽음/초월"을 겪게 될 수 있지만, 이것은 "항상 규범적 시공간 세계로의 부활/복귀로 이어진다. 정상으로 돌아오는 가장 안전한 방법은 그 경험에 완전히 빠질 정도로 무조건 자신을 신뢰하는 것이다"라는 설명을 들었다. 가이드들은 자원자들에게 그들이 절대로 혼자 남겨지지 않을 거고 여행을 하는 동안 육체의 걱정은 할 필요 없다고, 가이드들이 거기서 지키고 있을 거라고 말하도록 교육받았다. 당신이 혹시 "죽거나, 녹거나, 해체되거나, 폭발하거나, 미치는 것 같은 느낌이 들더라도…… 그대로 진행해라." 자원자들은 질문을 받았다. "문이 보이면 어떻게 하겠는가? 계단이 보이면 어떻게 하겠는가?" 물론 "연다"와 "올라간다"가 정답이다.

이 신중한 준비 작업은 특정한 기대 효과를 아마도 피할 수 없을 거라는 의미를 지닌다. 어쨌든 연구자들은 죽음 및 부활과 연관되어 있고 변신할지도 모르는 엄청난 경험에 사람들을 대비시켰다. "자원자들에게 이런 일이 일어날 수 있다는 경고를 하지 **않는** 건 무책임한 일이었을 거예요." 자원자들에게 특정한 종류의 경험을 위해 "사전 준비"를 시킨 게 아니냐고 묻자 그리피스가 대답했다. 물리학자였던 한 자원자는 세션이 끝날 때마다 채워야 했던 "신비 체험 질문지" 역시 기대감을 심어주었다고 말했다. 그는 전혀 감동적이지 않았던 세션, 아마도 위약 세션을 마친 후, "질문지에서 암시한 경험 몇 가지를 꼭 해 보고 싶다. 모든 것이 살아 있고 연결된 것을 보거나, 공허, 신의 현현 같은 것을 접하고 싶다"라고 적었다. 이런 식으로 홉킨스 실로시빈 체험은 이 강력한 분자뿐만 아니라 자원자들의 준비와 기대, 감독관들의 기술과 세계관, 빌 리처즈의 비행 교육, 방의 장식, 안대와 음악이 부추기는 내부로의 집중(그리고 내 귀에는 꽤나 종교적으로 들렸던 음악 그 자체도), 그리고 그들은 이 말을 별로 달가워하지 않겠지만, 실험 설계자들의 생각이 만들어낸 산물인 것 같다.

사이키델릭의 순수한 암시 감응성sheer suggestibility은 이들을 규정하는 특징 중 하나이기 때문에 홉킨스의 첫 번째 자원자 집단이 강력한 신비 체험을 한 것도 놀랄 일은 아니다. 실험은 의식의 신비적 상태에 굉장한 관심을 가진 세 남자가 설계했다(그리고 마찬가지로 내가 인터뷰했던 유럽 연구자들 모두 실험 대상에게서 미국 연구자들만큼 신비 체험 사례를 많이 보지 못했던 것도 놀랄 일은 아니다). 하지만 모든 사전 준비를 감안한다 해도, 위약을 받은 사람들의 경우 자원자들이 차례로 나에게 설명한 것 같은 인생에서 가장 의미 깊거나 중대한 경험을 하지 못했다는 사실은 남는다.

자원자가 작은 성배에서 약을 집어들었지만 효과는 아직 느끼기 전에, 롤랜드 그리피스가 세션 룸에 들러서 좋은 여행을 하라는 인사를 한다. 그리피스는 종종 나와 이야기했던 많은 자원자들에게 깊은 인상을 남긴 특정한 비유를 사용했다. "당신이 우주로 나가는 우주비행사라고 생각해요." 리처드 부스비Richard Boothby는 그가 그렇게 말한 것을 기억했다. 철학 교수인 부스비는 홉킨스에 자원했을 당시 50대 초반이었다. "당신은 저 멀리로 가서 모든 것을 보고 거기서 찾을 수 있는 모든 것들과 교류하게 될 거예요. 하지만 우리가 여기서 항상 상황을 주시하고 있을 거라고 믿으셔도 돼요. 우리를 지상 통제팀이라고 생각하세요. 우리가 당신의 뒤를 봐줄 거예요."

우주로 쏘아진 비행사에게 이륙의 진동과 지구 중력장을 빠져나가는 압박은 고통스러울 수 있고, 심지어는 두려울 수도 있다. 여러 자원자들이 자신의 자아 감각이 빠르게 분해되는 것을 느끼고서 온 힘을 다해 붙잡으려 했다고 묘사했다. 여행 당시 군납업자로 일하던 마흔네 살의 물리학자(비밀 취급 인가를 받은)였던 브라이언 터너Brian Turner는 이런 식으로 설명했다.

제 몸이 녹아내리는 게 느껴졌어요. 발부터 시작되어서 전부 다 사라지고 왼쪽 턱만 남았죠. 성말 불쾌했어요. 치아 몇 개와 턱의 아랫부분만 남아 있는 게 느껴졌죠. 그게 사라지면 제가 완전히 사라질 거라는 것도 알았어요. 그러다가 그들이 저에게 해준 말이, 뭔가 두려운 걸 맞닥뜨리면 계속 진행하라고 한 게 떠올랐죠. 그래서 죽음에 두려움을 느끼는 대신에 무슨 일이 벌어질지 호기심을 가졌어요. 전 더 이상 죽음을 피하려고 하지 않았죠. 그 경험으로부터 움츠러드는 대신에 그걸 자극하기 시작했어요. 그렇게 하자 모든 상황이 녹아들어 기분 좋게 둥둥 뜨는 느낌으로 바뀌고, 전 잠깐 동안 음악이 됐죠.

곧 그는 말을 이었다. "저는 과거에 나와 인연을 맺었던 모든 사람들이 고드름이 되어 매달려 있는 커다란 동굴에 있었어요. 제가 2학년 때 옆에 앉았던 사람, 고등학교 친구들, 제 첫 번째 여자 친구, 모두가 거기에서 얼음에 둘러싸인 채 매달려 있었죠. 아주 멋졌어요. 전 그들 한 명 한 명을 떠올리며 우리 관계의 모든 것을 기억해냈죠. 그건 제 인생의 궤적에 관한 검토 같은 거였어요. 이 모든 사람들이 지금의 저를 만들었죠."

30대의 영양사이자 약초전문가인 에이미 샤네이Amy Charnay는 위기를 겪고서 홉킨스에 왔다. 열렬한 달리기 애호가였던 샤네이는 숲 생태학을 공부하던 중에 나무에서 떨어져 발목이 부러졌고, 덕분에 달리기와 삼림학 쪽 경력이 전부 다 끝을 맞이했다. 여행 초반에 에이미는 몰려오는 죄책감과 두려움에 휩싸였다.

"제가 본 영상은 1800년대였고 전 무대에 올라 있었어요. 제 옆에서 두 사람이 제 목에 올가미를 걸었고, 관객들은 제 죽음을 환호하면서 바라보고 있었죠. 전 죄책감에 사로잡힌 채 두려움에 떨었어요. 지옥 같았죠. 빌이 '무슨 일이죠?'라고 물었던 게 기억나요."

"'전 수많은 죄책감을 겪고 있어요'라고 말했더니 빌이 대답했어요. '그건 굉장히 흔한 인간적인 경험이에요.' 그 말에 목이 매달리는 모든 장면이 조각조각 나뉘더니 그냥 사라지고, 어마어마한 자유와 상호연결의 감각으로 바뀌었어요. 이건 저한텐 굉장히 큰일이었죠. 그 감정에 이름을 붙이고 인정할 수 있다면, 누군가에게 고백할 수 있다면 그게 사라질 거라는 걸 깨달았어요. 좀 더 나이 들고 더 현명해진 지금은 제가 스스로 이걸 할 수 있죠."

얼마 후에 샤네이는 새의 등 위에 앉아 세상을 날아다니고 시간을 뚫고 지나가는 자신을 발견했다. "제 몸이 소파 위에 있다는 건 알고 있을 정도로 깨어 있었지만, 제 몸을 떠나서 직접 이런 것들을 경험하고 있었어요. 어딘가에서 원주민 부족과 함께 둘러앉아 북을 치고 있었는데, 저는 치료를 받고 있으면서도 동시에 치료사였죠. 이건 저한테 굉장히 심오한 일이었어요. 치료사의 전통적인 계보에 속해 있지 않다 보니 전 항상 제가 식물 약을 사용하는 사기꾼처럼 느껴졌는데, 이건 제가 식물과 연결되어 있고, 또한 식물을 의식용으로나 사이키델릭으로, 아니면 샐러드로 이용하는 사람들과 연결되어 있다는 걸 보게 해줬어요!"

이후의 세션에서 샤네이는 열아홉 살 때 교통사고로 죽은 젊은 시절의 남자 친구 필과 다시 교감했다. "갑자기 제 왼쪽 어깨에 필의 일부가 살고 있는 거예요. 그런 경험은 한 번도 해본 적이 없었지만, 정말 진짜였어요. 왜 필이 노란색이고 제 왼쪽 어깨에 사는 건지는 모르겠어요. 그게 도대체 무슨 뜻일까요? 하지만 상관없어요. 필이 저한테로 돌아왔으니까요." 그렇게 죽은 사람과 다시 교감하는 건 드문 일이 아니다. 리처드 부스비의 스물세 살 난 아들은 수년간의 약물 중독으로 1년 전 자살했다. 하지만 부스비는 나에게 이렇게 말했다. "올리버의 존재감이 과거 어느 때보다도 지금 더 강하게 느껴져요."

아무리 무시무시하고 두려워도 이 경험에 완전히 자신을 내주는 것의 중요성은 준비 세션에서 강조되었고, 많은 사람들의 여행과 그 이후에 더욱 확실해졌다. 철학자인 부스비는 이 조언을 마음 깊이 받아들였고, 실시간으로 이 경험을 이끌어가는 도구로 사용할 수 있다는 사실을 깨달았다. 그는 이렇게 적었다.

초반에 나는 약물의 효과가 나 자신의 주관적인 의지에 놀라울 정도로 반응한다는 사실을 인지하기 시작했다. 내가 만약 이 모든 경험의 강렬함에 반응해서 불안감에 긴장하기 시작하면, 모든 장면이 약간 조여드는 것처럼 보였다. 하지만 내가 의식적으로 긴장을 풀고 이 경험에 몰입하려고 하면, 그 효과는 드라마틱했다. 나 자신이 있는, 이미 거대하던 공간이 갑자기 더욱 커다랗게 확장되고 내 눈앞에서 일렁거리던 형체들이 새롭고 더욱 화려한 패턴으로 폭발하는 것 같았다. 계속해서 나는 무한이 또 다른 무한과 곱해지는 어마어마한 감각을 느꼈다. 난 아내가 나를 집으로 태우고 가는 동안 "신의 똥구멍으로 반복적으로 빨려 들어가는 느낌이었다"고 농담을 했다.

부스비는 고전적인 신비 체험과 굉장히 비슷하게 들리는 것을 경험했다. 아마도 기나긴 서양의 신비주의 역사에서 그 특정한 구멍을 통해 신의 세계로 들어간 최초의 사람일 것 같지만 말이다.

이 황홀경 한가운데에서 난 내가 죽어가고 있거나, 아니면 더 기묘하게도 이미 죽었다고 생각했다. 신뢰할 수 있는 현실감에 대한 단단한 연결장치가 전부 다 떨어져 나갔다. 당연히 내가 죽었다고 생각하지 않겠나? 그리고 이게 죽음이라면, 뭐 괜찮겠지 싶었다. 내가 어떻게 여기에 싫다고 할 수 있겠는가?
이쯤 되니까 체험의 가장 깊은 자리에서, 나의 내면에 잘 정돈되어 있던 대립 개념의 범주들, 꿈과 깨어남, 삶과 죽음, 안과 밖, 나와 타인, 그 모든 게 붕괴되는 느낌이었다. …… 현실이 차곡차곡 접히고, 논리의 황홀한 재앙 속에 안으로 폭발하는 것 같았다. 하지만 이 환각의 허리케인 한가운데서 난 기묘하게도 엄청나게 장엄한 경험을 하고 있었다. 그리고 나 자신에게 계속해서 이렇게 말했던 게 기억난다. "아무것도 중요하지 않아. 더 이상 아무것도 중요하지 않아. 난 핵심을 보고 있어! 아무것도 전혀 중요하지 않아."

그리고 끝이 났다.

마지막 몇 시간 동안 현실이 천천히, 아주 쉽게 자신의 조각들을 이어붙이기 시작했다. 특히 놀라운 합창과 발맞춰 엄청난 승리감이 다시 깨어나는 감동을 느꼈다. 길고 끔찍한 밤이 지나고 새로운 날이 밝아오는 것처럼.

리처드 부스비와 그의 동료 지원자들을 인터뷰할 당시에 나는 여기에 좀 더 몰입할 수 있기를 바라며 윌리엄 제임스의 『종교적 경험의 다양성』에서 신비로운 의식에 대한 설명을 읽었다. 그리고 실제로 제임스가 한 이야기의 많은 부분이 내가 수집한 단어와 영상의 급류 속에서 방향을 잡는 데 도움이 되었다. 제임스는 의식의 신비적 상태에 관한 논의를 "나 자신의 체질이 그 즐거움을 거의 완전히 가로막는다"[25]라고 인정하며 시작했다. 거의 완전히. 신비적 상태에 관해 제임스가 아는 것은 문헌에서뿐만 아니라 아산화질소를 포함해 그 자신의 약물 경험으로부터 얻은 거였다.

신비 체험처럼 이해하기 어려운 것을 규정하려는 시도 대신에, 제임스는 우리가 하나라도 알아볼 수 있도록 네 가지 "특성"을 제시한다. 첫 번째는,

그리고 그가 생각하기에 "가장 유용한" 것은 형언불능성이다. "그것을 체험한 사람은 이를 설명할 수 없으며, 어떤 말을 동원해도 그 내용을 제대로 이야기할 수 없다고 조금도 주저하지 않고 말합니다."[26] 부스비의 경우를 제외하면, 내가 이야기했던 모든 자원자들이 어느 시점이 되면 아무리 노력해도 자신들이 경험했던 것을 완전하게 설명할 수 없어 좌절했다. "당신이 가봤어야 해요"가 늘상 반복되는 말이었다.

제임스가 제시하는 두 번째 특성은 순이지적 특성이다. "신비적 상태는 그것을 겪는 사람에게는 지식의 세계로 느껴집니다. …… 그것은 대단히 강렬하고 중요한 깨달음이자 계시이죠. …… 그리고 대개 묘한 권위 같은 것도 동반하고 있습니다."[27]

내가 인터뷰했던 모든 자원자들에게 그 체험은 질문보다 훨씬 많은 답을 주었고, 어쨌든 약물 체험치고는 흥미롭게도 이러한 답은 놀랄 정도로 확고하고 지속적이었다. 홉킨스에서 첫 번째 자원자 중 한 명이었던 50대의 심리치료사 존 헤이스John Hayes는 이렇게 말했다.

> 미스터리들이 전부 다 밝혀진 것처럼 느껴지면서도 모든 것이 익숙하고 제가 이미 알고 있던 것을 다시금 상기하는 것만 같았어요. 대부분의 사람들이 존재하는 줄 전혀 모르는 존재의 차원으로 인도되는 느낌이었죠. 죽음이 환상일 뿐이라는 뚜렷한 감각, 죽음이 우리가 존재의 또 다른 평면으로 들어가기 위한 문일 뿐이고 우리가 영원에서 태어나서 다시 돌아오게 될 거라는 그런 느낌이 들었어요.

이는 아마도 진실이겠지만, 신비 체험을 하는 사람들에게 그런 통찰은 명백하게 드러난 진실로서 힘을 갖는다.

그러니까 사이키델릭 여행 동안 얻게 되는 통찰 중 다수는 심오함과 진부함 사이에서 아슬아슬한 균형을 이룬다. 굉장히 세련된 반어법을 쓰는 지성인 부스비는 실로시빈 여행 중에 깨달은 우리 인류의 본질에 관한 심오한 진실을 말로 표현하려고 꽤 애를 썼다.

가끔은 그게 부끄러울 지경일 때도 있어요. 마치 누가 비웃으며 홀마크 카드의 진부한 이야기와 연관 지을 만한 사랑의 승리라는 우주적 환영에 목소리를 부여한 것처럼요. 그러면서도 한편으로는 세션 때 얻은 기본적인 통찰이 대개는 여전히 강렬하게 느껴지죠.

철학 교수에게 강렬한 통찰이라는 게 뭘까?

"사랑이 모든 것을 정복한다는 거요."

제임스는 이런 신비적 통찰이 주는 진부함에 대해 언급했다. "격언이나 판에 박힌 문구가 중요하게 여겨진다는 그 느낌이 종종 사람을 압도하죠. 우리는 이렇게 외칩니다. '난 평생 그 말을 들어봤어. 하지만 지금까지는 그 의미를 온전히 이해하지 못했던 거야.'"[28] 신비 여행은 당연한 것에 고등 교육을 제공하는 것과 같다. 하지만 사람들은 이 경험을 통해 이런 진부한 말을 새로운 방식으로 이해하게 된다. 그냥 알기만 했던 것을 이제는 느끼고, 마음속 깊숙이 확신이 들어선다. 그리고 대개 이런 확신은 사랑이 최고로 중요하다는 인식으로 이어진다.

50대의 인생 상담가이자 에너지 치료사인 카린 소켈Karin Sokel은 이 경험이 "모든 것을 바꾸고 나를 완전히 열어주었다"고 설명했다. 여행의 절정에서 소켈은 자신을 "나"라고 말하는 신과 조우했다. "제 모든 차크라chakras가 전부 폭발했어요. 그리고 빛이 있었죠. 순수한 사랑과 신성의 빛이 저와 함께 있었고, 어떤 말도 필요치 않았어요. 전 이 완전하고 순수한 신의 사랑 속에 있었고, 이 에너지의 폭발 속에서 그 사랑과 하나가 되었죠. …… 그 이야기를 하는 것만으로도 제 손가락에 전기가 흐르는 것 같아요. 그건 제 몸을 관통했어요. 이제 알겠어요. 우리 존재의 중심은 사랑이에요. 그 경험의 절정에서 전 문자 그대로 오사마 빈 라덴의 얼굴을 감싸고 그 사람 눈을 들여다보면서, 그에게서 순수한 사랑을 느끼고 순수한 사랑을 그에게 줬어요. 중심에 있는 건 악이 아니라 사랑이에요. 전 히틀러와도 똑같은 경험을 했고, 북한에서 온 사람하고도 그랬어요. 우리는 신성하다고 생각해요. 이건 지식으로 아는 게 아니라 마음 깊은 곳에서부터 알게 되는 거죠."

나는 소켈에게 이게 꿈이나 약물로 인한 환상이 아니라고 어떻게 확신하는지 물었다. 하지만 이러한 의문은 그녀의 순이지적 감각에 흠집 하나 낼수 없었다. "이건 꿈이 아니었어요. 당신과 제가 이 대화를 나누고 있는 현실만큼 진짜였죠. 제가 직접 경험하지 않았다면 저도 이해하지 못했을 거예요. 이제는 저의 뇌 속에 완전히 고정되어서 제가 마음대로 연결할 수 있고 실제로 자주 그렇게 하고 있어요."

이 마지막 부분은 제임스가 신비적 의식의 세 번째 특성을 이야기하면서 슬쩍 언급했던 "잠시성transiency"이다. 신비적 상태가 오랫동안 유지될 수 없음에도 불구하고 그 흔적은 계속 이어지고 되돌아가 "다시, 또다시 반복되며 내적 풍요와 중요성으로 느껴지는 감각을 계속해서 개발한다."[29]

제임스의 유형 분류에서 네 번째이자 마지막 특성은 신비 체험의 본질적 "수동성passivity"이다. "신비 체험자는 자신의 의지가 중단된 상태라고 느끼고, 실제로 가끔은 더 우월한 힘에 사로잡힌 것처럼 느낀다."[30] 더 우월한 힘에 일시적으로 항복하는 이런 감각은 사람이 영원히 변화된 것 같은 느낌을 준다.

내가 인터뷰했던 대부분의 홉킨스 자원자들에게 실로시빈 여행은 10년에서 15년 전에 일어난 것이었지만, 그들은 여전히 그 영향력을 날카롭게 느끼고, 어떤 경우에는 매일 느낀다고 했다. "실로시빈은 제가 전에 경험해 본 적 없는 방식으로 저의 애정 어린 연민과 감사의 마음을 일깨웠어요." 이름은 밝히지 말아 달라고 한 어느 심리학자는 내가 그 영향력의 지속성에 대해 묻자 이렇게 대답했다. "믿고, 놓고, 마음을 열고, 존재하라는 건 저에게 경험의 기준이었어요. 이제 전 이러한 말을 그저 믿는 게 아니라 알고 있죠." 그녀는 빌 리처즈의 비행 교육을 삶의 기준으로 삼았다.

리처드 부스비도 거의 똑같은 일을 했다. 그는 놓는다는 것을 일종의 개인 윤리로 바꾸었다.

> 세션을 하는 동안 긴장을 푼다는 이 기술 자체가 엄청난 깨달음의 기반이 됐어요. 갑자기 긴장을 푸는 이 행동이, 완벽하게 믿고 사랑한다는 그런 열린 태도를 갖는다는 게 인생의 완전한 정수이자 목표라는 생각이 들었어요. 삶에서 우리의 임무는 바로 두려움과 기대를 내려놓는 것, 즉 지금 이 순간에 자신을 온전히 맡기는 겁니다.

심리치료사인 존 헤이스는 "콘크리트가 불안정해진 것 같은 느낌"이 들었지만 이는 곧 "보통의 지각이 보는 현실 아래 또 다른 현실이 있고, 그것은 나의 우주론에 이곳을 넘어서는 또 다른 세상이 있다고 알려주는" 확신으로 대체되었다. 헤이스는 특히 카를 융이 주장한 것처럼 신비 체험으로 인생의 후반기를 살아가는 데 도움을 받을 수 있는 중년들에게 이 체험을 권했다. 그는 이렇게 덧붙였다. "젊은 사람들에게는 추천하지 않을 거예요."

홉킨스에서의 여행은 샤네이를 약초학에 더욱 전념하게 만들었다(샤네이는 현재 북부 캘리포니아의 긴깅 보조 식품 회사에서 일하고 있다). 또한 이 여행으로 그녀는 남편과 이혼하겠다는 결심을 했다. "모든 게 분명해졌어요.

제가 세션을 마칠 때쯤 남편이 데리러 오기로 했었는데, 그가 늦었죠. 저는 우리가 항상 이랬다는 걸 깨달았어요. 우린 그저 아주 다른 사람들이에요. 전 그날 완전히 나가떨어진 상태였고, 남편이 제시간에 오길 바랐죠." 샤네이는 집으로 돌아가는 차에서 남편에게 이혼 통보를 했고 지금까지 후회하지 않는다고 했다.

이 사람들이 실로시빈 여행에서 영향을 받아 일으킨 삶의 변화를 묘사하는 걸 들으며 나는 홉킨스의 세션 룸이, 거기서 누구보다도 많은 시간을 보낸 가이드였던 메리 코시마노가 한 말처럼, 일종의 "인간 변화 공장"이었던 게 아닐까 하는 의문을 갖게 되었다. 어느 자원자는 나에게 이렇게 말했다. "지금부터 난 내 삶을 실로시빈 이전과 이후로 나눠 생각할 거예요." 실로시빈 체험을 하고 얼마 지나지 않아 물리학자 브라이언 터너는 군납업자 일을 그만두고 콜로라도로 이사해 선禪을 공부하기 시작했다. 그는 실로시빈 이전에도 명상 수련을 했지만, "이제 나에게는 의욕이 생겼어요. 목적지를 엿보았으니까요"라고 말할 정도로 새로운 생활에 만족했다. 그는 의식의 새로운 모드를 살짝 맛보았고 거기에 도달할 수 있다는 걸 알았기 때문에 힘든 선 공부를 기꺼이 할 마음이었다.

터너는 현재 정식 선승禪僧이지만 여전히 헬륨 네온 레이저를 만드는 회사에서 일하는 물리학자이기도 하다. 나는 그에게 과학과 영적 수련 사이에서 갈등을 느끼지 않느냐고 물었다. "난 그게 상충된다고 생각하지 않아요. 하지만 홉킨스에서 있었던 일이 내 물리학에 영향을 미쳤죠. 난 과학이 아직 침투하지 못한 영역이 있다는 걸 깨달았어요. 과학은 당신을 빅뱅으로 데려갈 수 있지만, 그 너머로 데려가진 못해요. 그 안쪽을 들여다보려면 다른 종류의 도구가 필요하죠."

개인의 변화에 대한 이런 일화적 보고들은 홉킨스에서 첫 번째 건강한 일반인 집단에 했던 후속 연구에서 강력한 입증 자료를 얻었다. 홉킨스 팀에 있었던 심리학자 캐서린 맥린은 52명의 자원자들에게서 얻은 조사 데이터와 그들이 지목한 친구 및 가족과의 후속 인터뷰 데이터를 정리해서 많은 경우에 실로시빈 체험이 그들의 성격에 장기적으로 유지되는 변화를 일으켰다는 사실을 발견했다.[31] 특히 "완전한 신비 체험"(팡케-리처즈 신비 체험 질문지의 점수로 결정된다)을 겪은 자원자들은 "행복" 부분의 향상이 지속되었을 뿐만 아니라 "경험에 대한 개방성"이라는 성격적 특성이 장기적으로 더 강화되었다. 심리학자들이 성격을 평가할 때 사용하는 다섯 가지 특성 중 하나인 개방성은(다른 네 가지는 성실성, 외향성, 친화성, 신경성이다) 미적 감탄과 예민함, 환상과 상상력, 그리고 다른 사람의 관점과 가치에 대한 포용력을 아우른다. 또한 예술과 과학 양쪽 모두에 대한 창조성, 그리고 아마도 현재의 과학과 상충되는 아이디어를 기꺼이 받아들일 의지도 예측한다. 성인의 성격에서 그렇게 눈에 띄면서도 영속적인 변화는 드물다.

하지만 더 큰 개방성이라는 방향으로의 이 모든 변화가 홉킨스 실험의 자원자들에게만 국한된 것은 아니었다. 감독관들 역시 이런 여행을 목격한 경험을 통해 스스로도 바뀌었다고 이야기한다. 가끔은 굉장히 놀라운 방향으로 변하기도 했다. 홉킨스에 있는 동안 수십 번의 세션을 이끌었던 캐서린 맥린은 나에게 이렇게 말했다. "난 무신론에 가까운 상태로 이 일을 시작했는데, 매일 직장에서 이 믿음에 상충되는 것들을 보게 되었어요. 내 세상은 실로시빈을 복용한 사람들과 앉아 있으면서 점점 더 신비롭게 변했죠."

일요일에 나는 볼티모어의 현대미술관에서 느긋하게 브런치를 먹으며 리처즈 부스비와 마지막 인터뷰를 했다. 그는 인터뷰가 끝날 무렵 자신이 홉킨스에서 힐끗 보았던 "보물"에 대한 거의 전도사적 열정과 아직까지 환각제 경험이 없는 대화 상대에 대한 동정심이 섞인 표정으로 나를 보며 말했다.

"당신이 부러워하는 거 이해해요."

❖ ❖ ❖

홉킨스 자원자들과의 만남은 실제로 나에게 약간 부러운 마음을 불러일으켰지만, 또한 해답보다 훨씬 많은 질문을 갖게 만들었다. 이 사람들이 사이키델릭 여행에서 갖고 돌아온 "통찰"을 어떻게 평가할 수 있을까? 여기에 어떤 권위를 부여해야 할까? 이 자각몽, 혹은 한 자원자가 말한 것처럼 "정신 내부의 영화"를 이루는 재료는 도대체 어디서 온 걸까? 무의식에서? 실험의 가이드와 세팅의 암시로부터? 아니면, 많은 자원자들이 믿는 것처럼 "저 바깥"이나 "저 너머"에서? 이런 의식의 신비적 상태는 인간의 정신이나 우주에 대한 우리의 이해에 궁극적으로 어떤 의미일까?

롤랜드 그리피스에게 2006년 연구의 자원자들과의 만남은 과학에 대한 그의 열정을 되살렸으나 과학이 알지 못하는 모든 것들에 대한 더 깊은 존경심을 유발하기도 했다. 그는 이것을 "미스터리"로 부르는 데에 만족한다.

"저에게 (그 첫 번째 세션에서 얻은) 데이터는…… 얼이 빠질 지경이었다는 말을 쓰고 싶지는 않지만, 이 효과가 가진 깊은 의미와 지속적인 영적 중요성이라는 면에서 우리가 거기서 본 것들은 전례가 없는 것들이었어요. 전 수많은 사람들에게 수많은 약을 줬고, 사람들은 약물 체험을 했죠. 사이키델릭에서 독특한 건 그 경험에서 얻게 되는 의미예요."

하지만 그 의미가 얼마나 진짜일까? 그리피스 자신은 불가지론자이지만, 놀랄 만큼 열린 마음을 가졌다. 심지어는 자원자들의 소위 "저 너머"에 대한 체험 보고에 관해서도 마찬가지이다. "난 이 경험이 진짜인지 아닌지에 대한 판단은 미뤄두겠어요. 흥미진진한 점은 우리가 이 미스터리를 탐색하고 분석하기 위해 도구를 사용한다는 사실이죠." 그는 나에게 이렇게 말했다.

그의 동료들 모두가 그와 같이 개방적 태도를 지닌 것은 아니다. 우리가 볼티모어 교외에 위치한 수수한 목장식 주택의 테라스에서 만나 아침을 먹던 어느 날, 그리피스는 홉킨스의 동료 한 명에 대해 언급했다. 저명한 심리학자인 폴 맥휴Paul McHugh는 사이키델릭 체험을 "독성 망상"의 형태로 치부하고 무시했다. 그는 나에게 구글에서 맥휴를 검색해 보라고 했다.

"의사들은 간, 신장, 폐의 말기 질환으로 고통받는 환자에서 이런 기묘하고 다채로운 정신 상태를 발견한다. 체내에 유독물질이 쌓여서 뇌와 정신에 LSD와 동일한 영향을 끼치기 때문이다."[32] 맥휴는 〈코멘터리Commentary〉의 하버드 실로시빈 프로젝트에 관한 도서 비평에서 이렇게 썼다. "선명한 색깔 인지, 물리적 감각의 통합, 환각, 시간 감각의 혼란과 상실, 예측 불가능한 감정과 행동을 유발하는 오락가락하는 망상성 환희와 공포는 불행하게도 의사들이 매일 병원에서 치료해야 하는 낯익은 증상이다."

그리피스는 자신이 본 것이 일종의 일시적인 정신병일 가능성도 있다고 인정하고, 앞으로의 실험에서 망상에 관해 시험해볼 계획이지만, 이런 진단이 자원자들에게 일어난 일을 정확하게 설명한다고는 전혀 생각하지 않는다. "망상을 겪는 환자들은 그걸 굉장히 불쾌하게 느낍니다. 그리고 몇 달이 지난 후에 '와, 그건 내 삶에서 가장 굉장하고 가장 의미 깊은 경험 중 하나였어'라고 말하지도 않죠."

윌리엄 제임스는 의식의 신비적 상태에 관한 논의에서 이런 진실성에 대한 의문을 다루었다. 그는 이런 경험의 의미에 대해 "그것을 겪어봤던 사람들의 말을 믿을 필요가 있다"[33]고 하면서도, 직접 겪어보지 못한 우리가 "그들의 깨달음을 무비판적으로 받아들여야 할" 이유는 전혀 없다는 결론을 내렸다. 하지만 그는 사람들이 이런 의식 상태를 경험할 가능성은 정신과 세계에 대한 우리의 이해 정도와 관련이 있다고 믿었다. 그는 "신비적 상태라는 존재는 비신비적 상태가 우리가 믿는 것들의 유일하고 궁극적인 통제자라는 주장을 정면으로 반박합니다"[34]라고 말하면서 이 의식의 대체 형태는 "설령 이해하기가 대단히 힘들다 해도, 최종적이고 완전한 진실을 향해 가기 위한 필수적인 단계일 수 있다"[35]고 주장했다. 그는 정신이 "더 크게 아우르는 시점으로 상승하는"[36] 이런 경험이 거대한 형이상학적 "조화"를 암시한다는 것을 알아냈다. 그리고 "이것은 마치 세상의 반대되는 것들, 우리의 모든 어려움과 문제를 만들어내는 모순성과 분쟁이 하나로 녹아서 통합되는 것 같다"[37]며, 이 궁극적 통합이 단순한 망상은 아닌 것 같다고 생각했다.

오늘날 롤랜드 그리피스는 자신의 연구에 굉장히 헌신하는, 아니 다시금 헌신하게 된 과학자처럼 이야기한다. "제가 처음 명상을 시작했을 때 제 직업과 얼마나 단절되어 있는 느낌이었는지, 아예 그만둘까 생각도 했었다는 얘기를 했었죠. 지금은 예전보다 훨씬 더 통합된 방식으로 제 일에 다시 몰두하게 됐다고 말할 수 있어요. 전 최후의 질문과 실존적 진실에 더 관심이 생겼고 이 수련에서 얻은 행복과 연민, 사랑으로 가득해요. 이제 저는 이 선물을 실험실로 가져가고 있죠. 그건 아주 근사한 기분이에요."

이제 우리가 과학이라는 도구를 이용해 의식의 신비적 상태에 접근할 수 있다는 생각은 롤랜드 그리피스가 새로운 하루를 시작할 수 있게 하는 원동력이다. "과학적 현상으로 70퍼센트의 사람들이 인생에서 가장 의미 있는 경험이었다고 말할 만한 조건을 만들 수 있다면…… 과학자로서 그건 정말 굉장한 일이죠." 그에게 2006년 실험 결과의 의미는 우리가 이제 의식의 신비적 상태를 "전향적으로 연구"할 수 있다는 걸 입증했다는 데에 있다. "높은 확률로 그것을 일으킬 수 있기 때문이에요. 그게 과학이 진짜 견인력을 얻는 방법이죠." 그는 실로시빈 연구가 인간의 의식을 과학적으로 탐색하는 완전히 새로운 문을 열었다고 믿는다. "저는 마치 사탕 가게에 들어간 아이 같다고 할 수 있어요."

롤랜드 그리피스가 1998년 사이키델릭과 신비 체험 연구에 뛰어들기로 결정하며 자신의 이력을 도박에 걸었던 것은 이미 보상을 받았다. 우리의 아침 만남 한 달 전에 그리피스는 이 분야에서 가장 명망 높은 공로상이라 할 수 있는 약물의존성문제학회College on Problems of Drug Dependence의 에디상Eddy Award을 수상했다. 추천자들은 모두 그리피스의 사이키델릭 연구를 그의 탁월한 공적 중 하나로 언급했다. 이 연구의 범주는 2006년 논문 이래 굉장히 넓어졌다. 내가 2015년에 마지막으로 홉킨스를 방문했을 때 스무 명가량이 사이키델릭과 관련된 다양한 연구를 하고 있었다. 스프링 그로브 이래로 사이키델릭 연구에 이렇게까지 강력한 기관의 후원이 있었던 적이 없었고, 홉킨스 정도의 평판을 가진 기관에서, 어쨌든 의식의 신비적 상태 연구 같은 것에 이렇게 많은 자원을 투자한 적은 단 한 번도 없었다.

홉킨스 실험실은 영성과 "건강한 사람들의 향상"을 탐색하는 데 지대한 관심을 유지하고 있으며, 따라서 장기적 명상가들과 종교 전문가들에게 실로시빈을 투여하는 임상시험을 진행 중이다. 하지만 사람을 변화시키는 신비 체험의 효과는 그동안 연구소에서 규명하려고 했던 바와 같이 치료 목적으로 사용될 수 있음이 분명하다. 완료된 연구들은 실로시빈, 좀 더 정확하게는 실로시빈이 일으킨 의식의 신비적 상태가 중독(금연 관련 예비연구는 80퍼센트의 성공률을 보였는데,[38] 이것은 전례 없는 일이다)과, 말기 진단을 받은 환자들을 더욱 약하게 만드는 실존적 고통을 치료하는 데 유용하게 사용될 수 있음을 나타낸다. 그리피스를 마지막으로 만났을 때 그는 실로시빈을 이용해 암 환자의 불안증과 우울증을 치료하는 임상시험에서 놀라운 결과를 보인다는 논문을 제출하려는 중이었다. 이 연구는 그간 사이키델릭을 사용해 얻은 것 중 가장 인상적인 치료 결과를 보여주었다. 신비 체험을 한 자원자의 내다수가 죽음에 대한 두려움이 상당히 감소하거나 완전히 사라졌다고 답했다.

다시 한번 이런 경험, 특히 사람들에게 의식이 뇌 안에 갇혀 있지 않으며 우리의 죽음마저 초월한다고 설득하는 것 같은 경험이 지닌 의미와 권위에 대한 까다로운 질문들이 솟구친다. 하지만 이런 종류의 질문에 대해서도 그리피스는 개방적이고 호기심 가득한 마음을 잃지 않는다. "이런 체험의 현상학은 엄청나게 혁신적이면서 더할 수 없이 강렬하기 때문에 난 여기에 우리가 이해할 수 없는 미스터리가 있다는 걸 기꺼이 받아들이겠어요."

그리피스는 한때 그의 과학적 세계관을 좌우했던 엄격한 행동주의에서 굉장히 먼 길을 걸어왔다. 그 자신과 자원자들 양쪽 모두에서 일어난 의식의 대체 상태 체험은 그에게 소수의 과학자들만이 감히 공개적으로 말할 수 있을 만한 가능성에 대해 마음을 열게 만들었다.

"당신이 죽은 후에 어떤 일이 일어날까요? 나에게 필요한 건 오로지 (불확실성) 1퍼센트뿐이에요. 내가 죽는 순간에 알게 될 수도 있는 것들보다 더 흥미로운 건 아마 없을 걸요. 현재로선 그게 가장 흥미진진한 의문이에요." 바로 이런 이유 때문에 그는 버스에 치여 죽음을 맞이하는 대신, 고통이라는 문제에 신경을 분산시키지 않고 죽음의 경험을 "음미할" 충분한 시간이 있기를 간절히 바란다. "서구의 유물론은 스위치가 꺼지면 그걸로 끝이라고 말하죠. 하지만 다른 설명도 아주 많아요. 그건 시작일 수도 있어요! 놀랍지 않나요?"

이때부터 그리피스는 입장을 바꿔 나에게 나 자신의 영적 관점에 대해 묻기 시작했고, 내가 전혀 준비되지 않은 질문을 퍼부었다.

"죽은 후에 아무것도 없다고 얼마나 확신하죠?" 그가 물었다. 나는 난색을 표했지만, 그는 끈질겼다. "죽음 너머에 뭔가가 있을 가능성이 얼마나 된다고 생각하죠? 퍼센트로요."

"아, 모르겠어요. 2~3퍼센트 정도?" 나는 더듬더듬 말했다. 오늘날까지도 나는 그 계산이 어디서 나왔는지 모르겠지만, 그리피스는 그 대답을 놓치지 않았다. "그거 굉장히 크군요!" 이번에는 내가 같은 질문을 그에게 던졌다.

"그 질문에 대답을 하고 싶은지 잘 모르겠군요. 제가 어떤 역할을 맡는지에 따라서 달라지거든요." 그는 웃으면서 내 녹음기를 힐끗 보았다.

롤랜드 그리피스는 역할이 하나 이상이었다! 나는 하나뿐이었고, 그 사실에 약간 질투가 났다.

많은 과학자들, 또는 많은 영적 수행자들과 비교할 때, 롤랜드 그리피스는 키츠가 셰익스피어를 묘사하며 사용했던 "소극적 수용능력negative capability"을 상당 부분 지니고 있다. 이것은 과학으로든 영성으로든 절대적인 것을 추구하지 않으면서 불확실함, 미스터리, 의문 속에서 존재하는 능력이다. "내가 유물론적 세계관을 100퍼센트 확신한다고 말하는 건 내가 성경을 문자 그대로 100퍼센트 확신한다고 말하는 것만큼 말이 안 되는 일이에요."

마지막 만남 때, 그가 사는 볼티모어 동네의 비스트로에서 저녁을 먹으면서 나는 과학과 영성 사이의 표면적인 분쟁에 관한 논의에 그리피스를 끌어들이려고 애를 썼다. 나는 그에게 우리 모두가 과학의 길이든 영성의 길이든 결국에 하나를 선택해야 한다고 쓴 에드워드 윌슨의 생각에 동의하느냐고 물었다. 하지만 그리피스는 두 가지 이해 방식이 상호배타적이라고 생각하지 않았고, 이른바 그 분열의 양쪽에 있는 절대주의자들에게 조금의 인내심도 없었다. 대신 그는 두 방식이 서로에게 정보를 주고 서로의 결함을 고쳐주고, 그런 교류를 통해 우리가 마주한 커다란 의문에 관한 답을 줄 수 있기를 바랐다. 그다음에 나는 그에게 1962년 월터 팽케의 굿 프라이데이 실험에 자원했던 비교종교학자 휴스턴 스미스의 편지를 읽어주었다. 이것은 그리피스의 획기적인 2006년 논문이 출간된 직후에 그가 밥 제시에게 보낸 것으로, 제시가 나에게 그것을 보여주었다.

"존스 홉킨스 실험은 통제된 실험 조건하에서 실로시빈이 순수한 신비 체험을 일으킬 수 있다는 걸 보여줍니다. 아니 증명합니다. 실험은 현대의 세속주의를 무너뜨리기 위해 현대인들이 신뢰하는 과학을 사용합니다. 이렇게 함으로써 자연과 사회를 다시 신성화하고, 영혼 없는 삶뿐만 아니라 종교적 광신에 맞서 우리가 가진 최선의 방어막인 영적 부활을 가능케 할 수도 있습니다. 그것도 무려 우리의 현재 약물법이 기반으로 하는 비과학적인 편견에 맞서서 그러고 있는 겁니다."

내가 스미스의 편지를 큰 소리로 읽는 동안 그리피스의 얼굴에 미소가 퍼졌다. 그는 확실히 감동한 것 같았으나 할 말은 별로 없는지 이렇게 말할 뿐이었다. "그거 근사하군요."

2장

자연사 : 환각버섯을 먹다

롤랜드 그리피스와의 첫 번째 만남이 끝날 무렵, 그의 존스 홉킨스 사무실에서 가진 세션에서 그는 나에게 자신이 경험한 신비 체험과 사후세계에 대한 나의 생각, 실로시빈이 사람의 인생을 바꿔놓을 가능성 같은 주제에 대해 이야기했다. 그리고 나서는 책상 앞에서 일어나 기다란 몸을 쭉 펴고 바지 주머니에서 조그만 메달을 꺼냈다.

"당신에게 주는 작은 선물이에요. 하지만 우선 질문에 대답을 해야 해요."

그리피스는 나와 똑바로 눈을 맞추고서 말했다.

"지금 이 순간, 당신이 자각하고 있다는 걸 자각하나요?" 나는 당황해서 한참 동안 의식적으로 생각하다가 그렇다고 대답했다. 이건 올바른 대답이었던 모양이다. 그리피스가 나에게 주화를 건넸기 때문이다. 한쪽 면에는 크고 가늘고 휘어진 프실로기베 쿠벤시스*Psilocybe cubensis*가 있었다. 이것은 마법의 버섯에서 가장 흔한 종 중 하나이다. 뒤쪽에는 윌리엄 블레이크

William Blake의 인용문이 있었는데, 나중에야 이것이 과학자들의 방식과 신비주의자들의 방식 모두에 딱 맞다는 것을 깨달았다. "지식의 진정한 교수법은 실험이다."

전년도 여름에 롤랜드 그리피스는 처음으로 버닝맨Burning Man(미국 네바다주 블랙록 사막에서 매년 열리는 예술 축제로, 불, 사막, 소통, 사람이라는 틀 안에서 실험적이고 예술적인 행사가 진행된다 - 옮긴이)에 참가했고, 이 임시 도시에서는 돈으로 거래하지 않고 오로지 선물만 나눈다는 것을 알고 선물로 주거나 거래하기 위해 버섯 메달을 주조했다. 이제 그는 그 주화를 연구 프로그램의 자원자들에게 작별 선물로 준다. 그리피스는 나를 또 한 번 놀라게 만들었다. 혹은 두 번쯤. 첫 번째는 이 과학자가 네바다의 사막에서 열리는 예술과 사이키델릭 축제에 참석했다는 것. 그리고 두 번째는 그가 실로시빈 버섯 그 자체를 기념하는 선물이 이 축제에 딱 어울린다고 생각했다는 사실이다.

어떤 면에서 버섯 메달은 더없이 합리적이었다. 그리피스와 그의 동료들이 지난 15년 동안 연구한 분자가 결국에는 균류에서 나온 거니까. 버섯과 그 향정신성 물질은 둘 다 1950년대까지 과학계에 알려지지 않았다. 실로시빈 버섯은 남부 멕시코에서 발견되었는데, 마자텍 인디언들은 스페인 정복 이전부터 치료 목적과 점을 칠 용도로 은밀하게 "신들의 살"을 사용했다. 하지만 세션 룸 선반에 장식용으로 놓여 있는 세라믹 버섯을 제외하면 실험실에는 "마법의 버섯"을 연상시키는 게 거의 없었다. 내가 홉킨스에서 이야기를 나눈 그 누구도 자원자들이 이야기하는 인생을 바꾸는 경험이 자연, 즉 버섯에서 발견한 화학 물질의 작용에 의한 것이라는 꽤나 놀라운 사실에 대해 절대로 언급하지 않았다.

실험실 환경에서는 이런 놀라운 사실을 잊기가 쉽다. 오늘날 사이키델릭을 연구하는 모든 과학자들은 오로지 합성 실로시빈 분자만으로 작업한다

(버섯의 향정신성 물질은 1950년대에 LSD를 발견한 스위스 화학자 알베르트 호프만에 의해 최초로 확인되고, 인공적으로 합성되고, 이름이 붙었다). 그래서 자원자들은 울퉁불퉁하고 매캐한 맛이 나는 버섯 한 줌 대신 실험실에서 만든 작고 하얀 알약을 삼킨다. 그들의 여행은, 비유적으로 말하자면, 하얀 실험복을 입은 사람들로 가득한 병동 환경에서 펼쳐진다. 나는 이것이 대부분의 현대 과학이 지닌 거리 효과라고 보지만, 여기서는 실로시빈을 1960년대 반문화, 아메리카 원주민의 샤머니즘, 그리고 아마도 자연 그 자체라는 세계와 뒤엉킨 복잡한 뿌리(혹은 균사체라고 해야 할까)로부터 거리를 두려는 구체적인 의도에 의한 것이었다. 우리가 동물의 의식을 바꾸는 힘을 가진 조그만 갈색 버섯의 미스터리와 부딪친 곳이 바로 자연이었으니까. 잊어버리기 쉬운 사실이지만 LSD 역시 클라비켑스 푸르푸레아*Claviceps purpurea*, 즉 맥각이라는 균류에서 추출한 분자를 기반으로 합성한 것이다. 이유는 잘 모르겠지만 이 놀라운 버섯들은 포자를 만들 뿐만 아니라 인간의 정신에 의미를 만든다.

홉킨스의 실험실을 구경하고, 사람들과 실로시빈 여행에 관해 인터뷰를 하며 시간을 보내는 동안 나는 이 새로운 영역에 대해 굉장한 호기심이 발동했다. 바로 이 버섯들과 그들이 지닌 기묘한 힘의 자연사말이다. 이 버섯들은 어디서, 어떻게 자랄까? 신경전달물질인 세로토닌과 거의 유사한 화합물을 생성하고, 그것이 혈액-뇌 장벽을 통과해 일시적으로 포유류의 뇌를 점령할 수 있는 능력을 갖도록 진화한 이유는 무엇일까? 버섯을 먹는 동물들을 중독시키기 위한 방어용 화학 물질이었을까? 그게 가장 간단한 설명처럼 보이지만, 이것은 균류가 환각 물질을 거의 전적으로 "자실체(버섯)"에서 생산한다는 사실을 고려하면 설득력이 떨어진다. 자실체는 생물체에서 먹히는 걸 가장 기뻐할 부위이기 때문이다. 버섯이 그걸 먹은 동물의 정신을 바꿀 수 있으면 뭔가 이득이 생길까?*

의식을 바꿀 뿐만 아니라 인간에게 강렬한 신비 체험을 일으킬 수 있는 균류의 존재가 제기하는 좀 더 철학적인 의문도 있다. 이 사실은 두 가지 완전히 다른 방식으로 해석할 수 있는데, 첫 번째 해석은 정신을 변화시키는 실로시빈의 힘이 유물론자의 의식 및 영성의 이해와 확실하게 같은 선상에 있다는 것이다. 정신에서 관찰된 변화가 바로 화학 물질, 즉 실로시빈의 존재 때문임을 추적할 수 있기 때문이다. 화학 물질보다 더 물질적인 게 뭐가 있겠는가? 사이키델릭의 작용을 고려한다면, 신은 그저 화학적으로 유도된 인류의 상상력의 산물일 뿐이라고 논리적으로 결론 내릴 수도 있다.

하지만 놀랍게도 이 경험을 했던 사람들 대다수는 상황을 전혀 그런 식으로 보지 않는다. 여행을 하고 나면, 가장 세속적인 사람조차도 현실의 유물론적 이해를 초월하는 무언가가 존재한다는 확신을 갖게 된다. 일종의 "저 너머"가 있다고 생각하는 것이다. 그들이 이런 깨달음의 자연주의적 기반을 부인한다는 말은 아니다. 그저 다르게 해석할 뿐이다.

만약 초월적 경험이 우리의 뇌와 자연 세계(식물과 균류로 이루어진) 모두를 통과해 흐르는 분자로 인해 생긴 것이라면, 아마도 자연은 "과학"이 우리에게 말하는 것처럼 조용하지 않을 것이고, 뭐라고 규정하든 간에 "영혼"은 저기 바깥 어디쯤에 존재하고 있을 수도 있다. 다시 말해서, 근대 이전의 수많은 문화권에서 믿었던 것처럼 자연에 내재할 수도 있는 것이다. (영적으로 빈곤한) 나의 정신에는 세상에 대한 각성disenchantment의 좋은 사례인 것처럼 여겨지는 바로 이것은, 사이키델릭 경험이 좀 더 많은 이들의 정신에는 그 근본적인 황홀경의 부인할 수 없는 증거가 된다. 신들의 살, 바로 그거다.

---

* 기술적으로 버섯은 균류의 "자실체", 즉 생식기관이다. 버섯을 완전히 지하에서 자라는 나무에 달린 사과라고 생각해 보자. 대부분의 균류는 균사의 형태로 땅 밑에 존재한다. 균사는 일반적으로 토양 사이로 뻗어나가는 거미줄 같은 단세포 너비의 사상체이다. 하지만 이런 섬세한 지하 구조체는 관찰하고 연구하기 어렵기 때문에(부수지 않고 바깥으로 꺼낼 수가 없다), 우리는 비록 버섯이 균류라는 빙산의 끝부분일 뿐이라 해도 우리 눈에 보이는 이 부분에 집중하는 것이다.

그러니까 이건 흥미로운 역설이다. 유물론자에게는 영적, 종교적 믿음에 대한 유물론적 설명으로 보이는 현상이 사람들에게 비물질적 현실(이게 바로 종교적 믿음의 근간이다)이 존재한다고 납득시킬 정도로 강렬한 경험을 선사하니까 말이다.

나는 이 역설의 밑바닥에 자리한 향정신성 LBM(진균학자들이 "작은 갈색 버섯Little Brown Mushrooms"을 줄여 부르는 이름)들을 알게 되면 이 문제가 명확해지거나 혹은 해소될 수 있기를 바랐다. 나는 이미 반쯤은 버섯 채집꾼이었다. 산속에서 먹을 수 있는 버섯 몇 종(살구버섯, 곰보버섯, 뿔나팔버섯, 포르치니)을 파악할 능력이 있었고, 내가 찾은 걸 먹어도 된다는 꽤나 강한 자신감도 있었다. 하지만 나를 가르친 모든 스승들은 LBM의 세계가 복잡하고 위험해서 감당하기가 굉장히 어렵다고 말했다. LBM의 전부는 아니라도 다수가 사람을 죽일 수 있다. 하지만 전문가의 인도를 잘 따르면 나의 버섯 채집 목록에 프실로키베 한두 개를 추가할 수 있을 것이고, 그러는 동안 이들의 존재와 그 기묘한 힘의 미스터리를 풀 수도 있을 것이다.

이 탐구에서 누가 가장 나를 잘 도와줄 수 있는 사람인지는 두 번 생각할 것도 없었다. 물론 그 사람이 기꺼이 나를 도와준다는 가정하에서지만 말이다. 그는 바로 1996년, 프실로키베* 속에 관한 권위 있는 휴대용 도감인 『세계의 실로시빈 버섯Psilocybin Mushrooms of the World』을 쓴 워싱턴 주립대학교의 진균학자 폴 스테이메츠Paul Stamets였다. 스테이메츠는 지금까지

---

* 영어권에서는 "실로서비"에 가깝게 읽고, 작가도 그렇게 발음하라고 썼지만 여기서는 한국의 라틴어 표기법 기준으로 "프실로키베"로 기술했다.

네 개의 새로운 프실로키베 종을 "발표"했다. 즉, 이것들을 발견해 동료심사를 받는 저널에서 기술한 것이다. 그중에는 그의 아들 아주레우스Azureus의 이름을 땄고 지금까지 알려진 것 중에서 가장 강력한 종인 아주레스켄스 azurescens도 있다.* 하지만 스테이메츠가 미국에서 가장 존경받는 진균학자 중 한 명이기는 해도, 그는 전적으로 학계 밖에서 일하고, 대학원 학위도 없고, 자기 돈으로 자신의 연구 대부분을 지원하며,** 자연계에서 균류의 역할에 대해 과학적 주류에서 한참 벗어난 견해를 가졌다. 그 자신의 말에 따르면, 그는 면밀한 연구와 정기적인 섭취를 통해 버섯 그 자체로부터 얻은 통찰에서 나온 관점을 갖고 있다.

나는 수년 동안 스테이메츠와 알고 지냈지만 그렇게 잘 아는 건 아니었고, 솔직히 말하면 약간 회의적인 시각에서 거리를 두고 지냈다. 사실 그는 버섯의 힘에 대해 과장된 주장을 하거나, 국방부 산하 방위고등연구계획국 Defense Advanced Research Projects Agency, DARPA 및 국립보건원National Institutes of Health, NIH 같은 연구소들과 함께 하는 버섯 연구에 대해 의아할 정도로 자랑을 해대면서 기자의 헛소리 탐지기를 울리는 경향이 있었다. 정말 헛소리인 경우도 있었지만 그의 발언은 의외로 사실일 때가 많았다.

수년 동안 우리는 같은 콘퍼런스에 여러 번 참석했기 때문에 나는 그의 강연을 들을 기회가 몇 번 있었다. 그의 이야기는 자연 과학과 미래지향적 추측이 묘하게(그리고 종종 훌륭하게) 섞여 있어, 이들을 구분하는 것이 불가능한 경우가 잦았다. 그의 대표작인 2008년 테드 강연은 온라인에서 400

---

* 상황을 복잡하게 만드는 것은, 스테이메츠가 처음에는 프실로키베가 변하게 되는 파르스름한 색에서 아들의 이름을 땄지만 이후 가장 파란 프실로키베에 아들 이름을 붙였다는 점이다(azureus는 '진한 파랑'을 뜻하는 라틴어 - 옮긴이).

** 1984년 이래로 스테이메츠는 풍기 페르펙티Fungi Perfecti라는 굉장히 성공한 회사를 운영하고 있다. 회사는 의료용 버섯 보조제와 포자, 식용버섯 키우기 키트를 비롯해 다양한 버섯 관련 제품들을 판매한다.

만 번 이상 조회가 되었다.

1955년 오하이오주 세일럼에서 태어난 스테이메츠는 긴 수염에 처진 눈을 가진 덩치 좋은 털북숭이 남자다. 한때 그가 태평양 연안 북서부 지역에서 벌목꾼으로 일했다는 사실을 알고도 나는 별로 놀라지 않았다. 스테이메츠는 무대 위에서 알프스 스타일의 펠트 모자 같은 것을 쓰는데, 그의 설명에 따르면 사실 이것은 "아마두"를 이용해 트랜실베이니아에서 만든 것이다. 아마두는 말의 발굽 안쪽에 있는 폭신폭신한 균류(포메스 포멘타리우스*Fomes fomentarius*)로, 죽었거나 죽어가는 나무 몇몇 종에서 자라는 다공균polypore이며, 가연성을 지녀 고대에는 불을 피우고 전달하는 데에 이용되었다. 1991년 알프스의 빙하에서 미라 상태로 발견된 5000년 전의 "냉동인간" 외치Ötzi도 아마두 조각이 든 주머니를 갖고 있었다. 그 항균 특성 때문에 포메스 포멘타리우스는 상처를 치료하고 음식을 보존하는 데에도 사용되었다. 스테이메츠는 균류의 세계에 굉장히 깊이 빠져 있어서 이것을 머리 위에 쓰기까지 한 거였다.

균류는 지구상에서 가장 이해받지 못하고 인정받지 못하는 생명체 왕국이다. 이들은 지구의 건강에 없어서는 안 됨에도 불구하고(유기물의 재활용 전문가이자 토양 생산자로서) 인간에게 무시당할 뿐만 아니라 스테이메츠가 일종의 "생물학적 종차별"이라고 칭한 버섯공포증mycophobia이라는 뿌리 깊은 악감정의 희생양이다. 그러나 독버섯이라는 평판을 제쳐두면, 놀랍게도 균류 왕국은 유전적으로 볼 때 지구상의 어떤 식물 세계보다 우리와 가깝다. 균류는 우리처럼 태양으로부터 에너지를 얻는 식물에서 에너지를 얻어서 산다. 스테이메츠는 버섯을 대신해 목소리를 내고 세계의 수많은 문제를 해결할 수 있는 버섯의 잠재력을 입증함으로써, 잘못된 인식을 바로잡는 것을 인생의 목표로 삼았다. 실제로 그의 가장 유명한 강연 제목이지 2005년 출간된 책인 『균사체의 달리기*Mycelium Running*』의 부제는 "버섯이 어떻게 세상을 구할 수 있는가"이다. 강연을 마칠 무렵, 이 주장은 더 이상 과장으로 들리지 않는다.

나는 처음 스테이메츠가 "균류정화법Mycoremediation"에 관해 이야기하는 걸 들었을 때를 기억한다. 이것은 오염과 산업폐기물을 정화하는 데 버섯을 사용하는 방법을 부르는 그의 용어이다. 균류가 자연계에서 하는 일 중 하나는 복합 유기 분자를 분해하는 것이다. 균류가 없으면, 지구는 이미 오래전에, 죽었지만 분해되지 않은 동식물로 가득한 거대한 폐기물 더미가 되어 사람이 살 수 없었을 것이다. 그래서 1989년 알래스카 연안에서 엑슨 발데즈호가 프린스 윌리엄 해협에 수백만 갤런의 원유를 쏟는 사고가 일어난 후에 스테이메츠는 석유화학 폐기물 분해에 균류를 사용한다는 오래된 아이디어를 되살렸다. 그는 김이 나는 미끌미끌한 검은 폐기물 더미에 느타리버섯 포자를 주입하는 슬라이드를 보여주었고, 두 번째 사진에서 4주 후 똑같은 더미가 3분의 1 크기로 줄어들고 새하얀 느타리버섯으로 두툼하게 뒤덮인 모습을 보여주었다. 이것은 한 편의 공연이자 연금술적 쾌거였다. 나는 이 장면을 오래도록 잊을 수 없을 것이다.

하지만 균류 왕국에 대한 스테이메츠의 포부는 석유화학 폐기물을 농사가 가능한 토양으로 바꾸는 것을 훨씬 넘어섰다. 실제로 그의 관점에서 버섯이 해결할 수 없는 생태학적, 의학적 문제는 거의 없다.

암? 스테이메츠의 구름버섯(트라메테스 베르시콜로르Trametes versicolor) 추출물은 암 환자의 면역체계를 자극해 도움이 되는 것으로 나타났다(스테이메츠는 이것이 어머니의 4기 유방암 완치에 도움을 주었다고 주장한다).

생물학 테러? 9/11 이래로 연방정부의 바이오실드bioshield 프로그램에서는 스테이메츠의 수집품에서 수백 개의 희귀한 버섯 균주를 선별해달라고 요청했고, 그 결과 사스, 천연두, 헤르페스, 조류독감과 돼지독감의 치료에 강한 활성을 보이는 것을 여러 개 찾았다(이게 말도 안 되는 이야기처럼 느껴진다면, 페니실린이 곰팡이의 산물임을 생각해 보라).

벌집군집 붕괴현상colony collapse disorder, CCD(꿀과 꽃가루를 채집하러 나간 일벌 무리가 돌아오지 않아 벌집에 남은 유충과 여왕벌이 폐사하는 현상 – 옮긴이)은 어떨까? 스테이메츠는 꿀벌들이 장작더미에서 균사체를 먹는 것을 보고, 전염병 및 CCD에 대한 꿀벌의 저항력을 강화하는 버섯을 여러 종 찾아냈다.

해충 유입? 몇 년 전 스테이메츠는 코르디켑스Cordyceps 종의 변이 균사체인 "살충버섯mycopesticide"에 대해 특허를 냈다. 이 균사체는 왕개미에게 잡아먹히면 녀석들의 몸을 장악하고, 개미의 뇌를 화학적으로 조종해 주변에서 가장 높은 곳으로 기어오르게 유도한 다음 그곳에서 개미를 죽인다. 그리고 나면 버섯이 죽은 개미의 머리를 뚫고 나와 포자를 공기 중으로 방출한다.

코르디켑스가 개미의 몸을 조종해 원하는 일을 시킨 다음 자신의 유전자를 퍼뜨리기 위해 뇌에서 버섯을 피우는 끔찍한 광경이 담긴 영상을 두세 번 보고 나자, 스테이메츠와 그 불쌍한 개미가 꽤 많은 공통점을 갖고 있다는 생각이 문득 들었다. 물론 균류가 그를 죽인 건 아니고, 그 역시 그런 운명에서 빠져나올 수 있을 정도로 녀석들의 책략을 잘 알고 있을 것이다. 하지만 이 남자의 삶과 뇌가 균류에게 완전히 사로잡혔다는 것은 사실이다. 그는 버섯을 위해 헌신하고, 닥터 수스의 로렉스가 나무를 대신해서 말하는 것과 똑같은 방식으로 버섯을 대신해서 말한다. 그는 우편 주문으로든 순수한 열정의 힘으로든 균류의 포자를 멀리까지 퍼뜨리고, 녀석들이 자신의 범위를 엄청나게 넓히고 메시지를 전파하는 것을 돕는다.

내가 폴 스테이메츠에 대해서 그가 반박할 만한 말을 했다고는 생각하지 않는다. 그는 자신의 책에서 균사체(이는 균사라 불리는 단세포 사상체로 이루어진 넓고 거미줄 같은 하얀 그물망으로, 균류가 토양 사이를 헤집고 가는 방편이다)가 "지각을 가진 세포막"과 "자연의 신경학적 네트워크"를 형성하는 영리한 존재라고 기술한다. 그의 책 제목인 『균사체의 달리기』는 두 가지로 해석될 수 있다. 균사체는 실제로 땅속을 항상 달리고 있다. 거기서 토양을 형성하고, 동식물의 건강을 유지하고, 숲을 한데 묶어놓는 데 핵심적인 역할을 한다. 하지만 스테이메츠의 관점에 따르면 균사체는 감독관의 역할도 한다(running the show). 일반적인 자연뿐만 아니라 폴 스테이메츠 자신을 포함하여(아마도 그가 처음으로 말해 줄 것이다) 특정 생물의 정신을 마치 신경 소프트웨어 프로그램처럼 통제하는 것이다. "버섯은 우리에게 자연의 메시지를 전해줍니다. 이게 내가 듣고 있는 이야기예요." 그는 이렇게 말하곤 한다.

하지만 스테이메츠의 굉장히 비현실적인 개념 몇 가지조차 과학적 기반을 지닌 것으로 판명되었다. 지금까지 수년째 스테이메츠는 "지구의 자연 인터넷"이라는, 토양 속의 광대한 균사체 네트워크에 관해 이야기해 왔다. 울창하고, 복잡하게 가지를 뻗고, 자체 수리가 가능하고, 수많은 생물종들과 아주 멀리까지 연결되어 있는 확장 가능한 커뮤니케이션 네트워크라고 말이다(지구상에서 가장 큰 유기체는 고래나 나무가 아니라 버섯이다. 바로 오레건주에 있는 3.9킬로미터 너비의 뽕나무버섯이다). 스테이메츠는 이 균사체 네트워크가 어떤 의미에서 "의식"을 갖고 있다고 주장한다. 자신들의 환경을 인지하고 그에 따라 문제에 반응할 수 있다는 것이다. 처음 이 아이디어를 들었을 때 나는 그게 근사한 비유 정도일 거라고 생각했다. 하지만 그 후 수년 동안 나는 그가 한 말이 비유 이상임을 시사하는 과학적 연구 결과가 점점 더 많이 나오는 것을 보게 되었다. 점균류 실험은 이 생물체들이 식량을 찾아 미로를 헤쳐나갈 수 있음을 보여주었다. 점균류는 자신들의 위치를 인지한 다음 식량이 있는 방향으로 자라난다. 숲의 균사체는 숲에 있는 나무와 뿌리 대 뿌리로 **실제로** 연결되어 있어 나무에 양분을 공급할 뿐만 아니라 주위의 위협에 관한 정보를 전달하고, 한 나무가 숲에 있는 다른 나무에 선택적으로 양분을 전달하는 것을 도와주는 매개체 역할을 한다.*[1] 숲은 우리가 아는 것보다 훨씬 더 복잡하고, 사교적이고, 지적인 생물이고, 이와 같은 수목 사회를 조직하는 것이 바로 균류이다.

스테이메츠의 아이디어와 이론은 내가 짐작했던 것보다도 훨씬 더 지속적이고, 실험 가능한 것으로 판명되었다. 이것이 내가 스테이메츠와 만나 보고 싶은 또 다른 이유였다. 나는 그 자신의 실로시빈 경험이 그의 사고와 일생의 목표에 어떤 영향을 미쳤는지 정말 궁금했다. 하지만 그는 이제 성공한 사업가이고, 자기 이름으로 낸 특허가 8~9개 있으며, DARPA와 NIH, 로렌스 리버모어 국립연구소 같은 곳들과 공동연구를 하는 사람인데 나를 버섯 채집에 데려가는 건 고사하고 실로시빈에 관해 공개적으로 이야기를 하려 할까 확신이 서지 않았다. 내가 온라인에서 찾은 비교적 최근 인터뷰와 강연에서 그는 실로시빈에 대해서는 거의 이야기하지 않았고 자신의 출간 목록에서도 휴대용 도감 이야기는 자주 빼놓았다. 게다가 얼마 전에는 미국진균학회The Mycological Society of America와 미국과학진흥회The American Association for the Advancement of Science에서 뜻깊은 상을 받았다. 폴 스테이메츠는 합법의 세계로 간 것 같았다. 나에게는 타이밍이 좋지 않았다.

---

* 브리티시 컬럼비아대학교의 과학자들은 전나무에 방사성 탄소 동위원소를 주입한 다음 이 동위원소가 숲 공동체에 퍼져나가는 것을 가이거 측정기를 포함한 여러 감지 방법으로 추적했다. 며칠 안에 방사성 탄소가 나무에서 나무로 퍼졌다. 가로세로 30미터 범위 내의 모든 나무가 네트워크에 연결되어 있었다. 가장 오래된 나무가 허브 역할을 했고 몇몇은 최대 47그루와 연결되어 있었다. 숲 네트워크의 도식은 인터넷 지도와 닮았다. UBC 과학자들 중 한 명이 쓴 논문에서는 스테이메츠에 대한 찬사로 이것을 "우드-와이드 웹"이라고 칭했다.

❖ ❖ ❖

다행히 내가 틀렸다. 워싱턴주 카밀치에 있는 스테이메츠의 집으로 연락해 내가 무엇을 하려고 하는지 이야기하자 그는 이보다 더 솔직하거나 협조적일 수가 없었다. 우리는 실로시빈 버섯에 대해 오랫동안 이야기를 했고, 곧 그게 여전히 그를 강렬하게 끌어당기는 주제라는 사실이 분명해졌다. 그는 홉킨스에서 진행 중인 연구에 대해 모두 알고 있었다. 사실 홉킨스 팀은 처음 실로시빈 제공처를 찾을 때 그에게 상담을 요청했다. 나는 합법적인 대학 연구의 부활이 스테이메츠의 삶에서 이 특정한 장을 다시 여는 것을 좀 더 쉽게 만들어주었다는 인상을 받았다. 그는 1996년 출간된 실로시빈 도감의 개정판을 준비 중이라고 언급했다. 대화에서 유일하게 분위기가 안 좋았던 때는 내가 그에게 버섯 채집에 관해 물으며 부주의하게 실로시빈의 속어 표현을 썼을 때였다.

"전 정말, 정말로 그 단어가 싫어요." 그는 근엄하게, 나쁜 말을 한 어린애를 혼내는 부모 같은 말투로 말했다.

그 단어는 내 입에서 다시는 나오지 않았다.

전화를 끝낼 무렵 스테이메츠는 워싱턴주의 올림픽 반도 아래쪽 리틀 스쿠컴 인렛에 위치한 자신의 자택에 나를 초대했다. 나는 그에게 프실로키베가 버섯을 피울 때 가도 되겠느냐고 조심스럽게 물었다. "대부분은 이미 폈다 졌어요. 하지만 추수감사절 직후에 온다면, 날씨가 적당하면 컬럼비아강 입구에 프실로키베 아주레스켄스가 지속적으로 발견되는, 세상에서 유일한 곳으로 데려다줄 수 있어요." 그는 과거에 그것을 찾았던 공원 이름을 말해주고 거기에 유르트(중앙아시아 유목민들이 주거 공간으로 사용하는 천막 – 옮긴이)를 예약하라고 알려주며 덧붙였다. "내 이름은 쓰지 않는 게 좋을 것 같군요."

❖ ❖ ❖

워싱턴주로 여행을 가기 전 몇 주 동안 나는 스테이메츠의 도감을 샅샅이 읽으며 채집에 대비하려 했다. 200종이 넘는 프실로키베가 전 세계에 퍼져 있는 모양이었다. 항상 그랬던 건지, 아니면 버섯이 자신에게 강한 관심을 가졌던 동물의 발자취를 따라간 건지는 분명하지 않다(스테이메츠에 따르면 인간은 적어도 7000년 동안 실로시빈 버섯을 성체로 사용했다.[2] 동물들도 종종 이 버섯을 섭취했지만 그 이유는 명확하지 않다).

프실로키베는 죽은 식물과 분변을 양분으로 섭취하며 사는 기생생물이다. 이들은 파헤쳐진 땅에 살며, 산사태, 홍수, 폭우, 화산 같은 생태학적 재난으로 형성된 서식지에 가장 많이 나타난다. 또한 인간이 만든 생태학적 재난, 즉 개벌한 숲, 도로 공사지, 불도저로 밀고 간 곳, 농경 지대에서도 번성한다(여러 종이 반추 동물의 분변에서 살거나 여기서 양분을 얻는다). 흥미롭게도, 혹은 그리 흥미롭지 않을 수도 있지만, 가장 효과가 강한 종들은 자연보다 도시와 마을에서 더 많이 자란다. 선호하는 서식지를 인간이 헤집어놓자, 그들은 우리 자신을 포함한 "잔해의 흐름을 따라" 멀리까지 이동하게 되었다. 최근 들어 목재칩으로 작물을 덮어주는 관행은 한때 태평양 연안 북서부에 한정되어 있던 강력한 프실로키베 몇 종의 서식 범위를 대단히 넓혀주었다. 이들은 이제 우리 인간이 "조경"한 모든 장소에서 번성한다. 교외의 정원, 묘목장, 도시의 공원, 교회의 뜰, 고속도로 휴게소, 감옥, 대학 캠퍼스, 심지어는 스테이메츠가 종종 지적하듯이 법원과 경찰서 주위에서도 자란다. "프실로키베 버섯과 문명은 공진화하고 있다."[3] 스테이메츠는 이렇게 썼다.

여러분은 아마도 이 버섯들을 꽤나 찾기 쉬울 거라고 생각할 것이다. 사실 나는 실로시빈 연구에 관한 논문을 출간한 후 한 학생에게서 12월에 비가 내리고 나면 내가 가르치고 있는 버클리 캠퍼스에서 프실로키베를 찾을 수 있다는 이야기를 들었다. "목재칩이 있는 데를 보세요." 학생이 말했다. 하지만 스테이메츠의 도감에 있는 사진을 공부하면서 나는 프실로키베 한 종을 다른 종과 구분하는 방법은 둘째치고 그 속genus의 버섯을 파악하는 것조차 어려움을 느끼고 좌절했다.

사진으로 보기에 프실로키베 속은 대부분 별 특이점이 없는 작은 갈색 버섯 무리일 뿐이었다. 이들과 비교할 때 내가 잘 아는 식용버섯 종들은 튤립과 장미, 푸들과 그레이트데인처럼 완전히 달랐다. 물론 모든 프실로키베가 자실층을 갖고 있지만, 이건 별로 도움이 되지 않는다. 수천 종의 다른 버섯들도 자실층을 갖고 있으니까. 그렇다면, 이번에는 프실로키베가 가진 여러 특성들을 정리해 보려고 할지도 모르겠다. 하지만 같은 종류라고 해서 모든 특성을 공유하는 것은 아니다. 어떤 프실로키베는 위쪽에 작은 젖꼭지 모양의 혹이나 돌출부를 갖고 있다. 나는 이것이 중앙볼록umbo이라고 불린다는 것을 알게 되었다. 하지만 중앙볼록이 없는 프실로키베도 있다. 어떤 것들은 젖었을 때 미끄럽거나 끈적거려서 반짝거리는 외형을 만드는 "점성viscid"을 가졌다. 하지만 어떤 것들은 칙칙하고 광택 없는 회색이다. 아주레스켄스 같은 것들은 희끄무레한 캐러멜색이다. 전부는 아니지만 다수의 프실로키베가 "피막pellicle"을 만든다. 이것은 갓을 덮고 있는 젤라틴 질로 된 매우 얇은 층으로, 벗겨낼 수 있다. 나의 버섯 단어 목록은 점점 늘어날지 몰라도 내 자신감은 단 하루 만에 부패해서 시커먼 웅덩이처럼 변하는 버섯처럼 빠르게 무너졌다.

4장 "오판의 위험"에 접어들 무렵 나는 항복 선언을 할 준비가 된 상태였다. "버섯의 정체를 착각하면 목숨이 위태로울 수도 있다."[4] 스테이메츠는 이렇게 말하고서 프실로키베 스툰트지이Psilocybe stuntzii가 쉽지 않은 갈레리나 아우툼날리스Galerina autumnalis 세 개체와 나란히 자라고 있는 사진을 보여주었다. 후자는 별 특징 없는 작은 버섯으로, 먹으면 "고통스러운 죽음을 맞이할 수 있다."

하지만 스테이메츠는 프실로키베를 구분할 수 있기를 바라는 아마추어들에게 극도의 신중함을 가지라고 말하면서도, 소위 "스테이메츠식 규칙"[5]이라 명명한 방법을 알려줌으로써 완전히 낙담하지 않은 버섯 채집꾼들을 대비시킨다. 이것은 죽음과 재앙을 막아줄 수 있는 세 갈래의 테스트이다.

"버섯이 실로시빈을 생산하는 종인지 아닌지 어떻게 알 수 있을까?"

"자실체가 있는 버섯이 보랏빛 갈색 혹은 검은색 포자를 갖고 있고, 또 살이 파랗게 멍이 들면 그 버섯은 실로시빈을 만드는 종일 가능성이 아주 높다." 이것은 확실히 큰 도움이 되지만, 나는 "가능성이 높다"보다 좀 더 확실한 구분이 있기를 바랐다. 그때 그가 정신이 번쩍 드는 경고를 한다. "나는 이 규칙에 대한 예외는 본 적이 없다. 하지만 그렇다고 해서 예외가 존재하지 않는다는 뜻은 아니다!"

스테이메츠식 규칙을 열심히 외운 다음 나는 그럴듯해 보이는 자실체가 있는 LBM을 찾기 시작했다. 동네 마당에서, 직장으로 가는 길에, 은행 주차장에서. 그런 다음에 검은색과 파란색으로 변하는지 보기 위해서 손으로 주물러 보았다. 파란색 색소는 사실 프실로키베에 있는 두 가지 주요 향정신성 물질 중 하나인 산화된 실로신의 증거이다(다른 하나는 실로시빈인데, 이는 체내에서 실로신으로 분해된다). 문제의 버섯이 보랏빛 갈색이나 검은색 포자를 가졌는지 확인하기 위해서 나는 포자 프린트를 찍기 시작했다. 이것은 버섯의 갓을 잘라낸 다음, 자실체 부분이 아래로 오도록 해서 하얀 종이에 놓는 것이다(만약 버섯이 하얀 포자를 가졌다고 믿을 만한 이유가 있다면 검은 종이에 한다). 몇 시간 안에 버섯 갓은 미세한 포자를 뿜어내고, 포자는 종이 위에 예쁘고 흐릿한 무늬를 형성한다(마치 키스 후 남은 립스틱 자국을 연상시킨다). 그러면 그것을 보고 보랏빛 갈색인지 아니면 검정색인지 판별할 수 있을 것이다. 또는 적갈색일 수도 있는데, 그런 경우에는 치명적인 갈레리나일 수 있다.

어떤 것들은 책에서보다 직접 배우는 것이 가장 좋다. 나는 진균학계의 베르길리우스(고대 로마의 시인으로, 단테의 신곡에서 지옥에서 연옥, 천국의 문 앞까지 단테를 인도하는 역할로 등장한다 - 옮긴이)와 함께 시간을 보낼 때까지는 돌이킬 수 없는 결정을 내리지 말고 기다리는 편이 좋겠다는 결정을 내렸다.

내가 방문할 무렵 폴 스테이메츠는 아내 더스티 야오Dusty Yao, 두 마리의 대형견 플라토, 소피와 함께 리틀 스쿠컴 인렛의 새로 지은 넓은 주택에서 살고 있었다. 집은 작은 숲 정도는 될 만한 양의 아주 근사하고 말끔한 더글러스 전나무와 삼나무 목재로 만들어져 있었다. 여러 종의 균류와 마찬가지로 스테이메츠는 나무와 숲에 열정적인 애착이 있었다. 나는 금요일에 도착했다. 야영지 예약은 일요일 밤이었기 때문에 우리는 주말 내내 프실로키베 이야기를 하고, (다른 종류의) 버섯을 먹고, 풍기 페르펙티Fungi Perfecti 시설을 구경하고, 개들과 함께 주위 숲과 해안가를 걸어다니고, 일요일 아침에는 차를 타고 남쪽의 오레건주 경계로 아주레스켄스를 찾으러 갔다.

스테이메츠는 내가 짐을 채 풀기도 전에 여기는 버섯들이 지은 집이라며 이야기를 풀어놓기 시작했다. 스테이메츠가 이사 올 무렵 이 자리에는 쓰러지기 직전의 낡은 농장주택이 있었고, 왕개미들의 침략에 서서히 무너지는 중이었다. 스테이메츠는 문제에 대한 진균학적 해결책을 고안했다. 그는 어떤 종의 코르디켑스가 개미 군집을 없앨 수 있는지 정확하게 알았지만, 이는 개미들도 마찬가지였다. 녀석들은 코르디켑스 포자를 묻혀 돌아오는 일원들을 신중하게 검사했고 포자를 가진 개미가 발견되면 즉시 머리를 뜯어내고 몸통은 군집에서 멀리 떨어진 곳에 버렸다. 스테이메츠는 코르디켑스와 비슷하지만 포자가 형성되는 속도가 느린 변종 버섯을 만들어 개미들의 방어법을 넘어섰다. 그는 이 균사체를 딸의 인형의 집 그릇 안에 넣어 부엌 바닥에 놔두고 밤중에 개미들이 이 균사체를 둥지로 가져가는 모습을 보았다. 안전한 음식이라고 착각했던 것이다. 결국 버섯이 포자를 퍼뜨렸을 때에는 이미 군집 내 깊숙한 곳에 있었고 개미는 끝장이 났다. 코르디켑스는 이들의 몸을 점령하고 그들의 머리에서 자실체를 터뜨렸다. 농장주택을 구하기에는 너무 늦었지만, 버섯에 대한 특허권을 팔아서 스테이메츠는 진균학적 천재성에 대한 훨씬 더 웅장한 기념비인 이 집을 지을 수 있었다.

집은 넓고 안락했다. 나는 위층 침실동 전체를 혼자서 썼다. 비 오는 12월의 주말에 우리가 대부분의 시간을 보냈던 거실은 높은 성당식 천장에 나무를 넣는 벽난로가 있었고, 한쪽 끝에는 2.25미터 높이의 동굴 곰 뼈대가 거실을 내려다보고 있었다. 알베르트 호프만의 사진이 벽난로 위에 걸려 있었고, 머리 위로 천장 가장 높은 부분의 바로 아래에는 "균사체 원형의 보편성"을 묘사한 거대하고 둥근 스테인드글라스가 있었다. 밤하늘에 그린 정교한 파란색 장식선은 균사체, 나무뿌리, 신경세포, 인터넷, 암흑물질을 동시에 표현한다.

거실에서 위층으로 올라가는 벽에 걸린 것은 액자에 든 예술품, 사진, 기념품이었고 그중에는 "즐거운 장난꾸러기들의 애시드 테스트Merry Pranksters' Acid Tests"를 성공적으로 완료했다는 내용에 켄 키지Ken Kesey와 닐 캐시디Neal Cassady의 서명이 담긴 수료증도 있었다. 더스티가 인상적인 버섯 종들이 있는 오래된 숲에서 포즈를 취한 사진도 여러 장 있었고, 미국 사이키델릭 예술가의 대표격인 알렉스 그레이Alex Grey가 그린, 화려한 색깔의 그로테스크한 그림도 있었다. 복제화는 소위 마약 원숭이설stoned ape theory

에 대한 그레이의 해석본으로, 전기충격을 받은 것 같은 초기 인류가 프실로키베를 들고 있고, 그 입과 머리에서 추상적 관념이 쏟아져 나오고 있는 장면이었다. 내가 이 그림을 조금이나마 이해할 수 있었던 유일한 이유는 며칠 전에 스테이메츠에게서 문제의 이론을 언급하는 이메일을 받았기 때문이었다. "롤랜드 피셔가 처음 제안하고 테렌스 맥케나Terence McKenna가 퍼뜨리고/수정한 마약 원숭이설이 사실일 가능성이 높다는 점에 관해 논의하고 싶군요. (실로시빈 섭취가) 초기 인류의 뇌를 분석적 사고와 사회적 유대에 적합하도록 빠르게 발달시켰다는 거요. 23종의 영장류(인류를 포함해서)가 버섯을 섭취하고, '선'과 '악'을 구분하는 법을 안다는 걸 알고 있었나요?"

나는 몰랐다.

하지만 이 짧고 함축적인 이메일은 스테이메츠와 보낼 주말의 분위기를 예고했다. 나는 수많은 진균학적 사실과 추측을 받아들이려고 애를 썼지만, 마치 급류를 타고 가는 것처럼 이쪽저쪽으로 계속해서 충격을 받았다. 스테이메츠의 버섯을 통해 보는 세계관은 너무나 위대해 아찔할 정도였으나 시간이 조금 지나자 진정한 편집광이나 독학자(스테이메츠는 양쪽 다였다)와 있으면 그렇듯이 폐소공포증이 느껴질 정도였다. 모든 것이 연결되어 있다는 게 늘 이런 사람들의 바탕이다. 이 경우에 당신이 생각할 수 있는 모든 것들을 연결한 것이 우연히도 균사체인 것이다.

나는 스테이메츠가 어떻게 균류 중심적인 세계관을 갖게 되었는지, 그리고 특히 실로시빈 버섯이 거기에 어떤 기여를 하는지 너무도 알고 싶었다. 스테이메츠는 오하이오의 영스타운 외곽에 있는 컬럼비아나라는 마을에서 다섯 아이 중 막내로 자랐다. 그의 아버지가 운영하던 엔지니어링 회사는 폴이 소년일 때 도산했고, 가족은 "부자에서 거지로 순식간에 추락했다." 아버지는 술을 많이 마시기 시작했고, 폴은 형 존을 역할 모델로 삼게 되었다.

폴보다 다섯 살 많았던 존은 "지하실에 근사한 실험실"을 가진 전도유망한 과학자였다. 그는 신경생리학을 공부할 수 있는 장학금을 받았다. 폴은 그 지하실을 천국이라고 생각했지만 존은 어린 동생이 들어오는 것을 거의 허락하지 않았다. "나는 모든 집에 실험실이 있다고 생각해서 친구네 집에 갈 때마다 실험실laboratory이 어디냐고 물었어요. 왜 걔네들이 나에게 화장실lavatory을 가리키는 건지 난 이해를 못했었죠." 존의 인정을 받는 게 폴의 인생의 원동력이었고, 아마 그게 스테이메츠가 주류 과학계의 인정을 중요하게 생각하는 부분을 설명해주는 것 같다. 존은 내가 방문하기 6개월 전에 심장마비로 사망했는데, 하필 그날은 폴이 미국과학진흥회 상을 받게 된다는 소식을 들은 날이었다. 그의 죽음은 폴이 아직까지 극복하지 못한 아픔이었다.

폴이 열네 살이 되었을 때 존은 마법의 버섯에 관한 이야기를 해주었다. 존은 예일대학교로 가면서 『변성의식상태Altered States of Consciousness』라는 책을 놔두고 갔고, 이것은 폴에게 지대한 영향을 미쳤다. 심리학자 찰스 T. 타트Charkes T.Tart가 편집한 이 책은 꿈과 최면부터 명상과 사이키델릭에 이르기까지 평범하지 않은 정신 상태에 관해 학구적으로 쓴 글의 모음집이었다. 하지만 이 책이 스테이메츠에게 이렇게 오래도록 인상을 남긴 것은 아무리 도발적이라고 해도 그 내용 때문이라기보다는 몇몇 어른들이 그 책에 대해 보인 반응 때문이었다.

"제 친구 라이언 스나이더가 그 책을 빌리고 싶어 했어요. 그 집 부모님은 굉장히 보수적이셨죠. 일주일 후에 그 친구에게 책을 돌려달라고 했더니 미적거리고 미루더라고요. 일주일이 더 지났고 제가 다시 말했더니 그제야 그 친구가 무슨 일이 있었는지 털어놨어요. '우리 부모님이 그 책을 보고 태워버리셨어.'"

"내 책을 태웠다고?!? 그건 저한테 중대한 순간이었어요. 전 스나이더

집 사람들이 의식의 탐구를 억압하려고 하는 적이라고 생각했죠. 하지만 이게 그 사람들이 파괴해야 한다고 여길 만큼 강력한 지식이라면, 전 이제 이 강력한 지식을 가져야만 했어요. 그러니까 그 사람들에게 감사해야 할 것 같군요."

스테이메츠는 케년 칼리지에 갔고 거기서 1학년 때 자신의 인생 행로를 결정하는 "엄청난 사이키델릭 체험"을 했다. 사실 스테이메츠는 말을 더듬는 걸로 괴로워했었다. "이건 저한테 중대한 문제였어요. 전 사람들이 말을 걸까 봐 두려워서 늘 땅만 보고 다녔었죠. 사실 제가 버섯을 찾는 데 뛰어난 이유 중 하나는 늘 땅만 보고 다녔기 때문이에요."

1학년이 거의 끝나갈 무렵 어느 봄날 오후에 스테이메츠는 캠퍼스 위쪽의 산등성이를 따라 혼자 걸어가며 버섯 한 봉지를 먹었다. 아마 10그램 정도였을 거고, 그는 그게 적당한 양일 거라고 생각했다(사실 4그램도 많다). 실로시빈의 효과가 돌기 시작했다. 스테이메츠는 굉장히 아름다운 참나무를 발견하고는 그 위로 올라가기로 결심했다. "나무 위로 높이 올라갈수록 점점 더 취했죠." 그때 하늘이 어두워지기 시작했고 번개가 수평선에서 번쩍거렸다. 폭풍우가 다가오며 바람이 강해졌고 나무가 흔들리기 시작했다.

"전 현기증이 났지만 내려갈 수가 없었어요. 너무 높이 있었죠. 그래서 나무에 팔을 감아 꽉 잡고 버텼어요. 나무가 나를 지상에 고정해 주는 악시스 문디axis mundi가 됐죠. '이게 생명의 나무야.' 전 그렇게 생각했어요. 나무가 하늘로 뻗어 올라 저를 우주와 연결시켜줬죠. 그때 갑자기 깨달았어요. 제가 벼락을 맞을지도 모른다는 걸요! 몇 초에 한 번씩 벼락이 제 주위 여기저기로 떨어졌어요. 깨달음의 직전에 저는 벼락을 맞아 죽게 될 거고, 그게 제 운명이었어요! 그러는 내내 따뜻한 비가 제 몸을 씻겨 줬어요. 전 이제 울고 있었고, 사방이 비와 눈물로 넘쳐 났지만 동시에 우주를 느꼈죠."

"그때 전 제 자신에게 말했어요. 내가 여기서 살아남는다면 나에게 가장 중요한 일이 뭘까? '폴, 넌 멍청하지 않지만 말을 더듬는 것 때문에 자신을 억누르고 있어, 여자 눈도 똑바로 바라보지 못하지'라고 전 스스로에게 말했죠. 내가 어떻게 해야 할까? 말을 더듬지 말자. 그게 제 만트라가 됐어요. 말 더듬지 말자, 전 그 말을 하고 또 하고 또 했죠."

"폭풍우가 마침내 지나갔어요. 전 나무에서 내려온 다음 방으로 돌아와 잠을 잤죠. 그건 지금까지 제 인생에서 가장 중요한 경험이었어요. 그 이유는 이거예요. 다음 날 아침에 길을 걷고 있는데 제가 좀 좋아했던 여자애가 다가왔어요. 저와는 사는 세계가 다른 애였죠. 그 애가 저한테로 걸어와서는 '안녕, 폴. 잘 지내?'라고 물었고, 전 그 애를 보며 말했어요. '아주 잘 지내.' 전 말을 더듬지 않았어요! 그리고 그 이래로 거의 더듬어본 적도 없고요."

"그때가 바로 이 버섯들에 대해 알아보고 싶다고 깨달은 때였어요."

놀랍도록 짧은 시간 안에 스테이메츠는 프실로키베 속에 관해 전미에서 손꼽히는 전문가가 되었다. 1978년, 스물세 살의 나이로 그는 첫 번째 책인 『프실로키베 버섯과 그의 동맹자들*Psilocybe Mushrooms and Their Allies*』을 출간했다. 동맹자들이란 그들의 유전자를 퍼뜨리고, 스테이메츠가 지금 자신의 소명이라 여기는 전 세계 복음 전파를 담당한 동물인 우리들을 뜻한다.

스테이메츠는 케년 칼리지를 1년만 다니다 자퇴한 후, 1970년대 중반에는 워싱턴주 올림피아에 있었던 새로운 실험적 대학인 에버그린 주립대학교에서 진균학 공부를 했다. 거기서는 학생들이 사신만의 독자적인 학업의 길을 설계할 수 있었다. 환경화학 학위를 가진 마이클 뷰그Michael Beug라는 젊은 교수가 스테이메츠와 진균학에 집착하는 또 다른 유망한 학생 두 명, 제레미 빅우드Jeremy Bigwood와 조나단 오트를 자기 밑에 받기로 했다. 뷰그는 교육받은 진균학자는 아니었지만, 네 사람은 전자현미경과 뷰그가 가까스로 확보한 DEA 면허의 도움으로 함께 그 주제를 정복했다. 이제 지식으로 무장한 이들은 학계의 다른 사람들이 대체로 불편한 침묵 속에 무시하기로 한 버섯 속에 관심을 집중했다.

1970년부터 불법이었던 실로시빈 버섯은 당시 LSD보다 좀 더 유순하고 좀 더 자연적인 대체물로 반문화권에서 주된 관심을 받고 있었지만, 그 서식지나 분포, 생애주기, 효능에 관해서는 거의 알려진 게 없었다. 사이키델릭 버섯은 1955년 R. 고든 왓슨이 "발견한" 남부 멕시코의 토착 생물로 여겨졌다. 1970년대에 미국에서 돌던 실로시빈의 대부분은 라틴아메리카에서 수입되었거나 라틴아메리카 종의 포자, 주로 쿠벤시스cubensis를 국내에서 키운 거였다.

에버그린 그룹은 몇 가지 중요한 업적을 이뤘다. 그들은 세 개의 새로운 실로시빈 종을 찾아내 발표했고, 이들을 실내에서 키우는 방법을 완벽하게 가다듬었으며, 버섯에 있는 실로신과 실로시빈의 양을 측정하는 기술을 개발했다. 하지만 이들의 가장 중대한 공적은 프실로키베에 관심 있는 사람들의 시선을 남부 멕시코에서 태평양 연안 북서부로 이동시켰다는 사실일 것이다. 스테이메츠와 그 동료들은 주위에 있는 새로운 실로시빈 버섯 종을 찾아내 그 발견을 공표했다. "지구의 축이 세상의 이쪽 구석으로 기울어지는 게 느껴질 정도였어요." 태평양 연안 북서부 지역의 어디를 가도 사람들이 농장이나 잔디밭에서 몸을 구부리고 그의 말을 빌리자면 "실로시빈 충층대"를 찾아서 그 독특한 무늬를 뒤지는 걸 볼 수 있었다고 스테이메츠는 회상했다.

이 기간 동안 태평양 연안 북서부는 미국 사이키델릭 문화의 새로운 중심지로 부상했고 에버그린 주립대학교는 실질적인 지적 중추이자 연구개발 시설의 역할을 맡았다. 1976년부터 스테이메츠와 그의 에버그린 동료들은 지금은 전설이 된 일련의 버섯 콘퍼런스를 열었고, 사이키델릭 세계에서 자격을 갖춘 사람들과 아마추어들 양쪽 모두의 주요 인물들을 한데 불러 모았다. 그의 집에서 보낸 첫날 밤에 스테이메츠는 1999년에 마지막으로 열린 이 콘퍼런스를 녹화한 비디오테이프를 보여주었다. 영상은 레스 블랭크Les Blank가 찍은 거였으나 이런 사이키델릭 모임 영상이 대개 그렇듯이 누구도 촬영본을 편집할 수 있을 정도의 상태가 아니었기 때문에 원본 그대로였다.

"콘퍼런스"라는 단어는 스테이메츠의 텔레비전에 지금 나오는 내용을 제대로 설명하는 말이 아닐지도 모르겠다. 우리는 참석자들이 스쿨버스를 타고 엄청난 환영을 받으며 도착하는 것을 보았다. 켄 키지가 운전한 이 버스에는 환각적인 그림이 그려져 있었다(버스는 원래 즐거운 장난꾸러기들의 버스였던 퍼더Further의 후계자로 파더Farther라고 불렸는데, 퍼더는 더 이상 달릴 수 있는 상태가 아니었다). 참가자들은 전인적 의학holistic medicine에 관한 책으로 잘 알려진 앤드류 웨일Andrew Weil 박사, 사이키델릭 화학자인 사샤 슐긴과 그의 아내 앤, 뉴욕 식물원 진균학자 게리 린코프Gary Lincoff 등이었다. 행사는 콘퍼런스라기보다 흥청망청한 파티처럼 보였으나 진지한 이야기도 좀 나왔다. 조나단 오트는 "엔테오젠"(그가 이 단어를 만드는 것을 도왔다)의 역사에 대해 뛰어난 강연을 했다. 그는 그리스인들의 엘레우시스 밀교Eleusinian Mysteries까지 거슬러 올라갔다가, 스페인 정복자들이 메소아메리카인들의 버섯 숭배를 억압하던 "약물 재판pharmacratic inquisition"을 지나, R. 고든 왓슨이 이 숭배 의식이 멕시코에서 살아남았다는 것을 발견한 이래로 진행 중인 "엔테오젠 개혁"에 이르는 약물 사용의 여정을 추적했다. 그 과정에서 오트는 가톨릭 성찬식의 "위약적 성체"에 대해 슬쩍 언급하기도 했다.

그다음에 거대한 가장무도회 영상이 나왔고, 수십 가지 사이키델릭 버섯을 넣은 거대한 펀치볼이 한참 클로즈업 되었다. 스테이메츠는 화면 속에 있는 사람들 중에서 저명한 진균학자와 민속식물학자 여러 명을 가리켰다. 그들 대다수가 아마니타 무스카리아Amanita muscaria, 양송이 등 특정 종의 버섯으로 분장하고 있었다. 스테이메츠 자신은 곰처럼 차려 입었다.

의상을 차려입은 사람들이 버섯에 취해서 레게 밴드 음악에 맞춰 흐늘흐늘 춤을 추는 모습을 담은 영상이 편집되지 않은 상태로 너무 오랫동안 계속되자, 우리는 몇 분 후에 TV를 껐다. 나는 스테이메츠에게 흥청망청한 파티보다 좀 더 흥미로운 지적 내용의 비중이 더 높았던 것으로 보이는 초반 콘퍼런스에 대해서 물었다. 예를 들어 1977년에 스테이메츠는 자신의 영웅인 알베르트 호프만과 R. 고든 왓슨을 초청할 기회를 얻었다. 왓슨은 〈라이프〉의 1957년 기사에서 서양인(그 자신이)이 한 최초의 실로시빈 여행 덕분에 미국에 사이키델릭 혁명이 시작되었다고 이야기했다.

스테이메츠는 이베이와 벼룩시장에 종종 나오는 바로 그 〈라이프〉 호의 원본을 모으고 있다고 언급했고, 우리는 그날 밤 위층 침실로 가다가 그의 사무실에 들러서 그것을 볼 수 있었다. 잡지는 1957년 5월 13일자였고, 버트 라Bert Lahr(미국의 배우 - 옮긴이)가 정장을 입고 중산모를 쓴 채 카메라를 보는 상반신 사진이 표지를 장식하고 있었다. 하지만 가장 눈에 띄는 표지의 문장은 왓슨의 악명 높은 기사에 관한 거였다. "기묘한 환영을 유발하는 버섯의 발견." 스테이메츠는 나에게 한 부 가져도 된다고 했고, 나는 그것을 침대로 가져갔다.

오늘날의 관점에서 볼 때 헨리 루스Henry Luce가 소유한, 대량 부수를 발행하는 잡지에 J.P. 모건 부사장이 쓴 글을 통해서 실로시빈이 서구에 소개 되었다는 사실은 도무지 믿기지 않는다. 상상하는 것조차 어려운 유명 인물 2인의 합작이다. 하지만 1957년, 사이키델릭은 십 년 후에 우리의 태도를 확 바꾸게 만드는 문화적, 정치적 오명을 아직 얻지 않은 상태였다. 당시 LSD는 이것이 정신질환과 알코올 중독에 기적의 치료제가 될 가능성을 연구하던 소수의 의료 전문가 집단을 제외하고는 거의 알려지지 않았었다.

당시에 타임-라이프지의 창립자이자 편집장이었던 헨리 루스는 아내 클레어 부스 루스Clare Boothe Luce와 함께 체험에서 비롯된 사이키델릭 관련 지식을 갖고 있었고,[6] 1950년대에 그것을 받아들였던 의료계와 문화계 엘리트들의 열정을 공유했다. 1964년, 루스는 직원들 앞에서 그와 아내가 "의사의 감독하에" LSD를 했다고 이야기했다. 클레어 부스 루스는 1950년대에 경험한 첫 번째 사이키델릭 여행 당시 "행복하고 재능 있는 아이의 눈을 통해"[7] 세상을 보았던 것을 기억했다. LSD에 대한 도덕적 공포가 폭발한 1965년 전까지 타임-라이프 출판사는 사이키델릭 열정적인 후원자였고 루스는 잡지에서 이에 관한 기사를 싣는 데 관심을 가지고 직접 관여했다.

그러니까 R. 고든 왓슨이 자기 이야기를 갖고 〈라이프〉에 찾아왔을 때 그는 이보다 더 환영하는 곳을 찾을 수 없었을 것이다. 〈라이프〉는 그에게 8500달러라는 엄청난 돈과 함께 기사 편집 내용뿐만 아니라 표제과 캡션에 관한 최종 승인권까지 주는 파격적인 계약 조건을 제시했다.[8] 잡지에는 왓슨의 글에 "버섯의 영향하에 겪은 본인의 감각 및 환상에 대한 설명"[9]이 포함되어 있다고 구체적으로 쓰여 있었다.

그날 밤 침대에서 잡지를 넘겨보는 동안 1957년의 세상이 굉장히 먼 나라처럼 느껴졌다. 내가 겨우 두 살밖에 안 되긴 했어도 그 시대를 살았는데 말이다. 우리 부모님은 〈라이프〉를 구독하셨기 때문에 내 어린 시절 내내 우리 집 서재의 커다란 책더미 속에 그 호도 아마 있었을 것이다. 〈라이프〉

는 1957년에 570만 명의 구독자를 가진 대중 매체였다.[10]

"마법의 버섯을 찾는 일",[11] 다시 말해 "뉴욕의 은행가가 멕시코의 산맥에 가서 환영을 유발하는 기묘한 버섯을 씹는 오래된 인디언 의식에 참여하는 것"이 마자텍 여인이 불 위에서 버섯을 돌리는 전면 컬러 사진과 함께 장장 15쪽에 걸쳐 펼쳐졌다. "마법의 버섯"은 이 표제에서 최초로 언급되었는데, 이 표현은 약에 취한 히피가 아니라 타임-라이프 표제 전문가가 만든 것으로 밝혀졌다.

"우리는 이 매캐한 버섯을 씹어 삼켰고, 환영을 보고 경탄한 채 그 경험에서 빠져나왔다." 왓슨은 첫 번째 문단에서 약간 숨 가쁘게 우리에게 이야기한다. "우리는 버섯 의식에 참석하기 위해 먼 곳에서 왔지만 쿠란데라 *curandera*(치유사)들의 기교적인 쇼와 버섯의 놀라운 효과 같은 어마어마한 건 전혀 기대하지 않았다. (사진사와) 나는 역사가 기록된 이래로 이 신성한 버섯을 먹은 최초의 백인이었다. 이것은 남부 멕시코의 위대한 세계(아즈텍)로부터 동떨어져 사는 일부 인디언들이 수 세기 동안 비밀로 유지하던 것이기 때문이다."

왓슨은 곧 "직업이 은행가인" 자신 같은 사람이 어떻게 11시간 동안 노새를 타고 가는 것밖에는 방법이 없는 대단히 외딴 오악사카주 마을까지 찾아가 초가 지붕에 아도비 벽으로 된 집의 흙바닥 지하실에서 마법의 버섯을 먹게 되었는지에 관해 믿을 수 없는 이야기를 늘어놓는다.

이야기는 1927년, 캐츠킬Catskill로 갔던 왓슨의 신혼여행에서 시작된다. 어느 오후, 가을의 숲을 한가롭게 걷다가 러시아인 의사였던 그의 신부 발렌티나Valentina가 야생 버섯 한 무리를 발견하고는 "경배하는 자세로 무릎을 꿇었다." 왓슨은 "그 악취 나고 신뢰할 수 없는 혹 덩어리"에 대해 전혀 몰랐고 발렌티나가 이를 저녁으로 요리하겠다고 하자 불안한 마음이 들었다. 그는 먹기를 거부했다. "결혼한 지 얼마 되지도 않았는데, 다음 날 아침에 깨어나면 아내를 잃는 게 아닐까 하는 생각이 들었다." 왓슨은 이렇게 적었다.

부부는 어떻게 두 문화가 버섯에 대해 이렇게 정반대의 태도를 지닐 수 있는지 호기심이 들었다. 그들은 곧 왓슨 부부가 만든 단어인 "버섯공포mycophobia"와 "버섯애호mycophilia"의 기원을 이해하기 위한 연구 프로젝트를 시작했다. 그들은 인도-유럽인들이 각각 문화적으로 버섯공포(예를 들어 앵글로색슨족, 켈트족, 스칸디나비아인)나 버섯애호(러시아인, 카탈로니아인, 슬라브족)를 물려받았다는 결론을 내렸고 양쪽이 느끼는 강렬한 감정이 이렇게 설명될 수 있다고 주장했다. "오래전, 역사에 대한 기록이 남겨지기 한참 전에, 우리 조상들이 신성한 버섯을 숭배했을 가능성이 있지 않을까? 이것은 모든 균류를 적시고 있는 듯한 초자연적인 분위기를 설명할 수 있을 것이다.* 그러자 논리적으로 이어지는 질문이 왓슨 부부의 머릿속에 떠올랐다. "어떤 종류의 버섯이 한때 숭배를 받았고 그 이유는 무엇이었을까?" 이 의문을 마음에 품고, 왓슨 부부는 신성한 버섯을 찾아 30년 동안 이어진 탐구를 시작했다. 그들은 왓슨이 주장했고 죽을 때까지 그를 사로잡았던 대담한 이론에 대한 증거를 얻을 수 있기를 바랐다. 인류의 종교적 충동이 향정신성 버섯으로 유발된 환영으로 인해 처음 생겨나게 되었다고 말이다.

저명한 금융업자인 R. 고든 왓슨은 온갖 분야의 전문가와 학자를 자신의 탐구에 동원할 수 있는 자본과 연줄이 있었다. 그중 한 명이 역사와 세계의 신화 및 종교의 공통 기원에서 버섯의 역할에 관한 왓슨의 호기심을 공유했던 시인 로버트 그레이브스Robert Graves이다. 1952년에 그레이브스는 왓슨에게 16세기 메소아메리카 인디언들이 사용했던 향정신성 버섯에 관한 언급이 있는 약학 논문의 일부를 보냈다. 논문은 토착 문화에서 향정신성 식

---

* 왓슨 부부는 좀 더 단순한 설명을 무시했거나 간과했다. 그 식물에 대한 지식 정도와 상황에 따라 양분이나 깨달음을 제공하거나 혹은 고통스러운 죽음을 불러올 수 있는 "식물" 그 자체에 대해 강렬한 감정과 신비로운 숭배가 생길 수 있다는 사실 말이다.

물과 균류를 사용하는 것에 대해 연구했던 하버드의 민족식물학자 리처드 에반스 슐츠Richard Evans Schultes가 중앙아메리카에서 했던 연구를 바탕으로 한 것이었다. 학생들의 기억에 슐츠는 교실에서 물총을 쏘고 하버드의 자기 사무실 바깥에 페요테 선인장 화분을 놓아두던 존경받는 교수였다. 그는 웨이드 데이비스Wade Davis, 마크 플롯킨Mark Plotkin, 마이클 발릭Michael Balick, 팀 플로우먼Tim Plowman, 앤드류 웨일 같은 미국의 민족식물학자 세대를 교육했다. 왓슨과 함께 슐츠는 사이키델릭을 서구로 가져오는 데 기여한 역할을 제대로 인정받지 못한 여러 명 중 하나이다. 사실 그 운동의 첫 번째 씨앗 일부는 티모시 리어리가 캠퍼스에 발을 들이기 사반세기도 더 전에, 1930년대부터 하버드 식물표본실에 문자 그대로 조용히 놓여 있었다. 아즈텍과 그 후손들의 신성한 버섯이었던 테오나나카틀과, 아즈텍인들이 성체聖體로 섭취했었고 LSD와 아주 밀접한 알칼로이드가 든 나팔꽃 씨앗 올로류퀴ololiuqui를 처음 알아낸 사람이 슐츠이다.

이때까지 왓슨 부부는 아시아 쪽에서 신성한 버섯을 찾고 있었지만, 슐츠는 그들의 탐색 방향을 바꾸어 아메리카 쪽을 보게 만들었다. 선교사들과 인류학자들이 고대의 버섯 숭배가 아직까지 남부 멕시코의 외진 산맥 마을에 남아 있을지도 모른다고 이야기하는 보고서가 드문드문 있기 때문이었다.

1953년, 왓슨은 멕시코와 중앙아메리카를 향한 열 번의 여행 중 첫 번째를 떠났다. 이들의 행선지는 그의 정보원 중 한 명이었던 선교사가 치유사들이 버섯을 쓴다고 이야기한 오악사카주의 깊은 산속 마을 우아우틀라 데 히메네스였다(그 뒤 이들은 이 지역을 여러 번 방문했다). 처음에 원주민들은 입을 꾹 다물었다. 몇 명은 왓슨에게 버섯에 대해 들어본 적도 없다고 말하거나 그런 걸 더 이상 쓰지 않는다고, 또는 그런 풍습은 다른 멀리 있는 마을에만 남아 있다고 말했다.

그들의 침묵은 놀랄 일이 아니다. 향정신성 버섯을 성체로 사용하는 것은 스페인 정복 직후부터 지하로 숨어 들어갔고, 400년 동안 서양인들에게 비밀로 유지되었다. 우리가 가진 그런 관습에 관한 가장 훌륭한 자료는 16세기에 아즈텍 종교를 관찰하며 버섯의 사용에 대해 설명한 스페인 선교사 베르나르디노 데 사하군Bernardino de Sahagún의 것이다.

> 그들은 새벽이 오기 전에 이것을 꿀과 함께 먹었고, 카카오도 마셨다. 꿀과 함께 먹은 버섯으로 인해 몸이 달아오르기 시작하면 그들은 춤을 추기 시작했고, 몇몇은 노래를 했고, 몇몇은 울었다. …… 몇몇은 노래하는 데 관심이 없고 자기 방에 앉아서 그저 깊은 생각에 잠긴 것처럼 보였다. 그리고 몇몇은 자신이 죽는 환영을 보고 울었고, 몇몇은 야생 동물이 자신을 먹는 환영을 보았고, 몇몇은 전쟁에서 노예로 사로잡히는 환영을 보았다. …… 몇몇은 간통을 저지르고 그 후에 머리가 부서지도록 맞는 환영을 보았다. …… 버섯에 의한 취기가 사라지고 나면, 그들은 서로 자신들이 본 환영에 대해 이야기를 나눴다.[12]

스페인인들은 버섯 숭배를 없애려고 애를 썼다. 그들은 이것이 교회의 권위에 대한 치명적인 위협이라고 보았기 때문이고, 사실 그랬다. 코르테스가 아즈텍인들을 기독교화하기 위해 멕시코로 데려왔던 첫 번째 사제들 중 한 명은 버섯이 "그들이 숭배하는 악마의 살이고…… 이 쓴 음식으로 그들은 자신들의 잔인한 신과 교감한다"[13]고 선언했다. 인디언들은 이 관습에 대해 토로하라고 심문을 받고 고문을 당했고, 현무암을 깎아 만든 30센티미터 정도 높이의 신성한 버섯 모양을 한 버섯돌 조각물(종교 의식에 사용되었던 것으로 추정된다)은 파괴되었다. 재판에서 아메리카 원주민들은 페요테와 실로시빈 양쪽 모두와 관련된 범죄에 관한 수십 가지 혐의로 기소되었다.

이것은 마약과의 전쟁, 좀 더 정확하게 말하면 특정 식물 및 버섯과의 전쟁에서 초기 전투였다. 1620년에 로마 가톨릭 교회는 점을 치기 위해 식물을 사용하는 건 "신성한 가톨릭적 믿음이 지닌 순수함과 진실함에 반대되는, 비난받아 마땅한 미신적 행위"[14]라고 선언했다.

교회가 버섯을 성체로 사용하는 것에 왜 이렇게 격렬하게 반응했는지 그 이유를 찾는 건 어렵지 않다. 버섯을 뜻하는 나우아틀 단어인 '신들의 살'은 분명 스페인인들의 귀에는 유일신, 즉 하나님의 살로 여겨지는 기독교 성체에 대한 정면 도전처럼 들렸을 것이기 때문이다. 하지만 버섯 성체는 기독교 버전과 비교할 때 부인할 수 없는 장점을 갖고 있었다. 기독교의 성체 성사에서, 빵과 포도주를 먹음으로써 예배자가 사제와 교회 예식을 중개자로 해서 신과 만난다는 사실을 받아들이는 데에는 믿음이 필요하다. 이것을 아즈텍의 성체와 비교해 보면, 향정신성 버섯은 이것을 먹은 사람을 중개자 없이 직접 신에게 연결해 준다. 그리고 다른 세계의 모습, 신들의 세계의 모습을 보여준다. 그러니까 누가 더 강력한 성체를 가졌을까? 마자텍 인디언이 왓슨에게 말한 것처럼, 버섯은 "당신을 신이 있는 곳으로 데려다준다."[15]

로마 가톨릭교회는 환각 식물이 그들의 권위에 가하는 위협을 제대로 인지한 첫 번째 기관이었겠지만, 결코 마지막은 아니었다.

1955년 6월 29일과 30일 밤에 R. 고든 왓슨은 직접 신성한 버섯을 체험해 보았다.[16] 우아우틀라로의 세 번째 여행에서 그는 61세의 마자텍인이자 마을에서 존경받는 쿠란데라인 마리아 사비나에게 그와 그의 사진사가 어떤 외부인도 참여해본 적이 없는 의식을 구경하는 것뿐만 아니라 참여할 수 있게 해달라고 설득했다. 의식은 벨라다velada라고 하는데 해가 진 후에 왓슨이 자신의 목적을 설명했던 지역 유지의 집 지하실에서, "기독교 그림이 붙어 있는" 단순한 제단 앞에서 거행되었다. 사비나의 신분을 보호하기 위해서 왓슨은 그녀를 "에바 멘데즈Eva Mendez"라고 불렀고, "그 사람의 표정에 있는 영성이 즉시 우리를 강타했다"고 말했다. 사비나는 버섯을 깨끗이 닦고 향 연기에 통과시켜서 정화한 후에 왓슨에게 버섯 12개가 담긴 컵을 건넸다. 사비나는 그것을 "어린아이들"이라고 불렀다. 맛은 끔찍했다. "코를 쏘는 냄새에 매캐한 맛이 계속해서 올라왔다." 그럼에도 불구하고 왓슨은 "이보다 더 행복할 수 없었다. 이건 지난 6년간 추적의 정점이었다"고 느꼈다.

이제 나타난 환영은 "생생한 색깔에 조화를 이루고 있었다. 카펫이나 옷감이나 벽지를 장식하는 것 같은 각진 예술적 무늬로 시작되었다. …… 그러다가 안뜰, 아케이드, 정원이 있는 궁전으로 발전했다. 사방에 준보석이 박혀 있는 화려한 궁전이었다. 그다음에는 왕궁 마차를 끄는 신화 속의 짐승을 보았다." 그렇게 계속되었다.

왓슨의 연구 노트 원본은 하버드의 식물도서관에 있다. 그는 깔끔하지만 약간 기묘한 글씨체로 그날 밤 도착(8:15)부터 섭취(10:40), 마지막 촛불을 끄던 때(10:45)까지 시간별로 꼼꼼하게 기록을 해두었다.

그 뒤로는 글씨가 엉망이었다. 몇 개의 문장은 거꾸로 되어 있었고, 어떤 느낌이고 뭘 보는지에 대한 왓슨의 묘사는 점차 조각조각으로 나뉘었다.

환영이 왜곡되며 메스꺼움. 벽을 만진다-환영의 세계가 무너지는 것처럼 보인다. 문 위와 아래에서 나오는 불빛 - 달. 탁자가 새로운 형태로 변한다 - 생물, 거대한 행진용 차량, 생생한 색깔의 건축 무늬. 구역질 난다. 알아 볼 수 없게 되자 사진을 찍을 수 없다.

건축물

두 눈의 초점이 맞지 않는다 - 촛불이 두 개로 보인다.

동양의 화려함 - 알함브라 - 마차

탁자가 변한다

대조적인 환영과 현실 - 벽을 만진다.

"환영은 흐릿하거나 불분명하지 않았다." 또한 그는 이렇게도 썼다. 사실, "내가 내 두 눈으로 본 그 어떤 것보다도 훨씬 현실적으로 느껴졌다." 이즈음에 독자는 왓슨의 서술과 지각 양쪽 모두에서 올더스 헉슬리의 문학적 손길이 어느 정도 영향을 미친 것을 느끼기 시작할 것이다. "나는 지금 평원을 보는 것 같았지만, 보통의 시선으로는 평원의 불완전한 모습밖에 볼 수 없다." 왓슨 자신의 지각의 문은 활짝 열려 있었다. "나는 일상생활이라는 불완전한 모습의 기저를 이루고 있는 전형, 즉 플라톤의 사상을 보고 있었다." 왓슨의 글을 읽으면 아직 신선하고 모양을 바꿀 수 있는 환각적 서술의 관습이 눈앞에서 점차 굳어지는 것을 보는 듯한 느낌이 든다. 올더스 헉슬리가 이런 비유를 발명한 것인지, 아니면 단순히 그들의 속기사가 그런 것인지는 알 수 없지만, 그들은 여기서부터 이런 경험은 물론 장르도 만들어냈다. "생전 처음으로 황홀경이라는 단어가 진정한 의미를 지니게 되었다. 처음으로 그게 다른 사람의 정신 상태를 의미하는 게 아니었다." 왓슨은 이렇게 회상했다.

왓슨은 자신의 체험을 통해 향정신성 버섯이 종교적 체험의 뿌리라는 자신의 가설이 옳다는 결론을 내렸다. "인간 진화의 역사에서…… 환각을 일으키는 버섯의 비밀을 발견한 때가 있었을 것이다. 이게 미친 영향은 지대했고, 새로운 아이디어의 기폭장치가 되었을 것이다. 버섯이 인간에게 그가 아는 지평 너머의 세상을, 공간과 시간을, 다른 차원의 세상을, 천국과 어쩌면 지옥을 보여주었을 것이다. …… 그래서 이것이 원시 인간에게 신이라는 아이디어를 심어준 것이 아닐까 대담하게 물을 수 있을지도 모른다.”

이 아이디어를 어떻게 생각하든 간에 왓슨이 이 가설을 이미 확고하게 마음에 담고 우아우틀라에 왔고, 이것을 입증하기 위해 자신의 체험에서 여러 가지 요소를 슬쩍 끼워 맞췄다는 점을 지적할 필요는 있다. 그는 우리가 마리아 사비나를 종교적 인물로 보고, 그의 말을 빌리자면 그녀의 의식을 “성체 성사”의 일종으로 여기길 바랐으나, 사비나는 자신을 전혀 다르게 보았다. 500년 전에는 버섯이 성체 역할을 했었는지 몰라도 1955년에는 많은 마자텍인들이 독실한 가톨릭 신자가 되었고, 그들은 이제 버섯을 숭배용이 아니라 치료제로, 그리고 실종자와 중요한 물건의 위치를 찾기 위해 점을 치는 용도로 사용했다. 왓슨은 이러한 사실을 잘 알고 있었으며, 그래서 의식에 참여하기 위해 책략을 썼다. 그는 마리아 사비나에게 아들이 집에 돌아왔는지 걱정이 되고 아들이 어디 있고 잘 지내는지 알고 싶다고 말했던 것이다(오싹하게도 그는 뉴욕으로 돌아와서 두 가지 질문 모두에서 자신이 알게 된 것이 정확한 정보였음을 확인했다). 왓슨은 미리 생각해둔 가설에 맞추기 위해 복잡한 토속 관습을 왜곡하고 의식의 역사적 중요성과 현대적 의미를 합쳤다. 몇 년 후에 사비나가 인터뷰 진행자에게 말한 것처럼, “왓슨 이전에는 아무도 그저 신을 찾기 위해서 버섯을 먹지 않았다. 늘 아픈 사람들이 낫기 위해서 먹었었다.”[17] 왓슨에 대한 좀 더 냉혹한 비판자 중 한 명인 영국의 작가 앤디 레처Andy Letcher가 신랄하게 말한 것처럼, “신을 찾기 위해서, 사비나는 모든 독실한 가톨릭 신자들처럼 미사에 참석한다.”[18]

수백만 명이 왓슨의 〈라이프〉 기사를 읽었다(히비드로 항히고 있던 심리학 교수 티모시 리어리를 포함해서). 왓슨의 이야기는 CBS의 인기 있는 새 프로그램 〈사람 대 사람Person to Person〉에서 소개되면서[19] 수천만 명이 더 알게 되었고, 이후 몇 달 동안 〈진실: 남성 잡지True: The Man's Magazine〉를 포함해 여러 다른 잡지[20]에서 왓슨이 공급한 버섯을 먹은 다음(그는 버섯을 갖고 돌아와서 자신의 맨해튼 아파트에서 의식을 열었다) 겪은 여행을 마법의 버섯을 체험한 1인칭 이야기로 실었다("사람을 미치게 만드는 식물"). 곧 뉴욕의 국립 자연사 박물관에서 마법의 버섯 전시회가 열렸다.[21]

〈라이프〉에 기사가 실린 직후에 왓슨은 멕시코 버섯 몇 종을 스위스의 알베르트 호프만에게 보내 분석을 의뢰했다. 1958년, 호프만은 두 개의 향정신성 물질인 실로시빈과 실로신을 분리해 각각에 이름을 붙이고 현재의 연구에 사용되는 합성 실로시빈을 만들어냈다.[22] 호프만은 또한 버섯 그 자체로 실험도 했다. "버섯을 먹고 30분 후 외부 세상이 기묘하게 변모하기 시작했다. 모든 것이 멕시코적인 색채를 띠었다."[23] 1962년, 호프만은 우아우틀라로 가는 왓슨의 여행에 합류했고, 그 여행에서 마리아 사비나에게 정제 형태의 실로시빈을 주었다.[24] 그녀는 알약 두 알을 먹고서 실제로 버섯의 영혼이 담겼다고 선언했다.*

얼마 지나지 않아 밥 딜런, 존 레논, 믹 재거 같은 연예인들을 포함한 수천 명이 우아우틀라에 있는 마리아 사비나의 집으로 향했다.** 마리아 사비나와 그 마을에 이런 관심은 파괴적이었다. 후에 왓슨은 "아름다운 우아우틀라에 가장 끔찍한 종류의 상업적 약탈의 폭풍이 불게 한"[25] 것이 자신의 책임이었다고 1970년 〈뉴욕타임스〉 외부인 칼럼에서 애처롭게 말했다. 우아

---

* 또 다른 여행에서 왓슨은 제약 회사의 화학자라고 자신을 소개한 제임스 무어James Moore를 데려갔다. 하지만 사실 무어는 CIA 자체의 사이키델릭 연구 프로그램인 MK-울트라를 위해 실로시빈을 얻으려고 했던 CIA 요원이었다.

** 왓슨은 마리아 사비나의 신원을 보호하는 데에 딱히 열의가 없었다. 〈라이프〉 기사가 나온 같은 주에 그는 자비출판으로 『버섯, 러시아, 그리고 역사Mushrooms, Russia, and History』라는 책을 냈고, 여기서 사비나의 이야기를 다시 하면서 이름은 전혀 바꾸지 않았다.

우틀라는 처음에는 비트족, 그다음에는 히피들의 메카가 되었고, 한때 신중한 비밀로 지켜졌던 신성한 버섯들은 이제 길거리에서 공개적으로 팔렸다. 마리아 사비나의 이웃들은 마을에 벌어진 일을 사비나의 탓으로 여겼다. 그녀의 집은 불에 탔고, 한동안 그녀는 감옥에 수감되기도 했다. 인생 말년에 사비나는 신성한 버섯을 R. 고든 왓슨, 그리고 결국에는 세상과 나눈 것에 대한 후회만 남았다. "외국인들이 오기 시작한 순간부터 성스러운 아이들은 순수함을 잃었어요. 그 힘을 잃었죠. 외국인들이 그 애들을 망쳐놨어요. 이제부터 그 애들은 아무 쓸모도 없을 거예요."[26] 그녀는 방문객에게 그렇게 말했다.

다음 날 아침 아래층으로 내려와 보니 폴 스테이메츠가 거실 커피 테이블 위에 자신의 버섯돌 수집품을 배열하고 있었다. 나는 이 공예품에 대해 읽어본 적은 있지만 본 적도, 만져본 적도 없었다. 이건 굉장히 인상적인 물건들로, 다양한 크기와 모양으로 현무암을 대충대충 조각해놓은 덩어리였다. 몇 개는 단순하고 커다란 버섯처럼 보였고, 어떤 것들은 밑에 다리가 서너 개가 있었고, 또 어떤 것들은 자루(또는 줄기)를 갖고 있었다. 이런 돌 수천 개가 스페인인들에 의해 부서졌지만, 200개 정도는 남은 것으로 알려져 있고, 스테이메츠는 이 중 열여섯 개를 갖고 있었다. 살아남은 돌 대부분은 과테말라 고원에서, 농부들이 밭을 갈다가 발견되곤 한다. 몇 개는 연대가 최소한 기원전 1000년까지 올라간다.

무거운 돌을 캐비닛에서 커피 테이블로 하나씩 옮겨 굉장히 신중하게 진열하는 동안 스테이메츠는 내게 불가능한 성스러운 물건을 다루는 복사처럼 보였다. 폴 스테이메츠가 R. 고든 왓슨의 적법한 후계자라는 생각이 문득 떠올랐다(왓슨 역시 버섯돌을 수집했고, 나는 그 일부를 하버드에서 보았다). 그는 자신의 급진적인 균류 중심적 우주론을 펼쳤고, 문화, 종교, 자연에서 향정신성 버섯의 중심적 역할을 발견할 때마다 그 증거라고 여겼다. 스테이메츠의 노트북은 자연에서 찍은 프실로키베 사진뿐만 아니라(그는 뛰어난 사진가다) 동굴벽화, 북아프리카 암각화, 중세 교회 건축물, 그리고 이슬람 디자인에서 버섯의 형태를 연상시키거나 프랙탈 형태의 기하학적 무늬를 통해 버섯 체험을 연상시키는 사진으로 가득했다. 고백하건대 나는 부단히 노력했지만 사진에서 버섯의 형상을 찾는 데에 대개 실패했다. 분명 버섯을 먹으면 더 도움이 될 것 같긴 하다.

이것은 다시금 모든 균류 중심적 사고의 정점인 테렌스 맥케나의 마약 원숭이설로 되돌아가게 만든다. 스테이메츠는 우리가 이 가설을 논의해 보기를 바랐다. 책을 읽는 것보다 맥케나가 자기 논지를 설명하는 것을 듣는 편이 훨씬 낫지만(유튜브에서 찾아볼 수 있다[27]), 그는 『신들의 음식Food of the Gods』(1992)에서 이것을 요약해 놓았다. 요는 프실로키베가 우리의 초기 인류 조상들에게 "초자연적 힘의 세계에 접근할 수 있게"[28] 해주었고, "인간의 자아 성찰을 시작시키는 촉매"[29]가 되었으며, "우리를 동물적 정신에서 빼내 정교한 언어와 상상력의 세계로 넘어가게"[30] 해주었다는 것이다. 언어의 발명에 대한 마지막 가설은 공감각 개념을 바탕으로 한 것이다. 이것은 사이키델릭이 유발하는 것으로 알려진 감각의 합병이다. 실로시빈의 영향하에서는 숫자가 색깔을 띠고, 색깔이 소리에 연결되는 등의 현상이 일어날 수 있다. 그는 언어가 원래는 아무 의미도 없는 소리가 개념과 연결되는 특별한 공감각적 사례에 해당한다고 주장했다. 그런 이유로 마약 원숭이설이 성립하는 것이다. 실로시빈 버섯은 우리에게 언어와 자아 성찰이라는 선물을 줌으로써 우리를 지금의 모습으로, 다시 말해 영장류 조상을 호모 사피엔스로 변모시켰다.

마약 원숭이설을 지지하는 증거나 이에 반하는 증거는 아직 없다. 초기 인류의 버섯 섭취가 화석 기록에 남아 있을 가능성은 희박하다. 버섯은 연조직이고 날것으로 먹을 수 있어서 지금까지 남을 만한 특별한 도구나 처리법이 필요 없었기 때문이다. 맥케나는 향정신성 버섯을 섭취하는 것이 어떻게 생물학적 진화, 즉 유전자 차원에서의 변화를 선정하는 데 영향을 미칠 수 있었는지에 관해서는 설명하지 않았다. 왓슨이 한 것처럼 향정신성 버섯이 문화적 진화에 영향을 미쳤다고 주장하는 것이 훨씬 더 쉬웠겠지만, 테렌스 맥케나의 머릿속에는 버섯에 대해 훨씬 더 야심 찬 계획이 있었던 모양이고, 그는 그 계획을 기꺼이 따랐다.

스테이메츠는 지난 몇 년 동안 맥케나와 좋은 친구가 되었고, 맥케나가 죽은 이래로(53세의 나이에 뇌종양으로 사망했다) 많은 강연에서 맥케나의 가설에 대해 설명하며 마약 원숭이설의 봉화를 이어갔다. 스테이메츠는 이것을 모두가 만족할 수준으로 입증하기가 어렵다는 점을 인정하면서도 실로 시빈이 "인류 진화의 중추였다"는 주장이 "굉장히 가능성 있다"고 여겼다. 나는 이 버섯의 어떤 부분이, 그리고 이들이 인간의 정신에 가한 체험의 어떤 면이 이런 지적 사치와 확신에 불을 지피는 걸까 궁금해졌다.

맥케나 같은 균류 전도사들의 이야기는, 마치 이 버섯의 힘을 직접 느낀 사람들이 그들의 체험으로부터 이 버섯이 모든 것을 설명해주는 원동력이자 일종의 신이라는 확신을 갖게 된 개종 이야기처럼 느껴진다. 그들 인생의 중대한 임무가 이제 분명해졌다. 이 소식을 세상에 알리는 것이다!

이제 이 모든 것들을 버섯의 관점에서 생각해 보자. 생화학적 우연으로 시작된 것이 종의 범위와 수를 늘리는 천재적인 전략이 되었다. 호모 사피엔스라는 영리하고 멀리까지 이동하는(그리고 말재주가 좋고!) 동물의 열렬한 헌신을 얻은 덕택이다. 맥케나의 생각에는 자신의 이득을 가장 늘릴 수 있는 방향으로 정확하게 정신을 형성시킨 것이, 즉 언어라는 도구를 부여하고 상상력에 불을 지핀 것이 바로 버섯 자체이다. 얼마나 무시무시하게 영리한가! 폴 스테이메츠가 그들의 지능을 확신하는 것도 놀랄 일이 아니다.

다음 날 아침, 남쪽으로의 여행을 위해 차에 짐을 싣기 전에 스테이메츠가 나에게 또 다른 선물을 주려 했다. 우리는 그의 사무실에서 컴퓨터로 몇 장의 사진을 보고 있었는데, 그때 그가 아마두 모자가 쌓여 있는 선반을 열었다. "이게 당신에게 맞는지 한 번 봅시다." 대부분의 버섯 모자는 나에게 너무 컸지만, 나는 내 머리에 편안하게 잘 맞는 것을 하나 찾았고 그에게 고맙다고 말했다. 모자는 놀랄 만큼 부드럽고 거의 무게가 느껴지지 않았으나, 머리 위에 버섯을 얹고 있는 게 어쩐지 우습게 느껴져서 나는 조심스레 모자를 짐 안에 넣었다.

일요일 아침 일찍 우리는 서쪽의 태평양 연안으로 차를 몰고 가서 남쪽으로 컬럼비아강을 향해 갔다. 중간에 롱 비치의 리조트 마을에 들러 점심을 먹고 야영 준비물을 샀다. 12월 첫 주라서 마을은 조용했고 인적이 드물었다. 스테이메츠는 프실로키베 아주레스켄스를 구하러 어디로 가는지 정확한 위치는 공개하지 말아 달라고 요청했다. 내가 말할 수 있는 것은 컬럼비아강의 널따란 입구에는 포트 스티븐스, 케이프 디스어포인트먼트, 루이스 앤 클라크 국립 역사공원, 이렇게 세 개의 공원이 있고 우리는 그중 하나에 머물렀다는 것뿐이다. 수년 동안 아주레스켄스를 찾으러 여기에 왔던 스테이메츠는 산림 경비가 자신을 알아볼까 봐 약간 예민해진 상태였다. 그래서 그는 내가 사무실에 가 등록을 하고 우리 유르트로 가는 방향을 알려주는 지도를 가져올 동안 차에 있었다.

짐을 풀고 정리하자마자 우리는 부츠 끈을 매고 버섯을 찾으러 나갔다.

이것은 사실 땅을 쳐다보면서 사구를 따라 관목 사이로, 그리고 유르트 옆에 있는 풀밭을 두서없이 왔다 갔다 걸어 다닌다는 뜻이다. 우리는 실로시빈처럼 몸을 구부린 자세로 다니다가 차가 오는 소리가 나면 고개를 들었다. 버섯을 찾는 것은 대부분의 주립공원에서 금지되어 있고, 실로시빈 버섯 소지는 주 범죄이자 연방 범죄이다.

기온은 10도 정도였고, 하늘은 흐렸다. 12월의 북쪽 태평양 연안치고는 온화한 날이었다. 보통은 춥고, 축축하고, 비바람이 몰아치는 편이니까 말이다. 우리는 공원 전체를 거의 독차지한 상태였다. 풍경은 아름답고 황량했다. 바다에서 불어오는 바람 때문에 낮고 각 지게 가지치기한 소나무들과 유목流木이 가득한 끝이 없고 평평한 모래 해변, 해변을 따라 여기저기 하나씩 올라와 있는, 폭풍우에 부러진 거대한 통나무들. 이 통나무들은 벌목 산업계의 손길에서 빠져나와 수백 킬로미터 상류에 있는 오래된 숲에서 컬럼비아강을 따라 여기까지 내려온 것들이었다.

스테이메츠는 프실로키베 아주레스켄스 역시 원래 숲에 있다가 이런 통나무를 타고 지금까지 이 종이 발견되는 유일한 장소인 컬럼비아강 입구, 바로 여기까지 내려왔을 거라고 추측했다. 어떤 균사체는 실제로 나뭇결 속에 들어가 그곳에 살며 나무와 공생 관계를 형성하기도 한다. 스테이메츠는 균사체가 나무 숙주에서 일종의 면역체계 역할을 한다고 믿는다. 양분과 서식지를 얻는 대가로 나무를 질병과 해충으로부터 지켜주는 항박테리아, 항바이러스, 살충 물질을 분비하는 것이다.

넓어지는 나선형 길을 따라서, 풀이 난 언덕 위로 8자를 그리며 걷는 동안 스테이메츠는 꾸준하게 진균학 지식을 이야기했다. 버섯 채집의 한 가지 좋은 점은 목소리 때문에 이들을 놀라게 만들 걱정을 할 필요가 없다는 것이다. 그는 쭝쭝 멈춰서 나에게 버섯을 보여주었다. 작은 갈색 버섯들은 구분하기 어렵기로 악명 높지만, 스테이메츠는 거의 항상 그 라틴어 학명과 몇 가지 재미있는 사실을 바로바로 이야기할 수 있었다. 한 번은 나에게 루술라Russula를 건네고서 먹기 좋다고 이야기했다. 나는 불그스름한 갓을 약간 씹어보고 바로 뱉었다. 대단히 매웠다. 신입에게 이 특정 루술라를 권하는 것이 진균학자들의 오래된 신고식인 모양이었다.

나는 실로시빈일 수도 있고, 아닐 수도 있는 수많은 LBM을 보았고, 확인을 위해 계속 스테이메츠를 붙잡았다. 그는 내가 마침내 이 소중한 추적 대상을 찾아냈다는 희망의 거품을 매번 터뜨렸다. 소득 없는 탐색이 한두 시간 계속된 끝에 스테이메츠는 우리가 아주레스켄스를 찾기에는 너무 늦은 시기에 왔는지도 모른다고 소리 내서 말했다.

그때 갑자기, 흥분된 낮은 목소리로 그가 말했다. "찾았어요!" 나는 그에게 달려가서 어디서 어떻게 자라는지 보게 그 자리에 그냥 두라고 말했다. 버섯 채집가들이 종종 말하는 것처럼 이를 통해 "눈에 익히고" 싶었다. 우리가 찾던 물체의 시각적 패턴을 눈에 잘 새겨놓으면 시야에서 훨씬 더 두드러지게 눈에 들어올 수 있다(실제로 이런 현상의 기술적 이름은 "돌출 효과pop-out effect"이다).

그것은 매끄럽고, 살짝 윤기가 나는 캐러멜색 갓을 지닌 작고 잘생긴 버섯이었다. 스테이메츠는 내가 그것을 따게 해주었다. 버섯은 놀랄 만큼 끈질기게 버텼고, 약간의 이파리 조각과 흙, 밝은 하얀색 균사체를 매단 채 마침내 땅에서 떨어졌다. "자루에 멍이 들게 해봐요." 스테이메츠가 제안했다. 나는 버섯을 건드렸고, 몇 분 안에 내가 문질렀던 부분에 파란 자국이 생겼다. "그게 실로신이에요." 나는 내가 그렇게 많이 읽어본 화학 물질을 실제로 보게 될 거라고는 상상도 못했었다.

버섯은 우리 유르트에서 돌을 던지면 닿을 거리에, 바로 주차장 가장자리에서 자라고 있었다. "많은 실로시빈 버섯 종들처럼 아주레스켄스는 생태학적 가장자리에 있는 생물이에요. 우리가 어디 있는지 봐요. 대륙의 가장자리, 생태계 가장자리, 문명의 가장자리에 있죠. 물론 이 버섯들은 우리를 의식의 가장자리로 데려가 줍니다." 스테이메츠가 말했다. 버섯에 관해서라면 굉장히 진지해지는 그는 이때에야 나와의 대화에서 처음으로 농담을 했다. "프실로키베 아주레스켄스를 알려주는 최고의 지표생물이 뭔지 알아요? 위네바고(캠핑카 브랜드 - 옮긴이)죠." 우리가 이 공원에서 처음 아주레스켄스를 찾아다닌 사람은 아니었고, 버섯을 딴 사람은 누구든 그 뒤로 보이지 않는 포자 구름을 달고 다닌다. 이것이 요정의 가루라는 개념의 기원이라고 그는 믿는다. 그런 자취의 끝에는 종종 야영지나 차량, 즉 위네바고가 있다.

우리는 그날 오후에 일곱 개의 아주레스켄스를 발견했다. 우리라고 하지만 사실 스테이메츠를 뜻하는 거다. 나는 겨우 한 개만 발견했고, 그것도 스테이메츠가 미소를 지으며 엄지를 들어 보일 때까지는 프실로키베인지 확신하지 못했다. 내가 찾아낸 다른 대여섯 종들과 완전히 똑같아 보였다고 맹세할 수 있다. 스테이메츠는 끈기 있게 나에게 버섯의 형태학을 가르쳐주었고, 다음 날 내 운은 훨씬 나아져서 나 혼자 네 개의 조그만 캐러멜색 예쁜 이들을 찾아냈다. 대단한 업적은 아니지만, 스테이메츠는 이 버섯 중 하나만 있어도 상당한 정신 여행을 다녀올 수 있다고 말해주었다.

그날 저녁, 우리는 일곱 개의 버섯을 종이타월 위에 조심스레 놓고 사진을 찍은 다음 유르트의 실내 난방기 앞에 놓고 말렸다. 몇 시간 안에 뜨거운 공기가 애초에 별로 인상적이지 않았던 버섯을 무심코 지나치기 쉬운 쪼글쪼글한 회청색 조각으로 만들었다. 이렇게 매력이라고는 없는 것이 그런 결과를 불러올 수 있다는 생각은 믿기가 어려웠다.

나는 아주레스켄스를 해볼 기회만 기다렸지만, 저녁이 끝나기 전에 스테이베츠가 내 열의를 꺾어놨다. "아주레스켄스는 지나치게 강할 수 있어요." 그는 맥주를 들고 우리 유르드 바깥 모닥불 앞에 서서 나에게 말했다. 해가 지고 난 후 우리는 해변으로 가서 차량 전조등에 의지해 맛조개를 찾았었고, 지금 불 위에서 양파와 함께 그것들을 익히고 있었다.

"그리고 아주레스켄스는 어떤 사람들은 불편하게 느끼는 부작용을 일으킬 수 있어요."

뭐라고?

"일시적 마비죠." 그는 사무적으로 말했다. 그는 아주레스켄스를 한 몇몇 사람들이 일정 시간 동안 근육을 움직일 수 없다는 사실을 알게 되었다고 설명했다. 안전한 곳에 있다면 감당할 수도 있다고 그는 이야기했다. "하지만 야외에 있고 날씨가 갑자기 추워지고 비가 온다면요? 저체온증으로 죽을 수도 있어요." 아주레스켄스에 대한 그리 좋은 광고는 아니었다. 그 종을 발견해서 이름을 붙인 남자가 하는 말이라 더했다. 갑자기 이걸 먹어보고 싶은 열의가 상당히 줄었다.

그 주말에 내가 계속해서 떠올린 의문은 이거였다. 도대체 왜 버섯은 그걸 먹은 동물의 정신에 그런 과격한 영향을 미치는 화학 물질을 구태여 생산하게 된 걸까? 이 기묘한 화학 물질이 버섯을 위해 대체 뭘 하는 걸까? 스테이메츠와 맥케나가 한 것처럼 이 현상에 관해 준-신비적quasi-mystical 설명을 할지도 모르겠다. 그 두 사람은 신경화학이야말로 자연이 우리와 소통하는 언어이고, 자연이 우리에게 실로시빈을 통해 뭔가 중요한 것을 말하려는 거라고 주장했다. 하지만 이것은 나에게 과학적 가설이라기보다는 시적인 비유에 가깝게 들린다.

내가 찾은 최선의 대답은 몇 주 후에 에버그린 주립대학교에서 폴 스테이메츠의 지도 교수였던 화학자 마이클 뷰그에게서 나왔다. 우리의 야영지에서 약 250킬로미터 상류에 있는 컬럼비아강 협곡에 위치한 그의 집으로 전화를 걸었을 때 뷰그는 자신이 교직에서 은퇴했고 최근에는 프실로키베에 관해 거의 생각해 보지 않았다고 말했지만, 내 질문에 흥미를 느낀 것 같았다.

나는 그에게 실로시빈이 버섯의 방어용 화학 물질이라고 믿을 만한 이유가 있냐고 물었다. 해충과 질병에 대한 방어는 식물에서 소위 이차 대사산물이 지닌 가장 흔한 역할이다. 흥미롭게도 많은 식물의 독소가 해충을 직접 죽이는 대신 독이나 정신자극제 역할을 하는 경우가 있고, 따라서 인간은 이들 다수를 의식을 변화시키는 약물로 사용한다. 왜 식물은 포식자를 그냥 죽여 버리지 않는 걸까? 아마도 그렇게 하면 금세 저항성이 생기지만 신경전달 네트워크를 방해하면 포식자의 주의를 분산하거나, 더 좋게는 스스로 자신의 수명을 단축할 수도 있는 위험한 행동을 하게 만들 수도 있기 때문이다. 굶주린 새의 주의를 끌 만한 행동을 하는 약물에 취한 곤충을 생각해 보라.

하지만 뷰그는 실로시빈이 방어용 화학 물질이라면, "저의 학생이었던 폴 스테이메츠가 오래전에 거기에 달려들어 항진균제, 항균제, 혹은 살충제로 만들 방법을 찾았을 겁니다"라고 말했다. 사실 뷰그는 버섯에서 실로시빈과 실로신 수치를 확인해 보고 생물체에서 가장 방어를 잘 하고 있을 만한 부분인 균사체에는 이것이 아주 소량밖에 없다는 사실을 알아냈다. "대신에 화학 물질은 자실체에 있어요. 가끔은 건조 중량으로 2퍼센트가 넘게 있죠!" 어마어마한 양이다. 생물체에서 우선적으로 방어해야 하는 부분이 전혀 아닌데 말이다.

버섯의 실로시빈이 "대사 경로의 우연"으로 시작되었다 해도, 종의 진화과정에서 없어지지 않았다는 것은 이게 뭔가 이득이 있을 거라는 의미이다. "제 최선의 주측은 가장 많은 실로시빈을 생산하는 미섯이 선택적으로 먹혔고, 그래서 이들의 포자가 더 널리 퍼졌다는 겁니다." 뷰그가 말했다.

누가, 혹은 무엇이 먹었다는 걸까? 왜? 뷰그는 말과 양, 개를 포함해 많은 동물들이 실로시빈 버섯을 먹는 것으로 알려져 있다고 말한다. 소를 비롯한 몇몇 동물은 전혀 영향을 받지 않는 것으로 보이지만, 많은 동물들이 가끔씩 의식의 변화를 즐기는 것 같다. 뷰그는 북아메리카 진균협회North American Mycological Association에서 버섯 중독에 관련된 보고를 모으는 임무를 맡고 있는데, 수년 동안 방목장에서 비틀거리는 말과 "프실로키베를 집어먹고 환각 상태에 빠진 것 같은" 개에 관한 이야기를 들었다. 여러 영장류(인간을 제외하고)도 사이키델릭 버섯을 즐기는 것으로 알려져 있다. 변성의식상태를 즐기는 동물들이 실로시빈이 멀리까지 퍼지는 것을 도와준 것 같다. "실로시빈과 실로신을 더 많이 생산하는 종들의 균주가 선호되었고, 그래서 점점 더 널리 퍼진 걸로 보입니다."

사이키델릭 버섯은 소량 섭취하면 감각을 더 예민하게 만들고 집중력을 강하게 해서 동물의 신체적 능력을 강화할 수 있다. 2015년 〈민족약학저널 Journal of Ethnopharmacology〉에 실린 리뷰 논문에는 세계의 여러 부족이 개의 사냥 능력을 강화하기 위해 향정신성 식물을 먹인다는 이야기가 실려 있다.*

하지만 고용량으로 투약하면 사이키델릭 버섯을 먹은 동물이 생존에 불이익을 받을 거라고 생각할 수 있고, 대부분이 확실히 그렇다. 그러나 선택된 몇몇에게는 버섯의 효과가 그들 자신에게뿐만 아니라 그 집단에, 심지어는 그 종에 적응적 가치를 선사할 수도 있다.

우리는 지금 이탈리아의 민족 식물학자 지오르지오 사모리니Giorgio Samorini가 인도하는, 추측성이 강하고 약간은 불안정한 분야를 헤쳐가고 있

---

* 저자는 "환각성 식물이 사냥과 관계없는 신호를 줄이고 사냥감의 감지 및 포획과 직접적으로 관련된 감각 지각(대개 후각)을 강화하여 사냥개의 지각을 변화시킨다"고 결론을 내렸다. 브래들리 C. 베넷과 로시오 알라르콘, "사냥과 환각제: 개의 사냥 능력을 향상시키기 위한 향정신성 및 다른 식물의 사용Hunting and Hallucinogens: The Use Psychoactive and Other Plants to Improve the Hunting Ability of Dogs," Journal of Ethnopharmacology 171 (2015): 171-83

는 중이다. 『동물과 사이키델릭: 자연계, 그리고 의식을 변화시키려는 본능 Animals and Psychedelics: The Natural World and the Instinct to Alter Consciousness』이라는 책에서 사모리니는 빠른 환경 변화나 위기의 시기에 집단의 몇몇이 익숙한 조건적 반응을 그만두고 근본적으로 새롭고 전혀 다른 행동을 시험해 보는 것이 집단의 생존을 보장할 수 있다는 가설을 세웠다. 유전적 돌연변이와 아주 비슷하게 이런 새로운 행동 대부분은 재앙적 결과를 맞고 자연선택에 의해 폐기된다. 하지만 확률의 법칙은 이 새로운 행동 중 일부가 유용한 것으로 판명되고, 개인과 집단, 어쩌면 종 전체가 환경 속에서 빠른 변화에 적응하는 것을 도와줄 수 있다고 이야기한다.

사모리니는 이것을 "탈패턴화 요소depatterning factor"라고 부른다.[31] 종의 진화에서는 기존의 패턴이 더 이상 소용이 없고, 사이키델릭이 일으키는 급진적이고 혁신적일 수 있는 지각과 행동이 종의 적응 가능성을 극대화하는 경우가 간혹 있다. 이것을 한 개체군에서 신경화학적으로 유발된 변이의 원천이라고 생각하라.

사모리니의 근사한 가설을 우리 인간 종과 오늘날 우리가 맞이한 힘겨운 상황을 떠올리지 않으면서 읽기란 어렵다. 호모 사피엔스는 정신적, 행동적 탈패턴화가 필요한 위기의 시대에 도달한 걸지도 모른다. 이게 자연이 우리에게 지금 이런 환각성 분자를 보낸 이유 아닐까?

폴 스테이메츠에게 이런 생각은 조금도 억지스럽게 들리지 않는다. 우리는 화덕 옆에 섰고, 저녁 식사가 팬에서 지글거리고 따뜻한 빛이 얼굴 위로 일렁거리는 농안, 스테이메츠는 버섯이 자신에게 자연에 대해 기르쳐준 것을 이야기했다. 그는 꾸밈없고, 달변이고, 당당했으며, 가끔은 타당성이라는 끈을 놓아버릴 위험에 아슬아슬하게 걸쳐져 있기도 했다. 우리는 맥주를 조금 마셨고, 아주레스켄스에는 손대지 않았지만 대마초를 약간 피웠다. 스테이메츠는 실로시빈이 지구가 보낸 화학적 메신저라는 아이디어에 대해서, 우리가 의식과 언어라는 능력 덕분에 그 부름을 들을 자들로 선택되었으며 너무 늦기 전에 행동해야 한다고 설명했다.

"식물과 버섯은 지능을 갖고 있고, 우리가 환경을 돌보기를 바라죠. 그래서 우리가 이해할 수 있는 방식으로 우리에게 말을 거는 겁니다." 왜 우리일까? "우리 인간은 지구상에서 개체 수가 가장 많은 이족보행 생물체이기 때문에 일부 식물과 버섯은 특히 우리의 도움을 받는 데에 관심이 있어요. 전 그들이 의식을 갖고 있고 우리에게 생화학적으로 말을 걸어서 계속적으로 우리 진화의 방향을 이끌려고 한다고 생각해요. 우리는 그저 그 이야기에 좀 더 귀를 기울이면 되는 거예요."

이것은 스테이메츠가 수많은 강연과 인터뷰에서 반복적으로 말한 이야기였다. "버섯은 저에게 모든 생명체와, 우리가 공유하는 분자 매트릭스가 상호연결되어 있다는 사실을 가르쳐줬어요." 그는 또 다른 대화 때 설명했다. "전 더 이상 폴 스테이메츠라고 하는 인간의 껍데기에 들어 있다고 느끼지 않아요. 전 자연을 흘러 다니는 분자 흐름의 일부죠. 전 잠시 목소리를 얻었고, 의식도 얻었지만, 제가 태어났고 인생의 끝에서 다시 돌아가게 될 이 우주 먼지 연속체의 일부라고 느껴요." 스테이메츠는 내가 홉킨스에서 만났던 자원자들, 다시 말해 완전한 신비 체험을 했고 한 개인으로서의 자신에 대한 감각이 더 큰 전체, 즉 "통합적 의식unitive consciousness"에 합쳐진 그런 사람들과 아주 비슷하게 말했다. 스테이메츠의 경우에는 자연이라는 거미줄 속에, 그리 겸손하지 않은 하인으로서 삽입된 거였다.

"전 프실로키베가 저에게 균류의 진화를 유도하고 속도를 내는 걸 도울 수 있는 새로운 통찰을 줬다고 생각해요. 그래서 우리가 우리 문제에 대한 해결책을 찾을 수 있도록요." 그는 보통의 속도로 일어나는 진화로는 제때 해결책이 제시되기를 기다릴 수 없는 이런 생태학적 위기 상황에서는 더욱 그렇다고 주장했다. 탈패턴화가 시작되도록 하는 것이다.

스테이메츠가 이야기를 하고 또 하는 동안에 나는 머릿속으로 알렉스 그레이의 괴상한 마약 원숭이 그림을, 그의 털북숭이 머리에서 생각이 회오리처럼 쏟아져 나오던 장면을 떠올리지 않을 수 없었다. 스테이메츠가 말한 수많은 것들이 독학자의 원대한 추측과, 결국에 모든 사람들을 잠들게 만드는, 약에 취한 괴짜의 야밤 독백 사이의 좁은 길을 위태롭게 넘나들었다. 하지만 내가 그의 두서없는 이야기에 점차 인내심을 잃어가고 유르트 안에서 나의 슬리핑백이 부르는 소리가 들리는 것 같을 때 그나 혹은 내가 고비를 넘겼고, 그의 진균학적 예언이 갑자기 좀 더 관대하게 들리기 시작했다.

그 전날에 스테이메츠는 대학을 졸업하자마자 창립한 회사 풍기 페르펙티의 실험실과 재배실을 나에게 보여주었다. 그의 집에서 상록수림을 조금만 걸어가면 나오는 풍기 페르펙티는 퀸셋식 오두막이나 작은 격납고처럼 기다란 하얀 금속 건물이 연이어 서 있는 형태였다. 바깥에는 목재칩 더미, 버려진 균류, 성장용 배지가 있었다. 건물 몇 개에는 그가 의약용·식용 버섯을 키우는 재배실이 있었고, 다른 곳에는 조직을 배양해 균류를 증식하고 실험을 하는 무균실과 조직배양기가 있는 연구 시설이 자리하고 있었다. 사무실 벽에는 그의 특허 여러 개가 액자에 걸려 있었다. 이 액자들은 스테이메츠가 확실히 수다쟁이이긴 하지만, 그가 말만 하는 사람은 아니라는 사실을 상기해 주었다. 그는 실제로 행동하는 사람이기도 했다. 그는 성공한 연구자이자 버섯을 이용해 의학부터 환경 복원, 농경과 임업, 심지어 국방에 이르기까지 놀랄 만큼 넓은 분야에서 독창적인 기여를 하는 사업가였다. 스테이메츠는 좀 특별한 부류이기는 하지만 실제로 과학자였다.

나는 몇 주 후 알렉산더 폰 훔볼트Alexander von Humboldt의 멋진 전기를 읽을 때까지는 그가 정확히 어떤 종류의 과학자인지 완전히 이해하지 못했다. 훔볼트는 19세기 초 독일의 위대한 과학자로(괴테의 동료이기도 했다), 자연계에 대한 우리의 이해에 혁명을 가져온 인물이다. 훔볼트는 우리의 감정, 감각, 상상력, 즉 인간의 주관성을 발휘하면 자연의 비밀을 파헤칠 수 있다고 믿었다. "자연은 인간의 영혼에 익숙한 목소리로 인간에게 말을 한다."[32] 자연 체계를 조직하는 순서와 아름다움이 있다. 훔볼트는 이 체계의 명칭으로 "가이아"를 잠깐 고려했지만 "코스모스"라고 부르기로 했다. 하지만 이 체계는 인간의 상상력이 없었다면 우리에게 결코 그 모습을 드러내지 않았을 것이다. 물론 상상력도 자연의 산물이고, 우리가 자연을 이해할 수 있도록 자연이 우리에게 부여한 것이다. 훔볼트에게는 자연의 바깥에, 높은 곳에서 내려다보는 것처럼 완벽한 객관성을 갖고 자연을 관찰하려 하는 현대 과학자들의 자만심이 질색이었을 것이다. "나 자신은 자연과 동일하다."[33]

　나의 생각처럼 스테이메츠가 과학자라면 아마도 훔볼트와 비슷한 유형일 것이고, 그는 훔볼트를 연상케 한다. 그가 기여한 것들이 훔볼트의 것과 같은 수준이라고 말하려는 것은 아니다. 하지만 그 역시 좋게 말해도 아마추어이고, 독학했고, 자격증이 없고, 학문의 경계를 넘나드는 것을 개의치 않는다. 그 역시 뛰어난 동식물 연구자이자 발명가로, 여러 생물종을 발견하고 다수의 특허를 보유했다. 그 역시 자연의 목소리를 듣고, 가끔 좀 터무니없긴 해도 상상력 덕분에 다른 사람들은 보지 못하는 체계를 볼 수 있다. 예를 들어 숲에서 우리의 발밑에서 무슨 일이 일어나고 있는지 같은 것들 말이다. 이를테면 "지구의 인터넷", "자연의 신경학적 네트워크", 그리고 "숲의 면역 체계" 같은 것이 떠오른다. 낭만적으로 들리는 비유지만, 확실하게 인정된 사실이기도 하다.

　스테이메츠와 수많은 소위 낭만주의 과학자들(훔볼트와 괴테, 조셉 뱅크스Joseph Banks, 에라스무스 다윈Erasmus Darwin 같은 사람들, 그리고 나는 소로

Thoreau도 포함하겠다) 양쪽 모두에게서 내가 놀라는 것은 자연이 그 이후 전문가들의 좀 더 차가운 손에 있을 때보다 그들의 손에 있을 때 훨씬 더 살아 숨쉬는 것처럼 느껴진다는 점이다. 좀 더 전문화된 현대의 과학자(1834년까지 존재하지 않았던 단어이다)들은 과학을 점차 실내로 옮기고, 자연을 관찰할 수 있는 도구를 이용해 인간의 눈에는 보이지 않는 수준까지 자연을 들여다보기 시작했다. 이런 이동은 연구의 대상을 미묘하게 바꾸었고 사실상 더욱 대상화했다.

낭만주의 과학자들(나는 이들 속에 스테이메츠도 포함시키겠다)은 자연을 개별 사물의 집합이 아니라 주체들이 빽빽하게 얽힌 거미줄로 본다. 이 주체들은 하나하나가 서로에 대해 공진화라고 하는 위대한 춤을 추고 있다. "모든 것이 상호작용하고 서로에게 영향을 미친다."[34] 훔볼트는 이렇게 말했다. 그들은 이 주체들의 춤을 볼 수 있다. 그들은 식물의 관점, 동물의 관점, 미생물의 관점, 그리고 버섯의 관점을, 즉 관찰만큼이나 상상력에 의존하는 그런 시각을 키웠기 때문이다.

내 생각에 현대인들은 상상력을 통한 도약을 하기가 훨씬 힘들 것이다. 우리의 과학과 기술은 우리에게 정확히 반대편으로 가라고, 자연과 우리 외의 모든 생물종들을 객관화하라고 가르쳤다. 물론 우리에게 아주 많은 것을 준 이런 관점의 실용적인 힘은 인정해야 할 것이다. 하지만 그와 동시에 물질적인 부분뿐만 아니라 영적인 부분에서 치러야 한 대가도 인정해야 한다. 그러나, 오래되고 좀 더 마법에 가까운 이 관점은 여전히 유효할 수도 있다. 작은 예를 하나 들자면, 폴 스테이메츠가 꿀벌이 나무 더미에 들르는 걸 좋아하는 이유가 벌떼가 살아남기 위해 필요한 항균 물질을 생산하는 부생균 사체를 먹어 자가 치료를 하기 위해서라는 것을 알아낸 것처럼 말이다. 균류는 그것을 무엇과 교환하는 걸까? …… 아직까지 상상할 수 없는 무언가인 것 같다.

종결부

그 주말에 스테이메츠와 내가 발견한 아주레스켄스가 어떻게 되었는지 궁금할지도 모르겠다. 몇 개월이 지나고 나는 우리 가족이 전에 살았던, 추억이 가득한 뉴잉글랜드의 주택에서 한여름을 보내던 중에 주디스와 함께 버섯을 먹었다. 나는 두 개의 컵에 조그만 버섯을 두 개씩 부숴서 넣고 그 위에 뜨거운 물을 부어 차로 만들었다. 스테이메츠가 배를 아프게 만드는 물질을 없애기 위해서 버섯을 "조리하라"고 권했기 때문이다. 주디스와 나는 각각 반 컵 분량의 버섯 차와 버섯 조각을 섭취했다. 나는 실로시빈이 효과를 보일 때까지 기다리는 동안 집 근처의 흙길을 산책하자고 제안했다.

하지만 겨우 20분 정도 지났을 때 주디스가 "뭔가가 느껴진다"고 말했다. 기분 좋은 것은 전혀 아니었다. 주디스는 더 이상 걷고 싶지 않다고 말했지만, 우리는 집에서 최소한 1.6킬로미터는 떨어져 있었다. 주디스는 나에게 정신과 몸이 서로 반대편으로 갈라지는 것 같고, 정신이 머리에서 빠져나와 새나 곤충처럼 나무 위로 올라가는 것 같다고 말했다.

"집에 가서 안전하게 있고 싶어." 주디스가 이제 다급하게 말했다. 서둘러 빠른 속도로 집으로 돌아가는 동안 나는 아내를 진정시키기 위해 노력했다. 날은 뜨겁고 공기는 습기로 무거웠다. 아내가 말했다. "난 정말 아무하고도 마주치고 싶지 않아." 나는 그럴 일 없다고 장담했다. 나는 아직도 거의 나 자신처럼 느껴졌지만, 그건 주디스의 고통 때문에 버섯의 감각을 느끼지 못하고 있는 걸 수도 있었다. 이웃 사람이 우연히 지나가다가 차창을 내리고 말을 걸 경우에 대비해서, 금세 악몽이 될 수도 있는 상황에 대비해서 누군가는 정상적으로 행동할 준비가 되어 있어야 했다. 사실 집으로 돌아오기 직전에, 이제 우리 둘 다 그 감각을 느끼고 있을 때 이웃의 픽업트럭이 우리 쪽으로 오는 게 보였고, 우리는 죄 지은 아이들처럼 차가 지나갈 때까지 수

풀 뒤에 웅크리고 숨었다.

주디스는 곧장 거실의 소파로 가서 커튼을 치고 드러누웠고, 나는 부엌으로 가서 버섯 차가 담긴 컵을 비웠다. 아직도 그리 많이 느껴지지 않았기 때문이었다. 아내가 좀 걱정이 됐지만, 그녀는 거실 소파에 자리를 잡고 나니 기분이 나아졌고 이제 괜찮다고 말했다.

나는 실내로 들어오려 하는 아내의 마음을 잘 이해할 수가 없었다. 나는 밖으로 나가 방충망이 달린 베란다에 잠시 앉아 정원에서 나는 소리를 들었다. 갑자기 볼륨을 확 높인 것처럼 소리가 아주 커졌다. 공기는 꼼짝하지 않았지만, 곤충이 정신없이 날아다니는 소리와 벌새가 윙윙거리는 소리가 섞여 이전에는 들어본 적 없을 정도로 요란한 불협화음을 만들었다. 그게 내 신경을 자극하기 시작하자 나는 그 소리를 아름답다고 생각하는 편이 좋겠다고 결심했고, 그 순간 갑자기 소리가 아름다워졌다. 손가락 하나 까딱하고 싶지 않았지만 한쪽 팔, 그다음에는 다리를 들어올려 보았고, 마비되지는 않았다는 사실을 깨닫고 안도했다.

눈을 감을 때마다 내 눈꺼풀 뒤쪽이 스크린이 된 것처럼 영상이 무작위로 떠올랐다. 내 메모에는 이렇게 기록되어 있다. '프랙탈 무늬, 나뭇잎 사이를 뚫고 가는 터널, 격자 모양을 형성하는 굵은 덩굴.' 하지만 내 시야를 통제할 수 없다는 사실에 공포가 치미는 걸 느낀 순간, 나는 조금이나마 정상적인 감각을 되찾기 위해 내가 해야 할 일은 그저 눈을 뜨는 거라는 사실을 깨달았다. 눈을 뜨고 감는 것은 채널을 바꾸는 것 같았다. 나는 생각했다. "난 이 체험을 해내는 방법을 배우고 있는 거야."

8월의 그날 오후가 지나는 동안 많은 일이 일어났다. 혹은 일어나는 것처럼 보였다. 하지만 나는 여기서 경험의 한 가지 요소에만 집중하고 싶다. 이것이 실로시빈이 유발하는 것으로 보이는, 자연과 그 안에서 우리의 위치에 대한 질문과 관련이 있는 것 같기 때문이다. 최소한 나에게는 그랬다. 나는 지금은 다른 삶처럼 느껴지는, 25년 전에 내가 직접 지은 조그만 건물인 글 쓰는 집으로 걸어가야겠다고 생각했다. 그곳은 멋진 기억이 가득한 장소였다. 나는 이 작은 방에서 연못과 우리 집 정원이 보이는 커다란 창문 앞에 앉아 두 권 반의 책을 썼다(그곳을 짓는 것에 관한 책을 포함해서).

하지만 여전히 주디스가 약간 걱정이 되어서 집에서 너무 멀리 가기 전에 안으로 들어가 아내를 확인했다. 아내는 소파 위에 누워서 차갑고 축축한 수건을 눈 위에 올리고 있었다. 아내는 괜찮았다. "나 굉장히 흥미로운 영상을 보고 있어." 아내가 말했다. 커피 테이블 위의 얼룩이 살아나서 아내가 눈을 뗄 수 없는 방식으로 빙빙 돌고 모양을 바꾸고 표면에서 솟아오르는 모양이었다. 주디스는 혼자서 이 영상을 더 깊이 파고 들어가고 싶다고 분명하게 말했다. 아내는 화가였다. "평행놀이parallel play(아이들이 함께 앉아 서로 간섭하지 않고 각자의 놀이를 하는 것 - 옮긴이)"라는 단어가 내 머릿속에 떠올랐고, 남은 오후는 그렇게 보내기로 했다.

나는 밖으로 나왔다. 발이 불안정하고 다리는 마치 고무처럼 흐늘거렸다. 정원은 온갖 활동으로 북적거렸다. 잠자리가 공중에서 복잡한 무늬를 그렸고, 내가 스치고 지나가자 개양귀비의 열매가 뱀처럼 덜그럭거렸다. 풀협죽도는 그 달콤하고 진한 향기를 공중에 뿜어냈고, 공기 자체의 밀도가 굉장히 높아서 이를 가르고 나아가야만 했다. 정원을 가로질러 가는 동안 "사무치다"는 단어와 감각이 내 안에서 넘쳐 흘렀고, 이런 느낌은 나중에 다시 한 번 치솟았다. 어쩌면 우리가 더 이상 거주하지 않는 이곳, 우리가 부부로서, 그다음에는 가족으로서 아주 많은 여름을 보냈고 지금 이 순간 강렬하게 현재처럼 느껴지는 이 정원이 실은 이제 되찾을 수 없는 과거의 일부라는 사실 때문일지도 모른다. 마치 귀중한 추억이 그냥 떠오른 정도가 아니라 실제로 아름다우면서도 잔인하게 부활해서 되살아난 것 같았다. 또 마음 아픈 것은 시간의 흐름에서 지금 이 순간의 덧없음, 계절이 바뀌는 길목에 있는 8

월 말 뉴잉글랜드 정원이 주는 완숙함이었다. 새벽이 오기 전에 구름 한 점 없는 밤이 금세 찾아올 거고, 서리가 내리면 이 웅웅거림과 꽃과 향기는 예고도 없이 모두 사라질 것이다. 나는 감정적으로 활짝 열리고 방어막 하나 없는 것 같은 느낌이었다.

마침내 글 쓰는 집에 도착했다. 나는 침대 겸용 소파에 누웠는데, 이는 여기서 부지런히 작업을 하던 그 모든 세월 동안 거의 해본 적 없는 행동이었다. 책장은 텅 비었고 집은 버려진 것처럼, 약간 서글프게 느껴졌다. 내가 누워 있는 자리에서 발끝 너머로 창문 망이 보이고, 그것을 넘어가면 오래되고 기품 있는 등수국 페티올라리스petiolaris에 빼곡하게 칭칭 감긴 나무가 있었다. 수십 년 전, 나는 이렇게 정교하게 꼬인 모양을 만들고 싶은 마음에 수국을 심었다. 이제 깔끔하고 둥근 수국 잎은 늦은 오후의 햇살을 받으며 창문을 꽉 채우고 있었다. 그래서 나는 잎이 만든 신선한 초록색 막을 뚫고 세상을 봐야만 했다. 그건 내가 지금껏 본 중에서 가장 아름다운 잎처럼 느껴졌다. 마치 부드러운 초록색 빛을 자체적으로 뿜어내는 것만 같았다. 잎들이 마지막 한 줄기 햇살까지 빨아들이고 그 빛의 입자를 새로운 물질로 바꿔놓는 모습을 이른바 식물의 눈을 통해 바라보는 것은 일종의 특권처럼 느껴졌다. 식물의 눈으로 보는 세계. 바로 그거였고, 이것은 정말로 존재하는 거였다! 하지만 잎들 역시 나를 쳐다보고 있었고, 더없이 순수한 시선으로 나를 꼼짝 못 하게 만들었다. 그들의 호기심이 느껴지고 나와 내 종족을 향한 완전한 자애로움이 확실히 느껴졌다(이게 얼마나 미친 소리처럼 들릴지 나도 안다고 말을 해야 할까? 나도 안다고!).

나는 생전 처음으로 식물과 직접 소통하고 있는 것 같았다. 그리고 내가 오랫동안 생각하고 글로 써 왔던 것들, 즉 다른 종의 주체성과, 우리가 너무도 자기중심적이어서 인정하지 못하지만 다른 종들이 우리에게 영향을 미치는 방식에 관한 여러 생각이 감각과 현실로 구현되었다. 나는 수국의 잎으로 형성된 여백을 통해 뒤쪽에 있는 목초지 한가운데 참꽃단풍에 시선을 고정했다. 나무 역시 이제 일종의 영혼이 깃들어서 내가 아는 어떤 나무보다 생생하게 살아 있었다. 이 나무 역시 자애로웠다. 물질과 영혼 사이에 의견 충돌이 있었다는 사실이 아주 우스꽝스럽게 느껴졌고, 평소에 나를 저 바깥세상과 갈라놨던 게 뭔지 모르겠지만 없어지기 시작했다는 느낌이 들었다. 그러나 완전히는 아니었다. 자아와의 싸움은 아직 끝나지 않았다. 이것은 연구자들이 "완전한" 신비 체험이라고 여기는 것은 아니었다. 내가 나 자신을 관찰하는 감각을 유지하고 있었기 때문이다. 하지만 지각의 문과 창문은 활짝 열려 있었고, 여기를 통해 이전 어느 때보다도 더 많은 세상과 수많은 비인간적 특성이 들어오고 있었다.

이런 발전에 들뜬 나는 이제 일어나 앉아서 집 뒤쪽으로 향한 커다란 창문을 통해 내 책상을 건너다 보았다. 나는 건물을 지을 때 아주 오래되고 기품 있는 나무 두 그루 사이에 주된 풍광이 오도록 신중하게 구도를 잡았다. 오른쪽에는 둔중하게 수직으로 선 물푸레나무가 있고, 왼쪽에는 우아하게 기울어지고 정교하게 가지를 뻗은 하얀 참나무가 있었다. 물푸레나무는 예전에는 근사했지만, 폭풍우가 주요 가지를 여러 개 부러뜨려 대칭을 망가뜨리고 울퉁불퉁한 그루터기 몇 개만 남겨 놓았다. 참나무는 좀 더 건강해서 댄서의 팔처럼 하늘을 향해 들어올린 가지에 잎이 무성했으나 한쪽 옆으로 위태롭게 휘어져 있는 몸통은 이제 걱정스럽게 보였다. 지면 높이의 일부분은 썩은 상태였다. 나는 처음으로 그것을 햇살 아래에서 분명하게 볼 수 있었다. 어떻게 아직까지 서 있을 수 있는 거지?

내 책상 앞에서 수없이 그랬던 것처럼 두 나무를 바라보다가 갑자기 나는 이 나무들이 당연하게도 내 부모님이라는 것을 깨달았다. 둔중한 물푸레나무는 아버지이고 우아한 참나무는 어머니였다. 그게 무슨 뜻인지는 정확히 모르겠다. 이 나무들을 생각하는 게 부모님을 생각하는 것과 똑같아졌다

는 사실을 제외하면. 부모님은 그 나무 속에 온전히, 스러지지 않은 채 존재
하셨다. 나는 그 나무들이 나에게 준 모든 것들, 나무들에게 가해진 모든 시
간, 그리고 이 나무들이 결국에 쓰러진다는 결말을 맞이할 때 이 풍경이, 이
장소가(지금의 내가!) 어떻게 될지에 대해서 생각했다. 부모님이 돌아가시
는 것은 통찰력의 산물이 아니라 더 이상 멀거나 추상적이지 않은 미래의
가능성이고, 그 사실이 어느 때보다도 나를 깊게 꿰뚫었다. 나는 오후 내내
나를 채웠던 가슴 깊은 슬픔에 다시금 마음이 무너졌다. 하지만 아직까지
이성이 약간은 있었던 모양이다. 내일 수목업자에게 전화를 해야겠다는 메
모를 했기 때문이다. 참나무가 쓰러지는 것을 막기 위해 기울어진 쪽에 무
게를 경감시켜줄 뭔가를 할 수 있을지도 모른다. 설령 약간 더 오래 버티게
만들어 줄 뿐이라 해도 말이다.

집으로 돌아오는 길이 아마도 체험의 절정이었던 것 같고 이제 꿈 같은
색깔과 분위기가 나를 뒤덮었다. 다시금 풀협죽도로 달콤해지고 온갖 활동
으로 분주한 무거운 공기를 내 몸이 뚫고 가는 것 같은 느낌이 들었다. 새만
큼 커다란 잠자리들이 우르르 나와서 풀협죽도 꽃잎에 살짝 닿을 정도로 내
려갔다가 다시 날아오른 후 십자 모양으로 날아갔다. 내가 한 곳에서 본 잠
자리 중에서 가장 많았다. 하도 많아서 이게 진짜인지 확신할 수 없을 정도
였다(나중에 주디스를 데리고 밖으로 나오자 아내가 맞다고 확인해 주었다). 이들
이 무늬를 그리며 비행하자 공중에 한참 동안 비행운이 남았다. 아니, 최소
한 그렇게 보였다. 이제 어스름이 다가오고 있었고 정원의 하늘을 뒤덮은
잠자리는 시끄러울 정도로 더욱 요란을 떨었다. 꽃가루를 구하는 곤충들은
그날의 마지막 작업을 하고, 식물들은 여전히 그들에게 자신들의 꽃을 광
고했다. 나, 나, 나! 어떤 면에서 나는 이런 장면을 잘 알았다. 정원은 여름
의 열기가 잦아들고 나면 삼삼 되살아나니까. 하지만 한 번도 내가 거기에
서 이렇게 중요한 일부라고 느껴본 적이 없었다. 나는 문자로든 형상으로든

더 이상 멀리서 정원을 바라보는 동떨어진 인간 관찰자가 아니었고, 여기서 일어나는 모든 일의 일부이자 한 구획이라는 느낌이 들었다. 그러니까 꽃은 곤충뿐만 아니라 나에게도 말을 했고, 그날 오후의 공기가 워낙 존재감으로 가득했기 때문에 우주의 물체들(주위를 둘러싼 명백한 공허로 인해 눈에 띄고 별개로 나누어진 물체들)을 관찰하는 주체로서 평소의 자신에 대한 감각이 지금 이 상황에 깊이 연관되고 완전히 영향을 받는 존재, 수많은 다른 존재들과, 전체와 관련된 또 하나의 존재라는 감각에 밀려났다.

"모든 것이 상호작용하고 서로 영향을 미친다." 훔볼트는 이렇게 썼고, 이게 바로 그것인 것처럼 느껴졌다. 내가 기억하는 한 평생 처음으로 이것도 맞는 말로 느껴졌다. "나 자신은 자연과 동일하다."

솔직히 이 경험을 어떻게 받아들여야 할지 나도 모르겠다. 어느 순간, 어떤 면에서는 내가 일종의 영적 경험을 한 것처럼 느껴진다. 전에는 느껴본 적 없는 방식으로 다른 존재들도 인격을 지녔음을 느꼈으니까. 우리가 자연에서 우리의 영향력을 완전하게 느끼지 못하게 막는 게 뭔지 모르겠지만, 일시적으로 그것이 중단되었다. 그리고 마음이 열리는 것도 느껴졌다. 나의 부모님을 향해서, 그리고 주디스를 향해서, 그리고 좀 기묘하지만 우리 땅에 있는 풀과 나무와 새와 심지어는 곤충을 향해서까지도. 이런 개방성의 일부는 지속적이었다. 지금은 그것을 경이적이고 내재적인 경험이었다고 떠올린다.

친숙한 세계가 신비하다고밖에는 말할 수 없는 곳으로 변모한 것은 스테이메츠와 내가 태평양 연안의 주립공원 주차장 가장자리에서 발견한 작은 갈색 버섯을 먹은 덕택에 일어난 일이다. 자, 그 사실은 둘 중 한 가지 방식으로 볼 수 있다. 그 8월의 오후에 나에게 일어났던 일을 또 다른 경이적인 사실로 여기거나, 아니면 좀 더 평범하고 유물론적으로 해석해야 하는 증거로 보는 것 말이다. 두 번째 해석에 따르자면 나는 그냥 평범하고 단순하게 "마약 체험"을 한 것이다. 이것은 흥미롭고 즐겁지만 아무 뜻도 없는, 일종의 백일몽이다. 그 버섯에 들어 있던 실로신이 내 뇌에서 5-하이드록시트립타민 2-A 수용체를 활성화해 무질서한 정신적 사건들이 마구잡이로 격렬하게 일어나도록 촉발했고, 이 사건들은 내 시각피질이 시야에 들어온 나무와 풀과 곤충 영상을 처리하는 동안 아마도 내 잠재의식에서(그리고 내가 읽은 것들에서) 어떤 생각과 감정을 끌어내 이를 시각피질과 교차연결했을 것이다.

이런 현상은 심리학 용어로 환각보다는 "투사projection"에 가까울 것이다. 이는 우리가 특정 물체에 감정을 결부시키면, 이 물체가 다시 우리에게 이러한 감정을 반사하면서 의미로 반짝이며 빛나는 것처럼 보이는 것을 말한다. T.S. 엘리엇은 이런 물체와 상황을 인간 감정의 "객관적 상관물objective correlative"[35]이라고 불렀다. 에머슨이 "자연은 항상 영혼의 색깔을 입는다"라고 했을 때에도 비슷한 현상을 염두에 둔 것이다. 자연에 그런 중대성을 부여하는 것이 우리 정신이라는 의미이다.

그날 오후 나의 고양된 지각에 초자연적인 것이 전혀 없고, 설명하기 위해 마법이나 신을 끌어들일 필요도 없었다는 사실에 나는 좀 놀랐다. 내가 한 일이라고는 늘 똑같은 현실을 약간 비뚜름하게 인지한 것일 뿐이었다. 새로운 것을 발명한 게 아니라 평범한 경험의 산물을 단순히(단순히!) 이탤릭체로 바꾸고, 평범함 속에 감추어져 있었지만 언제나 정원이나 나무에 존재했던 경이를 드러낸 의식의 새로운 렌즈나 새로운 모드였을 뿐이다. 윌리엄 제임스의 말처럼 "아주 얇은 막으로 (우리에서) 나누어져 있던" 의식의 또 다른 형태이다.[36] 자연은 실제로 우리 자신의 주체성 외에 다른 주체성들로 가득하다. 원한다면 이것을 영靈이라고 불러도 좋다. 주체성을 독점하고 있다고 착각하는 인간의 자아가 우리의 친척을 알아보는 걸 가로막고 있을 뿐이다. 이런 면에서 나는 버섯이 우리에게 자연의 메시지를 가져다준다고, 최소한 우리가 그걸 열고 읽는 것을 도와준다는 폴 스테이메츠의 생각이 옳다고 본다.

그날 오후 이전까지 나는 늘 초자연적 존재, 즉 신이나 저 너머의 세계를 받아들인 사람만이 영적 차원에 접근할 수 있다고 생각했다. 그러나 이제는 잘 모르겠다. 저 너머의 세계가 무엇으로 이루어져 있는지는 모르겠지만, 우리가 생각하는 것처럼 그렇게 멀리 있거나 다가갈 수 없는 곳은 아닐 수도 있다. 종교학자 휴스턴 스미스는 영적으로 "깨달은 존재"[37]란 "만물에 깃든 놀라운 신비에 관한 예리한 감각"을 가진 사람이라고 단순화해 말한 바 있다. 믿음에는 수치가 필요치 않다. 어쩌면 정원에 서서 신비로운 존재에 대해 경외감, 혹은 경탄을 느끼는 것만으로도 잘못된 지각을 회복하고, 아이의 시점으로 돌아갈 수 있을지 모른다. 혹은 경탄을 느끼는 것만으로도 잘못된 지각을 회복하고, 어쩌면 아이의 시점으로 돌아갈 수 있을지 모른다. 혹은 신경화학적 변화를 통해, 평상시에 우리를 정면으로 바라보는 것 (그 아름다운 나뭇잎처럼)을 인식하지 못하게 하는 (관습, 자아의) 필터를 무력화함으로써 이것을 되찾을 수도 있을 것이다. 잘 모르겠다. 하지만 그 바싹 마른 조그만 버섯 조각이 나에게 가르쳐준 게 있다면, 그것은 우리가 가질 수 있는 또 다른 기묘한 의식의 형태가 존재하고, 그게 어떤 뜻이든 간에 바로 그 존재가, 윌리엄 제임스의 말을 다시 인용하자면, "우리가 현실을 해석할 때 지나치게 성급하게 마무리 짓지 못하게 만든다"[38]는 사실이다.

마음을 열어라. 그리고 버섯에 취해라. 이제 나는 현실에 대한 나 자신의 해석을 다시 시작할 준비가 되었다.

3장

역사 : 제1의 물결

1966년, 연방 사법당국은 티모시 리어리가 텍사스 라레도에서 국경을 넘어 마리화나를 소량 가지고 들어오려 했다는 혐의로 30년형이라는 엄벌을 구형했다.[*1] 궁지에 몰린 이 전직 심리학 교수는 마샬 맥루헌Marshall McLuhan에게 조언을 구했다. 당시 미국은 LSD에 관한 도덕적 공포의 도가니에 있었다. 여기에는 리어리 자신이 사이키델릭을 개인적, 문화적 변모의 도구로 홍보하고 미국의 젊은이들에게 "깨어나고, 조화를 이루고, 이탈하라 Turn on, tune in, drop out"고 권한 것도 한몫을 했다. 우리 귀에는 그 말이 케케묵고 멍청하게 들리지만, 한때 이 말은 사회 질서에 대한 엄청난 위협으로 여겨졌다. 미국의 아이들에게 정신을 변화시키는 약물을 하라고 권유할 뿐만 아니라 부모와 정부가 그들을 위해 깔아놓은 길(젊은이들을 베트남으로 보

---

* 1968년까지 LSD 소지는 연방 범죄가 아니었기 때문에 정부는 종종 반문화 분야 사람들을 처벌할 때 마리화나 관련 기소에 의지해야 했다.

내는 길을 포함해)에서 벗어나라고 말하는 초대장이었기 때문이다. 1966년에 리어리는 미국 상원 위원회에서 그의 악명 높은 슬로건을 변명해 보라는 소환을 받았다.[2] 그는 비록 아주 설득력이 있지는 않았지만 용맹하게 자신의 주장을 펼쳤다. 자신을 둘러싼 전국적인 폭풍의 한가운데에 있던 리어리는(사실 그는 이 폭풍을 상당히 즐겼다) 뉴욕의 플라자 호텔에서 마샬 맥루헌을 만나 점심을 먹었다. 이 LSD 권위자는 미디어 전문가가 대중과 언론을 어떻게 다루는 게 가장 효과적인지 조언을 해줄 거라고 기대했던 것이다.

"음울한 상원 청문회와 법정은 당신의 메시지를 펼칠 연단이 아니에요, 팀."[3] 리어리는 그의 여러 자서전 중 하나인 『플래시백Flashbacks』에서 맥루헌이 이렇게 말했다고 회상했다(리어리는 소송 비용과 이혼 수당으로 은행 계좌가 텅 빌 것 같을 때마다 자서전을 썼다). "두려움을 없애려면 당신이 가진 대중적 이미지를 이용해야 해요. 당신은 기본적으로 상품 홍보인이에요." 여기서 상품이란 당연히 LSD이다. "사진에 찍힐 때마다 웃어요. 편안하게 손을 흔들어요. 용기를 발산해요. 절대로 불평하거나 화난 것 같은 얼굴을 하지 말아요. 이색적이고 괴상하다는 평가를 받는 건 괜찮아요. 어쨌든 당신은 교수니까요. 하지만 자신감 있는 태도가 가장 좋은 광고예요. 당신은 미소로 알려져야 해요."

리어리는 맥루헌의 조언을 마음 깊이 새겼다. 그날의 점심 만남 이후, 리어리는 자신이 찍힌 수천 장의 사진 거의 모두에서 카메라가 자신의 가장 근사한 미소를 잡도록 심혈을 기울였다. 그가 법정에 들어가거나 나오는 때이든, 러브비즈 목걸이를 하고 하얀 로브를 입은 그의 젊은 숭배자들 앞에서 연설을 하든, 수갑을 차고 경찰차로 밀려가든, 아니면 몬트리올의 호텔 방에서 존 레논과 오노 요코의 침대가에 앉아 있든 간에 티모시 리어리는 항상 밝은 미소를 지으며 카메라를 향해 유쾌하게 손을 흔드는 모습을 보였다.

그러니까, 항상 웃는 얼굴에 카리스마 넘치는 인물인 티모시 리어리는 미국의 사이키델릭 역사에 중대한 영향을 끼쳤다. 그러나 도서관에서 조금만 시간을 보내보면 티모시 리어리가 그 역사에, 최소한 우리가 알고 있는 그 역사에 미친 영향이 다소 과장된 것은 아닌지 하는 의문이 들기 시작할 것이다. 멕시코에서 실로시빈을 통해 인생을 바꾸는 최초의 경험을 한 직후인 1960년 가을, 리어리는 하버드 실로시빈 프로젝트Harvard Psilocybin Project를 시작했다. 이 프로젝트가 이 물질에 대한 진지한 학문적 연구의 시작을 나타내고, 1963년 리어리가 하버드에서 해고되는 게 그 연구의 끝을 의미한다고 생각했던 사람이 분명 나 혼자만은 아닐 것이다. 하지만 두 가지 추측 모두 진실과는 한참 거리가 있다.

리어리가 현대 사이키델릭 역사에서 중요한 역할을 하긴 했지만, 그가 스스로 쓴 것처럼 선구적인 역할은 전혀 아니었다. 리어리는 1960년대 사이키델릭에 대한 대중 서사를 좌지우지했고, 그 덕택에 그의 화려한 등장 이전이나 이후에 있었던 모든 것들을 보기 어려워지는 일종의 현실 왜곡 지대를 형성했다. 따라서 드러난 것만큼이나 감추어진 것들도 많이 있다.

역사에 대해 좀 더 사실적으로 이야기하자면, 하버드 실로시빈 프로젝트는 이전 10년 동안 케임브리지에서 한참 떨어진 서스캐처원, 밴쿠버, 캘리포니아, 잉글랜드, 그 외 각 지역에서 훨씬 조용하고 온화하게, 반문화의 앙금 없이 진행되었던, 놀랄 만큼 풍부하고 유망했던 연구 시기의 끝을 알리는 사건에 가까웠다. 실제 이상으로 커져 버린 리어리라는 인물이, 헌신적이었지만 별로 알려지지 못한 과학자, 치료자, 열정적인 아마추어의 역할도 가려버렸다. 이들은 리어리보다 한참 전에 실로시빈이나 LSD를 해 보았고 이 특별한 화학 물질을 이해하기 위한 이론적 골조를 만들었으며, 사람들의 병을 낫게 하는 데 쓰기 위한 치료 프로토콜을 고안했다. 그러나 이 연구자들 중 상당수가 결국에 리어리(그리고 그의 다양한 행위와 발언을 포함한 "위험한 행동")가 그들이 힘겹게 획득한 지식과 경험을 불씨로 불을 지피는 것을 당황스럽게 쳐다만 보았다.

현대 사이키델릭의 역사를 이야기할 때 나는 리어리에 대한 전설은 그것이 적절하게 속한 위치에 이를 때까지 제쳐두고 싶다. 그리고 "사이키델릭의 60년대Psychedelic Sixties"라는, 빛을 굴절시키는 프리즘을 통과하지 않은 그때의 지식과 경험을 일부라도 되찾을 수 있을지 보고 싶다. 이를 위해 나는, 1990년대 후반부터, LSD와 실로시빈 연구에 대한 최초의 전성기가 지나간 후 남아 있는 지적 잔해를 탐구하러 나섰다가 자신들이 찾은 것을 보고 충격을 금치 못한 현 세대 사이키델릭 연구자들의 자취를 따라가 보려 한다.

스티븐 로스Stephen Ross가 그런 연구자 중 한 명이다. 벨뷰에서 중독 전문 정신과 의사로 일하는 그는 암 환자의 실존적 고통을 치유하는 데 실로시빈을 사용하는 NYU 시험을 지휘했는데, 이에 대해서는 나중에 다시 살펴볼 것이다. 그 이래로 그는 1950년대 임상 연구에서 가장 유망한 분야였던 알코올 중독자의 사이키델릭 요법 쪽으로 방향을 돌렸다. 몇 년 전 NYU 동료 한 명이 로스에게 LSD가 한때 캐나다와 미국에서 수천 명의 알코올 중독자를 치료하는 데 사용된 적이 있다고(그리고 "익명의 알코올 중독자들Alcoholic Anonymous, AA"의 창립자 빌 윌슨이 1950년대에 AA에 LSD 치료를 집어넣으려고 했었다고) 언급하자 당시 30대였던 로스는 이에 대해 조사를 했고, 알코올 중독 치료의 전문가였던 그가 전혀 알지 못했고 얘기도 듣지 못했던 모든 것들에 "어안이 벙벙했다." 자신의 분야에 비밀스러운 역사가 있었던 것이다.

"전 완전히 파묻혀 있던 지식을 찾아낸 고고학자 같은 기분이 들었어요. 1950년대 초부터 사이키델릭은 온갖 증상을 치료하는 데 사용되었죠." 여기에는 중독과 우울증, 강박 장애, 조현병, 자폐증, 인생 말기의 불안증도 포함된다. "4만 명의 연구 참여자들과 1000편이 넘는 임상 논문이 있었어요! 미국 정신의학회American Psychiatric Association에서는 이 새롭고 경이적인 치료제 LSD를 중심으로 하는 모임도 열었었죠." 사실 1950년에서 1965년 사이 사이키델릭만을 다룬 국제 학술대회가 여섯 번 열렸다. "정신의학 분야 최고의 지성들이 정부의 지원을 받아서 이 물질을 치료용 모델로 삼기 위해 진지하게 연구했어요." 하지만 1960년대 중반이 되자 문화권과 정신의학계가 사이키델릭에서 등을 돌렸고, 그 결과 모든 연구와 임상 경험을 포함한 지식 전체가 아예 존재하지도 않았다는 듯이 그 분야에서 완전히 사라졌다. "제가 1990년대에 의대에 들어갈 무렵에는 아무도 그 이야기조차 하지 않았어요."

1950년 LSD가 정신의학계에 등장했을 당시 환자(그리고 정기적으로 약을 자기 자신에게 시험해 보았던 연구자들)에 대한 약의 영향력은 굉장히 새롭고 기묘해서 과학자들은 그 후 10년 중 대부분의 기간 동안 이 놀라운 경험이 무엇이고 어떤 의미인지 알아내려고 노력했다. 이 새로운 정신변환약물이 정신 이해에 관한 당시의 패러다임과 정신의학과 정신치료의 지배적 방식에 어떻게 들어맞을 수 있었던 것인가? 이 의문을 놓고 십 년이 넘게 활발한 토론이 벌어졌다. 당시 알려지지 않았던 건, 1953년부터 CIA에서 사이키델릭에 대한 자신들만의 (비밀) 연구를 시작했으며, 이를 해석하고 적용하는 데에서 유사한 쟁점을 놓고 씨름했다는 사실이다. LSD가 자백 유도제 truth serum나 정신 조종 약물, 또는 화학 무기로서 잠재력이 있을까?

세계 최초의 LSD 트립이자 어떠한 기대도 없이 겪은 사이키델릭 체험은 1943년 알베르트 호프만이 한 것이 유일하다. 호프만은 자신이 광기를 경험하는 건지 초월을 경험하는 건지 잘 몰랐지만, 즉시 신경학과 정신의학에서 이 물질이 가진 잠재적 중요성을 알아챘다. 그래서 그가 이것을 발견할 당시 몸담고 있었던 제약회사 산도스는 특이한 일을 했다. 델리시드(LSD-25의 상품명)가 무엇에 쓸모가 있을지 알아내기 위해 사실상 전 세계적인 연구를 청원한 것이다. 어딘가에서 누군가가 이 기묘하게 강력한 새 물질을 상업적으로 쓸 만한 곳을 알아내 주기를 바라는 마음에 산도스는 요청하는 어느 연구자에게든 LSD를 원하는 만큼 무료로 주겠다고 제안했다. 회사는 "연구자"라는 말을 관대하게 규정해서 임상 관찰 보고서를 쓰겠다고 약속하는 모든 치료사들도 여기에 포함시켰다. 이런 방침은 1949년부터 1966년까지 바뀌지 않고 계속되었고 사이키델릭 연구의 제1의 물결이 시작되는 데에 큰 역할을 했다. 하지만 1966년, 이 실험적 약에 관한 논쟁이 불거지자 깜짝 놀란 산도스는 델리시드의 유통을 갑작스럽게 중단했다.

그렇다면 그 풍요롭고 자유분방한 조사 시기에 무엇을 배웠을까? 간단한 질문이지만 전혀 간단하지 않은 이 약의 본질 때문에 답은 복잡하다. 문학이론가들이라면 사이키델릭 체험이 굉장히 "구조적"이라고 말할 것이다. 당신이 영적 체험을 하게 될 거라는 말을 들었다면 실제로 그렇게 될 가능성이 상당히 높고, 마찬가지로 약이 당신을 일시적으로 미치게 만들거나 집단적 무의식을 알게 해 준다거나, "우주적 의식"에 접근하게 만들어 준다거나, 혹은 태어날 때의 트라우마를 떠올리게 해 준다는 말을 들었다면 정확히 그런 체험을 하게 될 가능성이 꽤 높다.

심리학자들은 이런 자기충족예언을 "기대 효과"라고 부르는데, 이것은 사이키델릭 사례에서 특히 강력한 것으로 판명되었다. 그러니까 예를 들어 당신이 1954년에 출간된 올더스 헉슬리의 『지각의 문』을 읽어봤다면, 당신 자신의 사이키델릭 체험도 저자의 신비주의에, 특히 헉슬리가 치중했던 동양의 신비주의에 영향을 받을 가능성이 높다. 실제로 당신이 헉슬리의 책을 한 번도 읽어보지 않았다 해도 그의 경험 구조가 당신에게 영향을 미칠 수 있다. 1954년부터 동양적 분위기가 LSD 체험의 특징이 되었기 때문이다. 동양적 분위기가 궁금하다면 비틀즈의 노래 "내일은 아무도 몰라Tomorrow never knows"를 떠올려 보길 바란다(리어리는 헉슬리에게서 이 환각적 동양주의를 처음 들었고, 자신의 하버드 동료들과 함께 『티베트 사자의 서Tibetan Book of the Dead』를 바탕으로 사이키델릭 체험을 설명한 베스트셀러를 쓰면서 이를 더 자세하게 설명한다). 이야기를 더 복잡하게 만들고 또 다른 피드백 루프를 만드는 것은, 위대한 작가의 설명과 비유가 자신과 그 동료들이 해석하려고 애쓰던 경험을 이해하는 데 도움이 되길 바라는 마음에서 한 과학자가 헉슬리에게 메스칼린mescaline(페요테 선인장에서 추출한 사이키델릭 화합물 - 옮긴이)을 주었고, 헉슬리는 이에 고무되어 직접 사이키델릭을 하고 그 경험을 글로 썼다는 사실이다. 그렇다면 올더스 헉슬리는 현대 사이키델릭 체험을 "이해했던" 걸까, 아니면 어떤 면에선 그걸 지어냈던 걸까?

이 인식론적 거울의 방은 LSD를 정신의학과 정신치료계에 들여오고 싶어 했던 연구자들이 마주한 수많은 문제 중 하나일 뿐이었다. 사이키델릭 요법은 의학이라기보다는 샤머니즘이나 신앙요법에 더 가까워 보였다. 또 다른 문제는 LSD에 관련된 모든 연구자들에게 영향을 미치는 것 같은 비이성적인 과열, 실험 결과를 향상시킬 수도 있지만 동시에 사이키델릭에 경험이 없는 동료들의 회의적인 시각을 더욱 강화할 수 있는 그런 종류의 과열이었다. 그리고 세 번째 문제는 사이키델릭을 어떻게 현재의 과학 및 정신의학 체제에 끼워 넣을 수 있는가, 그게 가능하기는 한가 하는 거였다. 사이키델릭으로 어떻게 통제된 실험을 할 수 있을까? 어떻게 해야 환자와 의료진을 효과적으로 맹검하거나 강력한 기대 효과를 통제할 수 있을까? "세트"와 "세팅"이 환자의 체험에서 그렇게 큰 역할을 하는 상황에서 하나의 변수를 분리하거나 치료적 적용을 설계하는 게 가능한 걸까?

1부: 가능성

처음부터 이 약이 "사이키델릭psychedelics"으로 불렸던 것은 아니다. 그 용어는 1957년까지 도입되지 않았다. 산도스가 LSD를 갖고서도 그 정체를 파악하지 못했던 것과 마찬가지로, 약을 가지고 실험하던 연구자들은 그것을 뭐라고 불러야 할지 알아내지 못했다. 1950년대가 흘러가며 화학 물질과 그 활성에 대한 우리의 이해가 발전하면서 이 계열의 약물 이름이 연이어 바뀌었는데, 각각의 명칭은 이 기묘하고 강력한 분자들의 의미와 작용에 대한 해석의 변화를 반영했다.

첫 번째 이름이 아마도 가장 어색했을 것이다. 1950년이 시작될 무렵 연구자들이 LSD를 입수할 수 있게 된 직후에, 이 물질은 정신이상모방약psychotomimetic이라고 불렸다. 이는 정신이상 상태를 모방하는 정신 약물이라는 뜻이었다. 이것은 사이키델릭의 영향력에 대한 가장 명확하고 의문이 적은 해석이었다. 외부에서 볼 때 LSD, 그리고 나중에 실로시빈을 투약한 사람들은 여러 일시적 정신이상 징후를 보였다. 초기 연구자들은 LSD 자원자들에게서 몰개성화, 자아의 경계 상실, 왜곡된 신체 이미지, 공감각(소리를 보거나 시야를 듣는 것), 불안정성, 웃음과 울음, 왜곡된 시간 감각, 섬망, 환각, 편집증적 망상, 그리고 한 저자의 말에 따르면 "견딜 수 없는 불길함"[4]을 포함해 다양한 충격적인 증상을 보고했다. 연구자들은 LSD를 한 자원자들에게 표준 정신과 테스트를 시행했다. 말하자면 로르샤흐 잉크 반점 검사Rorschach ink blots나 미네소타 다면 인성 검사Minnesota Multiphasic Personality Inventory test 같은 것이다. 결과는 정신병 환자, 특히 조현병 환자의 것과 비슷했다. LSD 자원자들은 정신을 잃어가는 것처럼 보였다.

이러한 결과는 몇몇 연구자들에게 LSD가 정신병을 이해하는 도구로 유망하다는 생각을 하게 만들었다. 이게 바로 산도스가 처음에 델리시드를 홍보했던 방식이었다. 비록 약이 어떤 치료는 하지 못할지라도, 약의 효과가 조현병 증상과 비슷하다는 사실은 이 정신장애가 LSD가 밝혀줄 수 있는 화학적 기반을 지니고 있음을 암시했다. 의료진에게 이 약은 조현병 환자를 더 잘 이해하고 공감하도록 도와줄 가능성을 갖고 있었다. 물론 그것은 의료진 스스로가 약을 먹어야 한다는 뜻이고, 이는 오늘날의 우리에게는 상식 밖으로, 심지어 충격적으로 느껴진다. 하지만 의회가 FDA에 새로운 "시험용" 약을 통제할 권한을 부여하는 법을 통과시킨 1962년 이전 몇 년 동안 이것은 굉장히 흔한 행위였다. 실제로 이것은 윤리적인 일로 여겨졌다. 의사 자신이 약을 먹어보지 않는다는 것은 환자를 기니피그 취급하는 것과 같은 행동으로 여겨졌다. 험프리 오스먼드Humphry Osmond는, LSD가 지닌 놀라운 가능성은 그것을 복용한 치료사가 "질병 속으로 들어가 미친 사람의 눈으로 보고, 그의 귀로 듣고, 그의 피부로 느끼게 만드는 것"[5]이라고 썼다.

1917년 잉글랜드의 서리에서 태어난 오스먼드는 별로 알려진 바가 없지만 사이키델릭 연구의 역사에서 중추적 인물이다.* 그는 아마도 우리가 이물질과 그 치료적 가능성을 이해하는 데에 그 어떤 연구자보다 많은 기여를 했을 것이다. 제2차 세계대전 이후 몇 년 동안 독특한 모양의 치아를 지닌, 갈대처럼 비쩍 마른 이 남자는 런던의 세인트 조지 병원에서 정신과 의사로 일했다.[6] 그곳에서 동료였던 존 스마이디스John Smythies가 그에게 잘 알려지지 않은 메스칼린 관련 의학 서적을 소개해주었다. 이들은 메스칼린이 조현병 환자에게서 보고된 것과 매우 비슷한 환각을 유발한다는 걸 보고서 조현병이 뇌의 화학 물질 불균형으로 생긴다는 아이디어를 조사하기 시작했다.[7] 당시로서는 정신질환에서 뇌의 화학 물질이 지닌 역할이 아직 정립되지 않

---

* 오스먼드의 이야기, 그리고 사이키델릭 연구에 대한 캐나다의 풍부한 역사는 에리카 다이크의 『사이키델릭 정신의학: 병원에서 캠퍼스까지의 LSDPsychedelic Psychiatry: LSD from Clinic to Campus』(Baltimore. Johns Hopkins University Press, 2008)에 상세히 나온다.

은 때라 이것은 급진적인 가설이었다. 두 정신과 의사들은 메스칼린의 분자 구조가 아드레날린과 많이 닮았다는 사실을 알아냈다. 혹시 아드레날린 대사 과정에서 어떤 기능 장애가 발생해, 아드레날린 분자가 현실에서 조현병적 분열을 일으키는 화합물로 변모한 결과 조현병이 생기는 것은 아닐까?

사실 그렇지는 않았다. 하지만 그렇다 해도 이것은 생산적인 가설이었고, 정신질환에 대한 오스먼드의 생화학적 기반 연구는 1950년대 신경화학이 부상하는 데 기여했다.[8] LSD 연구는 결국 아직 초창기였던 이 분야에 강력한 동력이 되어주었다. 소수의 LSD 분자가 정신에 그렇게 큰 영향을 미칠 수 있다는 사실은 전용 수용체를 가진 신경전달물질 체계가 우리의 정신적 경험을 창출하는 데에 뭔가 역할을 할 수도 있다는 중대한 실마리였다. 결국 이런 통찰력 덕분에 세로토닌과 SSRI라고 불리는 계열의 항우울제를 발견하게 된다.

하지만 세인트 조지 병원 관계자들은 메스칼린에 대한 오스먼드의 연구를 지원하지 않았다. 좌절한 젊은 의사는 연구를 계속하기 위해 좀 더 관대한 연구 시설을 찾아 나섰고, 캐나다 서부에 위치한 서스캐처원주에서 이를 찾아냈다. 좌파 성향을 띤 이곳 주 정부는 1940년대 중반부터 공공정책에 여러 가지 급진적인 개혁을 도입했다. 그중에는 캐나다 최초의 공공 지원 건강관리 체계도 있었다(이것은 1966년 캐나다가 도입한 체계의 선행 모델이 되었다). 주를 최신 의료시설의 중심지로 만들고 싶던 주 정부는 연구자들을 캐나다 대초원의 얼어붙은 황무지로 유혹하기 위해 풍부한 자금과 파격적인 자유를 보장했다. 〈랜싯Lancet〉의 광고에 답을 보낸 오스먼드는 주 정부로부터 가족과 그의 새로운 연구 프로젝트를 모두 챙겨서 노스 다코타 국경에서 북쪽으로 72킬로미터 떨어진 서스캐처원의 외딴 농경 마을 웨이번으로 오라는 초청장을 받았다. 웨이번의 서스캐처원 정신병원은 곧 사이키델릭, 혹은 아직까지 정신이상모방약이라고 알려진 계열의 물질에 대한 연구

에 있어 세계에서 가장 중요한 중심지가 된다.[9]

이 패러다임은 여전히 오스먼드와, 그와 비슷한 생각을 가진 새로운 동료이자 연구 책임자인 캐나다인 정신과 의사 아브람 호퍼Abram Hoffer의 사고를 지배했다. 그들은 산도스에서 얻은 LSD-25를 가지고 실험을 시작했다. 정신이상모방 사례는 1953년 인기 있는 캐나다 잡지 〈맥클레인Maclean's〉에서 한 기자가 겪은 끔찍한 LSD 체험을 "미치광이로 보낸 나의 12시간"[10]이라는 제목의 기사로 소개하면서 대중에게 알려졌다.

시드니 카츠Sidney Katz는 웨이번 병원에서 오스먼드와 호퍼의 LSD 실험에 참여한 첫 번째 "민간인"이 되었다. 실험 전 카츠는 미친 기분이 들 거라는 얘기를 들었고, 실제로 그런 기분을 겪었다. "저는 낯익은 친구들의 얼굴이 살점 없는 해골로, 무시무시한 마녀와 돼지, 족제비 머리로 변하는 것을 보았어요. 발밑에 있는 화사한 무늬의 카펫이 엄청나게 들썩거리며 반은 식물이고 반은 동물인 살아 있는 물질로 변화했죠." 무너지는 방에 의자가 날아다니는 삽화가 곁들여진 카츠의 기사는 1965년경 열렬한 반-LSD 선전원의 글처럼 느껴진다. "저는 계속해서 느껴지는 끔찍한 환각에 사로잡혀 꼼짝할 수 없었고, 제 몸이 경련하고 쪼그라들어서 단단하고 끔찍한 돌로 변한 모습을 보았습니다." 하지만 흥미롭게도 그는 자신이 겪은 12시간의 광기가 "모두 공포로만 가득한 것은 아니었다"고 말했다. "저는 가끔 눈부시게 아름다운 환영을 목격했어요. 너무도 황홀하고, 대단히 비현실적이라서 어떤 화가도 그릴 수 없는 그런 모습이었죠."

이 기간에 오스먼드와 호퍼는 산도스 LSD를 그들 자신은 물론 동료와 친구, 가족, 자원자를 포함해 수십 명에게 투약했다. 정신질환의 생화학을 들여다보는 창문으로서 LSD에 대한 그들의 관심은 점차 경험 그 자체가 지닌 힘에 대한 깊은 호기심과 약에 의해 발생한 지각 장애가 일종의 치료 효과가 있을까 하는 궁금증에 밀려났다.[11] 1953년 오타와의 한 호텔 방에서 난 상토론을 하던 어느 늦은 밤, 오스먼드와 호퍼는 LSD 체험이 알코올 중독자에게서 보고된 진전섬망delirium tremens 묘사와 많은 부분에서 그 특성이 동일하다는 사실을 깨달았다. LSD 체험은 알코올 중독자들이 금단 상태에서 종종 겪곤 하는, 며칠 동안 이어지는 고통스러운 광기와 아주 비슷했다. 알코올 중독 상태에서 벗어난 많은 사람들은 이때의 기억, 즉 진전섬망의 환각성 공포가 전환적 경험이었고 금주 상태를 유지하도록 해주는 영적 자각의 기반이라고 떠올린다.

수년 후에 호퍼는 LSD 체험이 진전섬망을 모방할 수 있다는 아이디어가 "하도 괴상해서 요란하게 웃을 정도"[12]였다고 회상했다. "하지만 웃음이 가라앉고 나자 그 질문은 덜 우스꽝스럽게 느껴졌고 우리는 가설을 세웠다. …… 통제된 LSD로 인한 섬망이 알코올 중독자의 금주를 도울 수 있지 않을까?"

이것은 정신이상모방약 패러다임의 흥미진진한 응용이었다. 알코올 중독자에게 고용량의 LSD를 한 번 투약해 진전섬망과 유사한 광기 발작을 일으킴으로써 환자가 금주하도록 충격을 주는 것이다. 이후 10년 동안 오스먼드와 호퍼는 700명 이상의 알코올 중독자들에게 이 가설을 시험해 보았고, 대략 절반 정도에서 치료가 효과를 보였다고 보고했다. 자원자들은 술을 끊었고 최소한 몇 달 동안 그 상태를 유지했다. 새로운 접근법은 다른 치료법들보다 더 효과적이었을 뿐만 아니라 정신약리학에 관한 완전히 새로운 사고방식을 제시했다. "처음부터 우리는 화학 물질이 아닌 경험이 치료의 핵심 요인일 거라고 생각했다."[13] 호퍼는 이렇게 썼다. 이 새로운 아이디어는 사이키델릭 요법의 중심 교리가 된다.

피험자가 무엇을 느끼느냐에 주안점을 두는 것은 관찰 가능하고 측정 가능한 결과만을 인정하고 주관적 경험은 관계없는 것으로 치부하던, 기존의 심리학 행동주의를 지배하던 사고에서 벗어난 커다란 변화였다. 현상학이라고도 불리는 이런 주관적 경험의 분석은 당연히 프로이트 심리 분석의 기반이었지만, 행동주의에서는 이것이 엄격함이나 과학적인 면이 부족하다고 배척했었다. 정신 안에 들어가려고 노력하는 것은 아무 쓸모도 없다. B.F. 스키너의 유명한 말에 따르자면, 정신은 "블랙박스"이기 때문이다. 대신에 측정할 수 있는 것, 즉 외적 행동을 측정해야 했다. 반면 사이키델릭 실험은 결국에 정신의 주관적 측면, 즉 의식에 대한 관심을 부활시키는 불꽃이 된다. 심리학에 내부지향을 되살린 것이 하필이면 LSD-25라는 화학 물질이라는 점은 참 아이러니한 일이다.

새로운 치료법이 성공적으로 보이기는 했지만, 그것의 기반이 된 이론적 모델에는 약간의 문제가 지속되었다. 치료사들이 자원자들의 보고서를 분석하기 시작하자 LSD에 취해 있는 동안 그들의 주관적 경험이 진전섬망의 공포, 혹은 어떤 종류의 정신병과도 별로 비슷하지 않았던 것이다. 반대로 그들의 경험은 대부분 놀랄 정도로, 그리고 당황스러울 정도로 긍정적이었다. 오스먼드와 호퍼가 자원자들의 실험 보고서를 목록화해 보니 환각, 편집증, 불안증 같은 "정신병적 변화"가 가끔 일어나긴 했지만, 대부분 "세상과 하나가 되는 초월적 느낌"이라는 묘사가 있었다. 이것은 보고서의 가장 공통적인 감정 중 하나였다. 대부분의 자원자들은 광기 대신에 "자신을 객관적으로 볼 수 있고", "감각계가 강화되고", "심리학이나 종교 같은 분야에 대해" 새로운 지식을 상당량 얻고, "다른 사람들의 감정에 훨씬 더 예민해지는"* 새로운 능력 같은 감각에 대해 이야기했다. 강력한 기대 효과에도 불구하고 광기와는 전혀 달라 보이는 증상이 연구자들의 예상을 부수었다.

---

* 던컨 C. 블리웻과 닉 치웰로스, 『리세르그산 디에틸아미드-25의 치료적 사용법에 관한 안내서: 개인 및 그룹 방법Handbook for the Therapeutic Use of Lysergic Acid Diethylamide-25: Individual and Group Procedures』 (1959), http://www.maps.org/research-archive/ritesofpassage/lsdhandbook.pdf. 블리웻과 치웰로스는 오스먼드와 호퍼의 사례 보고서를 자신들의 설명서에 상당히 많이 인용했다.

웨이번 병원에서 치료받은 알코올 중독자들 상당수에게 LSD 체험의 핵심은 일시적 정신이상보다는 초월이나 영적 깨달음에 더 가까운 것처럼 보였다. 오스먼드와 호퍼는 그들의 진전섬망 모델에 회의를 가지기 시작했고, 결국 정신이상모방약 패러다임과 이 약물의 이름이 바뀌어야 하는 게 아닐까 생각하게 되었다. 그들은 올더스 헉슬리가 메스칼린 체험을 한 후 정신이상과 비슷한 부분이 전혀 없었다고 선언하자 그런 방향으로 더욱 강한 압박을 받았다. 정신과 의사들이 탈개인화, 환각, 또는 조증mania이라고 진단한 것들을 신비적 통합, 환영 체험, 또는 황홀감이라고 생각해야 할 수도 있었다. 의사들이 초월을 광기로 착각했을 수도 있을까?

동시에 오스먼드와 호퍼는 자원자들을 통해서 LSD 세션이 진행되는 환경이 그 사람이 겪게 될 경험의 유형에 강력한 영향을 미친다는 사실, 안 좋은 세션을 피하는 가장 좋은 방법 중 하나는 성실하고 공감 능력 있는 치료사, 이상적으로는 LSD를 직접 해본 적이 있는 사람과 함께 있는 것이라는 사실을 알게 되었다. 그들은 몇 차례 목격한 정신병적 반응이 실은 은유적인 의미에서의 하얀 방과 하얀 가운을 걸친 의사들로 인한 것일지도 모른다고 의심하게 되었다. "세트"와 "세팅"이라는 단어가 이런 맥락으로 쓰이기까지는 몇 년이 더 필요했지만(그리고 10년 후 하버드에서 티모시 리어리의 연구로 세밀하게 파악되었다), 오스먼드와 호퍼는 이미 치료가 성공하기 위해서는 이런 요인들이 엄청나게 중요하다는 것을 이해하기 시작했다.

하지만 어떤 기전이건 간에 치료는 효과가 있었다. 혹은 그런 것처럼 보였다. 10년이 끝나갈 무렵, LSD는 북아메리카에서 알코올 중독 치료에 대한 기적의 약으로 널리 알려졌다. 이 성공을 바탕으로 서스캐처원주 정부는 LSD 치료를 주의 알코올 중독자들을 위한 표준 치료법으로 삼는 지침을 만들었다.[14] 하지만 캐나다 의료계에 있는 모든 사람들이 서스캐처원의 결과가 믿을 만하다고 여긴 건 아니었다. 그것은 사실이라기엔 지나치게 훌륭했다.[15] 1960년대 초 선도적 연구소였던 캐나다 토론토의 중독 연구 재단 Addiction Research Foundation은 더 나은 대조군을 이용해 서스캐처원의 시험을 재연해 보았다. 의료진들은 다른 모든 변수 중에서 약의 효과만을 분리할 수 있기를 바라며 무채색 방에서, 피험자들이 체험을 하는 동안 광범위한 설문 조사 외에는 절대 관여하지 말라는 지시를 받은 채 알코올 중독자들에게 LSD를 투여했다. 그다음에 자원자들은 몸을 구속하거나 안대를 하거나 혹은 둘 다 했다. 놀랄 일도 아니지만, 결과는 오스먼드와 호퍼가 경험했던 것과 전혀 달랐다. 여러 명의 자원자들이 끔찍한 체험을 했던 것이다. 후에 이것은 배드 트립이라고 불리게 된다. LSD로 알코올 중독자들을 치료하는 것에 대한 비판자들은 엄격하게 통제된 조건에서는 치료가 제대로 되지 않는다는 결론을 내렸다. 이것은 분명 사실이지만 반대로 이 치료의 지지자들은 LSD 치료가 성공하기 위해서는 세트와 세팅에 주의를 기울이는게 필수적이라는 결론을 내렸으며, 이것 역시 사실이다.

　　AA의 공동설립자인 빌 윌슨은 1950년대 중반에 알코올 중독자에 관한 오스먼드와 호퍼의 연구에 대해 알게 되었다. 약이 인생을 바꾸는 영적 체험을 일으킨다는 아이디어는 모임 내에서 잘 알려진 것처럼 윌슨에게는 딱히 새로운 이야기가 아니었다.[16] 그는 자신이 술을 끊은 것을 1934년 맨해튼의 타운스 병원에서 그에게 주었던 환각을 일으키는 식물인 벨라돈나 belladonna에서 추출한 알칼로이드로 인한 신비 체험 덕택으로 여겼다. AA의 초석인, "더 큰 힘higher power"에 굴복하게 되는 개인의 영적 자각이라는 아이디어 자체가 사이키델릭 체험에 그 근원을 두고 있다는 걸 아는 회원은 많지 않다.

20년 후, 윌슨은 이 새로운 기적의 약 LSD가 회복 중인 알코올 중독자들이 이런 자각을 얻는 데 도움이 될지 궁금해졌다. 그는 험프리 오스먼드를 통해 1955년부터 산도스의 LSD를 실험해 온 브렌트우드 보훈병원(나중에는 UCLA)의 내과 전문의 시드니 코헨Sidney Cohen을 소개받았다. 윌슨은 로스앤젤레스에서 1956년부터 시드니 코헨, 그리고 UCLA에서 막 박사 학위를 딴 젊은 심리학자 베티 아이스너Betty Eisner와 여러 번 LSD 세션을 가졌다.[17] 코헨과 아이스너는 정신과 의사인 오스카 재니거Oscar Janiger와 더불어 그 무렵 UCLA에 집중되어 있던 새로운 LSD 연구 중심지에서 주요 인물들이었다. 1950년대 중반쯤에는 북아메리카와 유럽에 그 같은 중심지가 열 곳이 넘었고, 대부분이 서로 친밀하게 교류하며 대체로 경쟁하기보다는 협조하는 분위기에서 기술과 발견 내용, 가끔은 약까지도 공유했다.

윌슨은 코헨 및 아이스너와 가졌던 세션을 통해 LSD가, 금주를 하기 위해 필요하다고 생각하는 영적 자각을 확실히 일으킬 수 있다는 믿음을 얻었다. 하지만 그는 LSD 체험이 진정섬망과 비슷하다고는 생각하지 않았고, 덕분에 이 아이디어는 확실하게 끝을 맞았다. 윌슨은 AA에서도 LSD 치료를 할 수 있을 거라고 생각했지만, 단체의 이사회에서는 정신변환물질의 사용을 허가하면 조직의 브랜드와 메시지를 흐려놓을 위험이 있다고 생각해 강하게 반대했다.

로스앤젤레스의 시드니 코헨과 그의 동료들은 캐나다 그룹처럼 LSD가 정신이상모방약이라고 생각하며 연구를 시작했지만, 1950년대 중반이 되자 코헨 역시 그 모델에 의문을 갖게 되었다. 1910년 뉴욕시에서 리투아니아 유대인 이민자에게서 태어난 코헨은 하얗고 숱 많은 머리를 뒤로 넘기고 있어 사진상으로 굉장히 눈에 띄는 외모이다.[18] 그는 컬럼비아대학교에서 약리학을 전공했고 제2차 세계대전 때에는 남태평양의 미국 육군 의무대에서 복무했다. 코헨은 오랫동안 관심이 있었던 화학적으로 유발된 정신병에 관한 리뷰 논문 작업을 하던 중에 처음으로 LSD라는 새로운 약에 관해 읽었다.

하지만 1955년 10월 마침내 LSD를 직접 해본 코헨은 "깜짝 놀랐다."[19] 미친 사람의 정신 속에 갇힌 느낌일 거라고 예상했지만 사실은 심오하고 거의 초월적인 평온함을 겪었기 때문이었다. "일상생활의 문제와 고민, 걱정과 좌절이 사라지고, 그 자리에 웅장하고, 밝고, 천국 같은 내적 고요가 찾아왔다. …… 마침내 영원한 진실의 전당에 도착한 것만 같았다."[20] 그는 이게 무엇이든 간에 일시적 정신이상은 아니라고 확신했다. 베티 아이스너는 코헨이 그것을 "비온전함unsanity"이라고 부르기로 했다고 적었다.[21] "자아의 통제를 넘어선 상태"라는 뜻이다.

과학에서는 이론적 패러다임이 상반된 증거의 압박에 짓눌려 휘청거리면 연구자들이 다양한 개정과 수정으로 이것을 떠받치려고 하지만, 어느 순간 갑자기, 빠르게 이것이 무너지고 새로운 패러다임이 그 자리를 차지한다. 이것이 1950년대 중반 정신이상모방약 패러다임의 운명이었다. 다수의 자원자들이 힘들고 가끔은 아주 끔찍한 체험을 했다고 보고한 반면, 패러다임이 예상했던 완전한 정신이상을 겪은 사람은 놀랍도록 적었다. 심지어는 시드니 카츠가 미치광이로 보낸 12시간에도 설명할 수 없는 쾌감과 간과할 수 없는 통찰의 순간이 모두 포함되어 있었다.

이렇게 되자 정신이상모방약 패러다임은 하나가 아니라 두 가지 눈에 띄는 새로운 이론적 모델로 대체되었다. 정신용해psycholytic와 나중에 나오는 사이키델릭psychedelic 모델이다. 각각은 물질이 정신에 어떻게 작용하고 그래서 정신질환 치료에서 이것을 어떻게 투여하는 것이 최적인지에 대한 상이한 개념을 바탕으로 한다. 두 모델이 서로 배타적이지는 않다. 몇몇 학자들은 수차례에 걸쳐 두 개를 다 연구해 보았으나 이들은 정신, 그리고 정신 치료, 궁극적으로는 과학 그 자체의 이해에 대해 완전히 다른 접근법을 대표하는 것으로 정리되었다.

소위 정신용해 패러다임이 먼저 제시되었는데, 이는 시드니 코헨, 베티 아이스너, 오스카 재니거가 있던 로스앤젤레스 그룹과 유럽에서 특히 인기가 있었다. 영국의 정신과 의사 로날드 샌디슨Ronald Sandison이 만든 "정신용해"라는 단어는 "정신이 느슨해진다"는 의미로,[22] 이는 LSD와 실로시빈이 하는 일로 보인다. 적어도 저용량에서는 말이다. 25마이크로그램 정도 되는 소량의(대부분 150마이크로그램은 넘지 않는다) LSD를 투약해본 치료사들은 환자들이 자아에 대한 방어가 누그러지면서, 어렵거나 억압되어 있던 문제를 비교적 쉽게 꺼내 의논할 수 있었다고 보고했다. 이는 약이 대화 치료의 보조로 쓰일 수 있음을 암시한다. 이 정도 용량에서는 환자들의 자아가 상당히 온전하게 유지되어서 치료사와 대화를 나누고 나중에 무슨 이야기를 했는지 기억하기 때문이다.

정신용해법의 가장 큰 장점은 이러한 접근법이 정신분석의 지배적 방식에 깔끔하게 들어맞는다는 것이다. 약물은 이 치료법을 더 빠르고 능률적으로 만들어 줄 수 있어 보이고, 혁명적으로 바꾸거나 시대에 뒤떨어진 것으로 밀어내지 않는다. 정신분석이 지닌 커다란 문제는 무의식에 접근하기 위해 사용하는 접근법이 까다로울 뿐만 아니라, 두 개의 그리 대단치 않은 경로, 즉 환자의 자유로운 연상과 꿈으로 한정되어 있다는 점이다. 프로이트는 꿈이 자아와 초자아 양쪽의 문을 지나쳐 잠재의식으로 가는 "왕도"라고 했지만, 이 길에는 수많은 홈과 패인 곳들이 있다. 환자들은 항상 자신의 꿈을 기억하지 못하고, 기억한다 해도 이는 대개 불완전하다. LSD와 실로시빈 같은 약들은 잠재의식으로 가는 더 나은 길을 약속했다.

정신분석 전문의 수련을 받은 스타니슬라프 그로프는 적당량의 LSD를 투약한 환자들이 치료사와 강한 전이 관계를 형성하고, 어린 시절의 트라우마를 극복하고, 묻혀 있던 감정을 끄집어내고, 어떤 경우에는 실제로 태어날 때의 경험을 다시 체험하기도 한다는 것을 알게 되었다.[23] 출생은 우리의 첫 번째 트라우마이며, 그로프는 (오토 랑크를 따라서) 이것이 성격을 결정짓는 핵심 요소라고 믿었다(그로프는 LSD를 한 환자의 출생 시 경험에 관한 기억을 의료인들과 부모의 당시 기록과 연관시키기 위해 광범위한 조사를 했다. 그는 LSD의 도움으로 많은 사람들이 실제로 태어날 때의 상황을, 특히 힘들었던 경우는 더더욱 잘 기억해낸다는 결론을 내렸다).

로스앤젤레스에서 코헨과 아이스너, 재니거는 주간 치료 세션에 LSD를 포함시키기 시작했고, 환자들이 억눌렀던 감정이나 묻어놓았던 어린 시절의 트라우마에 관한 기억 같은 잠재의식에 접근할 수 있을 때까지 매주 조금씩 용량을 늘렸다. 그들은 정신치료사가 주로 보는 환자인 신경증 환자, 알코올 중독자, 경미한 성격장애를 가진 사람을 치료했다. 현업에 종사하면서 자기 생각을 분명하게 표현하며 확고한 자아와 나아지겠다는 의지를 가진 사람들이었다. 로스앤젤레스 그룹은 또한 창작의 우물이 잠재의식이라면 LSD가 그 접근 방법을 넓혀줄 거라는 이론을 바탕으로 수백 명의 화가, 작곡가, 작가를 치료했다.

치료사들과 그들의 환자들은 약이 치료 효과가 있기를 바랐고, 실제로도 종종 효과가 있었다. 코헨과 아이스너는 처음 22명의 환자 중 16명이 뚜렷한 개선을 보였다고 보고했다. 1953년부터 1965년 사이에 출간된 정신용해 치료에 관한 논문들을 요약한 1967년 리뷰 논문에서는 이 기법의 성공률이 불안신경증의 경우에 70퍼센트, 우울증의 경우에 62퍼센트, 강박 장애의 경우에 42퍼센트에 이르렀다고 추정했다.[24] 이는 매우 놀라운 결과였으나, 엄격한 연구로 이 결과를 재현해내려는 시도는 거의 없었다.

10년이 끝나갈 무렵, 정신용해 LSD 치료는 비버리 힐즈 같은 로스앤젤레스의 근사한 지역에서 일상적인 방식이 되었다. 사업 모델로 확실히 이만한 것도 없었을 것이다. 어떤 치료사들은 산도스에서 대개 공짜로 얻는 약을 쓰는 세션 한 번에 최대 500달러씩 매겼다. LSD 치료는 또한 언론으로부터 대단히 긍정적인 관심을 받았다. "미치광이로 보낸 나의 12시간" 같은 기사들은 오스카 재니거, 베티 아이스너, 시드니 코헨 및 늘어가는 다른 치료사들의 진료실에서 변화를 경험한 여러 헐리우드 유명인사들의 열정적인 증언에 밀려났다. 아나이스 닌Anaïs Nin, 잭 니콜슨Jack Nicholson, 앙드레 프레빈André Previn, 제임스 코번James Coburn, 그리고 비트 세대 코미디언 로드 버클리Lord Buckley 모두 LSD 치료를 받았고, 그중 다수가 오스카 재니거의 치료를 받았다.[25] 하지만 이 환자들 중 가장 유명한 사람은 1959년 가십 전문 고정 칼럼니스트 조 하이얌스Joe Hyams와의 인터뷰에서 LSD 치료의 장점을 극찬한 캐리 그랜트Cary Grant일 것이다.[26] 그랜트는 60번 이상의 세션을 했고 마지막에 자신이 "새로 태어났다"고 선언했다.[27]

"모든 슬픔과 허영이 뜯겨 나갔어요."[28] 55세의 배우는 하이얌스에게 이렇게 말했고, 이 인터뷰는 내성적이고 진짜 영국인 같던 캐리 그랜트의 이미지에 비추어 볼 때 굉장히 놀라웠다. "내 자아가 완전히 떨어져 나갔어요. 자아가 없으니 더 나은 배우가 되었죠. 자신에 대한 믿음이 있으니까요. 이제 난 누구에게든, 특히 나 자신에게는 더더욱 거짓으로 행동할 수 없어요." 그 말은 LSD가 캐리 그랜트를 미국인으로 바꿔놓은 것처럼 들렸다.

"난 더 이상 외롭지 않고, 행복한 사람입니다."[29] 그랜트가 선언했다. 그는 이 체험 덕분에 자신의 나르시시즘을 극복했고, 연기뿐만 아니라 이성과의 관계도 크게 개선되었다고 말했다. "젊은 여자들이 내게 이토록 끌린 적은 없었어요."[30]

놀랄 일도 아니지만, 전국적인 인기를 끈 그랜트의 인터뷰는 LSD 치료에, 그리고 LSD 자체에 어마어마한 사람들이 몰려들도록 만들었다.[31] 하이얌스는 어떻게 그걸 얻을 수 있는지 묻는 독자들의 편지를 800통 넘게 받았다. "정신과 의사들이 연락해서 이제 환자들이 LSD를 달라고 애걸한다고 불평했죠."

우리가 "바로 그 1960년대"라고 부르는 시기가 실제로는 1950년대에 시작되었다고 한다면, 1959년 캐리 그랜트의 인터뷰에 의해 촉발된 LSD 치료의 유행이야말로 문화적 바람의 방향이 바뀐 것을 표시하는 적절한 때일 것이다. 티모시 리어리가 치료나 연구 목적 외에 LSD를 장려하며 악명을 떨치기 수년 전에, 약은 이미 로스앤젤레스에서 "연구실을 탈출"하기 시작해 전국적으로 언론의 집중 조명을 받았다. 1959년 무렵에는 LSD가 길거리에 나도는 곳도 있었다. 로스앤젤레스와 뉴욕의 치료사들과 연구자들은 그들의 친구와 동료를 위해 집에서 LSD "세션"을 하기 시작했다. 이 세션이 파티와 어떻게 구분이 되는지 딱 집어 말하기 어렵지만 말이다. 최소한 로스앤젤레스에서 "연구"의 범주는 좋게 봐줘도 허술했다. 후에 이들 연구자 중 한 명은 "LSD는 우리에게 지적 즐거움을 주는 약이 되었다"[32]고 쓰기도 했다.

이제 로스앤젤레스 LSD 연구자들의 대사제가 된 시드니 코헨은 이런 상황에 처하는 것은 철저하게 피하면서 약에 대해, 적어도 지금 이것이 사용되고 논의되는 방식에 대해 다시 생각하기 시작했다. 그의 전기 작가인 역사학자 스티븐 노박Steven Novak에 따르면, 코헨은 이제 LSD를 둘러싸고 있는 종교적이고 마법적인 숭배와 분위기를 불편해하기 시작했다.[33] 사이키델릭 연구의 역사에서 반복적으로 나타나는 주제인 것 같지만, 코헨은 LSD 체험의 영적 의미(그리고 약이 임상에서 유발한 신비적 성향)와 자신이 헌신하는 과학적 정신 사이에서 고민했다. 그의 양가감정은 지속되었다.[34] 그는 1959년 동료에게 쓴 편지에서, "LSD는 문을 열었다. 우리는 불편할 정도로 비과학적이라고 느낀다는 이유만으로 문턱에서 물러나서는 안 된다"고 썼다. 하지만 이것은 LSD의 작용에 대해 그가 자주 느끼는 기분이었다. 불편하리만큼 비과학적이었던 것이다.

코헨은 또한 환자들이 체험에서 얻은 통찰에 대해서도 의문을 갖기 시작했다. 그는 "LSD의 영향하에서는 치료사들이 가장 선호하는 이론이 환자를 통해 입증된다"[35]고 믿게 되었다. 기대 효과 때문에 프로이트 학풍의 치료사들에게 치료받는 환자들은 프로이트풍 통찰을 갖고 돌아오고(어린 시절의 트라우마, 성적 원동력, 오이디푸스 콤플렉스적인 감정 등), 융 학풍의 치료사들에게 치료받는 환자들은 집단무의식의 다락에서 생생한 원형을 갖고 돌아오며, 랑크 풍의 경우에는 태어날 때의 트라우마에 대한 기억을 되찾아 돌아왔던 것이다.

이런 급진적인 암시 감응성이 분명히 과학적으로는 딜레마가 되지만, 치료적으로도 딜레마가 되어야 할까? 그렇지는 않을 것이다. 코헨은 "환자의 문제에 대한 해명이 무엇이든 간에 치료사와 환자 모두 확고하게 믿는다면, 이는 통찰을 주거나 그에 못지않게 유용하다"[36]고 여겼다. 하지만 그는 이런 관점이 "허무주의적"이라는 것을 인정함으로써 가치를 부여한 거고, 과학적으로 말하자면 사실이 그랬다. 이 치료법은 정신치료를 샤머니즘과 신앙치료의 세계에 위험하리만큼 접근시켰기 때문이다. 이것은 과학자에게는 상당히 불편한 세계이다. 하지만 효과만 있다면, 이게 사람들을 치료하기만 한다면, 누구도 신경쓰지 않을 것이다(이것은 과학자들이 위약에서 느끼는 불편함과 동일하다. 이는 사이키델릭에 대한 흥미로운 관점을 제시하는데, 즉 앤드류 웨일이 1972년 자신의 책『자연적 정신The Natural Mind』에서 제시한 단어를 빌려오자면, 사이키델릭을 일종의 "활성 위약"으로 볼 수 있다는 사실이다. 그것이 뭔가를 하는 건 분명하지만, 그 대부분은 자가 발생적인 것일 수 있고, 아니면 스타니슬라프 그로프가 말한 것처럼, 사이키델릭을 정신 작용의 "비특이적 증폭기"라고도 생각할 수 있다).

LSD에 대한 코헨의 양가감정은 그를 사이키델릭 전도사들이 우글거리는 세계에서 드문 인물로 만들어준다. 그는 은퇴할 때까지도 계속해서 고민했다. 개방적 태도를 지녔지만 회의론자인 그는 상반된 생각을 머릿속에 갖고 있을 수 있는 사람이었다. 코헨은 계속해서 LSD가 가진 치료의 힘을 믿었다. 1965년 그는 특히 LSD를 이용한 암 환자의 불안증 치료에 관해 열정적으로 쓴 글을 〈하퍼스Haper's〉에 기고했다. 거기서 그는 LSD 치료를 "자가초월에 의한 치료"[37]라고 말하며, 서양의학에서 응용 신비주의applied mysticism라고 불리게 될 것이 한 축을 담당할 수도 있을 거라고 주장했다. 그러나 코헨은 LSD 남용과 위험성에 대해서도 주의를 환기하며, 열정이 지나친 동료들이 과학의 길에서 너무 멀리 벗어나는 경우, 즉 사이키델릭의 유혹이 과학의 길에서 사람들을 이탈하도록 만드는 경우에도 이를 지적하는 것을 주저하지 않았다.

서스캐처원으로 돌아온 험프리 오스먼드와 아브람 호퍼는 정신이상모방약 패러다임이 무너진 이후 전혀 다른 길을 걷게 되었다. 물론 이 길도 그들 자신과 과학의 관계를 결국 더 복잡하게 만든다. 그들은 LSD를 이용한 새로운 치료 모델을 만들기 위해 애를 쓰던 중 훌륭한 아마추어 한 쌍을 만났다. 한 명은 유명한 작가인 올더스 헉슬리이고, 다른 한 명은 잘 알려지지 않은 전직 주류 및 총기 밀수업자, 스파이, 발명가, 선장, 전과자이자 가톨릭 신비주의자인 알 허버드Al Hubbard라는 사람이었다. 이 두 명의 어울리지 않는 비과학사들은 캐나다인 정신과 의사들이 LSD 체험을 다시 개념화하고 오늘날에도 여전히 사용되는 치료 프로토콜을 개발하는 것을 돕게 된다.

이 새로운 접근법의 이름, 그리고 이런 계열의 약에 마침내 붙게 되는 이름인 사이키델릭psychedelic은 1956년 험프리 오스먼드와 올더스 헉슬리 간에 오간 편지에서 처음 등장했다. 두 사람은 헉슬리가 오스먼드에게 메스칼린을 해 보고 싶다는 내용의 편지를 쓴 후인 1953년에 처음 만났는데, 헉슬리는 정신에 미치는 약의 효과에 대해 설명하는 오스먼드의 논문을 이미 읽은 상태였다. 헉슬리는 약과 의식에 관해 오랫동안 상당한 흥미를 갖고 있었다. 헉슬리의 가장 유명한 소설 『멋진 신세계Brave New World』(1932)의 줄거리는 그가 소마soma라고 부른 정신통제 약물을 기반으로 하며, 신비주의, 초자연적 지각, 환생, UFO 등도 물론 포함되어 있다.

1953년 봄, 험프리 오스먼드는 로스앤젤레스로 가서 올더스 헉슬리에게 메스칼린을 투약했다. 두려움이 없었던 건 아니었다. 오스먼드는 세션에 앞서 동료에게 "문학사에서 올더스 헉슬리를 미치게 만든 사람으로 기억될 가능성이 아무리 희박하다 해도 여전히 걱정스럽다"[38]고 고백했다.

그러나 걱정은 기우였다. 헉슬리는 근사한 여행을 했고, 다음 해 그가 자신의 경험을 이야기하는 책 『지각의 문』을 출간하면서 이 약에 대한 문화권의 이해를 완전히 바꿔놓았다.

"그것은 하느님의 나라 이쪽 편에서 일어난, 의문의 여지 없이 가장 특별하고 중대한 경험이었습니다."[39] 헉슬리는 그 일이 일어난 직후에 편집자에게 그렇게 편지를 썼다. 헉슬리는 이 약이 그에게 미치광이의 정신이 아니라 형언할 수 없을 정도로 아름다운 영적 세계로 접근하게 해주었다는 사실을 의심하지 않았다. 가장 평범한 물건들이 그가 "전체적 정신Mind at Large"이라 부른 신성의 빛으로 빛났다. 심지어 그는 "내 회색 플란넬 바지의 주름조차 '존재 자체is-ness'로 가득했다"[40]고 우리에게 말했다. 그리고 보티첼리 그림에서 보이는, 우아하게 늘어뜨린 천의 아름다움과 "그 주름의 완전함과 영원함"에 대해서도 이야기했다. 작은 꽃병을 쳐다보았을 때 그는 "창조의 아침에 아담이 보았던 것, 다시 말해, 실오라기 하나 걸치지 않은 자신을 가득 채우고 있는, 그 모든 순간의 기적······ 내면의 빛으로 반짝이고 그 안에 가득한 의미의 중압감에 떨고 있는 꽃들"[41]을 보았다.

"'우아함'과 '변형'이라는 단어가 내 머릿속에 떠올랐다."[42] 헉슬리에게 약은 신비주의자들과 역사상 위대한 예지력 있는 화가들 몇 명만이 알았던 존재의 세계에 직접 접근할 수 있게 해주었다. 이 또 다른 세계는 항상 존재하지만, 평상시에는 일상의 각성 의식이 "밸브를 잠그기" 때문에 우리의 의식에 들어오지 않는다. 이 밸브는 우리의 생존에 필수적인 "의식의 아주 가느다란 물줄기만"[43] 통과시키는 일종의 정신적 필터이다. 나머지는 근사한 여분이고, 마치 시와 마찬가지로, 인간은 매일 그것의 결핍으로 목말라한다. 메스칼린은 윌리엄 블레이크가 "지각의 문"이라고 한 것을 활짝 열어젖혔고, 우리의 의식이 우리 주위에 항상 존재하는 영원을 약간이나마 감지하게 해 주었다. 우리가 볼 수만 있다면, 영원은 우리의 바지 주름 속에도 있다!

그 전과 후로 나뉘는 모든 사이키델릭 체험과 마찬가지로, 헉슬리의 체험 역시 화학 물질의 산물이 텅 빈 도화지 위에 새롭게 펼쳐진 것이 아니라, 그가 읽은 것들과 그가 이 체험에 부여한 철학적, 영적 지향성에 의해 만들어진 것이었다(꽃이 "내면의 빛으로 반짝이고 그 안에 가득한 의미의 중압감에 떨고 있었다"[44]는 부분을 적으면서 그제야 나는 실로시빈의 영향하에서 내가 식물을 보던 지각에 헉슬리가 얼마나 강하게 영향을 미쳤는지 깨달았다). 예를 들어 우리의 지각을 제한하는 정신적 잠금 밸브라는 개념은 프랑스 철학자 앙리 베르그송의 것이다. 베르그송은 의식이 인간의 뇌에서 만들어지는 것이 아니라 우리의 바깥 세계에, 전자기파처럼 존재하는 것이라고 생각했다. 그의 비유에 따르자면 우리의 뇌는 라디오 수신기처럼 의식의 각기 다른 주파수에 파장을 맞출 수 있다. 헉슬리 역시 세계의 모든 종교의 바탕에는 그가 "영원의 철학the Perennial Philosophy"이라고 칭한 신비주의 체험이라는 공통 중추가 있다고 생각했다.[45] 당연하게도 헉슬리의 메스칼린 경험은 이 모든 생각을 확신하게 만들었다. 『지각의 문』의 비평가 한 명이 약간 헐뜯듯이 말한 것처럼, 책은 "99퍼센트 올더스 헉슬리이고 0.5그램만이 메스칼린일 뿐이다."[46] 하지만 그건 별로 중요하지 않다. 위대한 작가가 자신의 사상으로 세상에 발자국을 남기듯이, 사이키델릭 체험에는 헉슬리의 지워지지 않는 흔적이 영원토록 남아 있을 것이기 때문이다.

헉슬리의 경험이 문화에 어떤 영향을 더 미쳤든 간에, 헉슬리 자신 혹은 오스몬드에게 "전형적인 정신이상"으로는 메스칼린이나 LSD가 불러일으킨 정신 상태를 설명할 수 없다는 확신을 갖게 했다(헉슬리는 이로부터 2년 후에 처음으로 LSD를 했다). 한 사람의 "탈개인화"가 다른 사람에게는 "일치감"일 수도 있다. 모든 것은 관점과 언어의 문제일 뿐이다.

"이걸 계속해서 조현병 증상과 연관시키면 대중에게는 이 영약에 대한 인상이 안 좋아질 것 같습니다."[47] 헉슬리는 1955년에 오스먼드에게 이렇게 편지를 보냈다. "사람들은 자신이 미쳐간다고 생각할 겁니다. 사실은 그걸 먹는 순간 정상으로 돌아오기 시작하는 건데도 말이죠."

분명 이러한 약에는 새로운 이름이 필요했고, 정신과 의사와 작가는 1956년에 편지를 교환하면서 몇 가지 후보를 내놓았다.[48] 놀랍게도 그 공모전의 승자는 작가가 아니라 정신과 의사였다. 헉슬리는 자신의 제안을 다음과 같은 2행시로 표현했다.

> *이 하찮은 세상을 승화시키기 위해*
> *0.5그램의 파네로팀phanerothyme을 먹어라.*

그가 새로 만든 이 단어는 그리스어로 "영혼thymos"과 "현현phanein"을 합친 거였다.

그러나 그렇게까지 과하게 영적인 단어를 쓰는 걸 경계한 과학자는 자신만의 시로 화답했다.

> 지옥을 가늠하거나 천사를 만나고 싶다면
> 사이키델릭psychedelic 한 자밤을 먹어라.

오스먼드의 신조어는 "정신psyche"의 "현현delein"을 뜻하는 두 개의 그리스 단어의 결합이었다. 오늘날 그 단어는 1960년대의 네온 컬러를 뒤집어쓰고 있지만, 당시 그가 '사이키델릭'이라는 단어를 추천한 것은 그 단어가 지닌 중립성 때문이었다. 이 단어는 "광기나 열광, 흥분 같은 특정한 함축적 의미를 지니지 않으면서도 정신의 확대와 확장을 암시한다."[49] 또한 "다른 연상으로 오염되지 않았다"[50]는 장점을 갖고 있었다. 이것은 오래 가지 않았지만 말이다.

오스먼드와 그의 동료들이 1950년대 중반부터 시작한 "사이키델릭 요법"은 대체로 단 한 번씩만 시도되었는데, 대개 피험자는 편안한 환경에서 고용량의 LSD를 투약한 후 소파 위에 눕고, 동석한 한두 명의 치료사는 거의 아무 말도 하지 않으며 여행이 자체적으로 흘러가도록 놔두었다. 또한, 정신이 분산될 만한 것을 줄이고, 내적 여행을 고무시키기 위해 음악을 틀었으며, 피험자는 대체로 안대를 했다. 목표는 전향적 경험에 이르는 영적 현현의 조건을 만드는 것이었다.[51]

이러한 치료 방식은 오스먼드 및 호퍼와 밀접하게 연관되지만, 정작 그들은 이 치료 방식 설계의 핵심적인 부분을 다른 사람의 공으로 돌렸다. 그 주인공은 과학자나 치료사로 공식적인 교육을 받은 적이 없는 미스터리 속 인물인 알 허버드였다. 병원이라기보다는 집 같은 분위기로 꾸며놓은 치료실은 허버드 룸Hubbard Room으로 알려졌다. 한 초기 사이키델릭 연구자는 지금은 표준이 된 이 모든 치료 요법들이 "허버드 치료법"으로 알려져야 한다고 나에게 말했다. 하지만 "캡틴 트립Captain Trips", "LSD계의 조니 애플시드 Johnny Appleseed(미국 곳곳에 사과씨를 뿌리고 다녔다는 개척 시대의 전설적 인물 – 옮긴이)"라고도 불린 알 허버드는 오늘날 진지한 사이키델릭 과학계에 있는 사람들이 기념하는 건 고사하고 딱히 인정하려고 할 만한 지적 선조 같은 사람조차 아니다.

알 허버드는 사이키델릭 역사에서 확실히 가장 희한하고, 흥미롭고, 알기 어려운 인물이다. 그에 관해서는 알려진 것도 별로 없을 뿐만 아니라, 그의 삶에 관한 많은 핵심 사실들은 확인이 안 되고, 상반되거나 아주 수상하다. 한 가지 사소한 예를 들자면, 그에 대한 FBI 파일[52]에는 그의 키가 180센티미터라고 되어 있지만, 사진과 영상에서 허버드는 머리를 군대식으로 짧게 깎은 큰 바위 얼굴에 단신의 다부진 체형으로 보인다. 그는 종종 예비군 군복을 입고 콜트 45구경 리볼버를 들고 다녀서 작은 동네 보안관 같은 인상을 주었다. 하지만 동료들과 주고받은 수많은 서신과 캐나다 언론에 나온 몇 건의 기사, 당시의 책들,* 그리고 그를 잘 알았던 몇몇 사람들과의 인터뷰를 바탕으로 하면 중요한 부분이 약간 흐릿하거나 빠져 있다고는 해도 그 사람에 대한 대략의 인상은 구축할 수가 있다.

---

* 특히 마틴 A. 리와 브루스 쉴레인의 『애시드 드림: LSD에 대한 완전한 사회사Acid Dreams: The Complete Social History of LSD』(New York: Grove Press, 1992)와 제이 스티븐스의 『폭풍우 치는 천국: LSD와 아메리칸 드림Storming Heaven: LSD and the American Dream』(New York: Grove Press, 1987)을 볼 것.

허버드는 1901년이나 1902년쯤(그의 FBI 파일에는 두 날짜가 다 있다) 켄터키 구릉 지대의 가난한 집에서 태어났다. 그는 사람들에게 열두 살이 되어서야 신발을 가졌다고 말하곤 했다. 허버드는 초등학교 3학년까지밖에 학교를 다니지 않았으나 전자 기기 쪽에 재능이 있었던 게 분명하다. 10대 시절 그는 "당시의 기술로서는 설명할 수 없는," 방사능으로 충전되는 새로운 종류의 배터리인 허버드 에너지 변환기Hubbard Energy Transformer라는 것을 발명했다(따옴표 부분은 우리가 갖고 있는 그의 삶에 대한 최고의 자료인 토드 브렌던 파헤이Todd Brendan Fahey가 꼼꼼하게 조사한 1991년 〈하이 타임스High Times〉 기사에서 따온 것이다).[53] 허버드는 특허권의 절반을 7만 5000달러에 팔았으나 그 발명으로부터 아무것도 나오지 않았고 〈파퓰러 사이언스 Popular Science〉는 한때 그것을 사기 기술 목록에 올리기도 했다. 금주법 시대에 허버드는 시애틀에서 택시를 몰았으나 그것은 위장이었던 것 같다. 그의 택시 트렁크에는 해안경비대에게 들키지 않으려는 밀주업자들을 인도하는 데 쓰이는 정교한 해륙간 통신 장치가 들어 있었다. 허버드는 결국 FBI에 잡혀서 밀수 혐의로 18개월 동안 감옥 생활을 했다.

감옥에서 풀려난 후 허버드의 삶은 흐릿하고 상반된 이야기들로 더욱 따라가기가 어려워진다.[54] 그중 하나는 미국이 제2차 세계대전에 참전하기 전, 공식적으로는 아직 중립국이던 시절에 허버드가 샌디에이고에서 캐나다로, 거기서 영국으로 넘어가던 중화기 수송 비밀작전에 관여했다는 것이다(미래의 OSS[전략첩보국, CIA의 전신 – 옮긴이] 장교 앨런 딜리스Allen Dulles의 조직이 허버드의 전자 기기 기술에 감탄해서 그를 그 임무에 뽑았을 수도 있다). 하지만 의회에서 이 작전에 대해 조사하기 시작하자 허버드는 기소를 피하기 위해 밴쿠버로 도망쳤다. 거기서 그는 캐나다 시민이 되었고, 보트 대여 사업을 시작했으며(그래서 캡틴[선상]이라는 직함을 얻게 되었다) 우라늄 채굴 회사의 과학 팀장이 되었다(어느 기록에서는 허버드가 맨해튼 프로젝트에 우라

뉴을 공급하는 일과 관련이 있었다고도 한다). 쉰 살의 나이에 "켄터키 출신 맨발의 소년"은 백만장자가 되어 항공기, 100피트짜리 요트, 롤스로이스, 그리고 밴쿠버 연안의 섬을 소유했다. 전쟁 중 어느 때인가 허버드는 미국으로 돌아갔던 모양이고, 전시의 정보국이 CIA가 되기 직전에 OSS에 들어갔다.

사이키델릭 이전의 알 허버드에 대한 몇 가지 흥미로운 사실이 있다. 그는 확실하게 신비주의 쪽으로 기울어진 열렬한 가톨릭이었다. 그리고 여러 차례 술과 총기 밀수업자, 한편으로는 주류 담배 화기 단속국Bureau of Alcohol, Tobacco, and Firearms, ATF 요원을 위해 일하는 등 직업적 충성심이 기묘할 정도로 유연했다. 그는 일종의 이중첩자였을까? 그럴 수도 있다. 허버드는 캐나다 특수부대, 미국 법무부, 그리고 식품의약국에서 일한 적이 있다. 그의 FBI 파일에는 그가 1950년대에 CIA와 연줄이 있었다는 암시가 있지만, 삭제한 부분이 너무 많아서 그의 역할은 거의 알 수가 없다. 우리는 정부가 1950년대와 1960년대, 1970년대에 사이키델릭 연구계를 신중하게 감시하고 있었다는 것을 알고 있고(어떤 경우에는 LSD에 관한 대학 연구나 학술 콘퍼런스에 자금을 대서), 정부가 이 정보 교환의 대가로 허버드에게 원하는 만큼 자유롭게 활동하도록 허용했다 해도 놀랄 일은 아닐 것이다.[55] 하지만 이 부분은 그저 추측일 뿐이다.

알 허버드의 삶은 1951년에 갑자기 확 바뀌었다. 당시 그는 굉장히 성공했지만 불행했고, "필사적으로 삶의 의미를 찾고 있었다." 이것은 허버드가 몇 년 후에 LSD를 소개해 준 실리콘밸리 엔지니어 그룹의 한 명이었던 윌리스 허먼의 말에 따른 것이다. 허버드가 허먼에게 한 이야기에 의하면(허먼이 토드 브렌던 파헤이에게 이를 전했다), 그가 워싱턴주에서 하이킹을 하고 있을 때 공터에서 천사가 그의 앞에 나타났다. "천사는 알에게 인류의 미래에 엄청나게 중요한 것이 곧 나타날 거고, 그가 원한다면 거기서 중요한 역할을 할 수도 있을 거라고 말했어요. 하지만 그는 뭘 찾아봐야 하는 건지 전혀 알지 못했죠."

실마리는 1년 후에, 새로 발견된 LSD라는 물질을 투약한 쥐의 행동을 설명한 과학 저널 논문이라는 형태로 나타났다. 허버드는 연구자를 찾아가 LSD를 조금 얻었고, 문자 그대로 인생이 변화하는 경험을 했다. 그는 지구에서 생명이 시작되는 것과 자기 자신이 잉태되는 순간을 목격했다. "그건 내가 본 중에서 가장 신비로운 것들이었어."[56] 그는 나중에 친구들에게 이렇게 말했다. "나 자신이 거대한 늪에서 먼지만큼의 지능을 가진 조그만 진드기가 되어 있는 게 보였어. 우리 어머니와 아버지가 아이를 만드는 걸 봤지." 이게 바로 천사가 예언한 "인류의 미래에 엄청나게 중요한 것"이 분명했다. 허버드는 LSD의 새로운 복음과 이 화학 물질을 가능한 한 많은 사람들에게 퍼뜨리는 것이 자신에게 달렸음을 깨달았다. 그는 자신의 말에 따르자면 "특별히 선택된 역할"을 맡은 거였다.

이렇게 하여 LSD계의 조니 애플시드라는 알 허버드의 경력이 시작되었다. 그는 정부와 사업계 양쪽의 방대한 인맥을 통해 산도스 연구소에 엄청난 양의 LSD를 달라고 설득했다. 처음에는 1리터 병 하나, 그다음에는 케이스 43개 분량, 세 번째에는 약병 6000개였다(그는 알베르트 호프만에게 "인간의 의식을 해방하기 위해" 그것을 쓸 계획이라고 말했다고 한다). 누구 말을 믿느냐에 따라 다르지만, 그는 약을 취리히에 있는 안전금고에 숨기거나 데스밸리 어딘가에 묻어놓았고, 상당량은 자신의 가죽 가방에 넣어 다녔다. 결국 허버드는 캐나다에서 독점적인 산도스 LSD 배급자가 되었고, 나중에는 FDA에서 시험용 신약을 다루는 허가증을 얻어 미국 내에서 LSD 임상 연구를 할 수 있게 되었다. 그가 초등학교 3학년까지만 학교를 다녔고, 범죄자 이력을 갖고 있으며, 한 차례 휙위 위조를 한 것이 거의 틀림없는데도 말이다(그의 박사 학위는 삼류대학에서 돈으로 산 거였다). 자신을 "촉매제"[57]라고 여겼던 허버드는 인간사의 방향을 바꾸겠다는 공언된 노력하에 1951년부터 1966년 사이에 대략 6000명에게 LSD를 나눠주었다.

흥미롭게도 켄터키 출신의 이 맨발의 소년은 자신의 실험 대상으로 산업계, 정부, 예술계, 종교계, 기술계의 중진들을 골랐다. 그는 하향식 방식으로 작업해야 한다고 믿었고 티모시 리어리처럼 보다 민주적으로 접근하는 다른 사이키델릭 전도사들을 경멸했다. 국회의원, 로마 가톨릭 교회의 사제,* 헐리우드 배우, 정부 고관, 저명한 작가와 철학자, 대학 관계자, 컴퓨터 엔지니어, 그리고 유명한 사업가 모두가 위쪽부터 역사의 방향을 바꾸려는 허버드의 임무의 일환으로 LSD를 접하게 되었다(허버드가 접근했던 모두가 그에게 넘어갔던 건 아니었다. 허버드가 친한 친구라고 주장했던 J. 에드거 후버J. Edgar Hoover는 이를 거절했다). 아브람 호퍼는 허버드가 "포춘 500대 기업의 중역들에게 사이키델릭 체험을 하게 할 수 있으면 사회 전체를 바꿀 수 있다"[58]고 믿었다고 회상했다. 허버드가 1950년대 말에 약을 준 중역 중 한 명이었던 마이런 스톨라로프는 당시 실리콘밸리에서 잘 나가는 전자 회사인 암펙스의 회장 비서로 전략 계획을 담당하고 있었다. 그는 "알 허버드가 지구라는 행성에 LSD를 가져온 사람이라고 확신하게"[59] 되었다.

1953년, 사이키델릭 계시를 받고 얼마 안 되어서 허버드는 험프리 오스먼드를 밴쿠버 요트 클럽에서의 점심 식사에 초대했다. 다른 많은 사람들

---

* 허버드는 밴쿠버의 브라운메이저 추기경이 그의 일을 지지하는 뜻으로 보낸 1957년 편지를 소중하게 여겼다. "그러므로 우리는 사이키델릭과 이것이 인간의 정신에 미치는 영향에 대한 연구를 통해서 이들이 갖고 있는 속성을 알아내 하느님의 구원계획에서 적절한 자리를 찾아주고자 함을 염두에 두고 접근해야 할 것입니다."

처럼 오스먼드는 허버드의 세상 물정에 밝은 모습과 부유함, 연줄, 끝없는 LSD 공급 능력에 깊은 인상을 받았다. 그날의 점심 식사는 사이키델릭 연구의 방향을 바꿔놓는 협력을 탄생시켰고, 중요한 측면에서 오늘날 시행 중인 연구의 초석을 깔았다.

주로 사이키델릭의 계시적 특성에 관심을 가졌던 허버드와 헉슬리에게 영향을 받은 오스먼드는 정신이상모방약 모델을 포기했다.[60] 한 번의 고용량 메스칼린, 혹은 LSD를 투약한 많은 사람들이 겪은 신비 체험이 치료 방법으로 이용될 수도 있다는 것을, 그리고 이 경험이 화학 물질보다 더욱 중요하다는 것을 오스먼드에게 처음으로 이야기한 사람은 허버드였다. 전환적 경험과 마찬가지로 사이키델릭 여행은 사람들에게 자신의 삶에 대한 새롭고 좀 더 포괄적인 통찰을 보여줌으로써 그들이 변화하도록 도울 수 있었다. 하지만 사이키델릭 요법에서 허버드가 좀 더 지속적으로 기여한 부분은 치료실에서 나타났다.

알 허버드의 삶에 대한 여러 사실을 모으는 쪽이 그가 어떤 사람이었는지 일관되게 파악하는 것보다 훨씬 쉽다. 상충되는 사실이 너무 많기 때문이다. 권총을 가지고 다니는 이 터프가이는 사랑과 천국의 아름다움에 관해 이야기하는 열렬한 신비주의자이기도 했다. 그리고 연줄 많은 사업자이자 정부 요원인 한편, 대단히 예민하고 재능 많은 치료사이기도 했다. 세트와 세팅이라는 용어를 사용한 적이 없지만, 허버드는 사이키델릭 체험을 구성하는 데 있어 이들의 중요성을 가장 먼저 깨달은 연구자이기도 했다.[61] 그는 하얀 벽과 살균된 병실의 형광등이 모두 다 틀렸다는 사실을 본능적으로 이해했다. 그래서 그림과 음악, 꽃과 다이아몬드를 치료실로 가져와 환자가 신비적 계시를 받도록, 또는 사이키델릭 여행이 무시무시한 방향으로 갈 때 이를 전환하기 위해 사용했다. 그는 사람들에게 살바도르 달리의 그림과 예수 그림을 보여주거나 자신이 들고 있는 다이아몬드의 커팅한 면을 잘 보라고 말하곤 했다. 그가 밴쿠버에서 치료했던 환자 한 명은 사회불안으로 인한 알코올 중독성 마비가 있었는데, 허버드가 그에게 LSD 세션에서 장미 부케를 건네주었던 것을 기억했다. "그 사람이 말했죠. '이제 이걸 싫어해 봐요.'[62] 그러자 장미가 시들고 꽃잎이 떨어졌어요. 전 울기 시작했죠. 그때 그가 말했어요. '그걸 사랑해 봐요.' 그러자 꽃이 다시 더 환하게, 심지어는 전보다 더 근사하게 되살아났죠. 그건 저한테 많은 의미가 있었어요. 자신의 인간관계를 원하는 대로 만들 수 있다는 걸 깨달았죠. 다른 사람들과의 관계에서 발생한 문제점은 저에게서 나온 거였어요."

허버드가 치료실에 가져온 것들은 전통적 치료사들에게는 잘 알려진 것들이었다. 수천 년에 걸쳐 샤먼들은 깊은 트랜스 상태나 강력한 식물 약제의 영향하에 있는 사람이 특정 단어나 특별한 물건, 또는 적당한 음악의 도움으로 쉽게 조종될 수 있다는 것을 알았다. 허버드는 의식의 변환 상태에서 인간 정신의 암시 감응성을 활용하는 것이 치료에 얼마나 중요한 자산인지 직감적으로 이해했다. 생각의 파괴적인 패턴을 깨뜨리고 그 자리에 새로운 관점을 제시해주는 것이다. 연구자들은 이것을 세트와 세팅의 조작이라고 할 거고, 그것도 맞는 말이지만 허버드가 현대 사이키델릭 요법에 가장 크게 기여한 부분은 확실하게 믿을 수 있는 샤머니즘의 도구, 혹은 최소한 그것의 서양판 도구를 도입한 것이었다.

몇 년 안에 허버드는 북아메리카에서 사이키델릭 연구계에 있는 거의 모든 사람들과 친분을 쌓았고, 자신이 만난 모든 사람들에게 잊을 수 없는 인상과 치료에 관한 조언, 그리고 산도스 LSD 앰플을 남겼다. 1950년대 말쯤 그는 일종의 사이키델릭 순회 목사가 되어 있었다. 어느 주에는 웨이번에서 험프리 오스먼드와 아브람 호퍼가 알코올 중독자들을 치료하는 것을 도왔고, 그들에게 국제적인 관심이 쏠리게 만들었다. 거기서 맨해튼으로 가서 R. 고든 왓슨을 만났고, 그다음에는 다시 서쪽으로 돌아오다가 VIP 고객에게 LSD를 해주거나 시카고에서 연구하는 그룹을 점검했다. 그다음 주에는 로스앤젤레스에서 베티 아이스너와 시드니 코헨, 또는 오스카 재니거와 LSD 세션을 하고, 그의 치료 기법과 LSD 비축분을 무료로 나눠주었다("우리는 통신판매 카탈로그만 기다리는 오지의 늙은이처럼 그를 기다렸어요."[63] 오스카 재니거가 수년 후에 회상했다). 그다음에 밴쿠버로 돌아와서 헐리우드 병원 관계자와 만나 한 병동 전체를 LSD로 알코올 중독 환자들을 치료하는 곳으로 만들라고 설득했다.* 허버드는 자신의 비행기로 로스앤젤레스에 가서 헐리우드 유명인을 밴쿠버로 실어와 은밀하게 치료를 받게 한 적이 많았다. 그의 별명인 캡틴 트립은 이 부업 때문에 생겼다. 허버드는 또한 캐나다에 알코올 중독 치료 시설 두 곳을 세웠고, 거기서 정기적으로 LSD 세션을 하고 인상적인 성공률을 보고했다.[64] 이후 캐나다에서는 알코올 중독자를 상대로 허버드 요법으로 LSD 치료를 하는 것이 하나의 사업이 되었다. 하지만 허버드는 LSD로 수익을 얻는 건 비윤리적이라고 생각했고, 이로 인해 그가 일하는 몇몇 시설과 불화가 생겼다. 그들은 LSD 세션당 최대 500달러까지 치료비를 매겼기 때문이다. 허버드에게 사이키델릭 요법은 일종의 자선활동이었고, 그는 이 목적을 위해 자신의 사재를 끌어썼다.

알 허버드는 멀리 있는 이 연구 센터들 사이를 사이키델릭 꿀벌처럼 왔다 갔다 하며 정보와 화학 물질, 임상 기법을 퍼뜨리고 북아메리카 전역에

---

* 허버드의 이름은 헐리우드 병원에서 그의 동료들이 쓴 과학 논문 딱 한 곳에 나온다. "알코올 중독과 다른 정신적 문제 치료에서의 LSD 25 사용The Use of LSD-25 in the Treatment of Alcoholism and Other Psychiatric Problems," *Quarterly Journal of Studies on Alcohol 22 (March, 1961): 34-5.*

광범위한 네트워크를 구축했다. 추후 그는 멘로 파크와 케임브리지도 자신의 순회 목록에 추가했다. 하지만 허버드가 정보를 뿌리기만 했을까, 그것을 모아서 CIA에 전달하기도 했을까? 전파자가 스파이이기도 했을까? 단언하기는 어렵다. 제임스 패디먼처럼 허버드를 아는 몇몇 사람들은 그런 일이 가능할 거라고 생각하는 반면에, 어떤 사람들은 캡틴이 종종 CIA가 LSD를 무기로 사용한다고 비난했다는 사실을 지적하며 아닐 거라고 말한다. "CIA의 연구는 개떡 같아요."[65] 1970년대 말에 그는 오스카 재니거에게 이렇게 말했다.

허버드는 CIA의 MK-울트라 연구 프로그램에 대해서 말한 거였다. 이것은 1953년부터 LSD가 전쟁에서 비살상 무기로 사용 가능한지(이를테면 적의 수도 시설에 넣는다든지), 심문 때 자백 유도제로 쓸 수 있을지, 정신 조종 도구로 쓸 수 있을지,* 비우호적인 외국 지도자들에게 비열한 계략으로 사용해서 그들이 당황스러운 말이나 행동을 하도록 만들 수 있을지 등을 알아보는 것이었다. 우리가 아는 한 이 중 어떤 계획도 성공하지 못했고, 남아 있는 모든 연구 내용은 다른 연구자들이 정신이상모방약 모델을 폐기한 후에도 CIA가 여전히 거기에 매달려 있었다는 사실만 보여주었다. 연구 도중 CIA는 내부 직원들과 아무것도 모르는 시민들에게 LSD를 투약했다. 1970년에야 밝혀진 어느 악명 높은 사례에서 CIA는 1953년에 LSD를 군 생물학 병기 전문가 프랭크 올슨Frank Olson에게 은밀하게 주었음을 인정했다. 며칠 후 올슨은 뉴욕의 스태틀러 호텔 13층에서 뛰어내려 죽은 것으로 추정된다(누군가가 올슨을 밀었고 CIA가 그런 부끄러운 고백을 한 이유는 사실 더

---

* MK-울트라 프로그램 책임자였던 CIA 요원 시드니 고틀리브Sidney Gottlieb는 의회에서 프로그램의 목표가 "은밀한 방법으로 개인의 행동을 바꾸는 것이 가능한지, 어떻게 해야 하는지 조사하는 것"이라고 증언했다. 고틀리브가 CIA 국장 리처드 헬름스Richard Helms의 지시에 따라 프로그램의 기록 대부분을 파기하지 않았다면 우리는 MK-울트라에 대해 더 많이 알 수 있었을 것이다.

끔찍한 범죄를 덮기 위해서였다고 생각하는 사람들도 있다). "저는 그들에게 그걸 어떻게 써야 하는지 말하려고 했지만, 그들은 사람이 죽어가는 데도 내 얘기를 한마디도 들으려고 하지 않았죠."[66] 여기서 알 허버드가 말한 사람이 올슨이었을 수도 있다.

허버드가 로스앤젤레스에서 정기적으로 들른 곳은 올더스 헉슬리와 로라 헉슬리 부부의 집이었다. 1955년 허버드가 헉슬리에게 LSD(그리고 허버드 요법)를 소개한 이래로 이 두 사람은 어울리지 않는 우정을 다져왔다. 헉슬리의 LSD 경험은 이 작가의 1953년 메스칼린 체험을 빛바래게 했다. LSD 경험 후 헉슬리가 오스먼드에게 쓴 편지에 따르면, "닫힌 문을 통과해서 나온 것은 깨달음이었습니다. …… 내면으로부터 나온 직접적이고 완전한 자각, 말하자면, 기본적이고 근본적인 우주적 사실인 사랑에 대한 자각이었습니다."[67] 이 통찰의 힘은 그 꾸밈없음으로 인해 작가를 거의 부끄럽게 만들었던 것 같다. "물론 단어는 일종의 무례함을 갖고 있고, 필연적으로 거짓의 느낌이 날 수밖에 없으며, 말도 안 되는 것처럼 느껴질 겁니다. 하지만 사실은 남아요."

헉슬리는 즉시 자신이 "좋은 캡틴"이라고 부르곤 했던, 세상사에 능수능란한 동료의 가치를 알아보았다. 늘 그렇듯이, 글 쓰는 사람은 이 행동하는 사람에게 완전히 반했다.

"우리 문학계 신사들과 작가들이란 얼마나 세상 물정을 모르는 사람들인지요!"[68] 헉슬리는 오스먼드에게 보낸 글에서 허버드에 대해 이렇게 적었다. "위대한 세상에는 당신의 봉사가 필요합니다. 나는 세상을 그저 약간 즐겁게 할 뿐입니다만, 세상의 모든 관심과 경의는 우라늄과 바로 이것, 사이키델릭에 있습니다. 이 두 가지 더 큰 힘을 대변하는 사람이 메스칼린에 열정적인 관심을 지니게 되었고, 게다가 이렇게 좋은 사람이라는 사실이 얼마나 특별한 행운일까요."

헉슬리도, 허버드도 딱히 의학이나 과학에 전념하는 사람들은 아니었기 때문에 시간이 흐르며 그들의 주된 관심사가 정신적 문제가 있는 개인의 치료에서 벗어나 사회 전체를 치료하겠다는 욕망으로 바뀐 것도 놀랄 일은 아니다(이런 포부는 사이키델릭을 연구하는 모든 사람들을 결국에 감염시키는 것 같다. 성격면에서 완전히 다른 티모시 리어리와 롤랜드 그리피스 같은 사람들을 포함해 과학자들까지 말이다). 하지만 정신 연구는 한 명 한 명, 실험 하나하나로 진행된다. 과학적 방법을 일종의 구속이라고 느낀 허버드와 헉슬리, 그리고 후에 리어리가 하려는 것처럼 사회 전체를 변화시키기 위해 약을 사용하는 것에 관한 현실 모델은 존재하지 않는다.

첫 번째 LSD 체험을 하고 나서 헉슬리는 오스먼드에게 편지를 썼다. "사랑의 일체감이라는 근본적인 사실을 깨닫게 된 사람이라면 누가 과연 정신에 관한 실험을 다시 하려 할까요? …… 내가 하려는 말은 메스칼린이나 LSD로 의식의 문을 여는 것은 실험을 거쳐야 한다는 이유만으로 무시하기에는 너무도 귀중한 기회이자 커다란 특권이라는 사실입니다."[69] 혹은 아픈 사람들에게만 한정하기에도 아까운 기회라는 얘기다. 오스먼드는 실제로 이 관점에 동조했다. 어쨌든 그는 통제된 실험이라고는 말할 수 없는 상황에서 헉슬리에게 메스칼린을 주었으니까. 그리고 그는 최고의 인물들에게 하는 허버드의 세션에 여러 번 참여했다. 하지만 오스먼드는 헉슬리와 허버드가 저 너머에 있다고 생각하는 것에 참여하기 위해서 과학이나 의학을 저버릴 준비는 아직 되어 있지 않았다.

1955년, 알 허버드는 과학적 구속에서 탈출할 방법을 찾기 위해 창의적 상상력 연구 협회Commission for the Study of Creative Imagination[70]라는 단체를 설립해 자신의 사이키델릭 연구자 네트워크를 공식화했다. 이 이름은 자신의 사이키델릭 세션을 의학의 한계와 아픈 사람에 대한 초점에서 벗어난 곳까지 확장하고 싶다는 욕망을 반영한 것이었다. 협회 이사회를 구성하기 위해 허버드는 오스먼드와 호퍼, 헉슬리, 코헨, 그리고 다른 대여섯 명의 사이키델릭 연구자들, 철학자(제럴드 허드Gerald Heard), 그리고 UN 임원을 끌어들였다. 그리고 자신은 "과학 팀장"으로 임명했다.

(이 사람들은 허버드와 그의 거창한 직위, 그리고 그의 위조된 학위 증명서를 어떻게 생각했을까? 그들은 너그러우면서 동시에 대단히 감탄했다. 베티 아이스너가 오스먼드에게 허버드가 내세우는 것 중 몇 가지에 대해서 불편을 토로하는 편지를 썼을 때, 그는 허버드를 마치 크리스토퍼 콜럼부스처럼 생각하라고 말했다. "탐험가들이 항상 가장 과학적이거나 뛰어나거나 사심이 전혀 없는 것은 아니죠."[71])

창의적 상상력 연구 협회에 근사한 머리글자 말고 또 뭐가 더 있었는지는 분명하지 않다. 그러나 그 존재 자체는 사이키델릭에 대한 의학적 접근법과 영적 접근법 사이에 균열이 깊어지고 있었음을 알려주었다(과학 대 신비주의라는 문제에 항상 양면적 태도를 지녔던 시드니 코헨은 이사회에 들어오고 겨우 1년 후인 1957년에 갑자기 사임한다). "과학 팀장"이라는 직위에도 불구하고 허버드 자신은 이 기간 동안 "목적 그 자체로서 과학에 대한 나의 관심은 시간이 흐를수록 줄어들고 있다. …… 내가 진심으로 바라는 것은 아주 먼 곳에 존재하고 경험적 조작의 범주 바깥에 있는 것이다"[72]라고 말했다. 리어리가 나타나기 한참 전에, 사이키델릭 연구 목적은 정신치료에서 문화적 혁명으로 이미 바뀌고 있었다.

알 허버드의 넓은 사이키델릭 네트워크에서 마지막으로 들러 볼 가치가 있는 부분은 실리콘밸리이다. 바로 이곳에서 "창의적 상상력"을 발전시키고 문화를 바꿀 수 있는 LSD의 가능성은 지금까지 중에서 가장 철저한 검사를 받게 되었다. 실제로 허버드가 실리콘밸리에 심어둔 씨앗은 사이키델릭을 창조성과 혁신의 도구로 바라보는 지속적인 호기심이라는 형태로 계속해서 흥미로운 열매를 맺었다(이 글을 쓰는 현재, 미량 투약 행위, 즉 LSD를 일종의 정신적 강장제로서 "지각할 수 없을 정도"의 미량을 정기 투여하는 것이 테크 커뮤니티에서 대유행이다). 스티브 잡스는 자주 사람들에게 자신의 LSD 실험이 인생에서 가장 중요한 경험 두세 가지 중 하나였다고 말했다.[73] 그는 빌 게이츠에게 "그 친구가 좀 더 젊었을 때 마약을 한 번쯤 해봤거나 아쉬람 ashram(힌두교도들이 수행하며 거주하는 곳 - 옮긴이)에 가봤더라면 생각의 폭이 한층 더 넓어졌을 겁니다"[74]라고 놀리곤 했다(사실 게이츠는 자신이 LSD를 해본 적이 있다고 말했다). 곧바로 연결되는 건 아니겠지만, 알 허버드가 LSD가 가득 찬 가방을 들고 실리콘밸리에 도착했던 일과 사반세기 후에 스티브 잡스가 가져온 기술적 호황기는 어느 정도 연관될 수 있을 것이다.

알 허버드와 실리콘밸리의 결혼에서 핵심적인 인물은 마이런 스톨라로프이다. 스톨라로프는 1950년대 중반, 당시만 해도 농장과 과수원이 있던 조용한 골짜기에 만들어진 최초의 테크 기업 중 하나였던 암펙스의 회장 비서가 되어 전략 계획을 담당했다(1971년까지 그곳은 실리콘밸리라고 불리지 않았다). 전성기에는 1만 3000명의 직원을 고용했던 암펙스는 오디오, 비디오, 데이터 기록을 위한 오픈릴 자기 테이프 개발의 선구자였다. 1920년 뉴멕시코주 로스웰에서 태어난 스톨라로프는 스탠퍼드에서 공학을 전공한 후 암펙스의 초창기 직원이 되었고, 덕분에 아주 부유해졌다. 명목상 유대인이었던 그는 30대에 영적 탐구자가 되었고 그 길에서 결국 영국인 철학자이자 올더스 헉슬리의 친구였던 제럴드 허드와 만나게 되었다. 스톨라로프는 알 허버드의 아파트에서 했던 허드의 LSD 체험 이야기를 듣고 대단히 감탄하며 1956년 3월, 캡틴의 아파트에서 세션을 하기 위해 밴쿠버로 갔다.

산도스 LSD 66마이크로그램은 스톨라로프에게 무시무시하면서도 황홀한 여행을 선사했다. 몇 시간 동안의 여행에서 그는 지구의 탄생부터 생명체들의 발달과 인류의 출현, 그리고 그 자신의 탄생의 트라우마로 정점을 찍는 역사 전체를 목격했다(이것은 허버드가 인도하는 여행에서 흔한 경로였던 것으로 보인다). "그건 저에게 놀라운 시작이었어요."[75] 그는 수년 후에 인터뷰 진행자에게 말했다. "굉장한 시작이었죠. 전 제 개인적인 특성 거의 전부를 결정하게 된 아주 고통스러운 출생을 다시 경험했어요. 하지만 또한 인류의 일체감과 신의 실체도 겪었죠. 그 순간부터 저는…… 제가 이 일에 완전히 빠지게 될 거라는 걸 알았어요."

"그 첫 번째 LSD 체험 이후에 전 '이건 인간이 만들어낸 최고의 발견이야'라고 말했죠."[76]

스톨라로프는 이 소식을 암펙스의 친구와 동료 몇 명에게 이야기했다. 그들은 매달 만나서 영적 의문과 LSD가 건강한 개인이 자신의 완전한 잠재력을 깨닫는 것을 도와줄 수 있을지에 관해 논의했다. 암펙스의 젊은 엔지니어였던 돈 앨런Don Allen, 스탠퍼드의 전자공학과 교수였던 윌리스 허먼이 그 모임에 가담했고, 알 허버드는 멘로 파크로 와서 회원들의 사이키델릭 여행을 가이드하고 또 그들이 다른 사람들을 가이드할 수 있도록 훈련시켰다. "그는 최고의 치료사였어요." 스톨라로프는 이렇게 회상했다.

LSD가 사람들이 자신의 한계를 초월하게 도와줄 수 있다고 확신한 스톨라로프는 한동안 허버드의 도움을 받아 암펙스를 세계 최초의 "사이키델릭 회사"로 탈바꿈시키기 위해 노력했다. 허버드는 본사에서 매주 워크숍을 열었고 시에라에 있는 건물에서 회사 중역들을 상대로 LSD를 투약했다. 하지만 이 프로젝트는 유대인이었던 회사의 본부장이 예수와 성모 마리아, 최후의 만찬 그림을 자신의 사무실로 갖고 오겠다고 고집하는 것을 허버드가 거부하면서 무너졌다. 그 즈음에 윌리스 허먼은 스탠퍼드에서 강의의 중점을 바꾸어 "인간의 잠재력"이라는 새로운 강좌를 열었고, 강의는 사이키델릭에 대한 단원으로 마무리되었다. 엔지니어들은 종교를 갖게 되었다(그리고 여전히 그렇다. 나는 경영 훈련에서 사이키델릭을 사용하는 오늘날의 베이 지역 테크 기업 한 곳을 안다. 다른 여러 기업도 "미량투여의 금요일microdosing Fridays"을 도입했다).

1961년, 스톨라로프는 암펙스를 떠나 사이키델릭 연구에 전업으로 뛰어들었다. 그는 윌리스 허먼과 함께 인간의 개성과 창조성을 강화하기 위해 LSD의 가능성을 탐색하는 국제 고등연구 재단IFAS이라는 거창한 이름의 협회를 설립했다. 스톨라로프는 찰스 새비지Charles Savage라는 정신과 의사를 의학부 총괄로, 대학원 1년차인 제임스 패디먼이라는 정신과 의사를 스태프로 고용했다(1960년에 하버드를 졸업한 패디먼은 리처드 앨퍼트Richard Alpert를 통해 실로시빈을 알게 되었지만 졸업하기 전까지는 하지 않았다. "세상에서 가장 굉장한 일이 나에게 일어났어. 그리고 그걸 자네와 공유하고 싶어."[77] 앨퍼트는 과거 자신의 학생이었던 패디먼에게 이렇게 말했다). 돈 앨런 역시 암펙스의 엔지니어 자리를 떠나 IFAS에 보안검색 담당자이자 가이드로 합류했다. 재단은 FDA에서 약물 연구 허가를 취득하고 알 허버드에게서 LSD와 메스칼린을 받아서, 알 허버드가 쓰는 말을 빌리자면 "고객 처리"를 시작했다. 이후 6년 동안 재단은 350명가량을 처리했다.

제임스 패디먼과 돈 앨런은 재단에서 보낸 시간을 회상하며(둘 다 장시간 인터뷰를 했다) 인간의 가능성을 개척한다고 믿었던 물질로 작업하는 것이 굉장히 흥분되고 짜릿했었다고 말했다. 그들의 실험 대상은 대개 "건강한 일반인"이거나 패디먼의 묘사에 따르면 "건강한 신경증 외래환자 무리"였다. 모든 고객이 전후의 성격 테스트, 가이드가 함께 하는 LSD 세션, 그리고 후속 조치가 포함된 세션 패키지에 500달러를 지불했다. "알 허버드는 왔다 갔다 했어요. 그는 우리에게 영감을 주는 존재이자, 상주하는 전문가였죠." 돈 앨런은 기억을 떠올렸다. 제임스 패디먼은 이렇게 말한다. "그는 멘로 파크 연구 뒤에 숨어 있는 힘이었어요." 가끔씩 허버드는 직원들을 데스 밸리로 데려가 훈련 세션을 했다. 그곳의 원시적인 풍경이 특히 계시적 체험을 잘 일으킨다고 믿었기 때문이다.

1960년대 초에 재단의 연구자들은 대여섯 편의 논문을 출간하면서 다소 도발적인 "결과"를 보고했다. 고객의 78퍼센트가 체험을 통해 사랑하는 능력이 증가했다고 말했고, 71퍼센트는 자부심이 강해졌다고 이야기했으며, 83퍼센트는 세션 도중에 "더 큰 힘, 또는 궁극적 현실"을 보았다고 말했다.[78] 그런 경험을 한 사람들은 세션에서 얻은 것들이 훨씬 더 오래 갔다고 보고한 사람들이었다. 돈 앨런은 나에게 대부분의 고객들이 "믿음과 태도, 행동에서 분명하고 꽤나 오랫동안 지속되는 변화를, 통계적 확률보다 훨씬 높게" 가지고 여행에서 돌아온다고 말했다. 특히 그들은 "훨씬 덜 비판적이고, 덜 엄격하고, 더 개방적이고, 자기 변명을 하지 않는" 사람이 되었다. 하지만 전부 다 근사하고 멋지기만 한 건 아니었다. 몇몇 고객들은 배우자와 안 맞는다거나 파괴적인 행동 패턴에 사로잡혔다고 믿고서 세션이 끝난 후 갑자기 이혼을 하기도 했다.

재단은 또한 LSD가 실제로 창조성과 문제 해결 능력을 강화하는지 확인하기 위한 연구도 했다. "이건 그렇게 분명하지는 않아요. 체험이 아주 강력하기 때문에 당신이 하려고 했던 것에서 방향을 잃고 엉뚱한 곳으로 떠돌 수도 있거든요." 제임스 패디먼은 이렇게 지적했다. 그래서 패디먼과 그의 동료들은 가설을 시험하기 위해 비교적 적은 양의 LSD, 즉 100마이크로그램을 하고서 신뢰할 만한 창조성 실험을 설계할 수 있는지 그들 자신에게 먼저 실험을 해 보았다. 놀랄 일은 아니겠지만, 그들은 할 수 있다는 결론을 내렸다.

이들은 4명씩 그룹으로 나누어 연구했고, 제임스 패디먼과 윌리스 허먼은 같은 양의 LSD를 예술가, 엔지니어, 건축가, 과학자에게 투약했다. 그들은 모두 특정 프로젝트에서 자신의 일이 "막혔다"고 느낀 사람들이었다. "우리는 세트와 세팅을 온갖 방법으로 조작했어요."[79] 패디먼이 회상했다. 그들은 피험자들에게 "자신의 지적 능력에 감탄하고 전에 겪어보지 못한 방식으로 문제를 풀 수 있게 될 것"이라고 말했다. 피험자들은 자신들의 생각이 굉장히 많이 유연해졌고, 문제를 시각화하고 상황을 파악하는 능력 모두가 훨씬 강해졌다고 보고했다. "세션에서 얼마나 새롭고 효과적인 해결책이 나왔는지, 우리도 참가자들만큼 감탄했다." 패디먼은 이렇게 썼다. 피험자 중에는 윌리엄 잉글리시William English와 더그 엥겔바트Doug Engelbart를 포함해 앞으로 몇 년 사이에 컴퓨터 분야에 혁명을 일으키게 될 선각자들도 있었다.* 이 연구에는 여러 문제가 있었다. 대조군이 없었고, 피험자 자신의 성공 판단에 의존했으며, 연구가 끝나기 전에 중단되었다는 점 등이다. 그러나 적어도 연구가 잘 풀릴 거라는 징조를 보이긴 했다.

재단은 1966년에 사무실을 닫았지만, 실리콘밸리에서의 허버드의 작업은 완전히 끝나지 않았다. 그의 이력에서 더 미스터리인 일은 1968년에 윌리엄 허먼의 연락을 계기로 반 은퇴 상태에서 벗어났다는 부분이다. IFAS가 해체된 후, 허먼은 스탠퍼드대학교와 연계되어 있으며 군을 포함해 연방정부의 여러 부서에서 계약을 따오는 일류 싱크탱크였던 스탠퍼드 연구소Stanford Research Institute, SRI에 들어갔다. 허먼은 교육의 미래를 구상하는 것이 임무인 SRI의 교육정책 연구센터Educational Policy Research Center 소장을 맡았다. 이제 LSD는 불법이었지만 여전히 스탠퍼드 안팎의 엔지니어와 교수 커뮤니티에서 많이 사용되고 있었다.

---

* LSD 세션 동안 엥겔바트는 아이들, 혹은 최소한 남자아이들의 배변 훈련을 위해 "딸랑딸랑 장난감"을 만들었다. 이것은 변기 안에 떠 있는 수차로, 소변 줄기에 의해 작동 가능했다. 그는 더욱 중요한 업적을 여럿 이뤘고, 그중에는 컴퓨터 마우스, 그래픽 인터페이스, 텍스트 편집, 하이퍼텍스트, 네트워크 연결, 이메일, 영상회의 등이 있다. 그는 1968년 샌프란시스코의 그 유명한 "최고의 시연mother of all demos"에서 이 모든 것들을 보여주었다.

당시 파산한 상태였던 허버드는 파트타임 "특별 조사관"으로 고용되었는데, 표면적인 임무는 학생 운동에서 약물 사용을 감시하는 것이었다. 허먼이 허버드에게 보낸 고용 편지는 모호하고 암시적이다. "교육에 영향을 미치는 현재의 사회 운동 일부를 조사해 보니 신좌파New Left 소속 학생 회원들 사이에서 성행하는 약물 사용은 완전히 우범적인 것이 아닙니다. 일부는 정치적 변화를 목적으로 한 고의적인 무기로 사용되는 것으로 보입니다. 우리는 이것이 장기적인 교육정책 문제에 미칠 영향의 중요성을 평가하는 데에 관심이 있습니다. 이런 연유로 귀하가 일반적으로 입수할 수 없는 관련 데이터에 접근할 수 있는 특별 조사관 자리를 고려해주신다면 도움이 될 것 같습니다."[80] 편지에 언급은 되어 있지 않지만, 허버드의 SRI 직무에는 그의 방대한 정부 인맥을 이용해 계약이 계속 들어오도록 만드는 것도 포함되어 있었다. 그래서 알 허버드는 다시금 카키색 군복에 금색 배지를 달고, 권총과 총알을 가득 매단 벨트를 차고 일을 하러 돌아갔다.

하지만 군복과 "특수 요원"이라는 직함은 전부 위장이고, 아주 뻔뻔한 이름이었다.

허버드가 SRI(혹은 다른 곳*)를 위해 캠퍼스에서의 불법 약물 사용을 조사했을 가능성도 물론 있긴 하지만, 만약 그랬다면 그는 다시금 양다리를 걸친 셈이었다. 1968년 무렵 LSD의 법적 지위가 변했다고는 해도 "전 세계 정계 및 학계 지도자들에게 (LSD를) 체험하게 한다."[81]는 허버드와 허먼의

---

* 허버드는 LSD가 길거리 마약street acid이라는 인식, 그리고 반문화가 이 용어를 사용하는 것을 굉장히 싫어했다. 돈 앨런에 따르면 그는 1967년에 중요한 지하 LSD 제조자를 최소한 한 명 이상 체포하는 데 한몫을 했다. 허버드는 베이 지역 그룹에서 "순수 LSD"를 구매하고 싶어 하는 캐나다인 구매자인 척하고 돈 앨런을 약속에 내보냈다. 이 그룹에는 악명 높은 LSD 제조자(이자 그레이트풀 데드의 사운드 엔지니어였던) 오슬리 스탠리 3세도 포함되어 있었다. 연방요원들은 모임에 있던 다른 사람들을 뒤쫓아서 캘리포니아주 오린다에 있던 스탠리와 그의 실험실을 찾아냈다. 체포 당시 LSD 35만 회 투약분을 찾은 것으로 알려졌다.

임무는 바뀌지 않았기 때문이다. 그들의 일은 좀 더 조용하게, 표면적 명목의 이면에 숨겨진 채 계속되었던 것으로 보인다. 1990년 윌리스 허먼이 토드 브렌던 파헤이와의 인터뷰에서 말한 내용과 전직 SRI 직원이 확인한 바에 의하면 알은 보안 임무 비슷한 것은 전혀 하지 않았다.[82] "알의 임무는 우리를 위해 특별 세션을 해주는 것이었죠."

그 전직 SRI 직원은 엔지니어 출신으로 후에 선도적인 미래학자가 된 피터 슈워츠Peter Schwartz이다. 그는 현재 Salesforce.com에서 대정부 담당 및 전략기획 부문 수석 부사장을 맡고 있다. 1973년 슈워츠는 대학원 졸업 후 첫 번째 일자리로 SRI의 윌리스 허먼 밑에서 일하게 되었다. 그 무렵 알 허버드는 거의 은퇴 상태였고 슈워츠는 그의 사무실을 물려받았다. 책상 위쪽 벽에 걸린 리처드 닉슨의 커다란 사진에는 "나의 좋은 친구 알에게, 수년간의 봉사에 대해 감사를 담아, 친구 딕이."라고 쓰여 있었다. 편지함에는 편지 한 무더기가 쌓여 있었는데, 세계 각지에서 알 허버드 앞으로 온 것들이었다. 거기에는 미래의 CIA 국장이자 당시 공화당 전국 위원회 위원장으로 재직 중이었던 조지 부시George Bush에게서 온 것도 있었다고 그는 기억한다.

"이 사람 대체 누구야?" 슈워츠는 궁금해졌다. 그러다 어느 날 군복을 입고 38구경 총을 든, 군대식으로 깎은 머리가 희끗희끗한 뚱뚱한 남자가 편지를 찾으러 왔다.

"난 윌리스의 친구요." 허버드가 슈워츠에게 말을 걸었다. "그리고는 저한테 전혀 앞뒤 맥락도 없이 이상한 질문을 하기 시작했죠. '당신이 실제로 어디서 왔다고 생각하죠? 우주에 대해서는 어떻게 생각해요?' 전 나중에야 이게 그 사람이 후보자 자격이 있는지 결정하기 위해 사람들을 확인해 보는 방법이라는 걸 알게 됐어요."

흥미를 느낀 슈워츠는 허먼에게 이 의문의 남자에 관해 물었고, 차츰 허버드의 인생 이야기 상당 부분을 하나하나 끼워 맞추게 되었다. 젊은 미래학자는 곧 깨달았다. "제가 만난 흥미로운 아이디어를 가진 사람들 대부분이 허버드와 만난 적이 있었어요. 스탠퍼드, 버클리의 교수들, SRI의 직원들, 컴퓨터 엔지니어들, 과학자들, 작가들. 그리고 그들 모두가 그 경험으로 변화했죠." 슈워츠는 초기 컴퓨터 엔지니어 여러 명이 회로 칩을 설계할 때 LSD에 의존했고, 특히 컴퓨터로 설계할 수 있게 되기 전 수년 동안 그랬다고 말했다. "3차원으로 어마어마하게 복잡한 걸 상상할 수 있어야 하고, 그걸 머릿속에서 전부 다 붙잡고 있어야 해요. 그들은 LSD가 도움이 된다는 걸 알게 됐죠."

슈워츠는 결국에 "그 공동체의 모두가 허버드 LSD를 해봤다"는 것을 깨달았다. 그 공동체란 1960년대에서 1970년대 초반 베이 지역의 기술직 사람들, 그리고 스튜어트 브랜드Stewart Brand의 홀 어스 네트워크Whole Earth Network 및 그 주변 사람들을 의미하는 것이다.

왜 특히 엔지니어들이 그렇게 사이키델릭에 빠지게 됐을까? 정식 교육을 받은 항공우주 엔지니어인 슈워츠는 문제를 단순화할 수 있는 과학자들의 일과 다르게 "엔지니어링에서의 문제 해결은 항상 더 이상 단순화할 수 없는 복잡한 것들과 관련되어 있기 때문"이라고 생각한다. 엔지니어는 언제나 완벽하게 만들 수 없는 복잡한 변수들의 균형을 맞추어야 하기 때문에 절실하게 패턴을 찾으려 한다. 그리고 LSD는 그 패턴을 보여준다.

"저는 우리 모두가 했던 모든 허버드 LSD가 실리콘밸리의 탄생에 큰 영향을 미쳤다고 확신합니다."

스튜어트 브랜드는 1962년 IFAS에서, 제임스 패디먼이 그의 가이드로 동석한 상태에서 허버드 LSD의 세례를 받았다. 그는 자신의 첫 번째 LSD 체험이 "약간 별 볼 일 없었다"고 기억한다. 하지만 여러 번의 여행을 더 하면서 그의 세계관이 재정립되었고, 간접적으로는 우리 모두 영향을 받았다.

결과적으로 홀 어스 네트워크 브랜드가 만들어졌고(여기에는 피터 슈워츠, 에스더 다이슨Esther Dyson, 케빈 켈리Kevin Kelly, 하워드 라인골드Howard Rheingold, 존 페리 발로John Perry Barlow가 포함된다), 이들은 컴퓨터가 어떤 의미이고 무엇을 하는지를 재정립하고, 군사-산업 복합체에서 하향식 도구였던 것을 (컴퓨터 펀치 카드는 조직인organization man의 편리한 상징이었다) 명백한 반문화적 분위기를 가진 개인 해방과 가상 사회의 도구로 바꾸는 것을 돕는 핵심 역할을 했다. 사이버스페이스라는 아이디어, 새로운 신원을 구축하고 가상의 다른 사람들과 공동체를 이룰 수 있는 무형의 세계가 사이키델릭 체험으로 생긴 상상력에 어느 정도나 신세를 졌을까? 혹은 그런 면에서 가상현실virtual reality은?* 사이버네틱스라는 개념 전체, 물질계가 정보로 변환될 수 있다는 아이디어 또한 물질을 영적으로 무너뜨리는 힘이라는 면에서 LSD 체험에 약간 신세를 졌을 수도 있다.

브랜드는 LSD가 그의 공동체에 갖는 가치가 창조성의 촉발제, 즉 가장 먼저 네트워크화 된 컴퓨터의 힘을 사람들에게 전달하는 것을 도왔던 점이라 생각한다(더그 엥겔바트 같은 SRI 컴퓨터 선도자들과 초기 해커 커뮤니티를 통해서). 하지만 이것은 컴퓨터 그 자체에 의해 대체되었다("어느 시점에 약물은 더 나아지지 않게 됐어요. 하지만 컴퓨터는 나아졌죠." 브랜드는 이렇게 말했다). IFAS에서의 경험 이후 브랜드는 켄 키지와 그의 악명 높은 애시드 테스트에도 참여했는데, 그는 이것을 "버닝맨으로 곧장 이어지는 참여 예술 형태"라고 묘사했다. 버닝맨은 네바다 사막에서 매년 열리는 예술, 기술, 사이키

---

* 컴퓨터 혁명에 대한 반문화의(그리고 화학 물질의) 영향에 관해 가장 훌륭하게 설명한 책 두 권은 프레드 터너의 『반문화에서 사이버문화로: 스튜어트 브랜드, 홀 어스 네트워크, 그리고 디지털 유토피아니즘From Counterculture to Cyberculture: Stewart Brand, the Whole Earth Network, and the Rise of Digital Utopianism』(Chicago: University of Chicago Press, 2006)과 존 마코프의 『동면쥐의 말: 60년대 반문화가 어떻게 개인용 컴퓨터 산업을 형성했는가What the Dormouse Said: How the Sixties Counterculture Shaped the Personal Computer Industry』(New York: Penguin Books, 2005) 이다.

델릭 공동체 행사이다. 그의 시각에서 LSD는 서부 해안의 컴퓨터 문화권이 지닌 특징이었던 집단 실험과 실패에 대한 관용이라는 정신에 양분을 준 핵심 요소였다. "그건 우리에게 다른 사람들과 공동으로 괴상한 짓을 할 수 있도록 허락해줬죠."

LSD는 종종 진정한 통찰을 제공하기도 했다. 1966년 봄 어느 쌀쌀한 오후에 브랜드 그 자신에게 일어난 일처럼 말이다. 지루했던 그는 노스 비치에 있는 그의 건물 옥상으로 올라가서 100마이크로그램의 사이키델릭을 했다. 패디먼의 창조성용 분량이었다. 담요로 몸을 감싸고 도심을 내려다보는 동안 건물이 늘어선 거리가 완전히 평행이 아닌 것처럼 보였다. 브랜드는 지구의 곡률 때문일 거라고 생각했다. 문득 그는 우리가 평소에 하듯이 지구를 평평하게 생각하면 지구가 무한하다고 생각하게 되고, 자원 역시 그런 식으로 취급한다는 것을 깨달았다. "무한과의 관계는 그걸 전부 써버리는 데에 있어. 하지만 둥근 지구는 우리가 신중하게 다루어야 하는 유한한 우주선이지." 그는 생각했다. 최소한 그게 그날 오후, "3층 높이에서 100마이크로그램의 약을 하고서" 떠오른 생각이었다.

이걸 사람들에게 전파한다면 모든 것이 달라질 것이다! 하지만 어떻게? 그는 우주 프로그램을 떠올리고서 생각했다. "왜 우리는 아직까지 우주에서 찍은 지구 사진을 본 적이 없지? 난 우주에서 우리의 위치를 이해하는 데 혁명을 가져올 사진을 구하는 데에 완전히 몰입하게 됐어. 좋아, 내가 이 일을 시작해 보겠어! 하지만 뭐라고 하지? '우주에서 지구 사진을 찍어봅시다.' 아니, 질문 형식이고, 약간은 편집증적이어야 해. 여기에 미국의 자원을 집중시키는 거야. '왜 우리는 아직까지 지구 전체의 사진을 본 적이 없죠?'"

브랜드는 옥상에서 내려와 지구 사진 캠페인을 벌였고, 이것은 결국 의회와 나사NASA까지 알려졌다. 브랜드의 노력에 대한 직접적인 결과인지는 잘 모르겠지만, 2년 후인 1968년 아폴로 우주비행사들은 카메라를 돌려 우리에게 달에서 지구를 찍은 첫 번째 사진을 제공했고 스튜어트 브랜드는 우리에게 『홀 어스 카탈로그_Whole Earth Catalog_』 1판을 주었다. 모든 것이 바뀌었을까? 그렇다고도 할 수 있을 것이다.

2부: 파탄

티모시 리어리는 사이키델릭 세계에 뒤늦게 발을 들인 인물이다. 그가 1960년에 하버드 실로시빈 프로젝트를 시작할 무렵, 북아메리카에서는 사이키델릭 연구가 이미 10년째 진행 중이었고, 이를 보여주는 수백 편의 학계 논문과 여러 번의 국제 콘퍼런스가 있었다. 그러나 리어리 자신은 이 연구 결과를 거의 참고하지 않았다. 자신의 사이키델릭 연구가 심리학 연대기에서 급진적이고 새로운 장을 대표한다는 인상을 주고 싶었기 때문이었다. 당시만 해도 사이키델릭 연구의 미래는 밝아 보였다. 하지만 5년이라는 짧은 기간 안에 정치적, 문화적 분위기가 완전히 바뀌었고, LSD에 대한 도덕적 공포가 미국을 집어삼키면서 사실상 모든 사이키델릭 연구와 치료가 중단되거나 지하로 밀려났다. 어떻게 된 걸까?

"티모시 리어리"는 그 질문에 대한 너무나도 뻔한 대답이다. 내가 이 주제에 대해 인터뷰했던 수십 명이 "리어리를 비난하는 건 더할 나위 없이 쉬운 일이죠"라고 말한 다음 그를 비난했다. 좋은 쪽이든 나쁜 쪽이든 인기라는 태양을 향해 뻗어가던 대담한 심리학 교수는 사이키델릭 연구라는 대의에 심각한 해를 입혔다. 정말이다. 하지만 약이 실험실에서 나와 문화권으로 뻗어가고 난 후 약을 상대로 일어난 사회적 힘은 어떤 개인이 감당할 수 있는 것보다, 혹은 책임을 질 수 있는 것보다 더 크고 강력했다. 티모시 리어리의 부주의하고, 쾌활하고, 널리 알려진 괴상한 행동이 있었든 없었든 간에 LSD가 지닌 순수한 쾌락적 향연의 힘은 그 자체로 상황을 뒤흔들고 반응을 불러올 수밖에 없었다.

1959년 하버드에 고용될 무렵의 리어리는 재능 있는 성격 연구자라는 전국적인 평판을 가지고 있었다. 그러나 그는 1960년 여름에 쿠에르나바카에서 최초의 충격적인 실로시빈 체험을 하기 전부터도 자기 분야에서 약간 환멸을 느끼고 있었다.[83] 몇 해 전에, 리어리는 오클랜드의 카이저 병원에서 정신의학 연구소장으로 일하면서 동료와 함께 정신치료의 효과를 평가하는 기발한 실험을 수행했다. 이들은 정신치료를 받으러 온 환자들을 두 집단으로 나눠서 한쪽은 당시의 표준 치료를 받게 하고 다른 한쪽(대기 명단의 사람들로 구성되었다)은 전혀 치료를 하지 않았다. 1년 후, 모든 피험자의 3분의 1이 개선되었고, 3분의 1은 악화되었고, 3분의 1은 변하지 않고 그대로였다. 어느 집단에 있든 마찬가지였다. 피험자가 치료를 받든 안 받든 결과에는 아무 차이가 없었다. 그렇다면 기존의 정신치료가 무슨 의미가 있을까? 심리학은? 리어리는 의문을 갖기 시작했다.

얼마 지나지 않아 리어리는 하버드의 사회관계학과에서 약간 시니컬하긴 해도 역동적이고 카리스마 넘치는 교수로 이미지를 굳혔다. 이 잘생긴 교수는 아일랜드적 분위기를 풍기는 훌륭한 재담가였고, 누구든 매료시킬 수 있었으며, 특히 여자들에게 인기가 많았다. 리어리는 언제나 악동 같고 반항적인 경향이 있었다. 그는 웨스트포인트 사관학교 시절에 규율을 위반한 혐의로 군법회의에 회부된 적이 있었고 여자 기숙사에서 밤을 보내 앨라배마대학교에서 퇴학당한 전적이 있는 인물이었다. 이제 하버드대학교가 그에게서 반항심을 끌어냈다. 리어리는 빈정거리는 투로 심리 연구를 "놀이"라고 불렀다. 같은 학과에서 리어리의 동료이자 나중에는 그의 최대의 적수가 되는 허버트 켈먼Herbert Kelman은 새 교수를 "매력적"이라고 기억했으나(켈먼은 그가 처음 집을 구할 때 도와주었다) 이렇게 말한다. "전 처음부터 그 사람에게 의혹을 가지고 있었어요. 그 사람은 종종 실존주의처럼 자기가 전혀 모르는 것에 대해서 함부로 떠들곤 했고, 우리 학생들에게 심리학이 전부 놀이라고 계속 이야기했죠. 그건 무신경하고 무책임한 행동으로 보였어요."

나는 웨스트 케임브리지의 요양시설 내에 위치한 작은 아파트에서 아내와 함께 살고 있는 90대의 켈먼을 만났다. 켈먼은 리어리에게 딱히 악의를 드러내지는 않았으나 교수나 과학자로서 그에게 일말의 존경심도 보이지 않았다. 사실 그는 리어리가 사이키델릭을 알게 되기 한참 전부터 과학에 환멸을 느꼈다고 생각한다. 켈먼에 따르면 리어리는 실로시빈 이전에도 "이미 반쯤 분노에 찬 상태"였다.

리어리가 실로시빈을 처음 알게 된 것은 1960년 여름 멕시코의 수영장 근처로, 당시는 R. 고든 왓슨이 〈라이프〉에 "기묘한 환영을 유발하는 버섯"에 관한 그 유명한 기사를 낸 지 3년이 지난 후였다. 리어리에게 버섯은 변화를 부르는 대상으로 작용했다. 그리고 그날 오후, 인간의 정신을 이해하고자 했던 그의 열정은 다시 불이 붙었다. 아니, 활활 타올랐다.

"쿠에르나바카의 수영장 옆에서 보낸 그 네 시간 동안 나는 정신과 뇌, 그리고 그 구조에 대해 성실한 심리학자로 살아온 지난 15년 동안 배운 것보다 더 많은 것을 배웠다."[84] 그는 1983년에 출간된 회고록 『플래시백』에서 이렇게 썼다. "나는 뇌가 충분히 활용되지 못하는 생물학적 컴퓨터라는 사실을 알게 되었다. …… 보통의 의식은 지성의 바다에서 한 방울의 물에 불과하며, 의식과 지성은 체계적으로 확장될 수 있다는 것, 뇌는 재프로그램될 수 있다는 것도 깨달았다."

리어리는 1968년 회고록 『대사제_High Priest_』에서 "어서 돌아가 모두에게 말하라"는 거부할 수 없는 충동에 사로잡혀 여행에서 돌아왔다고 회상했다. 그리고 몇 개의 문장에서 그는 자신의 미래를 예측할 수 있는 예언가적인 말투로 말했다.

들어라! 깨어나라! 그대들은 신이다! 신성한 계획이 그대들 안에,
분자 속에 새겨져 있다. 들어라! 이 성체를 받아라! 그대들은 보게
될 것이다! 깨달음을 얻게 될 것이다! 그대들의 인생이 바뀔 것이
다![85]

하지만 리어리는 하버드에서 보낸 첫 한두 해 동안 과학을 하는 방향으로 움직였다. 그해 가을 케임브리지로 돌아온 리어리는 철도 기업 상속자였던 유망한 조교수 리처드 앨퍼트를 끌어들이고 학과장인 데이비드 맥클러랜드David McClelland의 암묵적인 승인을 받아, 디비너티 애비뉴 5번지에 있던 사회관계학과 사무실의 조그만 청소용구 보관실에서 하버드 실로시빈 프로젝트를 시작했다(나는 그곳을 찾아보았지만 이미 오래전에 없어졌고, 한 블록에 달하는 널따란 벽돌로 된 과학동으로 바뀌어 있었다). 세일즈맨 기질이 있었던 리어리는 자신이 착수하려는 연구가 20세기 초반에 하버드에서 변성의식상태와 신비 체험에 대해 연구했던 윌리엄 제임스의 전통을 잇는 거라고 대학 당국을 설득했다. 대학은 연구에 한 가지 단서를 달았다. 대학원생들에게는 신약을 줄 수 있지만, 학부생에게는 안 된다는 거였다. 오래지 않아 하버드 수업 목록에 흥미로운 이름의 새로운 세미나가 등장했다.

의식의 실험적 확장[86]

의식에 내적으로, 그리고 외적으로 유발된 변화에 관해 이야기하는 문헌을 조사합니다. 신비 체험의 기본 요소를 비교문화적으로 연구합니다. 세미나 수강자들은 의식의 확장 기법에 관한 체험을 하게 되고 이 분야의 방법론적 문제를 체계적으로 분석합니다. 이 세미나 수강은 대학원생으로 한정됩니다. 강사의 허가하에 수강 가능합니다.

"의식의 실험적 확장"은 엄청나게 인기 있는 수업이 되었다.

하버드 실로시빈 프로젝트는 3년 동안 지속되었지만 최소한 과학이라는 면에서는 놀랄 정도로 이룬 것이 없었다. 첫 번째 실험에서 리어리와 앨퍼트는 가정주부, 음악가, 화가, 학술인, 작가, 동료 심리학자, 대학원생 등 다양한 분야의 사람들 수백 명에게 실험을 하고 그들의 경험에 관해 설문을 했다. "자연주의적 환경에서 미국인과 버섯: 예비 보고서"에 따르면 대부분의 피험자들은 대체로 아주 긍정적이고 종종 인생이 바뀌는 경험을 했다.

"자연주의적"이라는 말은 적절했다. 이 세션들은 대학 건물이 아니라 편안한 거실에서, 음악을 틀고 초를 켜놓고, 모르는 사람이 보면 실험이라기보다는 파티 같은 분위기로 이루어졌다. 특히 연구자 본인들도 대체로 함께 참여했다(리어리와 앨퍼트는 엄청난 양의 실로시빈을 했고, 나중에는 LSD도 했다). 처음에 리어리와 앨퍼트, 그리고 대학원생들은 마치 자신들이 의식이라는 미지의 영역을 탐험하는 선구자이고 사이키델릭에 관해 연구한 이전 10년은 아예 없었던 것처럼 자신들의 경험과 피험자들의 실로시빈 여행에 대한 내용을 열심히 기록하려고 했다. "우리에게는 어떤 도움도 없었다. 서구 문헌에는 어떤 가이드도, 지도도, 변화된 의식의 존재를 인정하는 글도 그야말로 전무했다."[87] 리어리는 솔직하지 못하게도 이렇게 썼다.

하지만 그들의 광범위한 현장 연구를 통해 리어리는 "세트"와 "세팅"이라는 개념을 이론화하는 독창적인 작업도 일부 했다. 문헌에서 처음으로 이 단어들이 이런 의미로 사용된 것이다. 이 유용한 단어의 개념 그 자체는 알허버드에게 더 많은 공을 돌려야겠지만, 그 활용에 있어 사이키델릭 과학에 영속적으로 가장 큰 기여를 한 사람은 리어리라 할 수 있다. 리어리와 앨퍼트는 초기 하버드 시절에 지금까지도 읽을 만한 가치가 있는 논문을 몇 편 냈다. 이것들은 상세한 관찰을 바탕으로 잘 쓰인 경험의 민족지학이자 새로운 감성의 초기 흥분이 살짝 엿보이는 문헌으로서 가치가 있다.

리어리와 대학원생인 랠프 메츠너Ralph Metzner는 실로시빈 프로젝트에서 자원자들의 인생이 변할 만한 경험이라는 아이디어를 사회적으로 더 넓게 적용할 수 있다고 생각하고 1961년 더욱 야심 찬 연구 프로젝트를 계획했다. 콩코드 감옥 실험Concord Prison Experiment은 실로시빈이 가진 성격을 바꾸는 힘이 냉정한 범죄자들의 재범률을 줄이는 데 사용 가능한지 알아보기 위한 것이었다. 이 대담한 실험이 착수 가능했다는 사실은 리어리의 세일즈 능력과 매력을 입증한다. 감옥의 심리학자뿐만 아니라 교도소장까지도 승인을 했다는 뜻이기 때문이다.

발상은 메사추세츠주 콩코드의 1급 보안 감옥에 있는 죄수 두 집단의 재범률을 비교해 보는 거였다. 32명의 재소자 한 집단은 감옥 내에서 이루어지는 세션에서 실로시빈을 받았고, 리어리의 팀원 한 명이 그들과 함께 약을 먹었다. 죄수들을 낮추어보지 않고 그들을 기니피그 취급하지 않기 위해서라고 리어리는 설명했다.* 다른 한 명은 맨정신으로 남아서 관찰을 하고 메모를 했다. 두 번째 재소자 집단은 어떤 종류의 약이나 특별 치료도 받지 않았다. 그다음에 두 집단을 석방했고 몇 달 동안 추적했다.

리어리는 대단히 놀라운 결과를 보고했다.[88] 석방되고 10개월 후에, 실로시빈을 받았던 집단은 겨우 25퍼센트만이 감옥에 다시 수감된 반면 대

---

* 리어리는 『플래시백』에서 감옥에서 폭력적인 범죄자들과 함께 실로시빈을 한다는 사실에 처음에는 겁이 났다고 썼다. 죄수 한 명에게 이런 두려움을 고백했을 때 재소자는 자신 역시 두렵다고 말했다. "당신이 왜 날 두려워하죠?" 리어리기 의이헤히며 물었디. "당신이 완전히 미친 과학지일끼 뵈 두려워요."

조군은 80퍼센트의 통상적인 재수감률을 보인 것이다. 하지만 수십 년 후 MAPS의 릭 도블린이 콩코드 실험을 훨씬 꼼꼼하게 재구성해 피험자 한 명 한 명의 결과를 확인해 보니 리어리가 데이터를 과장했다는 결론이 나왔다.[89] 사실 두 집단의 재범률에서 통계적으로 중요할 만큼의 차이는 없었다 (심지어 당시에도 연구의 방법론적 결함으로 인해 학과장 데이비드 맥클러랜드가 메츠너에게 가차없이 꾸짖는 메모를 적어 보냈다). 자신 역시 사이키델릭 연구자였던 시드니 코헨은 리어리의 과학적 연구에 대해 "과학자들을 움찔하게 만드는 연구였다"[90]고 결론 내렸다.

1962년 봄에 했던 훨씬 더 믿을 만한 다른 연구에서 리어리는 그다지 중요치 않은 역할을 담당했다. 바로 1장에서 언급했던 굿 프라이데이 실험이다. 콩코드 감옥 실험과 달리, 후에 "마시 교회의 기적"이라 알려지게 된 이 심리학 연구는 이중맹검, 대조군 연구의 전통을 존중하기 위해 노력했다. 스무 명의 신학생으로 이루어진 피험자들은 물론, 연구원들조차 누가 약을 받았고 누가 활성 위약을 받았는지 전혀 알지 못했다. 물론 굿 프라이데이 실험도 완벽과는 거리가 멀었다. 팡케는 피험자 한 명이 겁에 질려서 진정제를 놓아야 했다는 사실을 숨겼다. 하지만 실로시빈이 문헌에서 묘사하는 신비 체험과 "완전히 같지는 않다 해도 구분이 불가능한" 신비 체험을 일으킬 수 있다는 팡케의 주된 결론은 여전히 유효했고, 현재의 연구 물결을 일으키는 데 도움이 되었다. 특히 2006년 이 실험을 재현했던(개략적으로 말하자면) 존스 홉킨스에서 말이다.

하지만 굿 프라이데이 실험의 공로 대부분은 티모시 리어리가 아니라 처음부터 이 실험을 설계하는 데 핵심 역할을 담당했던 월터 팡케에게 있다. 리어리는 팡케에게 대조군이나 위약을 사용하는 건 시간 낭비라고 말했다. 그는 나중에 이렇게 썼다. "우리가 그 실험에서 한 가지 배운 게 있다면, 사이키델릭에서 이중맹검 연구를 하는 게 얼마나 명청한가 하는 것이다. 5분만 지나면 아무도 속지 않는다."[91]

이제 리어리는 과학을 하는 데에는 거의 완전히 흥미를 잃었다. 그는 "심리학 놀이"를 자신이 "구루 놀이guru game"라고 부르는 것과 바꿀 준비가 되어 있었다(리어리의 성격 중 가장 멋진 요소는 그 자신을 진지하게, 심지어 권위자로 여기지 않는다는 점일지도 모르겠다). 그에게는 실로시빈과 LSD가 지닌 영적, 문화적 의미가 개인에 대한 치료적 이득보다 훨씬 더 중요하다는 사실이 분명해졌다. 그보다 앞선 허버드와 헉슬리, 오스먼드처럼, 리어리는 사이키델릭이 사람들을 낫게 해주는 힘뿐만 아니라 사회를 바꾸고 인류를 구원할 힘까지 가졌다고 믿었고, 그 선지자로 나서는 것이 그의 임무라고 여겼다. 마치 화학 물질 그 자체가 카리스마 있고 메시아적 열정을 가진 특정 부류 사람들의 뇌에 파고들어 자신들이 번성할 수 있는 뛰어난 계획을 강구하는 것 같았다.

"우리는 하버드에서 전위적인 역사적 사상을 떠올렸다."[92] 후에 리어리는 이 시기에 대해 이렇게 적었다. "(얄팍하고 향수에 휩싸인 50년대를 지나) 이제 전위적인 미래성을 가질 시기라고 생각했다. 미국은 철학이 고갈되었고, 이 새롭고, 실증적이고, 실재하는 형이상학이 절실하게 필요했기 때문이다." 폭탄과 냉전은 이 같은 발상의 결정적인 배경이 되었고, 이 프로젝트에 더욱 몰입하게 했다.

리어리가 약을 주었던 몇몇 예술가들도 그가 과학자에서 전도사로 변화하도록 부추겼다. 1960년 12월 뉴튼에 있는 그의 집에서 열린 유명한 세션에서 리어리는 비트족 시인 앨런 긴즈버그Allen Ginsberg에게 실로시빈을 주었다. 그는 예지력을 가진 예언가 노릇을 하기 위해서라면 딱히 화학적 유도제도 필요치 않은 인물이었다. 황홀한 여행이 끝나갈 무렵 긴즈버그는 아래층으로 비틀비틀 내려와, 옷을 다 벗고, 뉴튼 거리로 나가 새로운 복음을 외치며 벌거벗은 상태로 행진하겠다는 뜻을 밝혔다.

"사람들에게 증오를 멈추라고 가르쳐야 해요. 평화와 사랑의 운동을 시작해야 해요."[93] 긴즈버그가 말했다. 그의 말에서 1960년대가 아직 축축한 네온 빛의 새끼 병아리 상태로 알을 깨고 나오는 게 느껴질 것이다. 리어리가 긴즈버그에게 집에서 나가지 말라고 설득하려고 하자(다른 건 둘째치고, 그때가 12월이었기 때문이다) 시인은 수화기를 들고 전 세계 지도자들에게 전화하기 시작했다. 케네디와 흐루시초프, 마오쩌둥이 그들의 차이를 극복하게 만들기 위해서 말이다. 결국 긴즈버그는 친구인 잭 케루악에게 간신히 연락했고, 자신을 신("G-O-D라고")이라고 밝히고는 그도 이 마법의 버섯을 **해봐야만 한다**고 말했다.

다른 모든 사람들도 함께 말이다.

긴즈버그는 하버드 교수인 리어리야말로 새로운 사이키델릭 복음 운동을 이끄는 데 완벽한 인물이라고 확신했다. 긴즈버그에게 새로운 예언자가 새로 선출된 대통령의 모교인 "하버드대학교에서 나와야 한다"는 사실은 "한마디로 웃기는 얘기"였다. "메시아의 임무를 맡은, 존경받는 인물이자 세상 물정을 잘 아는 유일무이한 리어리 박사"가 바로 여기에 있었으니까. 위대한 시인에게서 나온 이 말은 비옥하고 촉촉한 토양에 씨앗이 떨어지듯 티모시 리어리의 자아에 내려앉았다(사이키델릭이 자아를 용해하는 경험을 보장하지만, 일부에서는 이러한 현상이 곧 자아의 엄청난 팽창으로 이어진다는 사실은 사이키델릭이 지닌 수많은 역설 중 하나이다. 우주의 거대한 비밀을 알게 된 사람들은 자신이 특별하다는 기분, 위대한 일을 위해 선택되었다는 기분에 사로잡힌다).

헉슬리와 허버드, 오스먼드는 리어리가 느낀 역사적 임무라는 사명감을 공유했지만 그걸 이루는 최선의 방법에 관해서는 생각이 전혀 달랐다. 세 사람은 영성이 작용하는 좀 더 공급적인 면에 치중했다. 이들은 우선 엘리트들을 감화하고, 그다음에 아직 이런 엄청난 경험을 즉각 받아들일 준비가 되지 않았을 수도 있는 대중에게 새로운 의식이 타고 내려가게 해야 한다고 생각했다. 공공연히 밝히진 않았지만 그들의 모델은 그리스의 엘리트들이 은밀하게 모여서 성스러운 키케온kykeon을 마시고 함께 계시의 밤을 보냈던 엘레우시스 밀교였다. 하지만 확고한 미국인이었던 리어리와 긴즈버그는 선지적 경험을 민주화하고 **이제는** 모두가 초월적 경험을 접할 수 있도록 만들 생각이었다. 그것은 분명 사이키델릭이 주는 위대한 축복이었다. 처음으로 이것을 가능케 할 만한 기술이 나타난 것이다. 하버드 정신의학과 교수 레스터 그린스푼Lester Grinspoon이 제임스 바칼라James Bakalar와 함께 쓴 책 『사이키델릭의 재조명Psychedelic Drugs Reconsidered』은 이런 정신을 훌륭하게 포착했다. "사이키델릭은 이전에는 특별히 용감한 모험자들, 주로 종교적 신비주의자들이라는 소규모 인원만이 탐험했던 정신적 영역을 대중이 여행할 수 있게 열어주었다."[94] 그 소규모 인원에는 예지력을 가진 예술가 윌리엄 블레이크, 월트 휘트먼Walt Whitman, 앨런 긴즈버그 같은 사람들도 포함된다. 이제 알약이나 흡입 종이 한 장만 있으면 누구든 블레이크와 휘트먼이 이야기하던 게 대체 무엇인지 직접 경험할 수 있었다.

하지만 이런 새로운 형태의 영적 대중관광은 1962년 봄이 되어서야 크게 홍보가 되기 시작했다. 하버드 실로시빈 프로젝트를 둘러싼 논쟁이 하버드 학생신문인 〈크림슨Crimson〉에 이어 일반 신문에 처음으로 실릴 때였다. 하버드라는 이름과 리어리라는 인물 덕에 이야기는 전국 언론으로 빠르게 퍼졌고, 이 심리학 교수는 유명인사가 되었으며, 그와 앨퍼트가 하버드에서 쫓겨나는 시기를 앞당겼다. 이 스캔들은 사이키델릭에 대해 앞으로 닥칠 반발에 대한 암시였고, 결국 반대 여론에 불을 질러 대부분의 연구를 중단시켰다.

리어리와 앨퍼트의 동료들은 하버드 실로시빈 프로젝트의 거의 시작 단계부터 이를 불편하게 여겼다. 1961년 데이비드 맥클러랜드가 쓴 메모는 리어리와 앨퍼트의 "자연주의적" 연구에 대조군이 없다는 사실, 그리고 의료진의 감독도 없고, 연구원들이 수백 명에 달하는 피험자들과 함께 약을 하겠다고 주장한 사실에 의문을 제기했다("한 사람이 실로시빈을 얼마나 자주 할 수 있습니까?" 그는 리어리와 앨퍼트에게 그렇게 물었다).[95] 맥클러랜드는 또한 두 연구자들의 "철학적 단순함philosophical naivete"을 지적했다.

"많은 보고서가 깊은 신비 체험에 할애되어 있지만, 그 주된 특성은 자기 자신의 심오함에 대한 경탄이다." 그는 그렇게 썼다. 맥클러랜드는 다음 해에, 랠프 메츠너가 주도한 콩코드 감옥 실험에 대한 상세한 비판에서, 이 대학원생은 "데이터를 객관적이고 신중하게 분석하는 데 실패했다. 결론은 이미 정해져 있었고…… 데이터는 이미 사실로 알려진 내용을 뒷받침하는 데 사용되었을 뿐이다"[96]라고 비난했다. 학생들 사이에 퍼져 있던 실로시빈 프로젝트의 인기와 그 편가르기에 대해 다른 교수들이 불만을 갖고 있었던 건 의심의 여지가 없다. 학계의 소중한 자원, 즉 유능한 대학원생들을 놓고 리어리와 앨퍼트, 그리고 그들의 약과 경쟁해야 했으니까.

하지만 이런 불만은 디비너티 애비뉴 5번지 바깥으로 나가지 않았다. 최소한 1962년 3월까지는 말이다. 당시 맥클러랜드는 허브 켈먼Herb Kelman의 요청에 응해 실로시빈 프로젝트에 관련된 우려를 환기하기 위해서 교수들과 학생들 간의 회의를 소집했다. 켈먼은 대학원생들로부터 앨퍼트와 리어리 주위로 일종의 광신적 집단이 형성되었고, 일부 학생들이 약을 해야만 할 것 같은 압박을 느낀다는 이야기를 듣고 회의를 요구했던 것이다. 회의 초반에 켈먼이 나서서 말했다. "이걸 학문적 충돌로 다룰 수 있으면 좋겠지만, 이 연구는 학계의 가치를 위반합니다. 프로그램 전체가 반지성적인 분위기를 띠고 있습니다. 발견한 것을 말로 표현하는 것이 아니라 순수한 경험에만 역점을 두고 있습니다.

또한 유감스럽게도 리어리 박사와 앨퍼트 박사가 이런 실험에 굉장히 무심한 태도를 갖고 있다는 걸 지적해야겠습니다. 특히 이 약이 피험자들에게 미칠 수 있는 영향에 관련해서요.

저와 저를 찾아온 사람들이 가장 걱정하는 것은 이 약의 환각적, 정신적 영향이 학과 내에 일종의 '내부자' 집단을 형성하는 데 사용된다는 겁니다. 여기에 참여하지 않는 쪽을 택한 사람들은 '고지식한 사람'으로 낙인찍힙니다. 저는 그런 종류의 일이 이 학과 내에서 장려되어서는 안 된다고 생각합니다."[97] 사이키델릭은 머지않아 문화계를 분열시킨 것처럼 하버드 심리학과를 분열시켜 놓았다.

앨퍼트는 이에 강력하게 대응하며 이 연구가 학과를 지배하는 신이나 다름없는 "윌리엄 제임스의 전통을 이어받았다"고 주장했고, 켈먼의 비판은 학문의 자유를 공격하는 거라고 말했다. 하지만 리어리는 좀 더 회유적인 방법을 택해 연구에 관한 몇 가지 합리적인 제한은 받아들였다. 모두가 이걸로 문제가 끝났다고 생각하고 집으로 돌아갔다.

다음 날 아침까지는.

회의실이 교수들과 학생들로 꽉 들어차서 아무도 〈크림슨〉에서 나온 학부생 기자 로버트 엘리스 스미스Robert Ellis Smith가 열심히 메모를 하고 있는 걸 알아채지 못했던 것이다. 다음 날 〈크림슨〉은 1면에 그 논쟁을 실었다.[98] "심리학자들이 실로시빈 연구를 놓고 충돌하다." 그다음 날에는 이 이야기가 허스트 소유 신문인 〈보스턴 헤럴드Boston Herald〉에 실렸고, 정확하지는 않지만 훨씬 자극적인 제목을 달고 나왔다. "하버드에서 벌어진 환각제 싸움 ― 학생 350명이 약을 먹다."[99] 이제 이야기가 누출되었고 곧이어 티모시 리어리는 유명해졌다. 그는 대학이 그의 산도스 실로시빈 알약들을 보건팀의 통제하에 두도록 하자, 특별히 세심하게 선택한 말로 인터뷰를 했다.

"사이키델릭은 그걸 해본 적 없는 사람들에게 공포와 일시적인 광기를 일으킵니다."[100]

그해 말, 리어리와 앨퍼트는 "이 물질은 너무 강력하고 지나친 논쟁을 불러일으키므로 대학이라는 환경에서는 연구하기가 어렵다"[101]는 결론을 내렸다. 그들은 〈크림슨〉에 보낸 편지에서 자신들이 '내적 자유를 위한 국제연맹International Federation for Internal Freedom, IFIF'이라는 단체를 설립했고 하버드가 아니라 연맹의 우산 아래 연구를 계속할 예정이라고 선언했다. 그들은 하버드뿐만 아니라, 탈리도마이드 사건으로 인해 연방정부가 사이키델릭에 가한 새로운 제약에 대해서도 비난했다. 탈리도마이드는 임산부의 입덧을 진정시키기 위한 약이었으나 아이들에게 끔찍한 선천성 기형을 유발했다. 의회는 FDA에 신약을 통제할 권한을 주었다. "미국 역사상 처음으로, 그리고 마녀재판이 존재하던 시기 이래 처음으로 서구 사회에서 과학의 지하 세계가 탄생했다."[102] IFIF는 이렇게 선언했다. 그들은 "다음 10년 동안의 주된 인권 문제는 의식의 통제와 확장이 될 것이다"라고 예측했다.

"당신의 대뇌피질cortex을 누가 통제합니까?" 그들은 〈크림슨〉에 보낸 편지에서, 즉 학생들에게 보낸 편지에서 이렇게 이야기했다. "누가 당신의 지각의 범위와 한계를 결정합니까? 당신 자신의 신경계를 연구하고 의식을 확장하고 싶은데 그걸 금지하고 그 이유를 결정하는 게 누구입니까?"

사이키델릭은 1960년대에 "실험실에서 탈출했다"고 회자되지만 실상은 실험실 벽 바깥으로 던져졌다고 말하는 게 더 정확할 거고, 그런 관점에서 본다면 1962년 말에 티모시 리어리와 리처드 앨퍼트만큼 높은 곳에서, 세게 그걸 던진 사람도 없을 것이다. "과학 놀이는 이제 끝낼 겁니다."[103] 그해 가을, 케임브리지로 돌아온 리어리가 맥클러랜드에게 말했다. 이제 리어리와 앨퍼트는 문화혁명 놀이를 하고 있었다.

❖ ❖ ❖

북아메리카에 있던 대규모의 사이키델릭 연구자 커뮤니티가 리어리의 도발적인 행동에 보인 반응은 경악, 그리고 불안이었다. 리어리는 서부 해안 및 캐나다의 연구팀들과 편지를 교환하고 멀리 있는 동료들을 꽤 정기적으로 방문하며 연락을 이어가고 있었다(그와 앨퍼트는 1960년이나 1961년에 스톨라로프의 재단을 방문했다. 돈 앨런은 나에게 "그들은 우리가 너무 융통성 없다고 생각했던 것 같아요"라고 말했다). 하버드에 도착한 직후 리어리는 MIT에서 한 학기 강의를 하고 있던 헉슬리를 알게 되었다. 헉슬리는 이 악당 같은 교수를 굉장히 좋아하게 되었고 사이키델릭이 사회 변화의 원동력이 될 거라는 포부를 공유했지만, 리어리가 너무 빨리, 너무 제멋대로 행동하는 것을 걱정했다.* 케임브리지에 마지막으로 방문했을 때(헉슬리는 1963년 11월, 존 F. 케네디와 같은 날에 로스앤젤레스에서 사망했다) 헉슬리는 리어리가 "말도 안 되는 소리를 하고 있다.[104] …… 나는 심각한 우려가 들기 시작했다. 그가 제정신인지 걱정된 건 아니다. 그는 완벽하게 제정신이었으니까. 다만 세상에 대한 그의 전망이 걱정스러웠다"라고 말했다.

리어리가 내적 자유를 위한 국제 연맹 설립을 선언한 직후, 험프리 오스먼드는 케임브리지로 와서 그가 정신을 차리게 하기 위해 노력했다. 그와 아브람 호퍼는 임상 연구의 테두리를 벗어난 리어리의 약물 홍보가 정부를 자극하고 그들의 연구를 망쳐놓을까 봐 걱정이었다. 또한 오스먼드는 리어리가 정신약리학자 없이 연구하고 이 "강력한 화학 물질을 무해한 장난감처

---

* 1992년 베티 아이스너에게 보낸 편지에서 험프리 오스먼드는 이렇게 썼다. "알(하버드)과 올더스(헉슬리)가 티모시 리어리와 충돌했던 부분은 그들은 리어리가 기간을 잘못 잡았고, 미국은 그가 생각하는 깃보다 훨씬 큰 타성에 젖어 있다고 믿었다는 거죠. 두 사람은 전혀 다른 이유로 체제 내에서 눈에 띄지 않으면서도 단호하게 움직여야 결국에 변화를 이룰 수 있다고 믿었어요. 티모시는 폭풍처럼 빠르게 해야 한다고 믿었고요."

럼"[105] 다루는 것을 비판했다. 그는 무책임한 사용과 진지한 연구 사이에 거리를 두고 싶어 했고, 반문화가 그 이전까지 중립적인 단어였던 "사이키델릭psychedelic"을 오염시킬까 봐 걱정스러워서 다시금 새로운 단어를 만들려고 했다.[106] "사이코델라이틱psychodelytic"이 사람들의 관심을 붙잡지 못했다는 건 내가 굳이 말할 필요도 없을 것이다.

"당신 일이 아무리 대단하다 해도 웃음으로 이런 이의를 넘겨버리려 하지 말고 똑바로 마주해야 합니다."[107] 오스먼드가 리어리에게 말했다. 그러나 리어리는 다시금 불멸의 미소를 지었고, 오스먼드는 그의 문제에 대해서 아무런 해결책도 얻지 못했다.

마이런 스톨라로프는 리어리에게 IFIF는 "미친 짓"이라며, 앞으로 닥칠 파탄을 정확하게 예견하는 퉁명스러운 편지를 보내 "그런 행동이 전국에서 LSD 연구를 하는 우리 모두에게 막대한 해를 입힐"[108] 거라고 했다.

"팀, 저는 당신이 저에게 설명했던 대로 계획을 밀고 나간다면 굉장히 심각한 문제가 생길 거라고 확신합니다. 그건 당신에게만 큰 문제를 일으키는 게 아니라 우리 모두에게 그럴 거고, 사이키델릭 분야 전반에 회복할 수 없는 해를 입힐 겁니다."

IFIF의 계획이 정확하게 뭐였을까? 리어리는 이것을 기꺼이 공개적으로 말했다.[109] 이는 바로 한 번에 하나의 뇌에, 그리고 종국에는 나라 전체를 바꾸기 위해 가능한 한 많은 미국인들에게 "강력한 사이키델릭"을 접하게 해주는 것이었다. 그는 계산을 해봤고 "미국 사회의 정신을 변화시키는 데 필요한 임계 수치는 LSD 사용자 400만 명이고, 이것은 1969년까지 가능할 것"이라고 결론을 내렸다.

곧 밝혀지겠지만, 리어리의 계산이 크게 틀린 건 아니었다. 1969년까지 LSD를 한 미국인의 수는 200만 명에 조금 못 미쳤지만, 이 핵심 집단은 실제로 미국의 정신을 환기시키고 미국을 굉장히 다른 곳으로 바꾸어 놓았다.

하지만 리어리의 전 세계적인 정신 혁명 계획에 대해 가장 거센 반응을 보인 것은 아마도 리어리와 항상 불편한 관계를 유지하고 있었던 알 허버드였을 것이다. 두 사람은 리어리가 하버드에 간 직후, 허버드가 LSD를 리어리의 실로시빈 일부와 바꾸기 위해 롤스로이스를 몰고 케임브리지로 갔을 때 만났다.

"그 사람은 그 군복을 입고서 나타났어요. 그야말로 신비하고 괴상한 분위기였어요. 그는 정말 인상 깊은 괴짜였죠!"[110] 괴짜는 괴짜를 알아보는 법이다.

"허버드는 믿기 어려운 저명인사의 이름을 언급하기 시작했고, 자신이 교황과 친구라고 주장하기도 했어요. 가장 인상적이었던 점은 한편으로는 그가 뜨내기 전과자처럼 보였지만 다른 한편으로는 세계에서 가장 훌륭한 사람들을 자신의 손바닥 위에 올려놓고 사실상 그를 지지하게 만들고 있다는 거였어요."

하지만 리어리의 전설적인 매력은, 매우 보수적인 데다가 신앙심 깊고 매스컴의 관심이나 초창기의 반문화 모두에 관심을 두지 않았던 허버드에게 그다지 영향을 미치지 못했다. "전 처음 만났을 때에는 팀을 좋아했어요. 하지만 그에게 문제를 일으키지 말고 언론과 거리를 두라고 열댓 번쯤 경고했었죠."[111] 그가 수년 뒤에 회상했다. 다른 많은 동료들처럼 허버드는 사이키델릭을 직접 해 보라는 리어리의 주장과, 특히 가장 중요한 요소인 훈련받은 가이드를 빼려는 의도에 강하게 반대했다. 리어리에 대한 그의 태도는 그 무렵 이 교수를 자신들의 레이더에 넣고 있었던 사법부와 정보부 내에 포진해 있던 방대한 연줄의 영향도 받았을 것이다.

오스먼드에 따르면, 놀랍게도 리어리에 대한 캡틴의 반감은 논란이 커져가던 이 시기에 두 사람이 함께 참석했던 사이키델릭 세션에서 드러났다. "알은 티모시를 쏴야만 한다는 생각에 완전히 사로잡혀 있었고, 내가 그에게 아주 안 좋은 생각이라고 설득을 하려 하자…… 그가 나까지 쏘아버릴 것 같아서 걱정이 되기 시작했어요."[112]

어쩌면 허버드는 이제 총으로 쏘는 거 말고는 어떤 것도 티모시 리어리를 막을 수 없을 거라고 생각했는지도 모르겠다. 그 생각이 옳았다. 스톨라로프는 리어리에게 보내는 편지 말미에 그 문제를 언급했다. "이제 당신 입에 재갈을 단단히 채우는 거 말고는 당신을 막을 가망이 거의 없을 것 같군요."[113]

1963년 봄, 리어리는 강의를 빼고, 그해 말에 계약 기간이 끝나면 학교를 떠나겠다는 의도를 밝히면서 하버드에서 한쪽 발을 뺐다. 하지만 앨퍼트는 교육대학에 새로 자리를 얻었고 계속 남아 있을 계획이었다. 〈크림슨〉에 실려 또 다른 논란을 일으킨 기사 때문에 둘 다 해고되기 전까지는 말이다. 이것은 앤드류 웨일이라는 학부생이 쓴 기사였다.

웨일은 사이키델릭에 깊은 관심을 갖고 하버드에 들어왔다. 그는 고등학교 시절 헉슬리의 『지각의 문』을 집어삼킬 듯이 읽었고, 실로시빈 프로젝트에 대해 알게 되자 자신도 참여할 수 있을지 묻기 위해 리어리 교수의 방으로 달려왔다.

리어리는 약을 대학원생에게만 한정하는 대학의 규칙을 설명했다. 하지만 그는 웨일에게 도움을 주고자 우편으로 메스칼린을 주문할 수 있는 텍사스의 회사를 얘기해주었고(당시에는 아직 합법이었다) 웨일은 즉시 이것을 주문했다(대학 편지지를 사용해서). 웨일은 사이키델릭의 가능성에 매료되어 학부생 메스칼린 모임을 만들었으며, 더욱더 리어리와 앨퍼트의 배타적인 클럽의 일원이 되고 싶어 했다. 그러던 중 웨일은 1962년 가을에 리처드 앨퍼트에게서 약을 받았다는 다른 학부생들의 이야기를 듣고는 분개한 나머지 〈크림슨〉의 편집자를 찾아가 조사를 제안했다.

웨일은 앨퍼트가 대학 규칙을 위반하고 약을 준 동료 학생들 몇 명을 찾아낼 수 있었다(웨일은 후에 "학생 및 다른 여러 사람들이 이성 및 동성을 유혹하기 위해 환각제를 사용했다"[114]고 쓴다). 하지만 그의 특종에는 문제가 두 가지 있었다. 앨퍼트가 약을 준 것으로 추정되는 어떤 학생들도 공개적으로 그렇다고 말하려 하지 않았고, 〈크림슨〉의 변호사는 교수에 대한 명예훼손 혐의를 받게 될까 봐 걱정했다. 변호사들은 웨일에게 그가 가진 정보를 대학 당국에 넘기라고 조언했다. 그다음에 그 혐의에 대해서 대학이 취하는 행동을 바탕으로 기사를 쓰면 신문의 법적 책임을 줄일 수 있기 때문이었다. 하지만 여전히 나서서 증언할 학생이 필요했다.

그는 뉴욕으로 갔고, 약을 받은 학부생들 중 한 명인 로니 윈스턴Ronnie Winston의 유명인 아버지를 만나 거래를 제안했다. 앨퍼트에 의하면* "웨일은 5번가의 유명한 보석상인 해리 윈스턴Harry Winston에게 가서 말했다. '아드님이 교수에게서 마약을 받고 있습니다. 아드님이 이 혐의를 인정한다면 아드님 이름은 빼 드리죠. 기사에 쓰지 않겠습니다.'" 그래서 젊은 로니는 학장에게 갔고, 앨버트 교수에게서 약을 받았냐는 물음에 순순히 시인했을 뿐 아니라 예상치 않았던 부분까지 덧붙였다. "네, 학장님, 받았습니다. 그리고 그건 하버드에서 했던 것 중 가장 교육적인 경험이었습니다."[115]

앨퍼트와 리어리는 20세기에 유일하게 해고된 하버드 교수들이다(엄밀히 따지면 기술적으로 리어리는 해고된 게 아니지만, 하버드는 그와의 계약이 종료되기 몇 개월 전부터 그에게 월급을 주지 않았다).[116] 이 소식은 전국적인 뉴스가 되어 수백만 명의 미국인들에게 실험적인 신약을 둘러싼 논쟁에 대해 알려

---

* 돈 래틴의 『하버드 환각 클럽The Harvard Psychedelic Club』.

주었다. 또한 앤드류 웨일은 〈룩Look〉에서 이 논란에 대한 기사를 쓸 근사한 기회를 얻었고, 덕택에 이 이야기는 더욱 널리 퍼졌다. 웨일은 하버드에서의 사이키델릭 상황을 3인칭 시점으로 쓰면서 "학부생 집단은…… 메스칼린을 갖고 은밀한 연구를 수행했다"[117]고 암시했으나 자신이 그 집단의 설립자라는 사실은 쏙 빼놓았다.

이것은 앤드류 웨일에게 그리 자랑스러운 때였다고 할 수는 없을 거고, 최근 내가 이 일에 대해 물어보자 그는 그 사건 이후로 그 일에 관해 유감스럽게 생각한다고 고백하며 리어리와 램 다스Ram Dass에게 속죄할 방법을 모색해 왔다고 말했다(하버드를 떠나고 2년 후에 앨퍼트는 인도로 영적 여행을 떠났다가 램 다스라는 이름으로 돌아왔다). 리어리는 웨일의 사과를 기꺼이 받아주었다. 그는 앙심을 품는 타입은 전혀 아니었던 것 같다. 하지만 램 다스는 수년 동안 웨일과 말하는 것을 거부했고, 웨일은 이로 인해 마음고생을 했다. 하지만 램 다스가 1997년 뇌졸중으로 쓰러지자 웨일은 용서를 구하기 위해 하와이로 갔다. 램 다스는 마침내 마음을 풀고 웨일에게 하버드에서 해고되었던 것을 축복으로 여기게 되었다고 말했다. "자네가 그런 일을 하지 않았으면, 나는 램 다스가 될 수 없었겠지." 그는 웨일에게 이렇게 말했다.

티모시 리어리와 리처드 앨퍼트가 하버드를 떠나는 부분에서 우리도 이들을 떠나야 할 것 같다. 미국 역사에서 이들의 길고 기묘한 여행은 아직도 먼 길을 걸어가야 하지만 말이다. 둘은 이제 그들의 쇼를 하러 떠났고(수많은 이전 학생들과 주변인들을 끌고서), 내적 자유를 위한 국제 연맹(나중에 영적 발견을 위한 연맹League for Spiritual Discovery으로 바뀐다)은 케임브리지에서 지

후아타네호로 옮겼다가, 멕시코 정부가 (미국 당국의 압박으로) 쫓아내자 잠깐 카리브해의 섬나라인 도미니카공화국으로 갔다가, 그쪽 정부에서도 쫓겨나 부유한 후원자인 빌리 히치콕이 소유한 뉴욕주 밀브룩의 방 64칸짜리 맨션에 마침내 정착해 요란한 몇 년을 보냈다.

부상하는 반문화 세대에게 받아들여진 리어리는 (앨런 긴즈버그와 함께) 샌프란시스코에서 열린 첫 번째 휴먼 비-인Human Be-In 행사에서 연설을 해달라는 초청을 받았다. 1967년 1월에 열린 이 행사는 2만 5000명의 젊은 이들을 골든 게이트 파크로 끌어들였고, 이들은 강연자들이 새 시대를 선언하는 동안 공짜로 받은 LSD를 했다. 이 행사를 위해 브룩스 브라더스 정장을 흰색 로브(가운처럼 생긴 길고 헐거운 겉옷 - 옮긴이)와 러브비즈 목걸이로 바꾼(그리고 회색 머리에는 꽃을 장식하고) 전직 교수는 약에 취한 "히피"(이 단어는 그해에 지방신문 칼럼니스트 허브 칸 덕분에 유명해졌다) 무리에게 "깨어나고, 조화를 이루고, 이탈하라"고 애원했다. 그가 처음에는 샤워를 하다가 떠올렸다고 말했으나 몇 년 후에는 마샬 맥루헌이 "그에게 주었다"[118]고 주장한 이 슬로건은 리어리의 남은 평생 그를 따라다니며 전 세계 부모들과 정치인들의 경멸을 받게 만들었다.

하지만 리어리의 이야기는 더욱 이상해지고, 슬퍼진다. 그가 케임브리지를 떠난 직후 정부는 나라 안의 젊은이들에 대한 그의 영향력이 커지는 것을 경계해 리어리를 괴롭히기 시작했으며, 이는 1966년 라레도에서 정점을 찍었다. 그는 가족과 함께 멕시코로 휴가를 보내러 갔는데, 국경 검문 결과 그의 차에서 소량의 마리화나가 나왔다. 리어리는 마리화나 소지 혐의와 싸우며 감옥에서 수년을 보냈고, 그 뒤 1970년 웨더맨Weathermen이라는 혁명 단체의 도움으로 캘리포니아 감옥에서 대담하게 탈옥한 후 국제 도피범의 신세가 되어 수년을 너 도밍 다니며 살았다. 7.의 동료들은 리어리를 미국에서 알제리로 빼돌린 후, 그곳에 작전본부를 세운 블랙 팬서the Black

Panther의 엘드리지 클리버Eldridge Cleaver의 품으로 보내는 데 성공했다. 하지만 클리버 밑에서의 망명 생활은 별로 즐거운 것이 아니었다. 이곳에서는 그의 여권을 빼앗아 리어리를 사실상 포로로 만들었다. 리어리는 다시금 탈출해서 이번에는 스위스로 갔다가(무기상이 소유한 스위스 산지의 농가에서 사치스러운 은신 생활을 했다) 그다음에는 빈으로(미국 정부가 그를 수감하라고 스위스를 설득한 후), 베이루트로, 카불로 갔다가 마침내 미국 요원들에게 잡혀서 미국 감옥에, 이번에는 최고 보안 감옥에 수감되었고 한동안 독방 생활을 했다. 하지만 박해는 그에게 이게 운명이라는 생각만 심어주었다.

그의 나머지 인생은 1960년대의 비현실적인 희비극이라 할 수 있다. 한쪽에서는 여러 번의 재판과 수감(총 29번)이 반복되었지만, 다른 한쪽에서는 회고록과 강연과 텔레비전 출연, 캘리포니아 주지사 출마(이를 위해 존 레논이 쓰고 비틀즈가 녹음한 선거 운동 노래가 "컴 투게더Come Together"이다), 그리고 다소 애처롭긴 했지만 성공적으로 끝난 G. 고든 리디G. Gordon Liddy와의 대학 순회 강연 등이 있었으니 말이다. 리디? 그렇다, 워터게이트 침입범이자, 전직 더치스 카운티 지방검사보로 밀브룩에서 리어리를 급습했던 바로 그 리디이다. 그 모든 시간 동안 리어리는 불가능할 정도로 쾌활했고, 수많은 사진과 영상 클립을 통해 보건대 절대로 분노를 드러내지 않았거나 혹은 무슨 일이 있어도 항상 웃으라는 마샬 맥루헌의 현명한 조언을 잊지 않았던 것 같다.

한편 한때 리어리의 사이키델릭 연구 파트너였던 리처드 앨퍼트는 1965년부터 동양으로 훨씬 느긋한 영적 방랑을 떠났다. 그는 램 다스로, 그리고 1971년 고전 『지금 여기에Be Here Now』의 저자로 미국 문화에 자신만의 영구적인 발자취를 남겼고, 반문화와 소위 뉴에이지 시대에 동양 종교가 들어갈 수 있는 주된 경로를 만들었다. 1960년대에 미국에 일종의 영적 부활이 일어났다 치면, 램 다스는 그 선구자 중 한 명이었다.

하지만 하버드 시절 이후 리어리의 "괴상한 행동"은 사이키델릭을 집어삼키고 연구를 파멸시킨 도덕적 공포를 유발하는 것과도 어느 정도 관련이 있다. 리어리는 사이키델릭뿐만 아니라 반문화 DNA의 핵심이 LSD로 이루어져 있다는 생각에 대한 대표적인 인물이 되었다. 리어리는 1960년 12월 뉴튼에 있는 그의 집에서 앨런 긴즈버그가 실로시빈 체험을 하게 한 것으로 시작해 사이키델릭과 반문화 사이에 깰 수 없는 연관관계를 만들었고, 바로 이것이 기득권층에게 위협으로 여겨진 이유 중 하나라 할 수 있다(다른 방향으로 갈 수도 있었을까? 사이키델릭의 문화적 정체성이, 예컨대 보수적 가톨릭 신자인 알 허버드 같은 사람에 의해서 형성되었다면 어땠을까? 그런 대체역사는 상상하기조차 어렵다).

리어리가 "LSD는 폭탄보다 더 무시무시하다"거나 "LSD를 한 아이들은 당신들의 전쟁(베트남 전쟁 - 옮긴이)에서 싸우지 않을 것이다. 그 애들은 당신들의 회사에 들어가지 않을 것이다"[119] 같은 말을 하고 다닌 것도 상황에 도움이 되지 않았다. 이것은 빈말이 아니었다. 1960년대 중반부터 수만 명의 미국 청년들이 **실제로** 일을 그만두고, 헤이트-애쉬버리와 이스트 빌리지 길거리에 몰려들었다.* 젊은이들은 베트남에 가는 것을 거부했다. 이들은 참전 의지를 상실했고, 당국의 권위는 약화되었다. 투여한 사람들을 변화시키는 것 같은 이 기묘한 신약이 이에 관해 뭔가 한 게 분명했다. 티모시 리어리는 그렇게 말했다.

하지만 이런 격변은 티모시 리어리가 없었어도 분명히 일어났을 것이다. 사이키델릭이 미국 문화에 스며들게 된 것이 오로지 리어리를 통해서만은

---

* 누군가는 LSD로 인한 중퇴 문제가 1950년대에 마이런 스톨라로프, 윌리스 허먼, 돈 앨런 같은 성공한 엔지니어들이 암펙스와 스탠퍼드를 그만두고 사이키델릭에 몰두하게 된 때부터 시작된 거라고 주장할지도 모르겠다.

아니었으니까. 그가 가장 악명 높았을 뿐이다. 1960년, 리어리가 실로시빈을 하고 자신의 연구 프로젝트에 착수했던 것과 같은 해에 소설가 켄 키지역시 자신만의 충격적인 LSD 체험을 했다. 이 체험으로 그는 사이키델릭이라는 단어와 약물 자체를 가능한 한 널리 전파해야겠다는 결심을 했다.

키지가 처음으로 LSD 체험을 하게 된 것이 멘로 파크 재향군인 병원에서 진행하던 정부의 연구 프로그램 덕분이었다는 사실은 사이키델릭 역사에 자리한 수많은 아이러니 중 하나이다. 그는 실험적 약물 시험에 참여하고 75달러를 받았다. 키지가 몰랐던 것은, 지난 10년 동안 LSD의 무기화 가능성을 조사하던 CIA의 MK-울트라 프로젝트의 일환으로, CIA가 멘로 파크 연구를 후원했고 그의 첫 번째 LSD 체험에 돈을 댔다는 사실이다.

켄 키지의 경우에, CIA는 완전히 잘못된 인물에게 약을 주었다.[120] 그가 딱 적절하게도 "기니피그의 반란"이라고 부르는 대로, 키지는 즐거운 장난꾸러기들Merry Pranksters이라는 밴드를 조직했고, 여러 번의 "애시드 테스트"를 통해 베이 지역의 젊은이들 수천 명에게 그 세대의 정신을 바꾸고자 LSD를 주었기 때문이다. 켄 키지와 그의 장난꾸러기들이 새로운 시대정신을 형성하기 위해 행동했던 것을 고려하면, 우리가 1960년대라고 부르는 문화적 격동기는 CIA의 정신 조종 실험이 엉망이 되면서 시작되었다고도 할 수 있을 것이다.

돌이켜보면 정신의학 관련 기관들의 반응은 험프리 오스먼드와 알 허버드, 올더스 헉슬리가 1956~1957년에 사이키델릭 요법의 새로운 패러다임을 제안하던 순간부터 피할 수 없는 것이었다. 이 약들을 이해하기 위해 사용된 이전의 이론적 모델들은 현재의 상태를 지나치게 망가뜨리지 않으면서도 정신의학계에 존재하던 틀에 이 약을 끼워 넣기가 비교적 쉬웠다. "정신이상모방약"은 표준적인 정신질환의 이해 범위 안에 훌륭하게 들어왔다. 약의 효과가 낯익은 정신병들과 닮았으니까. 그리고 "정신용해"도 정신분석의 이론과 실제 양쪽 모두에서 대화 치료를 보조하는 유용한 부속물로 합쳐 넣을 수 있었다. 하지만 사이키델릭 치료라는 아이디어는 그 분야와 직업에 훨씬 강력한 도전 거리가 되었다. 이 새로운 치료법은 끝없이 반복되는 주 1회의 세션 대신 환자와 치료사의 전통적인 역할이 재해석되는 일종의 전환 경험을 얻는 것을 목표로 한 번의 고용량 세션만을 필요로 했다.

학계의 정신과 의사들 역시 사이키델릭 치료가 갖는 영적 요소를 불편하게 여겼다. 연구의 부활에 중대한 역할을 하게 되는 UCLA 정신과 의사 찰스 그롭은 1998년 사이키델릭의 역사에 관한 기사에서 "종교와 과학, 환자와 건강한 사람, 치료사와 아픈 사람 사이의 경계를 흐리게 만듦으로써 사이키델릭 모델이 응용 신비주의의 세계로 들어와 버렸다"[121]고 말했다. 정신을 이해하기 위해 점점 더 생화학에 몰두하는 정신의학계에서는 별로 탐험하고 싶지 않은 세계였다. 그롭이 "중요한 비약물학적 변수들"이라고 부른 세트와 세팅에 대한 강조와 더불어, 사이키델릭 요법은 지나치게 샤머니즘에 가까워서 불편할 정도였다. 과학자로서 확고한 지위를 갖고 있지 못했던 정신과 의사(이들은 속어로 shrink라고 불리기도 하는데, 이는 "headshrinkers[살해한 적의 머리를 압축해서 보존하는 원시 부족민을 의미한다 – 옮긴이]"를 줄인 말로, 허리에 천을 두른 주술사를 떠올리게 한다)에게도 이건 너무 지나쳤다. 또 다른 요인은 탈리도마이드 스캔들 이래로 신약을 시험할 때에는 위약 대조 이중맹검이 "기본 규칙"이 되었는데, 이는 사이키델릭 연구에서 맞추기 힘든 기준이었다.

1963년경 정신의학 분야의 리더들은 저널에서 사이키델릭 연구를 반대하는 사설을 쓰기 시작했다. 〈일반정신의학회보〉의 편집자 로이 그린커

Roy Grinker는 "약을 본인들에게 투여하고…… 신비적 환각 상태에 홀딱 빠진" 연구자들을 맹렬하게 비판하고 이들을 "유능한 연구자로서는 부적절하다"[122]고 낙인찍었다. 다음 해에 그린커는 〈미국의사협회지〉에서 약을 스스로 섭취한 후 "자신의 황홀경으로 인해 편향된 결론을 내는"[123] 조사자들의 행동을 개탄했다. 1964년에는 또 다른 비판자가 신약을 둘러싼 비과학적인 "마법적 분위기"[124]에 대해 〈미국의사협회지〉에 글을 실었다(베티 아이스너 같은 일부 사이키델릭 치료사들이 "정신의학에 초월을"[125] 도입했다고 자랑하고 초자연적 현상에 관심을 가진 것도 도움이 되지 않았다).

비록 연구자들이 종종 약을 한 자신들의 경험으로 인해 편향된 견해를 갖는 게 사실이긴 했지만, 약의 전면 금지라는 확실한 대안 역시 나름의 문제를 안고 있었다. 1960년대에 사이키델릭을 둘러싼 논쟁에서 가장 크고 권위적인 목소리는 약에 대해 전혀 모르는 사람들로부터 나온 것이었기 때문이다. 사이키델릭에 대한 개인적 경험이 전혀 없는 정신과 의사들에게 그 영향은 초월보다는 정신병에 훨씬 더 가깝게 보이게 마련이었다. 정신이상 모방약 패러다임은 이제 훨씬 더 격렬해져서 되돌아왔다.

1962~1963년, "사제私製 LSD"가 길거리에 나타나고 "배드 트립" 상태의 사람들이 응급실과 정신병동에 실려 오기 시작하자 주류 정신의학계는 사이키델릭 연구를 금지해야 한다고 생각하게 되었다. LSD는 이제 치료제가 아니라 정신질환의 원인으로 여겨졌다. 1965년, 맨해튼의 벨뷰 병원은 65명의 소위 LSD-유발 정신병 환자를 입원시켰다. 이제 미디어는 완전히 공포에 질린 상태였고, LSD의 유해성에 대한 괴담이 사실보다 더 빠르게 퍼져나갔다.* 표면적으로는 과학적 발견의 경우에도 마찬가지였다. 〈사이언

---

* 이 괴담의 상당수는 출처를 추적해 보았더니 신빙성이 없었다. 예를 들어 LSD를 한 여섯 명의 대학생이 태양을 응시하다 눈이 멀었다는 1967년 〈뉴스위크Newsweek〉의 기사는 펜실베이니아주 시각 장애인 위원회의 닥터 노먼 요더Norman Yoder가 지어낸 거짓말로 밝혀졌다. 이 거짓말을 밝혀낸 주

스*Science*〉에 발표된 널리 알려진 연구에서 연구진은 LSD가 염색체를 손상해 선천성 기형을 유발할 가능성이 있다고 보고했다. 나중에 이 연구는 잘못된 것으로 밝혀졌지만(마찬가지로 〈사이언스〉에 실렸다)[126] 이런 논박에는 아무도 별 관심을 갖지 않았다. LSD가 위협적이라는 대중의 새로운 생각에 맞지 않았기 때문이다.

그러나 1960년대 중반에 LSD를 한 사람들이 극심한 편집증, 조증, 긴장증, 불안증 및 "애시드 플래시백acid flashback"으로 응급실에 실려오는 경우가 급증했던 것은 사실이다. 애시드 플래시백은 LSD를 섭취하고 며칠이나 몇 주가 지난 후에 갑자기 증상이 재발하는 것이다. 이 환자들 몇 명은 진짜 정신병을 일으켰다. 특히 조현병의 위험이 있었던 청년들의 경우 LSD 체험은 그들에게 최초의 정신병 발작을 유발할 가능성이 있었고, 가끔은 실제로 그러한 사례가 일어났다(부모의 이혼이나 학교 졸업처럼 트라우마에 해당하는 모든 경험은 정신병의 유발 요인이 될 수 있다는 사실에 주목해야 한다). 그러나 다른 많은 경우에는 사이키델릭에 경험이 별로 없는 의사들이 사람들의 패닉 반응을 정신병 증세로 착각한 거였다. 그리고 그게 대체로 상황을 더 악화시켰다.

1968년 헤이트-애쉬버리 무료 클리닉에서 자원봉사를 하던 젊은 의사 앤드류 웨일은 수많은 배드 트립 사례를 보았고 결국 이것을 "치료"하는 효과적인 방법을 개발했다. "환자를 진찰하고, 공황 반응이라는 결론을 내리

지사에 따르면 요더는 "어린이들의 LSD 사용에 관한 강연에 참석한 이후 굉장히 우려하며 감정적으로 몰두하게 되었다." 하지만 문화 속에 들어온 후 이 괴담은 살아남았고 LSD를 비난하는 사람들은 이를 계속해서 끄집어내 "사실"로 만들었다. 태양을 응시한 이 이야기가 그 예이다. 토머스 B. 로버츠가 편집한 『향정신성 성체: 엔테오젠과 종교에 관한 에세이*Psychoactive Sacramentals: Essays on Entheogens and Religion*』(San Francisco: Council on Spiritual Practices, 2001)에 실린 데이비드 프레스티와 제롬 벡의 "스트리키닌과 다른 끈질긴 신화들: LSD를 둘러싼 전문가 및 시용자들의 꾸며낸 이야기 Strychnine and Other Enduring Myths: Expert and User Folklore Surrounding LSD"을 참조하라.

고 나면 환자에게 '잠깐 실례해도 될까요? 옆방에 심각한 문제가 있는 사람이 기다리고 있어요'라고 말을 해요. 그러면 그 사람들은 즉시 기분이 나아지기 시작합니다."

LSD와 다른 사이키델릭의 위험은 1960년대에 과학자들 사이에서, 그리고 언론에서 치열하게 논의되었다. 이 논쟁의 양측은 자신들의 주장을 입증하기 위해 대체로 그들의 입장을 반영하는 증거와 일화를 제시했지만, 시드니 코헨은 예외적으로 이 문제에 열린 마음으로 접근하고 실제로 답을 찾기 위한 연구를 했다. 1960년부터, 그는 커져가는 우려를 해소하기 위한 논문을 여러 편 출간했다. 첫 번째 연구에서, 코헨은 사이키델릭을 연구하는 44명의 연구자들을 대상으로 한 설문을 통해 약 5000명의 피험자에서 총 2만 5000번의 LSD 또는 메스칼린 체험 데이터를 수집했다.[127] 그는 이 많은 사례 중에서 자살을 했다는 믿을 만한 보고는 겨우 두 건밖에 찾지 못했고(정신과 환자 집단에서는 낮은 확률이었다), 여러 건의 일시적 공황장애가 있긴 했지만 "심각하고 장기적인 부작용의 증거는 찾지 못했다." 그는 사이키델릭이 자격 있는 치료사와 연구자들에 의해 투여된다면 문제가 생길 가능성은 "놀랄 만큼 드물고" LSD와 메스칼린은 "안전하다"는 결론을 내렸다.

리어리와 다른 사람들은 사이키델릭의 무해함을 증명하기 위해 코헨의 1960년 논문을 자주 인용했다. 하지만 1962년 〈미국의사협회지〉에 실린 후속 논문에서 코헨은 새롭고 "걱정스러운" 문제점을 보고했다. LSD가 임상 환경이 아닌 곳에서 무책임한 치료사에 의해 임의로 투여되면 "심각한 합병증"과 때로는 "끔찍한 반응"이 발생할 수 있다는 내용이었다. 의사들이 약에 대한 통제력을 잃고 있다는 사실에 불안감을 느낀 코헨은 "자살 위험, 지속적인 정신병적 반응, 반사회적 행동이 나타날 수 있다"[128]고 경고했다. 그는 다음 해에 〈일반정신의학회보〉에 출간한 또 다른 논문에서 여러 건의 정신병 발작과 한 건의 자살 시도를 보고했고, 형사였던 아버지가 "밀매자"

로부터 압수한 LSD를 바른 각설탕을 먹은 후 한 달이 넘게 시각 왜곡과 불안증에 시달렸던 소년의 사례를 제시했다.[129] 이 논문의 영향을 받은 저널 편집자 로이 그린커는 논평을 통해 사이키델릭 연구를 비판했다. 코헨 자신은 책임감 있는 치료사들의 손에서라면 사이키델릭에 큰 가능성이 있다고 여전히 믿었음에도 불구하고 말이다. 코헨이 1966년에 출간한 네 번째 논문에는 더 많은 LSD 사상자 이야기가 실렸다.[130] 여기에는 LSD와 관련된 두 건의 사망 사고가 포함되었는데, 한 명은 익사였고, 다른 한 명은 "멈춰"라고 말하며 차량 행렬 속으로 들어가다 차에 치였다.

하지만 1966년경 LSD에 대한 도덕적 공포가 극에 달하자, 사이키델릭의 위험과 이점을 균형적으로 평가하는 것은 드문 일이 되었다. 이 시기의 수많은 신문 표제가 사회 분위기를 보여준다. "LSD 사용자가 교사를 살해한 혐의로 기소되다", "LSD를 맛본 청소년이 구름다리에서 뛰어내리다", "LSD 사용이 캘리포니아에서 대유행", "햇빛 속에서 LSD를 한 학생 여섯 명이 눈이 멀다", "5세 여아, LSD를 먹고 난폭해지다", "흥분제가 정신을 망가뜨리고 목숨을 앗아가다", "우리 안의 괴물 - LSD라는 마약" 등이다. 심지어 겨우 9년 전 실로시빈에 대한 R. 고든 왓슨의 열정적인 기사로 사이키델릭에 대한 대중의 관심에 불을 붙였던 〈라이프〉마저 비난의 합창에 가담해 "LSD: 통제불능이 된 정신변환약물의 폭발적 위협"이라는 흥분조의 표지 기사를 실었다.[131] 잡지의 발행인과 그 부인이 최근에 여러 차례 긍정적인 LSD 체험을 했다는 사실은(시드니 코헨의 인도하에) 중요치 않았다. 이제 아이들도 그걸 했고, 주체할 수 없는 상황이었다. 구석에 웅크리고 있는 정신 나간 사람들의 사진과 함께, 기사는 "LSD 여행이 늘 왕복여행은 아니며 정

---

* 이 뭉단의 인용문 중에는 편집자의 허튼소리 감지기를 건드릴 만한 부분이 있다. 아이가 넷인 사이키델릭 사용자 어머니는 이렇게 말한다. "남편과 내가 함께 사이기델릭을 하고 싶을 때면, 난 그냥 아침에 아이들 오렌지 주스에 약을 조금 타서 애들이 숲에서 하루 종일 흥분해서 뛰어다니게 놔둬요."

신병원이나 감옥, 무덤으로의 편도여행일 수도 있다"고 경고했다.* 클레어
부스 루스가 1965년 시드니 코헨에게 쓴 것처럼, "LSD는 당신의 프랑켄슈
타인 괴물이었다."[132]

　아편처럼 남용 가능성이 있는 다른 강력한 마약들은 의학의 적법한 도구
로서 분리된 정체성을 유지할 수 있었다. 그런데 왜 사이키델릭만 안 되는
걸까? 가장 유명한 사이키델릭 연구자인 티모시 리어리에 대한 이야기는
사이키델릭의 과학적 사용과 오락적 사용 사이에 명백한 기준선을 긋고 감
독할 수 있다는 주장을 어렵게 만든다. 이 남자는 일부러, 아주 유쾌하게 이
선을 지워버렸다. 하지만 이 약이 가진 "개성"이 티모시 리어리 같은 사람들
의 성격이나 그들의 연구가 지닌 단점만큼이나 이런 구분이 무너지게 만드
는 데 큰 몫을 담당했을 수도 있다.
　사이키델릭 연구의 제1의 물결을 몰락시킨 것은 약 그 자체가 키운 가능
성에 대한 비이성적인 과열이었다. 그리고 이 화학 물질들이 오늘날 우리가
와해성 기술disruptive technology이라고 부르는 것이었다는 사실도 포함된다.
이 강력한 분자를 연구하는 사람들은 마치 커먼웰스 애비뉴를 뛰어갔던 신
학생처럼 개인이 아니라 온 세상을 바꿀 힘을 갖게 되었다는 결론을 내리는
것이 당연한 순서였다. 이 약을 실험실에만 국한하는 것은, 또는 아픈 사람
을 위해서만 쓴다는 것은 받아들이기 어려웠을 것이다. 연구자 자신을 포함
해 모든 사람들을 위해서 훨씬 더 많은 일을 할 수 있는데!
　리어리는 조심성이 부족해서 좀 더 융통성 없는 동료들을 당혹스럽게 만
들었지만, 그래도 대부분은 그의 열광에 동참했고 사이키델릭의 가능성에
거의 똑같은 결론을 내렸다. 그저 대중에게 이야기할 때 좀 더 신중했을 뿐

이다.

1세대 사이키델릭 연구자 중에서 1963년경 이 고전적인 리어리의 열광적 선언을 반박할 수 있는 사람이 누가 있을까? "확실합니다. 의식 확장 약물의 효과는 인간의 본성, 인간의 잠재력, 존재에 대한 우리의 개념을 변화시켜줄 겁니다. 신사숙녀 여러분, 판세가 바뀔 겁니다. 인간은 두개골 속에 갖고 다니는 이 근사한 전기 네트워크를 사용하게 될 거고, 현 사회의 지배층은 변화에 대비해야 할 거예요. 우리가 좋아하는 여러 개념은 20억 년 동안 쌓여온 밀물 앞에 서 있어요. 언어의 댐은 무너집니다. 언덕 위로 도망가거나, 급류를 타고 갈 지성의 배를 준비하세요."*

그러니까 리어리의 진짜 죄는 자신의 확신에 용기를 가졌던 걸지도 모르겠다. 사이키델릭 연구계에 있던 그 자신과, 다른 모든 사람들의 확신에 대해서 말이다. 권력을 가진 누군가가 무심코 진실을 말하는 것을 정치적 스캔들이라고 부른다는 말이 있다. 리어리는 들을 마음이 있는 사람이라면 누구에게나 다른 사람들도 믿긴 하지만 솔직하게 말하거나 쓰지 않을 만큼 주의하는 내용을 기꺼이, 너무 자주 떠벌렸다. 이 약물을 아픈 사람과 부적응자들을 치료하는 데 쓰는 것은 그렇다 치자. 사회는 다루기 힘든 개인을 사회규범에 맞게 순화하기 위해서는 어떤 방법이든 봐주는 경향이 있으니까. 그러나 사회가 아프기라도 한 것처럼 사회 자체를 치료하고 겉보기에 건강한 사람들을 다루기 힘든 사람들로 변화시키기 위해서 약물을 쓰는 것은 전혀 다른 문제이다.

---

* 원래 〈하버드 리뷰Harvard Review〉 (1963년 여름)에 실렸고 티모시 리어리와 제임스 페너의 『티모시 리어리, 하버드 시절: 리처드 앨퍼트, 휴스턴 스미스, 랠프 메츠너 및 그 외 사람들과의 LSD와 실로시빈에 대한 초기 저작들Timothy Leary, The Harvard Years: Early Writings on LSD and Psilocybin with Richard Alpert, Huston Smith, Ralph Metzner, and Others』(Rochester, Vt.: Park Street Press, 2014)에 다시 실렸다. 이 문단은 1966년 정부 조직개편에 관한 상원 소위원회에서 있었던 LSD에 대한 연방 규제 상원 청문회 회의록 p.141에도 등장한다.

사이키델릭의 본질인지 아니면 1세대 연구자들이 그런 식으로 경험을 구축한 탓인지는 모르겠지만, 사이키델릭은 서양에 여러 기득권층이 거부할 수밖에 없는 굉장히 전복적인 것을 풀어놓았다. LSD는 정말로 산acid이라서 여기에 닿는 거의 모든 것을 용해시켰다. 정신의 체계(초자아, 자아, 무의식)부터 시작해서 사회의 다양한 권력 구조, 그리고 상상할 수 있는 모든 종류의 경계선을 없앴다. 환자와 치료사, 연구와 오락, 질병과 건강함, 자신과 남, 주관과 객관, 영혼과 물질 사이의 선까지 말이다. 이 모든 선이 서구 문명에서 아폴론적 고상함의 현현이자 구분, 이원성, 계층을 만들고 지키려는 충동이라면, 사이키델릭은 이들을 전부 다 없애버리는 통제할 수 없는 디오니소스적 힘을 대표했다.

하지만 이 화학 물질이 풀어놓은 힘이 반드시 통제 불가능한 것만은 아니다. 가장 강력한 산이라고 해도 신중하게 다루면 중요한 것을 달성하는 도구로 사용할 수 있다. 제1의 물결 연구자들의 이야기가 이 강력한 화학 물질을 담을 만한 적절한 보관함을 찾는 이야기가 아니라면 뭐란 말인가? 그들은 정신이상모방약, 정신용해약, 사이키델릭, 그리고 나중에는 영적 체험약까지 여러 가지 가능성을 시험해 보았다. 어떤 것도 완벽하지는 않았지만, 각각은 이론적 골조뿐만 아니라 사용 프로토콜을 제안함으로써 이 물질들의 힘을 통제하는 각기 다른 방법을 대변한다. 리어리와 반문화가 결국에 1세대 연구자들과 갈라지게 된 것은 의학적이든 종교적이든 과학적이든 이런 보관함이 필요치 않고 가이드 없이 알아서 사이키델릭을 해도 괜찮다는 결론을 내렸기 때문이다. 이것은 위험한 일로 판명되었고, 아마도 실수였을 것이다. 하지만 실험을 해 보지 않았다면 이걸 어떻게 알아낼 수 있었겠는가? 1943년 이전까지 우리 사회는 이렇게 강력한 정신 변화 약물을 입수할 수조차 없었다.

사이키델릭에 관한 길고 생산적인 경험을 지닌 사회도 존재한다. 우리가 이들의 선례를 파악하고 여기에 주의를 기울였다면 많은 문제를 피할 수 있었을지도 모른다. 우리가 이런 사회 대부분을 "뒤떨어졌다"고 여긴다는 사실이 아마도 그들에게서 뭔가 배우는 걸 가로막았을 것이다. 하지만 우리가 배웠어야 하는 가장 중대한 사실은 이 강력한 약물이 견고한 사회적 보관함에 들어 있지 않으면 개인과 사회 모두에 위험할 수 있다는 점이다. 약물의 사용을 통제하는 견고한 의식과 규칙, 즉 프로토콜과 보통 샤먼이라고 불리는 가이드의 필수적인 관여가 바로 이 사회적 보관함을 구성한다. 사이키델릭 요법, 다시 말해 허버드 요법은 이 이상의 서구화된 버전을 향해 나아갔고, 지금까지 우리가 가진 것 중 그런 프로토콜에 가장 가까운 방식이었다. 모든 면에서 사이키델릭 체험이 새로웠던 1960년대 미국 젊은이들에게 연장자들이 관여한다는 아이디어는 절대로 받아들일 수 없었을 것이다. 하지만 이것이야말로 1960년대 사이키델릭 실험에서 배운 가장 중요한 교훈이라고 생각한다. 바로 이 강력한 화학 물질과 그로 인한 경험을 위해 적절한 상황, 혹은 보관함을 찾는 것이 대단히 중요하다는 사실 말이다.

선에 대해서 이야기하자면, 1960년대에 사이키델릭은 최소한 하나의 선을 그었고 그 이전까지 그렇게 날카롭거나 밝은 선은 아마 없었을 것이다. 이 선은 바로 세대 사이에 그어진 선이다. 1960년대의 반문화에 사이키델릭이 정확히 어떤 기여를 어떻게 했는지 말하는 것은 쉬운 일이 아니고, 관여한 다른 힘도 너무 많다. 사이키델릭이 있었든 없었든 반문화는 아마 생겼을 것이다. 베트남 전쟁과 징집은 그 가능성을 더욱 높인다. 하지만 반문화의 형태와 음악, 예술, 글, 디자인, 사회관계에서의 그 독특한 스타일은 이 화학 물질들이 없었다면 완전히 달라졌을 것이다. 사이키델릭은 토드 기틀린Todd Gitlin이 "새출발as if" 분위기라고 불렀던 1960년대 정치를 만드는 데에도 기여했다. 이것은 모든 일은 이제 누구나 할 수 있고, 주어진 어떤 것도 불가침한 것은 없으며, 역사를 지우고(다시금 사이키델릭이 관여한다) 세상을

0에서부터 다시 만드는 것도 사실상 가능할 거라고 생각하는 분위기이다.

하지만 1960년대의 격변은 어느 정도는 세대 간에 존재했던 예리한 분열의 결과 때문이기도 한데, 사이키델릭은 이 전례 없는 "세대 차이"를 초래한 데 대한 비난 혹은 공과를 받을 만하다. 역사상 달리 어느 때에, 한 사회의 젊은이들이 이전 세대는 단 한 번도 겪어보지 못한 혹독한 통과의례를 거친 적이 있을까? 일반적으로 통과의례는 젊은 세대가 장애물을 뛰어넘고, 그 이전 세대에 의해 만들어져 유지되고 있는 관문을 통과해 반대편으로 나온 후 성인들의 공동체에 안착함으로써 사회를 하나로 묶는 데 도움을 준다. 그러나 1960년대의 사이키델릭 여행은 그렇지 않은데, 이는 여행의 종착점에서 젊은 세대에게 그들의 부모 세대는 알지 못하는 정신적 풍경을 선사했기 때문이다. 이와 같은 사건은 다시는 일어나지 않을 것이기 때문에 사이키델릭 역사의 다음 장은 이렇게 큰 분열을 초래하지 않을 것이라고 기대할 수 있다.

이는 아마도 현재까지 지속되는 리어리의 공적일지도 모른다. 그러니까 그는 현재 우리의 체제를 주도하는 세대에게 약을 줌으로써, 오랜 시간이 지난 오늘날 사이키델릭 연구의 부활이 가능할 수 있는 환경을 조성한 것이다.

1966년 말 사이키델릭 과학의 모든 프로젝트가 무너졌다. 그해 4월 산도스는 알베르트 호프만이 자신의 "말썽꾸러기 아이"라고 부르게 되는 약을 에워싼 논쟁으로부터 스스로 거리를 두고자 하는 마음에 LSD-25의 유통을 중단했고, 남은 분량 대부분을 미국 정부에 넘겼으며, 당시 진행 중이었던 70건에 달하는 연구 프로그램을 중단시켰다.

그해 5월에 상원은 LSD 문제에 대한 청문회를 열었다. 용감하게도 티모시 리어리와 시드니 코헨은 둘 다 사이키델릭 연구를 변호하고, 적법한 사용과 정부가 현재 무너뜨리려고 하는 암시장과의 사이에 선을 긋기 위해 증언을 했다. 놀랍게도 그들은 상원의원 로버트 F. 케네디Robert F. Kennedy가 호의적이라는 사실을 알게 되었다. 그의 아내 에텔Ethel이 알 허버드의 활동 무대 중 한 곳인 밴쿠버의 헐리우드 병원에서 LSD로 치료를 받고 있다는 소문이 있었다. 케네디는 FDA 규제 담당자들에게 남은 연구 프로젝트 다수를 중단시키려는 계획에 대해서 캐물은 후에 질문했다. "(이 프로젝트들이) 6개월 전에 가치가 있었다면 왜 지금은 가치가 없죠?"[133] 케네디는 사이키델릭이 불법 사용 때문에 의료계에서 금지되는 것은 "국가적 손실"일 거라고 말했다. "제대로 쓰면 (그것들이) 우리 사회에 아주, 아주 유용할 거라는 사실을 우리가 놓치고 있는지도 모릅니다."

하지만 케네디는 아무 성과도 얻지 못했다. 리어리, 그리고 약물 그 자체가 그런 구분을 불가능하게 만들었기 때문이었다. 같은 해 10월, 미국 전역에 흩어진 약 60명의 사이키델릭 연구자들은 연구를 중단하라는 FDA의 명령서를 받았다.

멘로 파크의 국제 고등연구 재단에서 창조성에 대한 실험을 하고 있던 심리학자 제임스 패디먼은 그날을 생생하게 기억한다. 프로젝트 승인을 철회하는 FDA의 편지는 그가 문제를 해결하고자 하는 네 명의 작가에게 세션을 하기 위해 약을 주고 난 직후에 도착했다. 그가 편지를 읽는 동안 옆방에서는 "네 명의 남자가 누워 정신이 문자 그대로 확장되는 상황이었다."[134] 패디먼은 동료에게 말했다. "이 편지가 내일 온 걸로 해두자고." 그래서 다음 날이 되어서야 국제 고등연구 재단의 연구 프로그램과 당시 미국에서 진행 중이던 사실상 다른 모든 연구 프로그램이 종결되었다.

한 사이키델릭 연구 프로그램은 숙청에서 살아남았다. 스프링 그로브에 있는 메릴랜드 정신의학 연구 센터였다. 바로 이곳에서 스타니슬라프 그로프, 빌 리처즈, 리처드 옌슨Richard Yensen, 그리고 월터 팡케(굿 프라이데이 연구자) 같은 연구자들은 특히 알코올 중독, 조현병, 그리고 암 환자의 실존적 고통을 치료하는 데 실로시빈과 LSD를 사용할 수 있을지를 지속적으로 탐색했다. 수십 개의 다른 프로그램들이 종결된 것과는 달리, 왜 이 대규모 사이키델릭 연구 프로그램이 무려 1976년까지 계속될 수 있었는지는 일종의 미스터리로 남아 있다. 그렇게 운이 좋지 않았던 어떤 연구자들은 사이키델릭 요법의 가치를 인정했거나, 연구로부터 뭔가 알아내기를 바랐거나, 혹은 자신들이 약을 계속 입수하길 원했던 워싱턴의 권력자들에게 스프링 그로브가 사이키델릭 요법을 계속 해주었던 건지도 모른다고 추측한다. 하지만 나와 대화를 나눈 센터의 전직 스태프들은 이런 경우는 아닐 거라고 생각한다. 그들은 센터장이었던 닥터 앨버트 컬랜드Albert Kurland가 연방 관료들 사이에서 훌륭한 평판을 지녔을 뿐만 아니라 워싱턴에 놀랄 만큼 인맥이 풍부했기 때문에, 다른 모든 곳에서 연구가 중단된 이후에도 자신의 인맥을 이용해 10년 동안 계속 연구를 진행하고 LSD도 구할 수 있었다고 증언했다. 이 LSD 중 일부는 정부에서 받은 것이었다.

그러나 1966년이나 1976년 중단 조치도 미국에서 사이키델릭 연구와 치료를 완전히 없애지는 못했던 것으로 드러났다. 이제 연구는 지하로 옮겨가서 조용히, 은밀하게 계속되었다.

종결부

1979년 2월, 미국 사이키델릭 연구 제1의 물결에서 중요한 역할을 담당했던 거의 모든 사람들이 로스앤젤레스에 있는 오스카 재니거의 집에 다시 모였다. 누군가가 그 모임을 비디오테이프로 찍었는데, 화질은 형편없었지만 대부분의 대화가 들렸다.[135] 재니거의 거실에는 험프리 오스먼드, 시드니 코헨, 마이런 스톨라로프, 윌리스 허먼, 티모시 리어리가 있었고, 리어리의 옆자리에 앉은 눈에 띄게 불편해 보이는 사람은 캡틴 알 허버드였다. 그는 77세(혹은 78세)였고 이 모임에 참석하기 위해 당시 거주하던 애리조나주 카사 그란데의 트레일러 파크에서 왔다.[136] 그는 군복을 입고 있었으나 무기를 휴대했는지까지는 알 수 없었다.

나이 든 사람들은 처음에 약간 어색하게 추억을 회상한다. 거실에는 약간의 적의가 감돌기도 한다. 하지만 여전히 매력적인 리어리는 놀랄 만큼 관대하고 모두의 마음을 편안하게 만든다. 그들의 황금기는 이미 지나갔다. 그들이 평생을 바쳤던 위대한 프로젝트는 쓰레기가 되었다. 하지만 그들 모두는 중요한 것을 이뤘다고 믿는다. 안 그러면 이 모임에 오지도 않았을 것이다. 재킷을 걸치고 넥타이를 맨 시드니 코헨이 모두의 머릿속에 있던 질문을 꺼낸다. "그 모든 게 어떤 의미였을까요?" 그리고 그들은 답을 찾는다. "사람들을 각성시켰죠. 수천 명, 어쩌면 수백만 명이 지닌 준거의 틀을 깨뜨렸어요. 그런 일을 할 수 있는 거라면 뭐든 좋은 거라고 생각해요."

모임에서 다음의 질문을 던진 건 그 많은 사람들 중에서 하필 리어리다. "여기서 실수했다고 생각하는 사람이 있나요?"

언제나 예의 바른 영국인이었던 오스먼드는 불쾌한 투로 "실수"라는 단어의 사용을 거부한다. "내가 하고 싶은 말은…… 그걸 다른 방법으로 할 수도 있었을 거라는 거예요." 누군지 모르겠지만, 농담을 던진다. "실수가 있긴 했죠. 아무도 그걸 닉슨에게 주지 않았어요!"

모두가 주저하던 문제를 언급한 것은 마이런 스톨라로프이다. 그는 리어리를 보고 말한다. "우린 당신이 한 일 중 몇 가지 때문에 합법적인 연구를 계속하기가 어렵게 되었던 것에 대해서 좀 화가 났었어요." 리어리는 당시에도 그들에게 말했듯이 자신에게는 다른 역할이 있었던 것임을 상기시킨다. "우리가 멀리까지 가는 탐험가들이라고 해 보죠. 우리가 더 멀리까지 갈수록 스프링 그로브의 사람들에게 우리를 비난할 거리를 더 많이 주는 거예요." 그리고 책임 얘기가 나온다.

"그리고 난 말이죠, 우리 모두가 우리에게 주어진 역할을 했던 거라고, 좋은 사람/나쁜 사람도 없고 공로나 비난 같은 것도 없다는 걸 이해했으면 해요."

"음, 난 우리에게는 팀과 알 같은 사람이 필요했다고 생각해요." 시드니 코헨은 상냥하게 리어리의 주장을 받아들이면서 말한다. "그들은 실제로 밖으로, 더 먼 곳으로, 아주 멀리까지 가야만 했어요. 배를 움직이고…… 상황을 몰아가기 위해서 말이죠." 그리고 그는 오스먼드를 향해 덧붙였다. "그리고 우리에게는 당신 같은 사람도 필요해요. 거기에 대해서 고민하고, 연구할 사람이요. 그리고 조금씩 조금씩, 아주 작은 움직임이 전체를 이루죠. 그러니까 난 이 일이 달리 어떻게 이루어질 수 있었을지 전혀 상상이 안 되는군요."

알 허버드는 이 모든 이야기를 열심히 들었으나 말은 거의 꺼내지 않으며, 무릎에 놓인 양장본 한 권만 만지작거린다. 그러다 어느 시점에 마약법 따위는 집어 치우고, 연구는 계속되어야 한다고 주장한다. "우린 계속해서 해야만 해요. 사람들을 깨워야 해요! 그들 자신의 눈으로 자신이 누구인지를 보게 해야 해요. 난 친애하는 카터에게 한 번 맛을 보여줘야 한다고 생각해요!" 카터 행정부의 국방장관 해롤드 브라운Harold Brown과 CIA 국장 스탠스필드 터너Stansfield Turner에게도 말이다. 하지만 허버드는 티모시 리어리와 함께 이 소파에 앉아 있고 싶은 마음이 별로 없었고, 지난 일을 지난걸로 돌릴 마음도, 리어리를 용서해줄 마음도 다른 사람들보다 훨씬 적었다. 리어리가 아무리 캡틴을 좋아한다 해도 말이다.

"오, 알! 내 모든 건 당신 덕분이에요." 리어리가 어느 시점에 그렇게 말하며 허버드를 향해 가장 근사한 미소를 지어 보인다. "우주의 중심이 적절한 순간에 당신을 내려보냈어요."

허버드는 눈썹 하나 까딱하지 않는다. 그러다가 몇 분 후에 말한다.

"당신도 주어진 역할을 끝내주게 했죠."

4장

여행기 : 지하 세계로의 여행

내 계획은 홉킨스나 NYU의 시험에 자원하는 거였다. 내가 나만의 사이키델릭 여행을 한다면, 어떤 상황에서든 끔찍한 경험을 할 수도 있으므로 기왕이면 훈련된 전문가들이 함께 있고 바로 옆에 병원 응급실이 있는 상황에서 하는 것이 가장 좋을 것 같았다. 하지만 지상에서 연구자들은 더 이상 "건강한 일반인"을 대상으로 실험하지 않았다. 이 말은 내가 그렇게나 얘기를 많이 들어본 여행을 해 보고 싶다면 지하 세계에서 해야 한다는 뜻이었다. 자신의 여행 이야기를 출간할 생각인 작가에게 기꺼이 기회를 줄 가이드를 찾을 수 있을까? 그리고 그 사람은 내가 충분히 편안하게 느끼고 내 정신을 믿고 맡길 수 있을 만한 사람일까? 이러한 시도는 불확실함으로 가득하고 법적, 윤리적, 정신적, 심지어는 문학적으로도 위험을 안고 있었다. 말로 설명할 수 없다고들 하는 경험을 어떻게 언어로 옮겨놓을 수 있을까?

나를 움직이게 만든 것은 분명 "호기심"이었지만 그게 전부는 아니었다. 이 무렵 나는 가이드가 있는 상태에서 사이키델릭 여행을 했던 사람 십여 명과 길게 인터뷰를 했고, 그들의 이야기를 들으며 나 자신의 여행은 과연 어떨지 생각해 보지 않을 수가 없었다. 많은 사람들에게 이것은 인생에서 두세 가지 가장 심오한 경험 중 하나였고, 여러 사례에서 그들을 긍정적이고 영속적인 방식으로 바꿔놓았다. 정신적 습관이 아주 깊이 새겨져 절대로 탈출할 수 없을 것 같은 이 나이에 "마음을 열게" 된다는 건 매력적인 가능성이었다. 그리고 희박하지만 일종의 영적 계시를 받을 가능성도 있었다. 내가 인터뷰했던 사람들 중 다수가 처음에는 엄격한 유물론자이자 무신론자로 딱히 나보다 영적인 면에서 더 뛰어나지는 않았으나 그중 여러 명이 "신비 체험"을 하고 이 세상에는 우리가 아는 것 이상의 뭔가가 더 있다는 확신을 갖게 되었다. 이 모든 것의 근간을 이루고 있다고 생각하는 물질적 우주를 초월하는, 일종의 "저 너머"가 있다는 것이다. 나는 내가 인터뷰했던 암 환자 한 명을 떠올렸다. 그 사람은 확고한 무신론자였으나 "신의 사랑에 푹 잠긴" 자신을 발견했다고 말했다.

하지만 이 사람들에게서 들은 모든 것이 그들을 따라 소파에 눕고 싶은 마음이 들게 만든 건 아니었다. 많은 사람들이 실로시빈으로 인해 자신의 과거 깊은 곳으로 돌아갔고, 몇 명은 기억하지 못했던 어린 시절의 트라우마 상황으로 돌아갔다고 말했다. 이 여행은 고통스러웠고, 여행자를 뼛속까지 뒤흔들었으나 카타르시스를 유발하기도 했다. 지상 세계와 지하 세계 양쪽의 가이드들이 자신들이 투약하는 약을 부르는 말처럼, 이 '치료제'는 확실히 정신의 솥을 강하게 휘저어 무시무시하고 흉측한 것을 포함한 온갖 종류의 억눌렸던 재료가 표면으로 올라오게 만들었다. 나는 정말로 이러한 여행을 하고 싶었을까?

아주 솔직하게 말하자면, 아니다! 나는 깊이, 혹은 지속적으로 자기성찰을 하는 사람이 아니었다. 나의 평소 성향은 뒤나 아래보다는 앞을 향해 있고, 나는 정신의 깊은 곳이라는 게 존재한다면 이를 그냥 놔두는 쪽을 선호한다(여기 표면에서도 할 일이 차고 넘친다. 그래서 내가 소설가나 시인 대신에 기자가 된 걸지도 모르겠다). 정신의 지하실 깊은 곳에 있는 것들은 모두 다 이유가 있어서 그곳에 존재하는 것이다. 그러니 문제를 해결하기 위해 특별한 걸 찾는 게 아니라면 무엇 때문에 자발적으로 그 계단을 내려가서 그곳의 불을 켜겠는가?

사람들은 대체로 내가 꽤나 냉정하고 정신적으로 안정된 사람이라고 생각하고, 나 역시 오랫동안 그러한 역할을 해왔다. 어릴 때 가족 내에서, 성인이 되어 가족 내에서, 내 친구들 앞에서, 그리고 동료들 앞에서도 그랬다. 그러니까 그게 아마 내 성격에 대한 정확한 묘사일 것이다. 하지만 가끔씩, 불면증에 시달리는 한밤중이나 대마초의 영향하에 놓일 때면 나는 대단히 어둡고 격렬한 실존적 공포의 정신적 폭풍 속에 내던져지고, 냉정함은 주도권을 내려놓은 채 이 믿음직스러운 정체성이 뒤집히는 것을 발견하곤 한다. 그럴 때면 나는 내가 내보이는 이 차분한 외면 아래 깊숙한 곳에 혼란스럽고, 무법적이고, 어쩌면 광기일 수도 있는 힘으로 이루어진 내 그림자가 존재하는 게 아닐까 진지하게 고민한다. 내 온전한 정신의 껍질은 얼마나 얇을까? 가끔 그게 궁금할 때가 있다. 어쩌면 우리 모두 그럴 것이다. 하지만 내가 정말로 그걸 알아보고 싶을까? R. D. 라잉R. D. Laing은 인간이 두려워하는 것이 세 가지가 있다고 말한 바 있다.[1] 죽음, 다른 사람, 그리고 자기 자신의 정신이다. 셋 중 둘은 인정하겠다. 하지만 가끔 호기심이 두려움을 이기는 때가 있다. 아마 나에게도 그런 때가 온 모양이다.

"사이키델릭 지하 세계"라는 것이 사람들이 불법적으로 사이키델릭을 만들고, 팔고, 사용하는 그런 음침한 세상을 뜻하는 건 아니다. 나는 그 세계에서 특정한 일부분을 염두에 두고 있다. 이는 아마도 200여 명의 "가이드"나 치료사가 개인의 영적, 창조적, 감정적 잠재력을 채워 아픈 사람을 치료하거나 건강한 사람을 더욱 건강하게 만들기 위해 신중하게 규정된 방식으로 다양한 사이키델릭 물질을 사용하는 그런 곳이다. 가이드 중 다수는 자격 있는 치료사로, 이런 일을 함으로써 자신들의 자유뿐만 아니라 직업 면허까지도 잃을 위험을 감수한다. 나는 내과 의사인 가이드를 만난 적이 있고, 같은 직업을 가진 또 다른 가이드에 대해 듣기도 했다. 일부는 랍비, 다양한 교파의 사제 같은 종교 전문가들이다. 몇 명은 자신을 샤먼이라고 칭했다. 자신이 드루이드druid(고대 켈트족 드루이드교의 사제 – 옮긴이)라고 소개한 사람도 있었다. 나머지는 다양한 대안학교에서 교육을 받은 치료사들이었다. 나는 융 학파, 라이히 파, 게슈탈트 치료사와 "트랜스퍼스널transpersonal(자아를 초월한 심리학. 일종의 뉴사이언스 운동 – 옮긴이)" 심리학자, 에너지 치료사, 기 치료사, 호흡 치료사, 지압사, EST(심신통일훈련) 치료사, 전생 치료사, 가족 세우기family constellation 치료사, 환영 탐색가, 점성술사, 그리고 온갖 종류의 명상 치료사들을 만났다. 이것은 대체로 "인간 잠재력 운동"의 범주 안에 들어가고 에살렌을 그 세계의 본부로 삼는, 1970년대 모든 대체 "요법"의 동창회 같은 거였다. 뉴에이지 전문용어들은 약간 정이 안 갈 수 있다. 사람들이 쓰는 말과 단어를 듣다 보면 1970년대 초, 사이키델릭 요법이 지하로 밀려나고 하위 문화가 한동안 얼어붙었던 이후로 진화를 멈춘 것 같다는 생각이 들 때가 종종 있었다.

　나는 미국 내에서 지하 가이드가 가장 많이 모여 있고 찾기도 별로 어렵지 않은 베이 지역에서 이런 사람들 여러 명을 찾아냈다. 주변에 물어보자 곧 한 친구에게 산타크루즈에서 가이드 역할을 하고 있으며 자신의 생일마다 매년 실로시빈 여행을 하는 친구가 있다는 얘기가 나왔다. 또한 사이키델릭 세계의 위와 아래를 나누는 막이 특정 장소에서는 쉽게 뒤섞일 수 있다는 것도 알게 되었다. 대학 실로시빈 시험을 조사하면서 친해진 두어 명이 나에게 지하에서 일하는 "동료"를 기꺼이 소개해주기도 했다. 사람들이 나의 의도를 신뢰하게 되면서 점점 소개에 소개가 줄을 이었다. 지금까지 나는 열다섯 명의 지하 가이드들과 인터뷰를 했고 다섯 명과 작업을 해 봤다.

감수해야 하는 위험을 고려할 때 나는 이 사람들 대부분이 의외로 개방적이고, 관대하고, 사람을 잘 믿는다는 것을 알게 되었다. 당국이 사이키델릭을 사용해 치료하는 사람들을 쫓는 데 딱히 관심을 보이지는 않는다 해도 이 작업은 여전히 불법이고, 예방책 없이 기자와 공유하는 것은 위험한 행동이다. 모든 가이드들이 나에게 자신들의 이름이나 위치를 공개하지 말아 달라고 요청했고 그들을 보호하기 위해 할 수 있는 모든 조치를 취해 달라고 말했다. 이것을 염두에 두고 나는 그들의 이름과 위치뿐만 아니라 그들 각각의 이야기에서 신분을 알아챌 수 있을 만한 부분도 전부 바꾸었다. 하지만 앞으로 만나게 될 모든 사람들은 가공의 인물이나 들은 이야기를 토대로 구성한 것이 아닌 실존 인물들이다.

내가 만난 사실상 모든 지하 세계 가이드들은 1950년대와 1960년대에 이 치료가 아직 합법일 때 미국 서부와 케임브리지 주위에서 일하던 사이키델릭 치료사 세대의 후예들이다. 실제로 내가 인터뷰했던 모든 사람들은 티모시 리어리(대체로 그의 대학원생 중 한 명을 통해서), 스타니슬라프 그로프, 알 허버드, 또는 레오 제프Leo Zeff라는 베이 지역 심리학자에게로 그 직업적 혈통을 추적할 수 있었다. 1988년에 사망한 제프는 가장 초기의 지하 세계 치료사 중 한 명이었고, 가장 유명한 인물이기도 하다. 그는 3000명의 환자들을 "처리했고processed"(알 허버드가 쓰던 말이다) 치료사로 일하는 동안 150명의 가이드들을 훈련시켰다.[2] 내가 서부에서 만난 사람들 중 여러 명도 여기에 포함된다.

제프는 또한 1997년, 제이콥이라는 치료사가 친한 친구인 마이런 스톨라로프에게 여러 차례 인터뷰를 받는 내용으로 구성된『비밀의 수장The Secret Chief』이라는 책을 통해 사후에 (그리고 익명으로) 자기가 한 일에 대한 기록을 남겼다(2004년 제프의 가족이 스톨라로프에게 그의 정체를 밝히고『밝혀진 비밀의 수장The Secret Chief Revealed』이라는 제목으로 책을 재출간하도록 허락해주었다). 인터뷰를 토대로 보면 제프는 많은 면에서 접근법이나 태도가 내가 만난 지하 세계 치료사들의 전형이었다. 그는 변절자나 구루, 히피이기보다는 소탈한 인상을 주었고, 제프가 좋아할 만한 이디시어로 말하자면 해미쉬haimish였다. 2004년판에 포함된 사진에서 커다란 비행사 안경을 쓰고 긴 소매 셔츠 위에 스웨터 조끼를 입고 미소를 띠고 있는 제프는 범죄자나 신비주의자라기보다는 인기 많은 삼촌처럼 보인다. 하지만 그는 실제로 범죄자이자 신비주의자였다.

1961년 100마이크로그램의 LSD로 첫 번째 사이키델릭 체험을 했을 당시, 제프는 오클랜드에서 일하는 49세의 융 학파 치료사였다(제프의 말투를 빌리자면 처음 "그를 여행시켜준" 사람은 스톨라로프였던 것으로 보인다). 가이드는 그에게 개인적으로 중요한 물건을 가져오라고 했고, 제프는 자신의 토라Torah(유대 율법서)를 가져갔다. LSD의 효과가 돌고 나자 그의 가이드는 제프의 가슴 위에 있던 토라를 내려놓았다. "저는 즉시 통제력을 상실했어요. 신과 저는 하나였죠."[3]

제프는 곧 자신의 치료에 여러 종류의 사이키델릭을 포함하기 시작했고 약이 환자가 방어막을 내리고, 겹겹이 덮여 있던 무의식적인 문제를 표면으로 끌어올리고, 영적 통찰을 얻는 걸 도와준다는 사실을 알게 되었다. 그것도 대체로 단 한 번의 세션에서 말이다. 그는 결과가 대단히 "환상적"이었다고 스톨라로프에게 말했다. 1970년 연방 정부가 사이키델릭을 1급 물질로 분류해 어떤 목적으로든 사용을 금지하자, 제프는 지하 세계에서 치료를 계속한다는 엄청난 결정을 내렸다.

이것은 쉽지 않았다. 그는 스톨라로프에게 말했다. "여러 차례 저는 엄청난 고통 속에 잠이 들었고, 아침에 일어나면 이런 생각을 했어요. '제이콥(그의 가명), 도대체 뭘 하자고 이 망할 것을 받아들인 거야? 너한텐 이런 게 필요 없어.' 그러다가 주위를 둘러보고 말했죠. '이 사람들을 봐. 이 사람들에게 무슨 일이 생기고 있는지 보라고.' 전 다시 이렇게 물었죠. '이럴 만한 가치가 있을까?' 당연하게도 저는 '그래, 이럴 가치가 있어'라는 답을 얻었어요. 어떤 일을 견뎌야 하든 말이죠. 이런 결과를 만들 수 있다면 가치가 있고 말고요!"[4]

오랜 기간 치료사로 활동하면서 제프는 지하 세계의 치료 프로토콜 상당 부분을 성문화하고 가이드들이 통상적으로 고객과 맺는 "동의서"를 제안했다. 비밀 엄수(엄격하게), 성적 접촉(금지된다), 세션 도중 치료사의 지시를 따르기(전적으로) 등이다. 그리고 참여자가 약을 컵으로 먹게 하는 등 여러 의식 절차를 만들었다. "변화 체험에서 아주 중요한 상징이죠." 제프는 또한 사이키델릭 가이드들 사이에서 흔한 전통적 치료 관행을 벗어나는 것에 대해서도 설명했다. 그는 가이드가 자신들이 주는 약에 대해 개인적 경험이 있어야만 한다고 믿었다(지상 세계의 가이드들은 구태여 그런 경험을 하려 하지 않거나 인정하지 않는다). 그는 가이드가 사이키델릭 여행을 조종하거나 방향을 잡으려 하지 말고 나름의 방향과 목적지를 향해 가도록 놔둬야 한다고 믿게 되었다("그 사람들을 그냥 놔둬요!"[5] 그는 스톨라로프에게 이렇게 말했다). 가이드는 또한 '객관적인 분석가'라는 가면을 벗고 자신의 개성과 감정을 드러내고, 고객이 특히 힘든 여행을 하고 있을 때 위로의 손길을 건네거나 포옹을 해줘야 한다.

『밝혀진 비밀의 수장』서문에서 마이런 스톨라로프는 1990년대 말에 되살아난 합법적인 사이키델릭 연구가 1950년대와 1960년대에 일어난 사이키델릭 연구 제1의 물결뿐만 아니라 제프 같은 "지하 세계 치료사들의 일화적 증거 덕분에 발전했다"고 기술하며, 레오 제프 같은 지하 세계 가이드가 이 분야 전체에 미친 영향력을 대략적으로 설명했다. 오늘날 대학에서 연구하는 사이키델릭 연구자들은 당연히 이것을 인정하길 꺼리지만, 두 세계 사이에는 상당한 교류가 존재하며 조심스럽게 두 세계를 오가는 인물들도 몇 명 있다. 예를 들어 저명한 지하 세계 치료사 몇 명은 대학의 사이키델릭 약물 임상시험에서 일할 새로운 사이키델릭 가이드 집단을 훈련시키기 위해 고용되었다. 심지어 홉킨스 팀은 가이드가 있는 실로시빈 세션에서 음악의 역할을 연구하려 할 때 여러 지하 세계 가이드들에게 그들의 음악 선택에 관한 설문을 하기도 했다.[6]

2010년까지는 미국에 얼마나 많은 지하 가이드들이 있는지, 이들이 정확히 어떤 일을 했는지 아무도 알지 못했다. 하지만 그해, 스탠퍼드에서 공부한 심리학자이자 1960년대 초에 멘로 파크의 국제 고등연구 재단에서 사이키델릭 연구에 참여했던 제임스 패디먼이 베이 지역에서 열린 사이키델릭 과학 콘퍼런스에 참석했다. 콘퍼런스는 MAPS에서 조직했고, 당시 진행 중인 사이키델릭 연구 대부분에 자금을 지원하던 다른 세 개의 비영리단체 헤프터, 베클리 재단Beckley Foundation, 밥 제시의 영적 수행 위원회가 후원했다. 산 호세의 헐리데이 인에서 열린 콘퍼런스에는 1000명이 넘는 사람들이 모여들었다. 거기에는 수십 명의 과학자들(그들은 파워포인트 슬라이드까지 만들어 자신들의 연구를 제출했다), 대학에서의 임상시험과 지하 세계 양쪽에서 온 가이드들, 그리고 수많은 "사이코너트"(영적 목적으로든, 치료용으로든, 또는 "오락용"으로든 정기적으로 사이키델릭을 사용하는 다양한 연령대의 사람들)가 포함되었다(내가 그 단어를 쓸 때마다 밥 제시가 재빨리 상기시키는 것처럼, "오락용"이라는 게 꼭 시시하고, 경솔하고, 목적이 없다는 뜻은 아니다. 일리 있는 말이다).

제임스 패디먼은 MAPS 콘퍼런스에 "과학 분야" 연사로 참석해 가이드가 있는 엔테오젠 여행의 중요성에 관해 이야기했다. 그는 객석에 얼마나 많은 지하 세계 가이드들이 있을지 궁금한 나머지 강연 마지막에 다음 날 아침 8시에 가이드들 모임이 있을 거라고 공지했다.

"난 7시 반에 침대에서 나오면서 아마 다섯 명 정도 있을 거라고 예상했어요. 그런데 100명이 나타났죠! 어마어마했어요."

각지에 산재해 있는 이 이질적인 집단을 조직, 혹은 공동체라고 부르는 것은 너무 과한 말이겠지만, 이들을 십여 명 이상 인터뷰하고 나자 이들이 가치관과 절차, 행동 수칙까지도 공유하는 전문가들이라는 걸 알 수 있었다. 산호세에서의 모임 직후 인터넷에 "위키"가 생겼다. 위키는 개인이 기록을 공유하고 함께 새로운 내용을 만들 수 있는 공동 웹사이트이다(패디먼은 2011년 책 『사이키델릭 탐험가들의 가이드The Psychedelic Explorer's Guide』에 URL을 실었다). 여기서 나는 특히 흥미가 가는 항목 두 개와 수년 동안 새로운 내용이 덧붙여지지 않은 여러 개의 서브위키(제작 중인 기록들)를 발견했다. 패디먼의 책에서 사이트가 공공연하게 공개되는 바람에 제작자들이 그것을 버렸거나 온라인상의 다른 곳으로 이전했을 수도 있다.

첫 번째 항목은 헌장 초안으로, "심오하고 소중한 경험의 범주를 더 많은 사람들이 접할 수 있도록 지원하기 위해" 만들어졌다. 이 경험이란 무엇보다도 "통합적 의식"과 "자타불이적 의식"으로 묘사되고, 이 상태를 이루기 위한 여러 가지 비약물학적 방식으로 명상, 호흡법, 단식 등이 언급된다. "가이드들의 주된 도구는 강력한 영적 촉매로 알려져 있는 일부 향정신성 약물을 신중하게 사용하는 것"이다.

웹사이트에서는 가이드 지망생들에게 법적 조항, 윤리적 동의서, 의학적 설문지 등을 인쇄해 사용할 수 있는 링크를 제공한다("우리에게는 훌륭한 보험이 없습니다. 그래서 아주 신중하게 행동하죠." 한 가이드가 냉소적인 웃음을 띠며 나에게 말했다). 또한 사려 깊게도, 사이키델릭 여행에 수반되는 정신적, 육체적 위험을 인정하고 고객의 안전에 대한 가이드의 궁극적인 책임을 강조하는, "영적 가이드를 위한 윤리 강령Code of Ethics for Spiritual Guides" 링크도 제공하고 있다. 윤리 강령에 따르면, "기본적인 종교적 체험"이 일어나는 동안 "참여자는 특히 암시, 조종, 이용 등이 일어날 수 있다는 사실"을 인식해야 하며, 가이드는 모든 위험을 공개하고, 이에 대한 동의를 얻어야 하며, 비밀 보장 의무를 지니고, 언제나 참여자의 안전과 건강을 보호해야 하고, "야심이나 자기 홍보로부터…… 참여자를 방어해야 하며", "참여자의 지불 능력과 관계없이" 이들을 수용할 의무가 있다.

웹사이트에서 가장 유용한 문서는 "여행자와 가이드를 위한 지침"* 일 것이다. 지침은 참여자로서든 가이드로서든 사이키델릭 여행에 접근하는 최상의 방법이 무엇인지에 관해 반세기 동안 축적된 지식과 지혜의 요약본이다. 여기에는 세트와 세팅, 세션을 위한 정신적, 육체적 준비, 일어날 수 있는 약물 상호작용, 의도를 표현하는 것의 가치, 체험에서 기대할 만한 좋은 것과 나쁜 것, 여행의 단계, 무엇이 잘못될 수 있는지, 무시무시한 내용을 어떻게 상대해야 하는지, 세션 이후의 "통합"이 지닌 중요성 등이 다루어진다.

이런 경험의 문턱에 서 있는 나에게, 거의 자기들이 하고 싶은 대로 하는 개인들의 무리로 이루어져 있을 거라고 생각했던 사이키델릭 가이드들의 지하 공동체가 알 허버드와 티모시 리어리, 마이런 스톨라로프, 스탄 그로프, 레오 제프 같은 사이키델릭 선구자들이 물려준 전통을 바탕으로 전문가

---

* 제임스 패디먼의 책 『사이키델릭 여행자의 가이드: 안전하고, 치료적이고, 성스러운 여행*The Psychedelic Explorer' Guide: Safe, Therapeutic, and Sacred Journeys*』(Rochester, Vt.: ParkStreet Press, 2011)에서도 한 가지 지침을 찾아볼 수 있다.

처럼 축적된 지식과 경험을 가지고 작업한다는 사실은 안도감을 주었다. 그들은 규칙과 강령, 동의서를 갖고 있었고, 업무의 많은 요소가 거의 제도화되어 있었다.

또한 웹사이트를 발견한 것은 나로 하여금 1950년대와 1960년대 이후로 사이키델릭 문화가 얼마나 발전했는지를 이해하게 해주었다. 내가 보기에 이 문서들에 내재되어 있는 것은 이 강력하고 무질서한 약물이 잘못 사용될 수 있고, 실제로 그랬던 적이 있으며, 해보다 득이 많게 사용하기 위해서는 일종의 문화적 그릇이 필요하다는 사실에 대한 인정이다. 다시 말하면, 이 약물이 가진 순수한 디오니소스적 힘을 억누르고 방향을 돌릴 수 있는 아폴론적 평형추를 형성할 프로토콜, 규칙, 의식이 필요하다. 이러한 그릇은 대조군 연구와 흰 가운을 입은 의료진, DSM 진단이 있는 현대 의학이 제공할 수 있으며, 지하 세계 가이드들 역시 또 다른 그릇을 제공한다.

하지만 처음 내가 인터뷰했던 두어 명의 가이드들은 나에게 별로 확신을 주지 못했다. 아마도 내가 이 분야에 완전히 처음이고, 예상되는 여행에 긴장하고 있었기 때문일 수도 있다. 그러나 계속해서 그들의 장광설을 듣고 있자니 머릿속에서 알람이 울리고 반대편으로 도망치고 싶은 기분마저 들었다.

내가 인터뷰했던 첫 번째 가이드 안드레이는 수십 년의 경험을 가진 60대 후반의 루마니아 출신 심리학자였다. 그는 내 친구의 친구의 친구와 세션을 해 봤다. 나는 태평양 북서부 연안의 도시에 위치한 조용한 동네의 깔끔한 잔디밭이 딸린 직은 일층집 사무실에서 그를 만났다. 문에 붙은 간판에는 방문객들은 신발을 벗고 조명이 흐린 위층 대기실로 올라오라고 손으로 쓰여 있었다. 벽에는 킬림 러그(서아시아 국가의 전통적 수공예 융단 - 옮긴이)가 고정되어 있었다.

탁자에는 오래된 〈피플People〉이나 〈소비자 리포트Consumer Reports〉 더미 대신 놀랍도록 다양한 종교의 영적 소품들이 조그만 사당을 이루고 있었다. 불상, 크리스털 구슬, 까마귀 날개, 향을 태우는 청동 그릇, 세이지 한 가닥. 사당 뒤쪽으로는 사진 두 장이 있었다. 하나는 누군지 모르는 힌두 구루였고, 또 하나는 내가 아는 멕시코 쿠란데라였다. 바로 마리아 사비나다.

이런 혼란스러운 광경을 마주한 건 이게 마지막이 아니었다. 사실 내가 만난 모든 가이드들이 자신이 일하는 곳에 이런 사당을 만들어놓았고, 고객들은 종종 여행을 시작하기 전에 개인적 의미가 있는 물건을 기부하라는 요청을 받았다. 나는 이것을 뉴에이지의 장식품 정도로 치부해 무시하고 싶었지만, 결국에는 좀 더 호의적으로 여기게 되었다. 사이키델릭 공동체에서는 혼합주의Syncretism의 물질적 표현이 일반적이기 때문이다. 이 공동체의 일원들은 공식적으로 종교적이기보다는 영적으로 치우쳐 있고, 모든 종류의 종교적 전통 아래 공통적으로 깔려 있다고 생각하는 신비주의적 핵심이나 "우주적 의식cosmic consciousness"에 집중한다. 그러니까 내가 보기에 상충되는 신의 상징 모음 같은 것은 실은 그 아래에 똑같이 깔려 있는 영적 현실, 즉 올더스 헉슬리가 모든 종교의 기반이라 여기고 사이키델릭이 직접 도달하게 해줄 수 있다고 한 바로 그곳인 "영원의 철학"을 표현하고 해석하는 여러 도구인 것이다.

몇 분 후에 안드레이가 방으로 들어왔고, 내가 일어서서 손을 내밀자 그는 놀랍게도 나를 꽉 끌어안았다. 대충 빗은 숱 많은 회색 머리에 덩치가 좋은 안드레이는 꽉 끼는 노란 티셔츠 위로 파란색 체크무늬 셔츠를 입고 있었다. 그는 강한 억양을 지니고 있었으나 쾌활하면서도 의아할 정도로 직설적으로 말을 했다.

안드레이는 군대에서 제대한 직후, 스물한 살에 처음 LSD를 해 보았다. 미국에서 친구가 약을 보내주었고, 그 경험이 그를 변화시켰다. "우리가 삶이라 말하는 것의 대단히 한정된 버전을 살고 있다는 걸 깨닫게 해줬죠." 이 깨달음은 그를 동양 종교와 서양 심리학을 거쳐 결국 심리학 박사 학위를 따는 데까지 이르게 만들었다. 군 복무가 그의 심리적·영적 여행을 가로막으려 하자 그는 "나 자신이 선택해야 한다고 결심하고" 탈영했다.

결국 안드레이는 부쿠레슈티에서 샌프란시스코로 와서 "최초의 뉴에이지 대학원"이라고 들은 학교로 갔다. 바로 캘리포니아 통합학문대학원 California Integrated Institute of Integral Studies이었다. 1968년에 세워진 이 학교는 "트랜스퍼스널 심리학(다층 의식상태를 가정하고 지각되지 않는 외부로부터의 심리적 영향을 연구하는 심리학 – 옮긴이)"을 전문으로 했는데, 카를 융과 에이브러햄 매슬로의 연구에 강력한 영적 기반을 두고 있을 뿐 아니라 동양과 서양, 아메리카 원주민의 치유법과 남아메리카의 샤머니즘을 포함한 "지혜의 전통"을 바탕으로 한 치료 학교였다. 트랜스퍼스널(자아초월) 및 사이키델릭 요법의 선구자였던 스타니슬라프 그로프도 여기서 수년 동안 강사로 있었다. 2016년 이 학교는 미국 최초로 사이키델릭 요법에 관한 자격증 프로그램을 시행하기 시작했다.

안드레이는 학위 프로그램의 일환으로 정신치료를 받아야 했고, 포 코너스와 베이 지역에서 "치료 일을 하는" 아메리카 원주민을 찾아냈다. 그는 이렇게 생각했었다고 회상했다. "이야! 제 LSD 경험 덕분에 이게 가능할 거라는 걸 알았죠." 치료 업무는 그의 천직이 되었다.

"난 사람들이 자신이 누구인지를 파악하고 스스로의 삶을 온전히 살 수 있도록 도와요. 전에는 저한테 오는 모든 사람에게 해줬지만, 몇 명은 지나치게 상태가 안 좋았죠. 정신병 직전의 상태일 땐 이 방법이 당신을 그 너머로 밀어버려요. 모든 걸 놓아버렸다가 당신의 경계로 다시 돌아오기 위해서는 강한 자아를 갖고 있어야 해요." 그는 문제가 생긴 고객에게 고소를 당한 적이 있다고 말했다. 고객이 이후 발생한 정신병을 그의 탓으로 돌렸기 때문이다. "그래서 난 더 이상 미친 사람들은 상대하지 않기로 결정했어요. 그리고 이런 선언을 만천하에 공개하자 이런 사람들은 더 이상 오지 않았죠." 요즘 그는 기술 업계에 있는 많은 젊은 사람들과 작업하고 있다. "전 실리콘밸리의 위험한 바이러스예요. 그들은 '내가 여기서 뭘 하는 거지? 이룰 수 없는 헛된 꿈을 좇으면서 말이야'라고 생각하며 저한테 오죠. 많은 사람들은 자신의 삶에서 더욱 의미 있는 무언가를 계속해서 하게 돼요. (이 경험은) 그들에게 영적 현실로 가는 문을 열어주거든요."

정확하게 무엇 때문에 내가 안드레이와 작업하지 않기로 했는지 말하기는 좀 어렵지만, 신기하게도 뉴에이지스러운 심령론보다 내가 여전히 이국적이고 좀 무섭다고 생각하는 과정을 그가 무심하게 여기는 부분이 더 컸던 것 같다. "난 정신치료 놀이는 하지 않아요." 그는 빵집 카운터에서 샌드위치를 포장하고 자르는 사람만큼 심드렁하게 말했다. "텅 빈 스크린 같은 건 없을 거예요. 주류 심리학에서는 포옹을 하지 않죠. 난 포옹해요. 고객을 만지죠. 조언을 하고요. 사람들을 숲으로 불러서 우리와 함께 머물게 하죠." 그는 사무실에서뿐만 아니라 올림픽 반도의 깊은 숲속에서도 고객들과 세션을 했다. "그건 절대로 해서는 안 되는 일이죠." 그는 '그래서 뭐?' 라고 하듯이 어깨를 으쓱였다.

나는 몇 가지 두려운 점을 털어놓았다. 그는 전에도 그런 이야기를 들어본 적이 있었다. "당신이 원하는 걸 얻지 못할 수도 있어요. 하지만 당신에게 필요한 걸 얻게 될 거예요." 그의 말에 나는 속으로 침을 꿀꺽 삼켰다. "중요한 건 그 경험에 항복하는 거예요. 설령 그게 어렵다 해도요. 자신의 두려움에 항복해야 해요. 가장 큰 두려움은 죽음에 대한 두려움과 광기에 대한 두려움이죠. 하지만 유일하게 할 수 있는 행동은 항복뿐이에요. 그러니까 항복해요!" 안드레이는 나의 가장 큰 두려움 두 가지를 지적했으나 그의 처방은 말이라서 쉬울 뿐 행동하기는 훨씬 어렵게 느껴졌다.

나는 좀 더 상냥하고 인내심 있는 그런 가이드를 원한다는 걸 깨달았지만, 안드레이의 무뚝뚝한 태도 때문에 그만둬야 하는지는 확신이 없었다. 그는 영리하고, 많은 경험을 했고, 기꺼이 나와 세션을 할 마음이 있었다. 그때 그가 이 문제를 결정하게 만든 이야기를 했다.

그것은 실로시빈 여행 중에 심장마비를 일으켰다고 확신한 내 나이 또래 남자와 세션을 가졌던 이야기였다. "'죽을 것 같아요. 911에 연락해요! 느껴져요, 내 심장!' 그 사람이 말했죠. 난 그 사람에게 죽음에 항복하라고 말했어요. 성 프란시스는 죽음으로써 영원한 삶을 얻게 된다고 말했다고요. 죽음이 또 다른 경험이라는 걸 깨달으면 더 이상 걱정할 게 없어요."

좋아, 하지만 그게 진짜 심장마비였다면? 올림픽 반도 한가운데 숲속에서? 안드레이는 자신이 훈련시켰던 유망한 가이드 한 명이 "누가 죽으면 어떻게 하죠?"라고 물은 적이 있다고 했다. 그가 무슨 대답을 기대했는지는 잘 모르겠지만, 그의 무심한 어깻짓과 함께 나온 안드레이의 대답은 내가 기대하던 건 아니었다.

"다른 모든 죽은 사람들과 함께 묻으라고 했죠."

나는 안드레이에게 조만간 연락하겠다고 말했다.

나는 곧 사이키델릭의 지하 세계는 그런 강렬한 인물들로 가득하다는 것을 알게 되었지만, 그렇다고 내가 그런 사람들을 믿고 내 정신을 맡길 수 있다는 뜻은 아니었다. 내 정신뿐만 아니라 내 어느 부분이든 간에 말이다. 안드레이와의 대화가 끝나자마자 나는 두 번째 가이드 후보와 만났다. 하버드에서 티모시 리어리의 학생이었던 80대 나이의 뛰어난 심리학자였다. 사이키델릭에 대한 그의 지식은 깊었고, 자격도 굉장했다. 내가 존경하는 많은 사람들이 그를 적극 추천했다. 하지만 그의 사무실 근처 티벳 레스토랑에서 점심을 먹기 위해 만났을 때 그가 끈 넥타이를 벗어 메뉴판 위에서 흔들자 나는 이 사람이 내가 찾던 사람이라는 확신을 잃기 시작했다. 그는 예민한 자신의 소화기에 가장 잘 맞을 만한 메뉴를 정하기 위해 은 걸쇠의 진자 운동에서 나오는 에너지를 이용한다고 설명했다. 그의 넥타이가 점심으로 뭘 골랐는지는 잊어버렸지만, 그가 9/11이 내부 소행이라는 증거를 굳이 들먹이기 전에 이미 나는 가이드 찾기가 아직 끝나지 않았다는 것을 깨달았다.

18세나 20세에 비해 60세에 사이키델릭을 하려고 할 때 중요한 차이점은 60세에는 체험에 앞서 심장내과 전문의와 상담을 하는 게 좋을 수도 있다는 거다. 내가 그랬다. 이 여행을 시작하겠다고 마음 먹기 1년 전에, 그때까지 너무도 당연하게 생각했던 내 심장이 갑자기 존재감을 발산했고, 생전처음으로 내 관심을 요구했다. 어느 날 오후 컴퓨터 앞에 앉아 있던 나는 갑자기 가슴 속에서 뚜렷하고 미친 듯한 당김음으로 구성된 새로운 리듬을 의식했다.

"심방세동atrial fibrillation"이 의사가 나의 심전도에 나타난 비정상적인 구불구불한 선을 부르는 이름이었다. 심방세동은 심근 경색의 위험을 높이지 않는다는 의사의 말에 나는 (아주 잠깐) 안도했다. 그러나 그는 곧 뇌졸중의 위험이 높아진다고 덧붙였다. "나의 심장내과 전문의", 갑자기 나의 어휘 목록에 등장해 한동안 머무르게 될 이 인물은 심장 박동을 진정시키고 혈압을 낮출 약을 두어 가지 처방했고, 내 피를 묽게 만들기 위해 저용량 아스피린을 매일 한 알씩 추가했다. 그런 다음 나에게 걱정하지 말라고 말했다.

나는 그가 해준 모든 조언을 다 따랐으나 마지막 것만은 그럴 수가 없었다. 이제 나는 끊임없이 내 심장에 대해 생각하게 되었다. 이전까지 나의 의식적 지각에서 완전히 빠져 있었던 심장의 모든 작용이 갑자기 명확하게 느껴졌다. 심장 박동이라는 건 확인하고자 하면 언제든지 듣고 느낄 수 있는 것이지만 지금은 끊임없이 느껴지는 것이다. 몇 달이 지나자 심방세동은 다시 일어나지 않았으나 내 불쌍한 심장에 대한 나의 감시는 통제 불가능한 지경이 되었다. 나는 매일 혈압을 재고 잠자리에 들 때마다 심실의 이상 징후를 찾기 위해 귀를 기울였다. 뇌졸중이 일어나지 않은 채 몇 달이 지나고 나서야 나는 내가 감시하지 않아도 심장이 제 일을 잘할 거라고 다시금 믿을 수 있게 되었다. 서서히, 그리고 감사하게도 심장은 다시금 내 관심의 뒷전으로 물러났다.

이 모든 이야기를 하는 것은 내가 왜 사이키델릭 여행을 떠나기 전에 심장내과 전문의와 이야기를 해야 한다고 생각했는지 설명하기 위해서다. 나의 심장내과 전문의는 내 나이 또래이기 때문에 "실로시빈"이나 "LSD", "MDMA" 같은 단어에 별로 충격을 받지 않을 것이다. 나는 그에게 내가 염두에 두고 있는 것을 말하고 문제의 약물들 중 내 관상동맥 문제 때문에 쓰면 안 되는 게 있는지, 그가 처방해준 약과 상호작용을 일으킬 위험이 있는지 물었다. 그는 사이키델릭에 대해 그다지 크게 걱정하지 않았다. 대부분은 심혈관계에 거의 영향을 미치지 않고 정신에 그 영향력이 집중되어 있기 때문이다. 하지만 내가 말한 약 중 하나는 피하라고 조언했다. MDMA, 혹은 엑스터시나 몰리라고 알려진 이 약은 인기 있는 파티용 마약으로 등장한 1980년대 중반부터 1급 규제 약물로 분류되어 있다.

3, 4-메틸렌디옥시메스암페타민3, 4-methylenedioxymethamphetamine은 고전적인 사이키델릭이 아니지만(뇌의 다른 수용체에 작용하며 강력한 시각적 효과는 없다) 내가 인터뷰한 많은 가이드들이 이것도 자신들의 요법에 들어간다고 말했다. 가끔 엠파토젠이라고 불리는 MDMA는 심리적 장벽을 낮추고 환자와 치료사가 빠르게 결속을 맺게 해준다(레오 제프는 1970년대에 자신

의 친구이자 베이 지역의 전설적인 화학자 사샤 슐긴과 그의 아내인 치료사 앤 슐긴에 의해 유행하게 된 약물 MDMA를 썼던 초창기 치료사들 중 한 명이었다). 가이드들은 나에게 MDMA가 "분위기를 풀어주고" 사이키델릭 여행 전에 신뢰를 형성하게 해주는 좋은 방법이라고 말했다(한 명은 이렇게 말했다. "이건 수년 치 정신치료를 오후 한 번으로 압축해 주죠"). 하지만 그 화학명이 나타내듯이 MDMA는 암페타민이고, 화학적으로 이것은 사이키델릭과는 다른 방식으로 심장에 영향을 미친다. 나는 내 심장내과 전문의가 MDMA를 선택지에서 빼버린 것에 실망했지만 그가 나의 여행 계획의 나머지 부분에 대해서는 사실상 파란 불을 켜줬다는 사실에 기뻐했다.

여행 1: LSD

지면으로 보기에는 내가 함께 하기로 고른 첫 번째 가이드가 딱히 대단해 보이지 않을 것이다. 이 남자는 미국 서부의 산속 완전히 외딴 지역에서 살면서 일했다. 전화도 들어오지 않고, 전기도 직접 생산하고, 물도 직접 퍼 올리고, 자기가 먹을 식량을 직접 재배하고, 위성 인터넷이 드문드문 연결되는 정도였다. 만약의 사태에 대비해 병원 응급실 근처에 있겠다는 생각은 완전히 접어야 했다. 게다가 나는 한때 독일 차를 사는 것조차 주저했던 가족이 있는 유대인인 반면, 이 남자는 나치의 후손이라는 것도 문제였다. 그는 제2차 세계대전 당시 나치 친위대에서 복무했던 아버지를 둔 60대 독일인이었다. 나는 세트와 세팅의 중요성에 관해 대단히 많이 들은지라 이런 세부 사항들이 전혀 좋은 징조로 느껴지지 않았다.

하지만 나는 프리츠의 외딴 야영지에 렌트카를 세우고, 그가 나를 맞으러 나와 활짝 웃으며 따뜻한 포옹을 해주는 순간부터(나는 여기에 익숙해져가는 중이었다) 그가 마음에 들었다. 그의 외딴 야영지에는 여러 개의 조그만 건물이 있었다. 근사한 집과 좀 더 작은 오두막 두 채, 8각형 유르트, 그리고 빽빽이 들어선 나무로 둘러싸인 산마루의 공터에 있는 밝은색으로 칠해진 화장실 두 채다. 나는 프리츠가 직접 그려서 내게 보내준 지도를 따라(GPS에게 이곳은 미지의 지역이었다) 그를 찾아갔다. 버려진 광산이 있는 황량한 풍경을 지나 아래쪽에는 신선한 피 색의 매끈한 나무껍질을 지닌 철쭉이 빽빽이 깔려 있고 사이프러스와 폰데로사 소나무로 이루어진 어두운 숲속으로 흙길을 따라 수 킬로미터를 달렸다. 그리고 어딘지 전혀 모를 곳에 도착했다.

프리츠는 모순으로 가득했지만 따스하고 행복해 보이는 남자였다. 65세의 그는 숱 많은 회색 머리를 가운데 가르마를 타서 빗었고 막 무너지기 시작한 단단한 근육질 몸을 갖고 있어서 전성기가 지난 유럽 영화배우 같은 인상이었다. 프리츠는 바이에른에서 난폭한 알코올 중독자의 아들로 자랐다. 아버지는 나치 친위대에서 군을 위한 오페라와 오락거리를 만드는 문화 담당관, 즉 나치판 USO United Service Organizations(미군 위문 협회)의 경호원이었다. 나중에 그의 아버지는 러시아 전선에서 싸웠고 스탈린그라드에서 살아남았지만 전쟁으로 충격을 받은 채 집으로 돌아왔다. 프리츠는 다수의 전후 세대가 가진 수치와 분노를 품은 채 아버지의 비참함이 짙게 드리운 그늘 속에서 자랐다.

"군에서 (의무 복무를 위해) 저를 데리러 왔을 때 전 엿이나 처먹으라고 했죠. 그들은 절 감옥에 집어넣었어요." 화창한 봄날 오후 그의 부엌 식탁에 앉아 차를 마시며 그가 말했다. 결국 강제로 군 복무를 하게 된 프리츠는 군법회의에 두 차례 회부되었다. 한 번은 군복을 불태웠기 때문이었다. 그는 독방에서 톨스토이와 도스토예프스키를 읽고 감옥 배관을 통해 옆방에 있는 마오쩌둥주의자와 혁명 계획을 세우며 시간을 보냈다. "제게 가장 자랑스러웠던 순간은 캘리포니아에 있는 친구가 보내준 오렌지 선샤인(니콜라스 샌드와 팀 스컬리가 지하 연구실에서 만든 LSD의 이름 - 옮긴이)을 모든 간수들에게 나눠 주었던 때죠."

대학에서 그는 심리학을 공부했고 독일에 주둔하던 미군 부대에서 얻은 LSD를 많이 했다. "LSD와 비교하면 프로이트는 농담거리 수준이었어요. 그 사람한테는 남의 전기傳記가 모든 거였죠. 신비 체험 같은 건 전혀 쓸모가 없었어요." 프리츠는 융과 "나의 영웅"인 빌헬름 라이히Wilhelm Reich에게로 넘어갔다. 그 과정에서 그는 LSD가 자신의 정신 깊은 곳을 탐험하고, 재경험하고, 청년으로서 그를 방해하는 분노와 우울을 떨쳐버리게 해주는 강력한 도구임을 발견했다. "그 뒤로 제 인생에는 빛이 더 많았어요. 무언가가 변했죠."

내가 만난 많은 가이드들이 그랬듯이 프리츠가 사이키델릭을 먹고 한 신비 체험은 그가 결국 "1차적이고 경험적인 정신을 날려버리고", 전생, 텔레파시, 예지, 우리의 시공간 개념에 저항하는 "동시발생synchronicity"의 가능성에 그의 마음을 열어주는 수십 년의 영적 탐구를 떠나게 만들었다. 그는 인도의 수련원에서 시간을 보내며 사이키델릭 여행에서 예시했던 특정 상황들을 목격했다. 한 번은 독일에서 여자와 사랑을 나누다가(두 사람은 탄트라교의 가르침을 실천하고 있었다) 그와 그녀가 천장에서 자신들을 내려다보는 체외유리 경험을 함께 했다. "이 약들은 나에게 말하자면 불가능한 무언가가 존재한다는 걸 보여줬어요. 하지만 그게 마법이거나 초자연적인 거라고 생각하지는 않아요. 이건 우리가 아직 이해하지 못한 의식의 기술인 거죠."

일반적으로 사람들이 의식의 자아초월 차원과 "형태발생장morphogenetic fields"에 관해 이야기를 시작하면 나는 대개 인내심을 잃었으나, 프리츠에게는 그런 이야기가 설득력 있게 들리도록 하는 건 아니더라도 적어도…… 흥미롭게 만드는 무언가가 있었다. 그는 전혀 믿어지지 않는 아이디어를 의심이 들지 않을 정도로 겸허하게, 심지어는 실제적인 방식으로 표현할 수 있었다. 나는 사이키델릭을 통해서든 초자연 현상에 관한 책을 통해서든 그가 자기 자신의 호기심을 충족시키는 것 외에 다른 계획은 없다는 인상을 받았다. 어떤 사람들에게는, 신비 체험을 한다는 특권이 자아를 엄청나게 부풀리고 그들이 우주의 열쇠를 하사받은 유일한 인물이라는 확신을 갖게 만든다. 이것이 구루를 만드는 완벽한 제조법이다. 그리고 대체로 그 열쇠와 함께 생기는, 평범한 인간에 대해 생색내는 듯한 태도는 견디기 힘들다. 하지만 프리츠는 그렇지 않았다. 그 반대였다. 그가 겪은 다른 세계의 경험은 그를 겸손하게 만들었고 회의주의로 마음을 닫는 대신 가능성과 미스터리에 마음을 열게 만들었다. 혹은 이 지구에서 일상생활이 주는 즐거움 같은 것에 마음을 열게 해주었다. 그에게 이제 천상계의 모습은 전혀 남아 있지 않았다. 프리츠를 이렇게까지 좋아하게 된 건 나 스스로에게도 놀라운 일이었다.

바이에른의 공동체에서 5년을 보낸 그는("우리 모두 전후 세대들에게 가해진 피해를 일부나마 없애보려고 노력했었어요.") 1976년에 히말라야 하이킹을 하다가 캘리포니아에서 온 한 여자를 만났고, 그녀를 따라 산타크루즈로 갔다. 거기서 그는 인도의 종교 지도자 라즈니시Rajneesh의 이름을 딴 명상 센터를 운영하고, 지압(심부 조직 마사지와 롤프식 마사지를 포함해서)을 하고, 게슈탈트 치료와 라이히 치료를 하고, 돈벌이로 조경 일도 좀 하면서 완전한 북부 캘리포니아적 인간 잠재력의 현장에 빠져들게 되었다. 1982년, 그의 아버지가 돌아가신 직후에 그는 에살렌의 호흡법 수업에서 스탄 그로프를 만났고, 마침내 자신이 진정한 아버지를 찾았다는 느낌을 받았다. 워크숍에서 프리츠는 사이키델릭만큼이나 강렬한 경험을 했다. "갑자기 저는 제 자신이 태어나는 것을 경험했어요. 어머니가 저를 낳을 때로 돌아간 거죠. 이 일이 일어나는 동안 저는 거대한 아이맥스 화면으로 시바 여신이 세계를 만들고 파괴하는 것을 보았습니다. 모임의 모든 사람들이 제가 겪은 것을 겪고 싶어 했어요!" 그는 이제 자신의 지압 시간에 홀로트로픽 호흡법까지 추가했다.

결국 프리츠는 북부 캘리포니아와 브리티시 컬럼비아에서 그로프와 함께 수년 동안 집중적인 훈련을 받게 되었다. 그중 한 번에서 그는 장차 자신의 아내가 될 임상 심리학자를 만났다. 그로프는 사이키델릭이 불법이 된 후 표면적으로는 그가 개발한 비약물학적 방법인 홀로트로픽 호흡법을 널리 가르쳤다. 하지만 프리츠는 그로프가 이 선택된 집단에게 사이키델릭 요법의 실행 방법에 관한 자신의 깊은 지식을 공유했고, 새로운 세대에 은밀하게 자신의 방법을 물려주려 하기도 했다고 말했다. 프리츠와 그의 미래의 아내를 포함해 워크숍에 참가한 많은 사람들이 결국 지하 세계 가이드가 되었다. 그의 아내는 이런 산 구석까지 온 여자들을 상대로 일하고, 그는 남자들을 상대한다.

"많은 돈을 벌지는 못해요." 프리츠가 말했다. 실제로 그는 숙박이 포함된 사흘짜리 세션에 겨우 900달러만 받는다. "이건 불법이고 위험해요. 사람을 정신 이상으로 만들 수도 있죠. 그리고 정말로 돈은 별로 못 벌어요. 하지만 난 치료사고 이 약은 효과가 있어요." 그가 천직을 찾았고 자신이 하는 일을 사랑한다는 사실은 분명했다. 자신의 눈앞에서 사람들이 엄청난 변화를 겪는 것을 보는 걸 좋아하는 것이다.

프리츠는 나에게 그와 함께 작업을 하면 어떤 일을 예상해야 할지 말해주었다. 나는 사흘 동안 우리가 "작업"을 하게 될 8각형 유르트에서 잠을 잘 것이다. 첫 번째 오후는 MDMA나 호흡법을 이용한 준비 운동, 즉 서로를 알아가는 시간이다(내 경우에는 호흡법이어야만 하는 이유를 그에게 설명했다). 이것은 두 번째 날 아침에 예정되어 있는 LSD 여행을 떠나기 전에 내가 변성의식상태를 어떻게 감당하는지 그가 관찰할 수 있는 기회이다. 그러면 적절한 용량을 결정하는 데에도 도움이 될 것이다.

나는 그에게 그가 쓰는 약이 불법으로 일하는 화학자가 만든 건데 그 순도와 품질을 어떻게 확신할 수 있느냐고 물었다. 새로운 공급품을 받을 때마다 그는 이렇게 한다고 설명했다. "처음에 순도를 검사해 보고, 그다음에는 다른 사람에게 주기 전에 느낌이 어떤지 내가 꽤 많은 양을 해봐요." FDA 승인과는 분명 다르지만, 아무것도 안 하는 것보다는 낫다고 나는 생각했다.

프리츠는 작업하는 동안에는 자신은 절대 약을 하지 않았으나 고객들로부터 "접촉성 취기"를 종종 느꼈다. 세션 중에 그는 메모를 하고, 음악을 고르고, 대략 20분마다 계속 확인했다.

"난 당신이 어떤지가 아니고 어디에 있는지를 물어볼 거예요. 난 오로지 당신을 위해서 여기 있는 거예요. 당신이 어떤 것이든, 다른 누구든 걱정하지 않도록 공간을 지키고 있는 거죠. 아내도, 아이들도 걱정할 필요 없어요. 그러니까 완전히 놓아버리고 떠날 수 있을 거예요." 이게 내가 가이드와 함께 작업을 하고 싶었던 또 다른 이유라는 것을 깨달았다. 작년 여름에 주디스와 내가 우리의 마법 버섯의 날을 가졌을 때에는 그녀의 안전에 대한 걱정이 내 여행을 방해하고 나를 지면 가까이 머무르도록 만들었다. 환각적 언어 사용은 별로지만, 그래도 누군가 나를 위해 "공간을 지킨다"는 개념이 마음에 들었다.

"이날 밤 잠들기 전에 메모를 좀 하라고 요청할 거예요. 그리고 마지막 날 아침에 우리가 메모를 비교해 보고 당신의 경험을 통합하고 이해하도록 노력해볼 거고요. 그런 다음 고속도로를 달릴 준비가 되도록 든든한 아침 식사를 준비할게요!"

우리는 내가 돌아올 날짜를 정했다.

첫날 오후에 프리츠와 함께 유르트에서 작업하면서 내가 나 자신에 관해 배운 첫 번째 사실은 내가 "쉽게 넘어간다"는 거였다. 나는 금세 트랜스 상태에 빠졌다. 이것은 나에게는 완전히 새로운 정신 공간이고 호흡 패턴을 조금 바꾸는 것만으로도 도달할 수 있었다. 엄청난 일이었다.

프리츠의 지시는 간단했다. **최대한 깊고, 빠르게** 숨을 들이킨 다음, **최대한 강하게 내쉴 것.** "처음에는 부자연스럽게 느껴질 테니까 리듬을 유지하는 데에만 집중해야 해요. 하지만 몇 분 지나면 당신의 몸이 그걸 받아들여 자동적으로 할 거예요." 나는 매트리스 위에 몸을 쭉 뻗고 누워서 안대를 했다. 그는 뭔가 원주민스러운 느낌에 리드미컬한, 북소리가 크게 울리는 음악을 틀었다. 그리고 종종 사람들이 토하기도 한다고 설명하며 내 옆에 플라스틱 통을 놓았다.

프리츠의 열정적인 가르침에도 불구하고, 처음에는 그렇게 과장되고 부자연스러운 방식으로 숨을 쉬는 게 굉장히 어려웠다. 그러다가 갑자기 내 몸이 주도권을 잡았고, 속도와 리듬을 유지하는 데 더 이상 생각을 할 필요가 없다는 것을 깨달았다. 마치 내가 중력의 영향에서 벗어나 궤도권에 들어선 것 같았다. 크고 깊은 숨이 자동적으로 쉬어졌다. 이제 나는 강력한 새로운 심장 박동처럼 갈비뼈 안에서 울리는 북소리에 맞춰 팔다리를 움직이고 싶은 통제 불가능한 충동을 느꼈다. 내 몸과 정신 모두 무언가에 사로잡힌 것만 같았다. "아, 이거 뭔지는 모르겠지만 효과가 있는 거 같은데!"라는 것 말고 다른 생각은 거의 기억이 나지 않는다.

나는 등을 대고 누워 있었지만 팔다리는 자기 의지를 가진 것처럼 격렬하게 춤을 췄다. 내 몸의 모든 통제력을 음악에 넘겨주었다. 혀로 말을 하는 것과 약간 비슷한 느낌이었다. 아니, 아마 그럴 거라고 생각했다. 외부의 힘이 나름의 은밀한 목적을 갖고 정신과 몸을 사로잡아 버리는 것이다.

시각적 이미지는 별로 없고 순수한 흥분만이 느껴졌다. 그러다가 나 자신이 숲을 향해 똑바로 달려가는 커다란 검은 말의 등에 타고 있다고 상상하기 시작했다. 나는 기수처럼 말등에 몸을 높이 세우고 앉아 있었고, 큰 짐승이 길게 내달리며 그 근사한 근육을 가위처럼 앞뒤로 움직이는 동안 녀석에게 꼭 달라붙었다. 내 리듬이 말과 조화를 이루면서 나 자신이 말의 힘에 빨려 들어가는 게 느껴졌다. 생전 처음인 것처럼, 내 몸을 완전히 채운 느낌은 정말 환상적이었다. 하지만 나는 그리 유능한 기수(또는 춤꾼!)가 아니었기 때문에 호흡이나 리듬을 놓치는 순간 굴러 떨어질 것처럼 위태롭기도 했다.

트랜스 상태가 얼마나 오래 갔는지 잘 모르겠다. 시간 감각이 전혀 없었기 때문이다. 하지만 프리츠는 그저 호흡을 늦추고 긴장을 풀라고 말하며 부드럽게 나를 현재로, 이 방이라는 현실로 되돌아오게 만든 후에 내가 한 시간 15분 동안 "거기에" 있었다고 알려주었다. 나는 마라톤을 뛴 것처럼 벌겋게 달아오르고 땀에 젖은 채 승리감을 느꼈다. 프리츠는 내가 "빛이 나고, 아기처럼 어려진 것 같다"고 말했다.

"당신은 전혀 저항하지 않았어요. 그건 내일 일을 위한 좋은 신호죠." 그가 잘했다는 투로 말했다. 나는 방금 무슨 일이 일어난 건지 전혀 몰랐고 말을 탄 것 말고는 거의 기억나는 게 없었지만, 이 경험에서 일종의 굉장한 육체적 해방감을 맛본 기분이었다. 무언가가 나를 놓아주었거나 지워진 것 같았고, 몸이 붕 뜬 느낌이었다. 그리고 그 신비로움에 겸허해졌다. 윌리엄 제임스의 말을 인용하자면 평범하고 아주 가까운 곳에 "완전히 다른 의식의 형태"[7] 중 하나가 있고, 이것이 보통의 자각 의식과는…… 뭐랄까, 겨우 호흡 몇 번에 의해 분리되어 있을 뿐이었다!

그러다가 무시무시한 일이 벌어졌다. 프리츠는 저녁 식사를 준비하러 본관으로 돌아갔고 나는 노트북으로 그 경험에 대해 메모를 하고 있었는데 갑자기 내 심장이 솟아올라 가슴 속에서 미친 듯이 춤을 추는 게 느껴졌다. 나는 즉시 이 격동이 심방세동임을 알아챘다. 맥박을 재보니 난리였다. 겁에 질린 새가 갈비뼈 안에 갇힌 채 밖으로 나가려고 창살에 몸을 쿵쿵 부딪치는 것 같았다. 그리고 나는 현대 문물과는 수십 킬로미터 이상 떨어진 숲속 어딘가에 있었다.

그 상태는 두 시간 정도 지속되었고, 나는 저녁 식사를 하는 동안 내내 초조한 마음이었다. 프리츠는 걱정스러워 보였다. 그는 자신이 이끌거나 목격한 수백 번의 호흡법 세션에서 이런 반응은 한 번도 본 적이 없었다(그는 아까 전에 홀로트로픽 호흡법으로 인한 유일한 사망자 이야기를 했다. 동맥류가 있었던 남자였다). 이제 나는 내일 일이 걱정되었고, 그 역시 그런 것 같았다. 하지만 그는 내가 심장에서 느끼는 것이 어떤 정신적 변화나 "마음의 열림"을 반영하는 건 아닌가 생각하는 것 같기도 했다. 나는 함축적 메타포를 거부하고 엄격하게 생리학적 차원에만 집중하기로 했다. 심장은 펌프이고, 이 심장은 지금 오작동하고 있다는 사실이었다. 우리는 내일의 계획을 의논했다. 어쩌면 좀 더 저용량으로 가는 게 좋을지도 모르겠다고 프리츠가 제안했다. "당신은 굉장히 예민하기 때문에 여행에 그리 많은 양이 필요치 않을 거예요." 나는 그에게 아예 관둬야 할지도 모르겠다고 말했다. 그러다가 오작동을 시작했던 것만큼 갑작스럽게 내 심장이 익숙한 리듬의 근사한 틈새로 다시 맞아들어가는 게 느껴졌다.

그날 밤 나는 머릿속으로 아침에 LSD를 조금이라도 할 만큼 내가 미쳤는지 어떤지 격렬하게 논의하느라 거의 자지 못했다. 여기서 죽을 수도 있는데, 그건 **멍청한 짓** 아닐까? 하지만 내가 정말로 위험한 상황일까? 이제 심장이 괜찮게 느껴졌고, 내가 읽은 모든 책에 따르면 LSD의 영향은 뇌에만 한정되고 심혈관계에는 거의 영향을 미치지 않는다. 돌이켜보면 홀로트로픽 호흡법처럼 육체적으로 힘든 활동이 심장을 혼란스럽게 만든 걸 수도 있었다.* 물론 LSD 여행을 나중으로 미룰 수도 있지만, 그런 선택을 한다는 생각만으로도 무거운 실망감이 느껴졌다. 여기까지 왔는데. 게다가 이 흥미로운 의식 상태를 살짝 엿본 이상 아무리 두렵다 해도 그걸 더 깊이 탐색해 보고 싶은 열망이 솟구쳤다.

밤새도록 이쪽저쪽으로 생각하고 장단점을 따졌으나 해가 떠오를 무렵, 제일 첫 햇살이 동쪽의 소나무 이파리를 뚫고 들어올 무렵에 나는 결심했다. 아침 식사를 하며 나는 프리츠에게 기분이 괜찮고 계속하고 싶다고 말했다. 하지만 우리는 적은 양, 즉 100마이크로그램으로 시작하고, 한두 시간 후에 내가 원한다면 "추가분"을 주는 걸로 합의했다.

프리츠는 자신이 설거지를 하고 내 여행을 위해 유르트를 준비할 동안 나는 산책을 하면서 머리를 맑게 하고 여행의 의도를 생각해 보라고 했다. 나는 숲길을 따라서 한 시간 정도 걸었다. 숲은 밤 사이에 내린 비로 상쾌했다. 깨끗해진 공기에서 삼나무 향이 느껴졌고 철쭉의 껍질 없는 빨간 가지가 반짝였다. 프리츠는 제단에 올릴 물건을 찾아보라고 했다. 걸으며 살펴보는 동안 나는 프리츠에게 혹시라도 뭔가가 잘못되면 개인적 위험을 감수하고 911에 연락해서 도움을 요청하겠다는 약속을 받아야겠다고 생각했다.

나는 철쭉 이파리 열 개와 매끄러운 검은 돌 하나를 주머니에 넣고 명확

---

* 이후에 호흡법에서 한몫을 하는 과호흡이 혈중 이산화탄소 수치를 바꾸고 어떤 사람들에게는 심장의 리듬을 바꿀 수 있다는 사실을 알게 되었다. 내가 MDMA의 생리학적으로 더 온순한 대안이라고 여겼던 게 실은 전혀 그렇지 않았던 것이다. 약을 하지 않아노 심징 리듬에 영향을 미칠 수 있는 방식으로 혈액의 화학 조성이 바뀔 수 있기 때문이다.

한 의도를 갖고서 유르트로 돌아왔다. 이 여행이 나 자신에 관해 가르쳐주는 게 무엇이든 배워서 돌아오겠다는 목표였다. 프리츠가 장작 난로에 불을 피워둔 덕분에, 방의 냉기가 가시기 시작하던 중이었다. 그는 매트리스를 끌어와 내 머리가 스피커 가까이 놓이도록 만들었다. 그리고는 진지한 어조로 무엇을 기대해야 하는지, 일어날 수 있는 다양한 어려운 상황을 어떻게 받아들여야 하는지 등을 알려주었다. "편집증, 무시무시한 장소, 정신이 나가는 것 같은 느낌, 혹은 죽어간다는 느낌"에 대해서 말이다.

"퓨마를 만나는 경우와 비슷해요. 도망치면 녀석은 쫓아오죠. 그러니까 그 자리에 서 있어야 해요." 나는 존스 홉킨스에서 가이드들이 배웠던 "비행 교습"을 떠올렸다. 나타나는 괴물에게 등을 돌릴 것이 아니라 그쪽으로 다가가고, 자기 자리에서 버티고, 질문을 던지라는 거였다. "내 정신 속에서 뭘 하고 있는 거야? 나한테 뭘 가르쳐주려는 거야?"

나는 내 돌과 이파리를 제단에 올렸다. 제단에는 청동 불상 주위로 이전의 여러 여행자들이 가져다 놓은 물건들이 가득했다. "단단한 것과 부드러운 것을 모두 가져왔군요." 프리츠가 그렇게 말했다. 나는 그에게 받으려던 약속에 대해서 말했고 그는 동의했다. 이제 그가 일본식 찻잔을 나에게 건넸다. 잔 아래에는 작고 네모난 압지가 있었고 찢어진 두 번째 사각형 종이도 있었다. 추가분이었다. 압지 한쪽에는 부처가, 다른 쪽에는 내가 모르는 만화 캐릭터가 인쇄되어 있었다. 나는 종이를 혀 위에 올리고 물을 한 모금 마신 다음 삼켰다. 프리츠는 딱히 의식을 집전하지는 않았으나 내가 이제 "성스러운 전통"에, 입회 의례로 이런 약을 사용했던 과거부터 현재까지 전 세계의 모든 부족과 사람들의 계보에 합류하고 있는 것이라고 말했다. 60번째 생일이 얼마 지나지 않은 내가 여기서 처음으로 LSD를 하고 있었다. 이것은 일종의 통과의례처럼 느껴졌지만, 통과해서 정확히 어디로 가게 되는 걸까?

LSD의 효과가 퍼지기를 기다리며 우리는 유르트를 둘러싼 나무 데크에 앉아 조용히 이런저런 이야기를 나누었다. 산 위에서의 삶, 그가 개를 키우지 않기 때문에 그와 함께 이 공간을 공유하는 야생 동물들. 그는 이곳에 퓨마, 곰, 코요테, 여우, 방울뱀 등이 있다고 했다. 초조해진 나는 주제를 바꾸려고 했다. 사실 나는 밤에 야외 화장실에 가는 게 무서워서 현관 옆에서 소변을 보았다. 퓨마와 곰과 뱀은 내가 지금 절대로 생각하고 싶지 않은 거였다.

11시쯤 나는 프리츠에게 약간 기우뚱한 느낌이 들기 시작한다고 말했다. 그는 매트리스에 누워서 안대를 하라고 제의했다. 그가 전통 악기와 자연의 소리(빗소리와 귀뚜라미 소리)가 가미된 부드럽고 리드미컬한 아마존 스타일의 음악을 틀자마자 생생한 야외 공간이 펼쳐지기 시작했다. 나는 내 정신 속, 음악이 소환한 것 같은 완전히 사실적인 숲 풍경 속을 여행했다. 가상 현실 안경이 최소한 이런 면에서 얼마나 강력한 기술인지 문득 깨달았다. 마치 가상 현실 안경을 쓰고 즉시 이 시공간을 떠난 것 같았다.

나는 환각을 본다고 추측했지만, 이건 내가 LSD 환각으로 예상했던 것이 전혀 아니었으며, 가히 압도적이었다. 하지만 프리츠는 나에게 환각이라는 단어의 문자 그대로의 의미가 정신 속을 떠도는 거라고 말했고, 그게 바로 내가 하는 거였다. 떠돌이들이 느낄 법한 두서없는 무관심 속에서 말이다. 하지만 나에게는 여전히 내 생각의 내용을 내 의지로 바꿀 수 있는 권한이 있었다. 그러나 암시에 완전히 열려 있는 이런 꿈 같은 상태에서는 지형과 음악이 나의 길을 지시하도록 기꺼이 놔둘 생각이었다.

이후 몇 시간 동안 음악은 실제로 나의 길을 이끌었다. 음악은 여러 가지 정신적 풍경을 만들어냈는데, 그중 몇 군데는 나와 매우 가까운 사람들이 있었고 몇 군데는 나 혼자서만 탐색했다. 많은 음악이 뉴에이지 스타일로, 최고급 스파에서 마사지를 받을 때 들을 만한 종류의 것들이었으나 이렇게나 근사하고 이렇게나 아름답게 들린 적이 없었다! 음악이 단순한 소리가 아니라 훨씬 더 대단하고 굉장한 것이 된 것 같았다. 자유롭게 다른 감각의 경계를 넘나들었고, 만질 수 있을 만큼 뚜렷했고, 내가 움직일 수 있는 3차원 공간을 만들었다.

아마존 부족이 만든 것 같은 음악이 나를 삼나무 숲 사이로 이어진 가파른 오르막길에 올려놓았다. 은빛의 거센 시내가 흐르는 언덕 가의 골짜기가 이어졌다. 어딘지 알 것 같았다. 거기는 스틴슨 비치에서 타말파이어스산으로 이어지는 언덕길이었다. 하지만 그것을 깨닫자마자 풍경은 전혀 다른 것으로 바뀌었다. 이제 음악은 나무로 된 수직 건축물을 만들었다. 목재가 가로, 세로, 대각선으로 마술처럼 자리를 찾아 들어가고, 한층 한층 위로 더 높이 쌓여가며 여러 층으로 된 나무집을 만드는 것처럼 하늘 위로 점점 더 높아졌으나, 한편으로는 풍경風磬처럼 주변과 그 영향력에 활짝 열려 있었다.

나는 한층 한층이 주디스와 나의 삶의 각기 다른 시기를 대표한다는 사실을 깨달았다. 대학에서 만난 두 젊은이가 사랑에 빠지고, 도시에서 함께 살고, 결혼하고, 아들 아이작을 낳고, 가족이 되고, 시골로 이사를 하는 단계 단계가 층마다 있었다. 이제 여기 꼭대기에서 나는 새롭게 다시 시작하는 단계가 형성되는 것을 보았다. 실제로 지금이 그랬다. 아이작이 자라서 집을 떠났으니 이제 우리 두 사람만의 삶이 어떤 형태로든 다시 시작될 것이다. 다가올 미래에 대한 실마리를 찾기 위해 주위를 열심히 둘러보았지만 내가 명확하게 볼 수 있는 건 이 새로운 단계가 앞선 것들의 발판 위에 지어졌기 때문에 튼튼할 거라는 사실뿐이었다.

이제 몇 시간 동안 음악을 따라 흘러갔다. 디제리두의 깊고 으스스한 음조로 된 원주민스러운 음악은 나를 지하로, 숲의 흑갈색 나무뿌리 사이로 데려갔다. 나는 순간적으로 긴장했다. 이제부터 무시무시해지는 건가? 내가 죽어서 매장된 건가? 만약 그렇다 해도 괜찮았다. 나는 뿌리 사이로 뻗어서 나무들을 연결하며 해석 불가능할 정도로 복잡한 네트워크를 만든 균사체의 하얀 무늬를 홀린 듯이 보았다. 이 모든 균사체 네트워크에 관해서, 이게 어떻게 일종의 나무 인터넷을 형성해 숲의 나무들이 정보를 교환하게 만드는지 잘 알고 있었지만, 단순히 지적 개념이었던 것이 이제 생생하게, 마치 내가 그 현실의 일부가 된 것처럼 느껴졌다.

음악이 좀 더 남성적인 것, 또는 전쟁 풍으로 바뀌자 아들들과 아버지들이 나의 정신적 평원을 채웠다. 나는 지금 이 순간까지의 아이작의 삶이 전기 영화처럼 빠르게 펼쳐지는 것을 보았다. 그 아이가 대단히 예민한 소년으로 힘겹게 살아온 것, 그 예민함이 힘으로 변화해 지금의 그를 만든 것. 나는 그 애에게 말해야 하는 것들을 생각했다. 그 애가 성인의 삶을 시작하고 새로운 도시에서 경력을 쌓아갈 때 내가 느꼈던 차오르는 자부심, 그리고 성공으로 인해 그 애가 냉혹해지거나 자신의 연약함과 상냥함을 내버리지 않기를 바라던 열렬한 마음에 대해서.

안대에 뭔가가 느껴졌고 나는 눈물로 안대가 젖었다는 것을 깨달았다.

나는 이미 활짝 열린 무방비 상태로 느껴졌지만, 그 순간 내가 아이작에게 말하는 것이 아니라는 걸, 즉 그 애뿐만이 아니라 나 자신에게도 말하고 있는 것임을 깨달았다. **단단한 것과 부드러운 것.** 그 한 쌍의 말이 동전의 앞뒤처럼 빙글빙글 돌았다. 프리츠의 집에 오기 전날 밤 나는 콘서트홀에서 2000명의 사람들에게 강연을 했다. 내가 모든 것을 아는 사람, 사람들이 설명을 원할 때 찾을 만한 사람이라는 역할을 하는 동안 무대 위에서는 스포트라이트가 나를 따라다녔다. 이것은 내가 자라는 동안 가족 사이에서도 했던 똑같은 역할이었다. 내 여동생들에게만이 아니라 위기 상황에서 부모님을 위해서도 마찬가지였다(지금도 내 여동생들은 고집스럽게 내가 "나도 몰라"라고 하는 말을 받아들이려 하지 않는다). "자, 지금의 내 모습을 봐!" 나는 얼굴에 웃음이 번지는 걸 느끼며 생각했다. 이 나이 든 남자가 안대를 하고 사이키델릭 치료사의 유르트 바닥에 누운 채 내 정신이 나의 인생의 숲 사이를 이리저리 떠도는 것을 좇는 동안 따뜻한 눈물(왜지? 나도 모르겠다!)이 뺨을 타고 흘렀다.

이것은 나에게 낯선 영역이었고 LSD를 한 뒤 내가 있게 될 거라고 예상했던 곳이 전혀 아니었다. 나는 집에서 그리 먼 곳까지 여행을 해본 적이 없었다. 내가 만날 거라고 기대했던 악마와 천사, 그리고 다른 온갖 존재 대신에 나는 내 가족들과 차례차례 만남을 가졌다. 그들 한 명 한 명을 방문하고, 음악이 분위기를 만들고, 감정이 거대한 파도처럼 나를 덮쳤다. 존경심(나의 여동생들과 어머니에 대한 것이다. 한 명 한 명이 각기 다른 여성의 힘을 대표하며 마치 UN에서처럼 말발굽 모양 탁자에 둘러앉아 있는 모습이 보였다), 감사, 그리고 특히 아버지에 대해서 느끼는 연민. 평생 동안 의욕 넘치고 많은 것을 좇았던 남자이자 지금 이 순간까지 내가, 여간해서는 만족하지 않는 부모 밑에서 자란 아들이라고 한 번도 생각해 본 적이 없었던 사람.

밀려오는 연민의 조수가 둑을 넘어서 예상치 못한 장소, 말하자면 내 초등학교 4학년 음악 수업 시간으로 흘러들었다. 여기서 나는 왠지 모르게, 칠판에 그린 오케스트라의 각 구획이나 다양한 악기의 특징을 아무리 떠들고 〈피터와 늑대〉를 수십 번 연주하는 영웅적인 노력을 기울였어도 우리가 눈곱만큼도 신경 쓰지 않았던, 싸구려 정장에 열정 넘치는 불쌍한 청년이었던 로퍼 선생님과 만났다. 그가 흥분해서 교실을 서성거리는 동안 우리는 선생님이 앞쪽에 놔둔 압정을 언제 밟을까 숨가쁜 긴장감 속에서 기다렸다. 방과 후에 남는 벌을 감수할 정도의 스릴이었다. 하지만 이 로퍼 선생님은 정말로 누구일까? 우리가 그렇게 무자비하게 고문했던 우스꽝스러운 인물 뒤로 우리에게 자신의 음악에 대한 열정을 나눠주는 것밖에 바라지 않았던 선량한 사람을 왜 보지 못했던 걸까? **아이들의 생각 없는 잔인함**을 보며 나는 수치심에 몸을 떨었다. 하지만 그때 또 다른 생각이 들었다. 지금의 나는 얼마나 동정심이 넘치기에 로퍼 선생님한테까지 이렇게 마음을 쏟는 걸까!

그리고 이 모든 만남의 꼭대기에서, 댐이 부서지듯 사랑의 감정이 넘쳐흘렀다. 주디스와 아이작, 우리 가족 모두에 대한 사랑, 심지어 나의 끔찍한 할머니와 덕분에 오랫동안 고통받았던 할아버지에 대한 사랑까지도. 다음 날, 우리의 통합 세션 중에 프리츠는 내가 여행 도중 이 부분에서 소리 내어 말한 두 가지를 받아 적은 것을 읽어주었다. "난 내 감정에 이렇게 쩨쩨하게 굴고 싶지 않아." 그리고 "그동안 내내 내 심장에 대해서 걱정했는데, 내 삶의 다른 모든 심장들은?"

이 말을 쓰는 게 어쩐지 부끄럽다. 이 말은 너무 하찮게, 너무 시시하게 들린다. 이것은 분명히 언어의 실패임이 분명하지만, 단지 그뿐만은 아닐지도 모르겠다. 사이키델릭 체험은 말로 표현하기 힘들기로 악명 높다. 말로 표현하려고 노력하는 것은 거기서 보고 느꼈던 것에 대한 폭력이나 다름없다. 그것은 언어보다 앞서거나 언어를 넘어서거나 혹은 신비주의 추종자들이 말하는 것처럼 형언할 수 없다. 감정은 갓 태어난 벌거숭이 모습 그대로 다가오고, 냉혹한 조사의 빛이나 특히 무자비한 아이러니의 눈빛에 무방비한 상태이다. 감사 카드에나 나올 법한 진부한 말들이 새롭게 드러난 진실의 힘으로 반짝인다.

사랑이 전부예요.

좋아, 하지만 달리 또 뭘 배웠지?

아니, 내 말을 제대로 듣지 못한 모양이군요. 그게 전부라니까요!

진부한 말이 가슴 깊숙이 느껴져도 여전히 진부할까? 나는 아니라고 생각한다. 진부한 말은 진실에서 모든 감정이 빠져나가고 남은 것일 뿐이다. 그 마른 껍질을 감정으로 다시 채우기 위해서는 그게 어떤 의미인지를 다시금 봐야 한다. 누구나 볼 수 있는 곳에 숨겨진 가장 사랑스럽고 대단히 깊이 자리한 진실. 영적 통찰? 그럴지도 모르겠다. 아니면 최소한 그게 내 여정 중반에 나타났던 방식이다. 사이키델릭은 가장 시니컬한 사람까지도 당연한 것의 열렬한 전도자로 만든다.

약이 당신을 멍청하게 만드는 거라고 말하고 싶을지도 모르겠다. 하지만 여행을 끝내고 나니까 시시하고 감상적인 풍경처럼 들리던 것이 더 이상 그렇게 생각되지 않는다. 시시함, 또는 비꼬는 관점은 성인 자아가 우리의 감정, 혹은 우리의 감각으로 과하게 넘치지 않게 하기 위해 배치한 두 개의 단단한 방어벽일 수도 있기 때문이다. 우리의 감정과 감각은 언제나 세상의 순수한 경이에 관한 이야기에 깜짝 놀라는 경향이 있다. 우리가 안전하게 하루를 보내기 위해서는 우리가 인지하는 것의 대부분을 "아는 것"이라는 딱지를 붙인 상자에 집어넣고, 그 안에 담긴 경이로운 것들에 관한 생각은 재빨리 구석으로 밀어놔야 한다. 그리고 "새로운 것"에 당연히 더 많은 관심을 집중한다. 최소한 그게 더 이상 새롭지 않을 때까지는 말이다. 사이키델릭은 선반에서 모든 상자를 꺼내 열고 아주 낯익은 물건들까지 전부 꺼낸 후 뒤집어보고 문질러 닦아서 처음 보는 것처럼 반짝이게 만든다. 이렇게 낯익은 것을 재분류하는 게 시간 낭비일까? 만약 그렇다면, 대부분의 예술도 그렇다. 이런 쇄신 작업에는 엄청난 가치가 있고, 우리가 나이가 들면서 뭐든지 전에 봤고 느껴봤다고 생각할 무렵에는 더더욱 그렇다는 생각이 든다.

하지만 나는 제프와 달리 LSD 100마이크로그램으로 통제력을 잃지 않았다. 추가분(나는 더 깊게, 더 오래 가기를 바라는 마음에 50마이크로그램을 더 먹기를 간절히 원했다)을 먹은 후에도 마찬가지였다. 나는 초월적인 "자타불이" 또는 "신비적" 경험은 하지 못했고, 다음 날 아침 프리츠와 함께 여행을 돌이켜보면서 약간 실망감을 느꼈다. 하지만 내가 몇 시간 동안 돌아다녔던 의식의 새로운 차원은 흥미롭고 즐거웠으며, 아마도 나에게 유용했던 것 같다. 그 영향력이 지속적일지는 두고 봐야 알겠지만, 그 경험이 예상치 못한 방향으로 나를 열어주었다는 느낌이 든다.

LSD가 나의 자아를 완전히 녹이지는 않았기 때문에 나는 내 의식이 흐르는 방향을 돌리는 능력이나 그게 실은 내 거라는 자각을 완전히 잃지는 않았다. 하지만 흐름 그 자체가 아주 다르게, 의지력이나 외부의 개입에 훨씬 덜 종속적인 것으로 느껴졌다. 밤에 침대에서, 우리가 깨어 있는 것과 잠든 것의 중간쯤 되는 상태, 소위 입면人眠 의식 때 가끔 열리는 기분 좋게 기이한 정신 공간을 상기시켰다. 자아가 나머지 정신보다 몇 분 먼저 사라지고 의식을 감독하지 않은 채, 서사의 형상과 환각의 가벼운 분출에 취약하게 놔둔 것 같은 느낌이었다. 그런 상태가 무한정 확장되는 한편, 당신의 주의를 이쪽저쪽으로 돌릴 능력은 남아 있는 것을 상상해 보라. 마치 유독 선명하고 매혹적인 백일몽처럼 말이다. 하지만 백일몽과는 다르게 어떤 서사가 펼쳐지든 당신은 그 안에 존재하고 있고, 주의가 분산될 여지가 없을 만큼 완벽하게 빠져들어 있는 상태이다. 나는 백일몽의 논리, 그 존재론적이고 인식론적인 규칙에 따르는 수밖에 없었다. 그러다 의지력이나 새로운 노래의 음절이 정신의 채널을 바꿔주면 갑자기 나는 전혀 다른 곳에 있게 되는 것이다.

이게 자아가 정신의 통제를 풀어주되, 고용량을 투약했을 때처럼 완전히 놓아주지는 않았을 때 일어나는 일인 것 같다. "깨어 있을 때에는 모든 걸 좌지우지하려던 간섭쟁이 신경증 환자가 다행스럽게 잠깐 동안 옆으로 밀려나는 것이다."[8] 올더스 헉슬리는 『지각의 문』에서 이렇게 묘사했다. 내 경우에는 완전히 옆으로 밀려난 건 아니었지만, LSD는 분명히 그 통제적 목소리를 좀 낮추었고, 구속력이 약해진 공간에서 온갖 흥미진진한 것들이 솟아오를 수 있었다. 자존심 있는 자아라면 아마도 물밑으로 꾹 눌러 놓았을 만한 것들 말이다.

나는 정신용해 용량의 LSD를 했다. 이것은 환자가 자유롭지만 여전히 신중한 태도로 자신의 정신을 탐색할 수 있고 거기에 대해 충분히 얘기할 수 있을 정도로 차분하게 남을 수 있는 용량이다. 나에게는 이것이 마약 체험으로 느껴지지 않았다. LSD는 내가 다른 향정신성 약물과 연관 짓는 생리학적 소음과 전혀 관계없이, 완전히 투명하게 느껴졌다. 그래서 지성과 감성 사이 어딘가쯤에 있는 새로운 인식 형태로 느껴졌다. 나는 나와 가까운 여러 명의 모습을 떠올렸고, 그들 각각이 나타난 동안 내가 최근에 느꼈던 것보다 훨씬 강한 감정을 느꼈다. 댐이 부서졌고, 해방감은 정말 근사했다. 이 만남에서 몇 가지 진실한 통찰을 얻은 것 역시 멋졌다. 예를 들어 나의 아버지를 할아버지의 아들로 보게 된 것처럼 말이다. 다 큰 자식들도 이런 상상력(감정이입)을 발휘할 만큼 충분한 거리를 갖는 일은 드물다. 우리의 통합 세션에서 프리츠는 LSD를 한 사람들 일부가 내용과 특징 면에서 전통적인 사이키델릭 여행이라기보다 MDMA에 더 가까운 체험을 하기도 한다고 말했다. 어쩌면 내가 겪은 것도 내가 생략해야 했던 MDMA 세션이었는지 모르겠다. 수년의 정신치료를 몇 시간으로 압축한다는 이야기가 딱 맞게 느껴졌다. 특히 프리츠와 내가 그날 아침 내 여행에서 본 장면들을 풀어놓고 나니 더욱 그렇게 느껴졌다.

산 아래로 렌트카를 몰고 내려가며 집으로 돌아갈 비행기를 타기 위해 공항으로 향하면서 나는 이 경험이 매우 무난했다는 사실에 안도했고(난 살아남았다! 내 무의식 속에 잠자던 괴물을 깨우는 일 같은 건 없었어!) 결실을 얻었다는 사실에 감사했다. 그날 하루와 그다음 날까지 행복의 고기압이 내 심리적 기후를 지배했다. 주디스는 내가 평소답지 않게 수다스럽고 여유롭다는 것을 알았다. 내 평소의 초조한 태도가 중단되었고, 저녁을 먹고도 서둘러 일어나 설거지를 하고 그다음 일을 하고 또 그다음 일을 하려고 하지 않고 그녀보다 더 오래 앉아 있었다. 이게 내가 읽었던 여운이었던 것 같고, 며칠 동안 그게 모든 것들의 위에 기분 좋은 무대 조명을 드리우고 평범한 것들을 강조해서, 나는 드물게…… 그것들을 감상하고 즐기는 기분에 잠겼다.

하지만 그것은 영원하지 않았고, 어느 시점에 나는 이 경험이 나를 좀 더 변화시켜주지 못했다는 사실에 실망하게 되었다. 나는 약간 다른 방식, 즉 좀 덜 방어적이고 좀 더 현재에 존재하는 그런 삶의 맛을 약간 보았다. 그리고 이제 이 영역에 보다 친숙해졌고 첫 번째 여행에서 그럭저럭 멀쩡하게 돌아오고 나니 좀 더 멀리까지 여행을 해 보기로 결심했다.

여행 2 : 실로시빈

내 두 번째 여행은 이스턴 시보드의 작은 도시 외곽에 있는 아파트 2층 한가운데, 제단 옆에서 시작되었다. 제단에서는 긴 금발 머리를 가운데 가르마로 빗어 내리고 광대뼈가 높은 매력적인 여자가 기도를 드리고 있었다. 내가 광대뼈 이야기를 한 이유는 나중에 이것 때문에 그녀가 멕시코 인디언으로 변화하기 때문이다. 제단에서 내 맞은편에 앉은 메리는 아메리카 원주민의 길고 복잡한 기도를 읊는 동안 눈을 감고 있었다. 그녀는 차례로 각 기본 방위와 4대 원소, 동물·식물·광물 세계의 힘을 불러냈다. 이들의 정령이 내 여행을 도와주길 바랐기 때문이다.

나도 눈을 감고 있었지만, 가끔씩 이 장면을 보기 위해 눈을 뜨고 싶은 욕망에 굴복했다. 호박 색깔 아파트와 화분들, 다산과 여권女權의 상징들, 제단을 덮고 있는 페루산 보라색 자수 천, 제단 위에 놓여 있는 다양한 물건들. 그중에는 하트 모양 자수정, 초를 담은 보라색 크리스털, 물이 담긴 작은 컵들, 네모난 다크 초콜릿 몇 개가 놓인 그릇, 나에게 가져오라고 한 두 개의 "성스러운 물건"(친한 친구가 동양 여행을 다녀오며 준 청동 불상과 롤랜드 그리피스가 첫 번째 만남 때 나에게 주었던 실로시빈 동전)이 있었고, 내 정면으로는 할머니 스타일의 꽃무늬가 있는 골동품 접시에 내가 본 중에서 가장 커다란 실로시빈 버섯이 놓여 있었다. 내가 저걸 통째로 다 먹어야 한다는 사실은 믿기 어려웠다.

복잡한 제단 위에는 세이지 한 줄기와 인디언들이 의식용으로 태웠던 향기 나는 남아메리카산 나무인 팔로 산토 한 토막, 그리고 새카만 까마귀 날개가 있었다. 의식의 중간중간에 메리는 세이지와 팔로 산토에 불을 붙이고 까마귀 날개를 이용해 연기가 나에게 "묻게" 했다. 정령들이 공간을 지나 내 머리 주위로 오도록 인도하는 거였다. 그녀가 내 귓가에서 날개를 움직이면 다른 세상에서나 들릴 법한 펄럭펄럭 소리가 났다. 커다란 새가 불안할 정도로 가까이 다가오거나 사악한 정령이 몸에서 빠져나가는 것 같은 오싹한 소리였다.

모든 이야기가 말도 안 되게 꾸며낸 것처럼 들릴 거라는 걸 알지만, 메리가 이 의식에서 보이는 확신과 타고 있는 식물의 향, 거기에 공기를 흔드는 날개 소리에 앞으로의 여행에 대한 나 자신의 긴장감까지 합쳐지자 이것은 나의 불신을 밀어내는 마법 주문이 되었다. 나는 이 커다란 버섯에, 내가 이 여행에서 내 정신을 맡기기로 한 가이드 메리에게, 화학 물질만큼이나 중요한 이 의식에 나 자신을 내놓기로 결심했다. 여기서 그녀는 심리학자라기보다 오히려 샤먼처럼 행동했다.

나는 서부 지역에서 내가 인터뷰했던 가이드이자 나의 사이키델릭 체험에 관심이 있던 한 랍비에게 메리를 추천받았다. 내 나이 또래의 메리는 내가 인터뷰하고 나에게는 너무 과하다는 결론을 내렸던 80대의 티모시 리어리 제자와 함께 교육을 받았다. 글로 읽으면 메리도 똑같다고 생각할지 모르겠지만, 그녀의 태도와 진지함, 명백한 연민이 그녀가 함께 하는 걸 좀 더 마음 편하게 만들어주었다.

메리는 에너지 치료부터 영적 심리학, 가족 세우기 치료* 까지 뉴에이지

* 독일 치료사 버트 헬링거가 창시한 가족 세우기 치료는 우리 삶의 형태를 만든 조상들의 숨겨진 역할에 집중하고 이런 유령 같은 존재들과 화해하는 것을 돕는다.

치료의 모든 것을 공부하다가 쉰 살이 되어서야 약물 쪽으로 들어오게 되었다("그건 내가 했던 이 모든 다른 분야를 합쳐주는 접착제가 되었어요"). 당시 메리는 사이키델릭을 아주 오래전에 딱 한 번 해 보았을 뿐이었다. 대학 시절 스물한 살 생일파티 때였다. 친구 한 명이 그녀에게 실로시빈 버섯을 넣은 꿀을 한 병 주었다. 메리는 즉시 방으로 올라갔고, 두세 숟가락을 떠먹은 후 신과 가장 심오한 경험을 했다. "내가 신이었고 신이 나였죠." 아래층에서 파티를 하던 친구들이 그녀의 방문을 두드렸지만, 메리는 거기 없었다.

프로비던스 외곽에서 자란 메리는 열렬한 가톨릭 신자였지만, 이는 "자신이 여자아이라는 사실", 다시 말해 그녀가 그렇게 소중히 여기는 미사를 집전할 자격이 없다는 사실을 깨닫기 전까지였다. 이후 메리의 독실함은 잠들었지만 그 꿀을 맛본 순간, 그녀는 "거대한 변화 속으로 내던져"졌다. 그녀는 처음 만났을 때 나에게 이렇게 말했다. "전 어린아이 시절 이래로 결속을 느끼지 못했던 대상 속으로 빠져들고 말았어요." 영적 삶에 다시 눈을 뜬 그녀는 티벳 불교로 향했다가 결국 이 조직에 입회했다. "'모든 지각을 가진 존재들이 깨어나 깨달음을 얻는 것을 돕는다.' 그게 여전히 내 소명이죠."

지금 그녀의 치료실에는, 지각을 가진 존재인 내가 곧 깨어나기를 바라며 그녀와 마주하고 앉아 있다. 나는 나 자신에 관해, 그리고 의식의 본질에 관해 배우고 싶다는 내 의도를 이야기했다. 의식이라는 것은 나 자신의 것이기도 하지만 "자아초월" 차원이기도 했다. 그런 차원이 존재한다면.

"버섯 선생님이 우리가 진짜로 누군지 보는 걸 도와줄 거예요. 이번 생에서 우리 영혼이 여기에 있는 목적을 알려줄 거예요." 메리가 말했다. 이 말이 외부인에게 어떻게 들릴지 나도 안다. 하지만 이제 나는 뉴에이지 용어에 익숙해졌다. 진부한 단어의 이면에서 뭔가 의미 있는 것의 가능성을 엿보았기 때문이리라. 또한 메리의 지성과 프로 정신에 감탄했다. 나에게 표준 "약관"에 동의하는지 확인했을 뿐아니라(세션 동안 그녀의 권위에 복종한다, 그녀가 떠나도 된다는 허락을 할 때까지 방 안에 남는다, 성적 접촉을 금한다 등등) 상세한 의료 기록, 법적 서류, 15페이지에 달하는 자전적 설문지 항목을 작성하도록 했다. 덕분에 여기에만 거의 하루 종일이 걸렸다. 이 모든 것들이 내가 안심할 수 있는 사람의 손안에 있다는 생각이 들게 만들었다. 설령 그 손이 내 머리 주위로 까마귀 날개를 흔들고 있다 해도 말이다.

그러나 제단 앞에 앉아 있는 동안 저 큰 버섯을 삼킬 수 있을지 의심이 들었다. 거의 10~12센티미터 정도 길이에 갓은 골프공만 한 크기였다. 나는 그녀에게 버섯을 부숴서 뜨거운 물에 넣고 차로 만들어 마시면 안 되냐고 물었다.

"당신이 하는 일을 완전히 의식하는 편이 좋아요. 땅에서 나온 버섯을 한 번에 한 입씩 먹는 게 바로 그거죠. 우선 자세히 관찰하고, 그다음에 갓부터 먹어요." 그녀는 나에게 삼키는 걸 도와줄 꿀이나 초콜릿을 권했다. 나는 초콜릿을 선택했다. 메리는 수년 전 폴 스테이메츠가 가르친 버섯 재배 워크숍에서 방법을 배운 자기 친구가 실로시빈을 키운다고 이야기했다. 이 세계에서는 모든 인간관계가 겨우 한두 단계 정도밖에 떨어져 있지 않은 것 같다.

혀에서 버섯은 사막처럼 건조했고 흙맛 나는 마분지 같았으나 초콜릿과 번갈아가며 먹으니 조금 도움이 되었다. 자루의 제일 끝에 있는 아주 지독한 부분을 제외하면 나는 전부 먹었고, 대략 2그램 정도 될 것이다. 메리는 중간에 나에게 2그램을 더 줄 계획이었고, 그러면 총 4그램인 셈이다. 이거면 NYU와 홉킨스 시험에서 자원자들에게 주었던 것과 거의 비슷한 양이고 300마이크로그램의 LSD에 맞먹는 양이니 내가 프리츠와 먹은 것의 두 배 정도였다.

20분 정도 조용히 잡담을 나누다가 메리가 내 얼굴이 상기된 것을 알아채고 누워서 안대를 하라고 말했다. 나는 최신식 검은색 플라스틱 안대를 골랐지만, 돌이켜보면 그건 실수였다. 가장자리가 부드러운 검은색 기포 고무로 되어 있어서 쓴 채 눈을 떠도 완전히 어둠뿐이었다. 마인드폴드 릴랙세이션 마스크Mindfold Relaxation Mask라는 거라고 메리가 말해주었다. 사이키델릭 예술가인 알렉스 그레이가 특별히 이러한 목적으로 만든 거라고 했다.

티에리 데이비드Thierry David(나중에 알게 되었지만 베스트 칠/그루브Best Chill/Groove 앨범 분야에서 세 번 수상 후보에 올랐던 예술가이다)라는 사람이 만든 정말로 지루한 뉴에이지 작품인 첫 번째 음악을 틀자마자 나는 컴퓨터로 만든 것 같은 밤의 도시 풍경 속으로 즉시 떨어졌다. 다시금 소리가 공간을 지배했고("태초에 음이 있었다"고 심오하게 생각했던 게 기억난다), 티에리의 전자음이 사람 없는 미래풍 도시를 창조해냈다. 음이 울릴 때마다 부드러운 검은색 석순이나 종유석이 자랐고, 이들이 합쳐져서 녹음실에 대는 울퉁불퉁한 소음 방지재 같은 모양을 이뤘다(이 울퉁불퉁한 풍경을 만든 검은색 발포 물질은 나중에 보니 내 안대 테두리와 같은 물질이었다). 나는 비디오 게임의 디스토피아 안에 있는 것처럼 이 디지털 밤 풍경 속을 쉽게 움직였다. 주위가 딱히 무섭지는 않았고 세련된 아름다움이 있기도 했지만, 나는 여기 있는 게 싫었고 다른 곳으로 가고 싶었다. 하지만 영원히, 몇 시간쯤은 계속되는 느낌이었고 빠져나갈 곳은 없었다. 나는 메리에게 전자 음악이 싫으니까 다른 걸로 바꿔 달라고 했지만, 새로운 음악 덕분에 분위기는 좀 바뀌었어도 여전히 나는 이 컴컴한 컴퓨터 세상에 갇혀 있었다. 도대체 왜 밖으로 나갈 수가 없는 거지? 자연으로! 나는 비디오 게임을 별로 좋아한 적이 없고, 정원에서 쫓겨난 이런 상태는 잔인하게 느껴졌다. 식물도 없고, 사람도 없고, 햇빛도 없고.

컴퓨터 세계가 딤힘히기에 특별히 재미없는 장소인 건 아니었다. 나는 음률이 내 눈앞에서 손으로 만질 수 있는 형태로 하나씩 바뀌는 것을 경탄하며 바라보았다. 짜증나는 음악은 이곳을 지배하는 신이자 생성력이었다. 이 공간에서는 스파에 딱 어울릴 것 같은 뉴에이지 음악조차 끝없이 자라고, 가지를 치고, 증식하는 프랙탈 패턴을 만들어낼 능력이 있었다. 기묘하게도 내 시야에 들어오는 모든 것이 검은색이었지만, 굉장히 다양한 음영으로 되어 있어서 쉽게 구분할 수 있었다. 나는 수학적 알고리즘으로 만들어진 세계를 가로지르고 있었고, 이것은 낯설면서도 생기 없는 아름다움을 보였다. 하지만 여기는 누구의 세계지? 내 세계는 아닌데, 나는 차츰 내가 누구의 머릿속에 들어와 있는 건가 고민하기 시작했다(제발 티에리 데이비드는 아니기를!).

"이러다 쉽게 무시무시한 방향으로 흘러갈 수 있겠어." 이런 생각이 떠오르자, 희미한 불안감이 솟아오르기 시작했다. 나는 비행 교습을 떠올리면서 모든 것을 놓아버리고 이 경험에 항복하는 수밖에 없다고 스스로에게 말했다. **긴장을 풀고 흐름을 타고 가.** 이건 내가 주의력의 선장이 되어 방향을 지시할 수 있고 내 의지로 정신의 채널을 바꿀 수 있었던 이전의 여행들과는 전혀 달랐다. 아니, 이건 우주 롤러코스터 제일 앞자리에 묶인 상태에서 끝없이 곤두박질치는 열차의 궤도가 매 순간 내 의식의 영역에 나타나는 것을 결정하는 것 같은 느낌이었다.

사실 이는 아주 정확한 묘사는 아니다. 그저 안대를 벗기만 하면 현실, 혹은 적어도 현실을 기반으로 하는 무언가가 다시 돌아올 것이다. 그리고 나는 그렇게 했다. 어느 정도는 세상이 여전히 존재하고 있는지 확인하기 위해서였지만, 제일 큰 이유는 미친 듯이 화장실에 가고 싶어서였다.

햇빛과 색깔이 내 눈을 가득 채웠고, 나는 굶주린 듯 그것을 빨아들이며 디지털 세계가 아닌 현실을 알려주는 반가운 징표를 찾아 방을 둘러보았다. 벽, 창문, 식물들. 하지만 그 모든 것이 새로운 모습으로 나타났다. 빛으로 반짝거리는 모습으로. 안경을 써야 한다는 생각이 들었다. 안경 덕분에 시야가 조금 진정되었으나 아주 약간뿐이었다. 사물은 계속해서 내 쪽으로 그 반짝이는 빛을 보냈다. 나는 매트리스에서 우선 한쪽 무릎을 댄 다음, 발을 딛고 다소 불안정하지만 조심스럽게 일어섰다. 메리가 노인에게 하듯이 내 팔꿈치를 잡았고, 우리는 함께 방을 가로질렀다. 나는 그녀의 얼굴에서 무엇을 보게 될지, 혹은 내 얼굴에서 뭐가 나타날지 걱정스러워서 그녀를 보지 않았다. 화장실 문앞에서 그녀가 내 팔꿈치를 놓아주었다.

화장실 안은 반짝이는 빛의 집합소였다. 내가 앞으로 쏘아낸 물줄기의 호는 내가 본 중에서 정말이지 가장 아름다운 것이었다. 다이아몬드 폭포가 소沼를 향해 떨어지며 수십억 개의 챙그랑거리는 빛의 프랙털로 표면을 부쉈고, 이러한 현상은 오랜 시간 기분 좋게 지속되었다. 다이아몬드가 다 떨어지자 나는 세면대로 가서 얼굴에 물을 튀기며 거울 속의 나를 보지 않기 위해 노력했다. 나 자신을 보는 건 심리학적으로 위험한 일일 것 같았기 때문이다. 나는 불안정한 동작으로 매트리스로 다시 돌아와서 누웠다.

메리는 부드러운 어조로 나에게 추가분을 원하는지 물었다. 나는 먹고 싶었기에 일어나 앉아 약을 받았다. 메리는 내 옆에 무릎을 구부리고 앉아 있었고, 나는 결국 그녀의 얼굴을 쳐다보았다. 그녀는 60년 전 우아우틀라 데 히메네스의 흙으로 된 지하실에서 R. 고든 왓슨에게 실로시빈을 주었던 멕시코의 쿠란데라 마리아 사비나로 변해 있었다. 그녀의 머리는 검었고 높은 광대뼈 위로 팽팽하게 당겨진 얼굴은 아주 나이 들어 보였으며, 소박한 흰색 페전트 드레스(유럽의 농가에서 입는, 소박하고 전원적인 여성용 원피스형의 긴 겉옷 – 옮긴이)를 입고 있었다. 나는 그녀의 주름진 갈색 손에서 마른 버섯을 받아 먹으면서 시선을 돌렸다. 메리에게 무슨 일이 일어났는지 말하면 안 될 것 같았다(나중에 말을 하자 그녀는 굉장히 기뻐했다. 마리아 사비나는 그녀의 영웅이었던 것이다).

❖ ❖ ❖

하지만 안대를 다시 하고 그곳으로 돌아가기 전에 해야 할 일이 있었다. 메리에게 여행 도중에 내가 해 보고 싶다고 미리 말해둔 작은 실험이었다. 지금 내 상태에서 할 수 있을까 자신이 없었지만, 이제는 여행 중간에도 몇 분 정도는 정상과 비슷한 상태로 돌아올 수 있다는 걸 알고 있었다.

내 노트북에 떠 있는 것은 얼굴 가면이 빙빙 돌아가는 짧은 동영상이었다. 양안 깊이 역전 착시binocular depth inversion illusion라는 심리학 테스트이다. 가면이 돌아가는 동안 그 볼록한 부분이 오목한 안쪽으로 바뀌면서 굉장한 일이 일어난다. 움푹한 가면이 튀어나와 다시 볼록해지는 것처럼 보이는 것이다. 이것은 정신이 쓰는 속임수로, 모든 얼굴은 볼록하기 때문에 오류로 보이는 것을 자동적으로 고치는 행위이다. 다만, 신경과학자 한 명이 나한테 말한 바에 따르면, 사이키델릭의 영향하에서는 고쳐지지 않는다고 한다.

우리 지각의 전형적 특징인 이 자동 교정은 온전한 성인의 정신에서, 가공되지 않은 감각 데이터 못지않게 훈련된 추측을 기반으로 한다. 성인이 되면 정신은 현실을 관찰하고 시험하고, 우리의 에너지(정신 및 그 외) 투자를 최적화함으로써 생존을 보장하는 방향으로 현실을 확실하게 예측하는 능력을 갈고닦는 데 능숙해진다. 그러니까 매번 가공되지 않은 감각 데이터를 받아 0에서부터 새로운 지각을 형성하는 대신에, 정신은 지난 경험과 약간의 샘플 데이터를 합쳐 이를 기반으로 가장 합리적인 결론으로 도약한다. 우리의 뇌는 경험으로 최적화된 추측 기계이고, 얼굴에 관해서는 엄청난 경험을 갖고 있다. 얼굴은 항상 볼록하기 때문에 이 움푹한 가면은 바로잡아야 하는 추측 오류인 것이다.

이런 소위 베이즈 추론Bayesian inference(이 정신적 추측의 바탕이 된 확률론을 발전시킨 18세기 영국 철학자 토마스 베이즈의 이름을 땄다)은 노력과 에너지를 절약하고 지각하는 속도를 높여주어 대체로는 우리에게 유용하다. 하지만 돌아가는 가면의 경우에는 문자 그대로 우리를 현실에 대해 잘못 형성된 기존의 이미지에 갇히게 만든다.

그러나 어떤 사람들은 베이즈 추론을 깰 수 있다는 게 밝혀졌다. 조현병 환자들과, 일부 신경과학자들에 따르면 고용량의 사이키델릭을 섭취한 사람들은 이런 예측된, 또는 관습화된 방식으로 사물을 보지 않는다(확고한 예측에 필요한 데이터베이스가 축적되지 않은 어린아이들 역시 그렇다). 이것은 흥미로운 질문을 불러온다. 조현병 환자, 사이키델릭을 한 사람, 그리고 어린아이의 지각이 최소한 특정한 몇 가지 사례에서는 온전하고 멀쩡한 성인의 지각보다 더 정확할 수도 있을까? 다시 말해 기대에 영향을 덜 받아서 현실에 더 충실할 수도 있을까?

이 일을 시작하기 전에 나는 노트북에 동영상을 준비해두었고, 이제 그것을 돌렸다. 화면의 가면은 검은 바탕에 회색이었고, 컴퓨터 애니메이션의 산물이 분명했으며 내가 들어갔던 세계의 시각적 스타일과 무서울 정도로 일치했다(다음 날 메리와의 통합 세션 중에 그녀는 컴퓨터 세계를 만들어내 나를 가두었던 것이 이 이미지일지도 모른다고 이야기했다. 세트와 세팅의 힘을 이보다 더 잘 보여주는 사례가 있을까?). 그러나, 볼록한 얼굴이 돌아가 오목한 부분이 나타나는 순간, 가면이 다시 튀어나왔다. 그저 내가 버섯을 먹기 전보다 약간 더 느릴 뿐이었다. 베이즈 추론이 아직도 내 머릿속에서 작동하고 있는 모양이었다. 나중에 다시 해봐야 할 것 같았다.

다시 안대를 하고 자리에 누웠을 때 나는 컴퓨터 세계로 되돌아온 것을 깨닫고 실망했다. 하지만 용량이 증가했기 때문인지 무언가가 달라졌다. 전에는 내 힘으로 이 세계를 탐험하고 나 자신의 것이라고 알 수 있는 시각으로, 내 사고가 공고한 채로 풍경을 바라보았다면(예를 들어 음악에 대해 굉장히 비판적이고, 어떤 악마가 나타나지는 않을까 불안해하면서), 이제는 눈앞에서, 처음에는 천천히, 그러다가 갑작스럽게 낯익은 자신이 무너지기 시작하는 게 보였다.

 "나"는 이제 포스트잇 크기 정도의 조그만 종잇장들로 변해서 바람에 흘날렸다. 하지만 이 참사 같은 상황을 바라보는 "나"는 종잇조각들을 쫓아가서 예전의 나를 다시 끼워 맞출 마음이 없었다. 사실 어떤 종류의 마음도 들지 않았다. 지금의 나는 무슨 일이 일어나든 괜찮았다. 더 이상 자아가 없나? 그래도 괜찮았다. 사실 그게 세상에서 가장 자연스러운 일 같았다. 그러다가 다시금 내가 거기에 있는 것을 발견했지만, 이번에는 풍경 위로 펼쳐진 광활한 세상에 페인트나 버터처럼 넓게 펴 발라진, 나라고 여겨지는 물질이었다.

 하지만 해체되는 풍경을 바라볼 수 있는 이 "나"는 누구지? 좋은 질문이다. 그건 정확히는 내가 아니었다. 자, 여기서 우리 언어의 한계가 문제가 된다. 내 지각에 열린 이 균열을 완전히 이해하기 위해서는 완전히 새로운 1인칭 대명사가 필요하다. 이 풍경을 관찰하고 있는 것은 내게 익숙한 자신과는 완전히 구분되는 더 높은 위치의 의식이기 때문이다. 사실 지금 주도적인 의식을 나타내기 위해서 "나"라는 단어를 쓰는 것도 주저된다. 평소의 1인칭 나와는 완전히 다르기 때문이다. 그 "나"는 항상 이 몸에 들어 있는 주체일 테지만, 이 "나"는 지금 내가 그 관점을 이용할 수 있다고는 해도, **어떤** 몸에도 묶여 있지 않은 것 같다. 그런 관점은 굉장히 무심하고, 해석이 필요한 모든 질문에 중립적이고, 완전한 개인적 재앙이라고 말할 만한 상황에서도 전혀 동요하지 않는다. 하지만 "개인적"이라는 것은 삭제되었다. 한때 나의 존재와 나를 부르던 것들, 60년 동안 만들어진 이 "나"는 녹아서 풍경 속으로 흩어졌다. 언제나 여기를 바탕으로 생각하고, 느끼고, 인지하던 주체는 저기서 객체가 되었다. 나는 페인트였다!

최고 자아를 둘러싼 모든 무장과 두려움, 과거를 향한 분노와 미래를 향한 걱정은 더 이상 존재하지 않았고, 그 죽음을 슬퍼할 사람 역시 아무도 남지 않았다. 하지만 뭔가가 그것의 뒤를 이었다. 자신의 해체 풍경을 온건한 무심함으로 바라보는 이 벌거벗고 분리된 의식. 나는 현실에 존재하지만 나자신이 아닌 다른 것으로서였다. 그리고 느낄 수 있는 자신이 남지 않았음에도 불구하고 차분하고, 가볍고, 만족스러운 느낌 같은 것이 있었다. 자아의 죽음 이후에 삶이 있었다. 이건 대단한 뉴스였다.

그날의 경험에서 이 부분을 돌이켜보면, 이 지속적인 의식이 올더스 헉슬리가 1953년 자신의 메스칼린 여행에서 묘사한 "전체적 정신"일지도 모른다고 종종 생각하게 된다. 헉슬리는 그 말이 무슨 뜻인지 제대로 규정한 적이 없다. 그는 "전체적 정신에 속한 의식의 전체성"[9]이라는 말밖에는 하지 않았으나 내 생각에 이것은 하나의 두뇌에 얽매이지 않은 보편적이고 공유 가능한 형태의 의식을 묘사한 것 같다. 어떤 사람들은 우주적 의식, 오버소울Oversoul, 또는 보편적 정신Universal Mind이라고도 부른다. 이것은 우리의 뇌 바깥에, 빛이나 중력처럼 우주의 자산이지만 좀 더 만연하게 존재하는 것으로 여겨진다. 또한 좀 더 중요한 구성 요소이다. 특정 시기의 특정한 개인들은 이 의식에 접근할 수 있고, 적어도 한동안은 현실을 완벽한 빛 아래에서 인지할 수 있다.

내 경험의 어떤 것도 이 새로운 형태의 의식이 나의 바깥에서 유래되었다는 것을 믿게 만들지 못했다. 그저 이것이 대체한 원래의 자아와 마찬가지로 내 뇌의 산물이라고 생각하는 것이 좀 더 그럴듯하고 보다 합당할 것 같다. 하지만 이것 자체는 엄청난 선물로 느껴진다. 평생의 욕망, 두려움, 방어심까지, 이렇게 많은 것들을 완전한 소멸에 대한 고뇌 없이도 놓아버릴 수 있다니. 이게 불교도나 초월론자들, 경험 많은 명상 전문가들에게는 놀랄 일이 아닐 수 있어도, 내 자아와 동일시만 해온 나에게는 새로운 사실이었다. 우리 발을 내딛을 또 다른 기반이 있을 수도 있을까? 이 프로젝트를 시작한 이래 처음으로 나는 암-불안증 시험의 자원자들이 나에게 뭘 말하려고 했는지 이해하기 시작했다. 사이키델릭 여행이 어떻게 그들로 하여금 죽음을 포함해 인생이 우리에게 뱉어낼 수 있는 최악의 것들을 객관적으로 평가하고 침착하게 받아들일 수 있는 관점을 갖게 해주었는지 말이다.

사실 이런 이해는 조금 늦게 찾아왔다. 나의 실로시빈 여행의 마지막 부분에서, 여행이 어두운 방향으로 변화하면서였다. 정확히 가늠할 수 없는 시간(시간 감각을 완전히 잃었다)을 컴퓨터 세계에서 보낸 끝에, 나는 현실을 확인하고 다시 소변을 보고 싶은 욕망을 느꼈다. 똑같은 방식이었다. 메리가 노인을 보살피듯 팔꿈치를 잡고 나를 화장실까지 데려갔고, 거기서 나는 또 다른 환상적인 다이아몬드 줄기를 쏟아냈다. 하지만 이번에 나는 대담하게 거울을 보았다. 거울 속에서 나를 마주 보고 있는 것은 해골이었다. 해골 위에 북처럼 팽팽하게 아주아주 얇고 창백한 피부가 한 꺼풀 덮여 있었다. 화장실은 멕시코 민속 예술을 주제로 꾸며져 있었고, 머리/해골은 즉시 나에게 망자의 날Day of the Dead을 상기시켰다. 깊숙한 눈구멍과 관자놀이 한쪽을 지그재그 모양으로 내려가는 혈관 덕분에 나는 이 창백한 머리/해골이 나 자신의 것인 동시에 돌아가신 할아버지의 것임을 알아보았다.

이것은 놀라운 일이었다. 나의 친할아버지 밥은 내가 딱히 공통점을 느끼는 상대가 아니었기 때문이다. 사실 나는 할아버지가 나와 **달라** 보였기 때문에, 혹은 내가 아는 어떤 사람하고도 달랐기 때문에 더 사랑했다. 밥은 불가사의할 정도로 쾌활하고 사람을 나쁘게 생각하거나 세상의 악을 보는 것이 불가능해 보이는 단순한 사람이었다(할머니 해리엇이 할아버지의 관대한 성격을 충분히 벌충했다). 밥은 주류 영업사원으로 오랜 경력을 쌓았고, 자신을 제외한 모두가 조직폭력배가 소유했다는 걸 아는 회사를 위해 매주 타임스 스퀘어의 나이트클럽들을 순회했다. 할아버지는 지금 나와 같은 나이에 은퇴해서 화려한 색깔로 근사하리만큼 순수한 풍경화와 추상화를 그리는 화가가 되었다. 나는 그중 하나와 주디스의 수채화 그림을 메리의 방에 가져왔다. 밥은 정말로 행복하고 고뇌를 모르는 남자로 96세까지 살았고, 그의 그림은 말년이 되면서 더욱 다채롭고, 추상적이고, 자유로워졌다.

내 얼굴에서 할아버지를 그렇게 선명하게 보자 오싹해졌다. 몇 년 전에 콜로라도 사막의 양로원에 있는 할아버지를 방문했을 당시(거기서 얼마 후에 돌아가셨다), 나는 한때 건강하고 활기찼던 남자가(80대까지도 매일 물구나무서기를 하는 게 할아버지의 습관이었다) 피골이 상접한 모습으로 조그만 침대 위에 누워 있는 것을 목격했다. 음식을 삼키는 데 필요한 식도 근육이 더 이상 기능하지 않아서 튜브로 음식이 공급되었다. 그 무렵 할아버지의 상황은 많은 면에서 애처로웠으나 왠지 모르게 나는 다시는 음식이 할아버지 입으로 들어갈 수 없다는 사실에 집착했다.

나는 우리의 합쳐진 얼굴에 차가운 물을 튀기고 비틀거리며 메리에게 돌아갔다.

위험을 감수하고 그녀를 힐끔 보자 이번에는 대단히 아름다운 젊은 여자의 모습이 나를 반겼다. 다시금 금발이었으나 이번에는 젊음으로 찬란하게 빛났다. 메리가 너무 아름다워서 나는 시선을 돌려야 했다.

그녀는 나에게 또 다른 작은 버섯과 초콜릿 한 조각을 주었다. 이렇게 총 4그램이 되었다. 안대를 하기 전에 나는 돌아가는 가면 테스트를 다시 한번

해 보았다. 완전히 실패였다. 가설을 입증하지도, 반증하지도 않았다. 가면이 돌아가기 시작하면서 점차 뒤쪽이 나타날 때, 내가 보는 게 볼록한지 오목한지 확인할 새도 없이 모든 것이 회색 젤리처럼 녹아서 노트북 화면 아래로 미끄러져 버렸기 때문이다. 약을 먹은 채 심리학 실험을 하는 건 별 소용이 없었다.

나는 안대를 했고, 이번에는 온갖 공예품들과 죽음의 이미지가 가득한 바싹 마르고 갈라진 사막 풍경 속으로 돌아갔다. 새하얀 해골과 뼈, 낯익은 죽은 사람들의 얼굴이 내 앞을 지나갔다. 고모, 삼촌, 할아버지, 할머니, 친구들, 선생님들, 장인어른. 어떤 목소리가 나에게 그들을 제대로 애도하지 못했다고 말했다. 사실이었다. 나는 내 인생에서 **누구**의 죽음도 그리 깊게 생각해 본 적이 없었다. 항상 뭔가가 앞을 가로막았다. 그러나 지금 여기서는 할 수 있었고, 그래서 했다.

나는 그들의 얼굴을 하나하나 자세히 바라보았고, 무한한 연민을 느꼈지만 두려움은 전혀 없었다. 딱 한 번, 루헬린 고모를 바라보았을 때, 고모의 얼굴이 천천히 주디스로 변하는 바람에 나는 공포에 질렸다. 루헬린과 주디스는 모두 예술가이고, 둘 다 비슷한 시기에 유방암 진단을 받았다. 루헬린 고모는 암 때문에 죽었으나 주디스는 살았다. 그런데 주디스가 애도받지 못한 이 죽은 사람들 사이에서 뭘 하는 거지? 내가 지금껏 그럴 가능성에 대해서 나 자신을 방어하고 있었던 걸까? 마음을 활짝 열고, 방어벽이 녹아내리자 눈물도 흐르기 시작했다.

나는 지하 세계로의 여행에서 중요한 부분 하나를 지금껏 빼놓고 있었다. 바로 배경 음악이다. 마지막 여정으로 돌아가기 전에 나는 메리에게 스파 음악은 그만 틀고 클래식 종류로 바꿔 달라고 부탁했다. 우리는 요요마가 연주하는 바흐의 무반주 첼로 모음곡 제2번으로 합의했다. D단조의 모음곡은 내가 전에 많이 들었고 종종 장례식장에서 듣기도 했던 느리고 애절한 음악이었으나 지금 이 순간까지 제대로 들은 적이 한 번도 없었다.

"듣는다"는 말은 네 줄의 첼로 현이 만드는 움직임으로 인한 공기의 진동과 나 사이에 오간 것을 묘사하기에는 한참 부족하다. 한 곡의 음악이 지금처럼 나를 깊숙하게 꿰뚫었던 적은 한 번도 없었다. 이것을 "음악"이라고 부르는 것조차 지금 흐르기 시작하는 것을 폄하하는 것 같았다. 이것은 인생의 의미를 얻고, 견딜 수만 있다면 인생의 마지막 장까지도 읽을 수 있는 인간의 의식의 흐름 그 자체였다(여기서 질문이 생겼다. 왜 장례식 때처럼 출산 때도 이런 식으로 음악을 틀지 않는 걸까? 그리고 답이 즉시 떠올랐다. 이 곡에는 이미 살아온 삶이 가득하고, 시간의 흐름에 관한 이 가슴 아픈 감정은 어떤 출생이나 시작도 견뎌낼 수 없을 것이다).

네 시간과 마법의 버섯 4그램, 여기서 나는 주체와 객체를 구분하고 남아 있는 나 자신과 바흐의 음악을 분간하는 능력을 완전히 잃었다. 나는 에머슨의 투명한 안구와 무자아, 그리고 그 눈을 통해 바라보는 모든 것들 대신에 투명한 귀가 되었다. 나를 심고 관찰할 수 있는 조그만 마른 땅조차 남기지 않고 내 의식에 물밀듯이 밀려들어 그 내부를 모조리 쓸어버리는 소리의 흐름과 구별할 수 없게 된 것이다. 나는 음악에 열린 채 처음에는 현이 되어 내 피부 위로 말털이 문질러지는 절묘한 마찰을 느꼈고, 그다음에는 한 줄기 소리가 되어 악기의 입술을 지나 세상으로 나아가 우주를 향한 외로운 여정을 시작했다. 그러다가 가문비나무 천장과 단풍나무 벽의 곡선으로 된, 진동하는 공기를 감싸고 있는 첼로 안 공간의 검은 공명통으로 들어갔다. 나무로 된 내부는 대단히 감동적인 소리를 내는, 인간이 상상할 수 있는 모든 것을 표현하는 입을 만든다. 그러나 첼로의 내부에는 글을 쓸 수 있는 방과 그 안에서 생각할 수 있는 해골도 있었다. 이제 나는 남는 것 없이 온전히 그것이 되었다.

그러니까 나는 첼로가 되었고 20여분 정도 첼로와 함께 애도하다가 갑자기 모든 것이 바뀌었다. 아니면 그냥 그렇게 느껴진 건지도 모른다. 이제 진동이 잦아들고, 나는 확신이 사라졌다. 하지만 그 절묘한 순간 동안, 바흐의 첼로 모음곡은 분명 내가 죽음과 화해하도록 했다. 지금 내 앞에 나타난 사람들, 밥, 루헬린, 로이, 주디스의 아버지, 그 외 수많은 사람들의 죽음, 또한 앞으로 다가올 또 다른 죽음과 그리 멀지 않은 나 자신의 죽음까지도. 이 음악에 나 자신을 잃는 것은 일종의 그 연습이다. 즉, 나 자신을 잃는 연습인 거다. 자신이라는 밧줄을 놓고 바흐의 숭고한 음악, 그리고 공명통 위로 걸쳐진 네 개의 현을 쓰다듬는 요요마의 활이라는 세속미의 따스한 물속으로 들어가자, 나는 고통과 후회의 손길에서 완전히 벗어난 것 같은 기분을 느꼈다.

이게 내가 최대한 충실하게 작성한 나의 실로시빈 여행이다. 지금 이 단어들을 읽고 있으니 회의감이 물밀듯 밀려온다. "멍청이, 넌 마약을 했었다고!" 사실이다. 그 경험을 그 유용한 상자 속에 집어넣고 다시 고민하지 않고 내던져버릴 수도 있다. 이게 여행자가 어떻게 해야 할지 모르거나 이해하는 데에 실패한 수많은 사이키델릭 여행의 운명일 것이다. 하지만 화학 물질이 나에게 이 여행을 시켜준 건 사실이라도 내가 경험한 모든 것은 내가 경험한 거라는 것도 사실이다. 이것은 내 정신 속에서 일어난 사건이고, 가벼운 것도, 무의미한 것도 아닌 심리학적 사실이다. 대부분의 꿈과 달리, 적어놓은 이 경험의 자취는 지워지지 않고 접근 가능하게 남는다.

내 여행 다음 날 나는 기쁘게도 메리의 집으로 돌아가 두어 시간 "통합"을 해볼 수 있는 기회를 가졌다. 내 여행 이야기를 하고 그녀의 생각을 들어봄으로써 나에게 일어났던 일을 이해하고 싶었다. 여러분이 지금 읽는 것은 그 작업의 결과이자 소득이다. 여행 직후에는 내가 지금보다 훨씬 더 혼란스러웠기 때문이다. 지금 특정한 주제들이 강조된 꽤나 통일성 있는 서사처럼 보이는 내용이 원래는 일관성 없이 뒤섞인 이미지와 감각의 조각들이었다. 당시에는 실제로 말로 설명할 수 없는 경험을 말로 쓰고 문장으로, 그 다음에는 이야기로 다듬는 것이 그 경험에 폭력을 가하는 것처럼 느껴졌다. 하지만 그 밖의 대안은 말 그대로 아예 생각도 할 수가 없었다.

메리가 제단을 분해했으나 우리는 똑같은 의자에 앉아서 작은 탁자 너머로 서로를 마주보았다. 24시간 후, 나는 무엇을 배웠을까? 그것은 두려워할 필요가 없다는 사실이었다. 내 무의식 속에서 깨어나 나를 공격한 괴물은 없었다. 이것은 수십 년 전, 시애틀의 호텔방에서 일어난 그 무시무시한 순간까지 거슬러 올라가는 깊은 두려움이었다. 혼자서 너무 많은 대마초를 피운 나는 마지막 의지력까지 다 동원해 내가 돌이킬 수 없는 완전히 정신 나간 일을 하지 못하게 나 자신을 억눌러야만 했다. 하지만 여기 이 방에서 나는 경계를 완전히 풀었지만 무시무시한 일은 벌어지지 않았다. 내가 걱정했던 광기의 뱀이 기다리고 있다가 튀어나오거나 나를 아래로 끌어당기지는 않았다. 이건 이런 게 존재하지 않고, 나 자신이 심리적으로 내가 생각한 것보다 더 안정되어 있다는 뜻일까? 어쩌면 밤에 관한 사건이 바로 그것일지도 모른다. 나는 내가 아는 것보다 좀 더 할아버지를 닮았고, 내가 바라던 것만큼 깊거나 복잡하지 않다는 걸지도(자신의 얄팍함을 인지하는 것도 심오한 통찰에 해당할까?). 메리는 별로 그렇게 생각하지 않았다. "매번 여행할 때마다 또 다른 자신이 나오죠." 다음번에는 악마가 고개를 들 수도 있다는 거다.

내가 애를 쓰거나 혹은 완전히 녹아버리지 않고 자아의 해체에서 살아남았다는 건 감사할 만한 일이지만, 더 좋은 것은 현실에 가져올 만한 또 다른 유리한 사실, 내가 덜 신경증적이고 더 관대할 수 있다는 사실을 발견했다는 거다. "그것 하나만으로도 돈을 낼 가치가 있는 것 같네요." 메리가 말했고 나도 동의해야 했다. 하지만 24시간 후, 내 예전 자아가 제복을 입고 돌아와 순찰을 돌고 있으니 더 높은 관점을 잠깐 맛본 것이 장기적으로 어떤 이득이 될까? 메리는 지금과 다르고 덜 방어적인 자신이 되는 법을 맛보았으니 연습을 통해 사람들과 사건에 대한 나의 반응을 자아의 호전적인 통제에서 좀 더 완화하는 법을 배울 수 있을 거라고 말했다. "이제 다른 식으로 반응하는 걸, 혹은 아예 반응하지 않는 걸 경험해 봤잖아요. 그런 태도를 키울 수 있어요." 명상도 그렇게 하는 방법 중 하나라고 그녀는 말했다.

바로 이러한 관점을 통해, 내가 인터뷰했던 많은 자원자들이 두려움과 불안을, 흡연자들의 경우 중독을 극복할 수 있었던 것 같다. 맹렬한 반사 반응과 자기 자신의 이익이라는 궁색한 개념을 가진 자아의 폭압에서 잠시나마 해방되어, 키츠Keats의 "소극적 수용력negative capability", 즉 의심스럽거나 불명확한 상황에서 반사적으로 해답을 찾으려 하지 않고 그대로 머무는 능력의 극단을 경험하게 된다. 이러한 의식의 모드를 개발하고 이례적인 무아 상태(문자 그대로!)에 도달하기 위해서는, 우리의 주체성을 초월하거나, 같은 이야기지만 그 범위를 아주 넓혀 우리 자신뿐만 아니라 다른 사람들, 그리고 이 모든 것을 넘어서서 자연 그 자체를 받아들여야 한다. 이제 나는 사이키델릭이 어떻게 우리가 정확히 그런 행동을 하도록 도와주는지, 즉, 나 자신을 1인칭 단수에서 복수로, 그리고 그 너머까지 도달할 수 있게 도와주는지 이해한다. 사이키델릭의 영향하에서 우리가 서로 연결되어 있다는 느낌, 그 진부한 표현이 구체화되는 것이다. 화학 물질은 이런 관점을 수 시간 이상 지속시킬 수 없지만, 그 시간은 우리에게 어떤 일이 생기는지 지켜 볼 기회를 제공할 수 있다. 그리고 그런 상태에 머무르는 것을 연습할 기회 역시 제공한다.

한껏 들뜬 기분으로 메리의 아파트를 나오면서, 나는 소중한 어떤 것을 아주아주 가늘고 약한 실로 붙들고 있다는 느낌도 들었다. 내가 남은 평생은 고사하고 그 하루 동안 이 관점을 붙잡고 있을 수 있을지 의심스럽긴 했지만, 그래도 해볼 만한 가치는 있어 보였다.

여행 3 : 5-메톡시디메틸트립타민(혹은 두꺼비 독)

그렇다, "두꺼비"다. 좀 더 정확하게 말하자면 소노란 사막 두꺼비(인킬리우스 알바리우스Incilius alvarius), 또는 콜로라도강 두꺼비라고도 불리는 종의 독이다. 이 독에는 세상에서 가장 강력하고 빨리 활성화되는 향정신성 약물인 5-메톡시디메틸트립타민5-MeO-DMT이라는 분자가 들어 있다. 나도 그걸 들어본 적은 한 번도 없다. 하도 알려지지 않아서 2011년에야 연방 정부가 5-MeO-DMT을 규제 물질 목록에 올렸을 정도이다.

두꺼비 독을 피울 기회는 굉장히 갑작스럽게 찾아와서 이게 미친 짓인지 아닌지 결정할 여유도 별로 없었다. 내 정보원 중 한 명으로, 사이키델릭 가이드 자격증을 따려고 공부 중인 사람이 전화를 해서 서른다섯 살의 멕시코인 치료사이자 자신의 친구인 로시오를 만나보라고 초대했다. 그 사람은 로시오를 "아마 두꺼비에 관한 한 세계 최고의 전문가"일 거라고 말했다(그 직함에 대한 경쟁이 얼마나 치열할지는 잘 모르겠지만 말이다). 로시오는 멕시코 북부의 소노라주에서 두꺼비를 모아 독을 짜냈다. 그리고 이 물질의 법적 지위가 불분명한 멕시코와, 불법인 미국 양쪽 모두에서 사람들에게 약을 주었다(하지만 공식 레이더에는 나타나지 않는 것 같다).

로시오는 아프리카의 사이키델릭 식물 이보가iboga와 5-MeO-DMT의 조합으로 약물 중독자들을 치료하는 멕시코의 치료소에서 일하고 있었고,

굉장한 성공률을 보이는 모양이었다. 최근 몇 년 동안 그녀는 두꺼비계의 조니 애플시드가 되어 고체화한 독 캡슐과 분무기를 가지고 북아메리카 전역을 돌아다녔다. 나의 사이코너트 동료들이 늘어나면서 내가 만난 사람 중 두꺼비 독을 해본 적이 있는 사람은 다들 로시오를 통해 해본 거였다.

친구가 주선한 저녁 식사 자리에서 로시오를 처음 만났을 때, 그녀는 나에게 두꺼비에 대해서, 그리고 거기서 내가 무엇을 예상해야 할지에 대해 말해주었다. 로시오는 작고 예뻤고, 옷을 세련되게 입었으며, 어깨 길이의 검은 머리를 앞머리가 있고 얼굴을 감싸는 스타일로 잘랐다. 그녀는 잘 웃었고, 웃을 때면 한쪽 뺨에 보조개가 생겼다. 내가 예상한 것과는 전혀 다른 로시오는 샤먼이나 쿠란데라라기 보다는 도시의 전문직 종사자처럼 보였다.

미국에서 대학을 마치고 몇 년 동안 일을 하던 로시오는 5년 전에 방향을 잃고 멕시코의 집으로 돌아가 부모님과 함께 살았다. 그녀는 온라인에서 두꺼비에 대한 설명서를 읽고 이 두꺼비가 그 지역 사막의 자생종임을 알게 되었다(이 두꺼비의 서식지는 소노란 사막 북쪽 지대부터 애리조나에 이른다). 이 두꺼비는 일 년 중 9개월 동안 지하에서 살며 사막의 태양과 열기로부터 스스로를 보호하지만, 겨울이 오면 밤에 굴에서 나와 잠시동안 신나게 먹고 교미를 한다. 설명서에 상세하게 쓰여 있는 지시에 따라 로시오는 헤드램프를 쓰고 두꺼비 사냥에 나섰다.

"잡기 그리 어렵지는 않아요. 빛을 비추면 꼼짝 못하니까 그냥 잡으면 돼요." 그녀가 나에게 말했다. 피부가 우툴두툴하고 모래 색깔에 대략 남자 손바닥만 한 크기의 두꺼비는 목 양옆에 커다란 분비샘이 있고 다리에 좀 작은 분비샘이 있다. "튀는 걸 받게 앞에 거울을 대고 분비샘을 살짝 눌러요." 두꺼비는 독을 짠다고 딱히 이상이 생기지는 않는 모양이다. 하룻밤 사이에 독은 거울 위에서 말라서 갈색 설탕 색깔의 얇은 결정으로 변한다.

자연 상태에서 이 독은 유해하다. 두꺼비가 위협을 받는다고 느낄 때 분사하는 방어용 화학 물질이기 때문이다. 하지만 결정을 기화시키면 독성은 파괴되고 5-MeO-DMT만 남는다. 로시오는 사용자가 유리 파이프를 들이켜는 동안 그 안에서 결정을 기화시킨다. 내뱉을 새도 없이 게임 끝이다. "두꺼비는 굉장히 빠르게 퍼져서 처음에는 믿을 수 없을 정도로 강할 수도 있어요." 나는 로시오가 항상 두꺼비라고 동물화해서 말하고 분자명으로는 거의 부르지 않는다는 걸 알아챘다. "어떤 사람들은 꿈쩍도 하지 않아요. 또 어떤 사람들은 비명을 지르고 팔다리를 퍼덕거리죠. 특히 두꺼비가 트라우마를 끄집어내면요. 종종 그런 일이 생겨요. 몇몇은 토하기도 해요. 그리고 20분에서 30분쯤 지나면 두꺼비는 일을 마치고 사라지죠."

할지 말지 결정을 앞두고 나의 첫 번째 반응은 최대한 많은 자료를 읽는 거였다. 그날 밤 늦게 로시오는 나에게 이메일로 몇 개의 기사를 보내주었다. 하지만 건질 만한 게 별로 없었다. 이제는 과학자들이 광범위하게 연구하고 있고 많은 경우에 수백 년, 심지어 수천 년씩 사용되어 온 대부분의 다른 사이키델릭과 달리, 두꺼비는 1992년이 되어서야 서구 과학계에 알려졌다. 바로 앤드류 웨일과 웨이드 데이비스가 "신세계 향정신성 두꺼비의 정체"라는 논문을 출간한 때다. 그들은 마야 예술에서 개구리의 그림을 보고 그런 환상적인 생물체를 찾아봐야겠다고 마음먹었다. 하지만 그들이 찾은 향정신성 두꺼비는 마야 문명의 한참 북쪽에 살았다. 이 두꺼비들이 교역 물품이었을 수도 있지만, 두꺼비 독을 피우는 관습이 오래전부터 있었다는 증거는 전혀 없었다. 그러나 5-MeO-DMT는 몇몇 남아메리카 식물에도 있고, 일부 아마존 부족의 경우 주술적 의식에서 이 식물을 찧어 냄새를 맡기도 했다. 이 부족들 사이에서 이 코담배는 "태양의 정액"으로 알려져 있다.

두꺼비독이 지닌 잠재적인 부작용이나 위험한 약물 상호작용에 관한 정확한 의학적 정보는 거의 찾아볼 수 없었다. 연구가 별로 되지 않았기 때문이다. 내가 찾아낸 것은 온라인상의 수십 가지 체험 보고뿐이었는데 상당수가 무시무시했다. 또한 내가 디너파티에서 몇 번 만난 친구의 친구가 이 동네에 와 있으며, 그가 5-MeO-DMT를 해봤다는 사실도 알게 되었다. 두꺼비는 아니고 활성 성분의 합성 버전이었다. 나는 그녀를 점심에 초대해 뭔가 알아낼 만한 게 있을까 물어보았다.

"이건 사이키델릭의 에베레스트예요." 그녀는 내 팔을 꼭 붙잡으면서 거창하게 말했다. 올리비아는 아이가 둘 있는 50대 초반의 경영 컨설턴트였다. 나는 그녀가 동양 종교에 빠져 있다는 건 대강 알았지만 사이코너트였는지는 몰랐었다.

"준비를 해둬야 해요." 구운 치즈를 앞에 두고 그녀는 끔찍한 시작에 관해 이야기했다. "전 순수한 존재들의 영원한 세계로 순식간에 던져졌어요. 이 세계에는 사람도 없고, 어떤 종류의 생명체도 없고, 그저 순수한 존재뿐이에요. 그리고 그건 굉장히 거대했어요. 이전까지는 영원이 뭔지 몰랐죠. 하지만 여기는 3차원이 아니라 2차원 세계이고, 이류의 흥분이 지나가고 나자 전 제가 별처럼 이 영원한 우주에 고정되어 있다는 걸 알게 됐죠. 이게 죽음이라면 괜찮은 것 같아, 라고 생각한 게 기억나요. 그건…… 축복이었어요. 세상의 모든 것들 하나하나가 전부 다 사랑으로 만들어졌다는 느낌, 아니 지식을 얻었어요.

영원이 흐른 것 같겠지만 아마도 겨우 몇 분이 지나면 당신은 재조립되어 몸으로 돌아오게 돼요. 전 '키워야 하는 애들이 있어. 그리고 죽으면 영원한 시간이 있으니까'라고 생각했어요."

나는 그녀에게 누군가가 이런 신비 체험에 관해 이야기할 때면 늘 나를 물어뜯는 질문을 던졌다. "이게 그저 마약 체험이 아니라 순수하게 영적인 일이라고 어떻게 확신하죠?"

"그건 부적절한 질문이에요. 이건 내 눈앞에 밝혀진 사실이니까요." 그녀가 냉정하게 대답했다.

바로 이거다. 윌리엄 제임스가 신비 체험의 특징으로 설명했던 순이지적 특성. 나는 올리비아의 확신이 부러웠다. 그래서 직접 두꺼비를 피워보기로 결정했던 것 같다.

로시오와의 약속 전날 밤, 나는 당연히 잠을 잘 수가 없었다. 그래, 처음 두 번의 여행을 온전하게 마쳤고, 그렇게 할 수 있었던 것에 감사하고, 내가 이전에 생각하던 것보다 육체적으로나 정신적으로나 더 강하다는 생각을 갖고 돌아왔다. 하지만 이제 오랜 두려움이 전부 다 돌아와 밤새 나를 괴롭혔다. **에베레스트!** 내 심장이 오르막의 처음 끔찍한 순간을 버틸 수 있을 정도로 튼튼할까? 내가 미칠 가능성이 얼마나 될까? 적긴 하겠지만, 0은 아닐 것이다. 그렇다면 이건 완전히 정신 나간 짓일까? 좋은 면을 보자면, 무슨 일이 벌어지든 30분 안에 끝날 것이다. 나쁜 면은 모든 것이 30분 안에 끝날 수 있다는 거다.

해가 떠오르자, 일단 만나고 나서 결정하기로 마음먹었다. 나의 두려움에 대해 털어놓자 로시오는 내 차례가 되기 전에 다른 사람과 하는 작업을 봐도 된다고 허락해주었다. 이러한 말을 듣자, 그녀의 예상대로 나는 안심할 수 있었다. 내 앞의 사람은 거의 효과를 보지 못한 대학생으로, 두꺼비를 전에 한 번 해봤고 로시오의 파이프를 한 번 빤 다음 매트리스 위에 누워서 30분 동안 얌전히 낮잠을 자는 것처럼 여행을 했다. 그는 실존적 공포는 고사하고 불안 증세조차 보이지 않았다. 다 끝난 다음에도 완벽하게 괜찮은 것 같았다. 자신의 정신에 많은 일이 일어났다고 말했지만, 겉보기에 그의 몸은 거의 동요하지 않았다. 좋아. 죽거나 미칠 가능성은 낮은 것 같다. 나도 할 수 있을 것 같았다.

내가 매트리스 위에 자리를 잡자 로시오는 나를 앉히고서 미리 준비해둔 결정 캡슐을 유리병 안에 넣고 파이프에 끼웠다. 그녀는 나에게 두꺼비에게 감사를 표하고 내 목적을 생각하라고 말했다(두꺼비가 나에게 가르쳐줘야 하는 보편적인 것이면 된다). 로시오는 부탄 가스로 병 아래에 불을 피웠고 하얀 연기가 빙빙 돌며 유리를 채우는 동안 나에게 파이프로 짧게 끊어가며 공기를 들이켜라고 알려줬다. "그러다가 크게 들이켜고서 그걸 최대한 오래 머금고 있어요."

나는 공기를 들이켠 기억이나 매트리스에 누워 담요를 덮은 기억조차 없다. 갑작스럽게 엄청난 양의 에너지가 내 머릿속을 채웠고, 요란한 소리가 들렸다. 내가 준비했던 단어를 간신히 내뱉었던 것 같다. "믿어"와 "항복해" 였다. 이 단어들은 나의 만트라가 되었지만, 이 정신적 슈퍼태풍 앞에서는 종잇조각처럼 완전히 애처롭게 느껴졌다. 공포가 나를 사로잡았다. 그러다가 비키니 환초(미국이 1950년대에 핵실험을 했던 장소 - 옮긴이) 위에 지어놓은 허술한 나무집이 핵폭발 실험에 날아가는 것처럼 "나"는 사라졌다. 더는 내 머릿속으로만 한정할 수 없는 폭발적인 힘에 산산이 조각나서 날아갔다. 머리까지 폭발하며 세상에 존재하는 모든 것이 되어버렸다. 이게 뭐든 간에 환각이 아니었다. 환각이란 현실과 참고 대상, 그리고 그걸 갖고 있는 존재가 있다는 걸 의미한다. 하지만 지금은 그 어떤 것도 남아 있지 않았다.

불행히도 공포는 "나"가 소멸되어도 사라지지 않았다. 이 경험을 인식하게 만드는 게 무엇이든 간에, 내가 버섯에서 처음 경험했던 자아 이후의 의식은 이제 공포의 불길 속에 사라졌다. 사실 우리에게 "내가 존재한다"고 말해주는 모든 기준이 소멸되었지만, 나에게는 여전히 의식이 남아 있었다. "이게 죽음의 느낌일까? 그럴 수 있나?" 더 이상 생각을 할 만한 주체가 없는데도 그런 생각이 들었다.

이건 설명할 수가 없다. 사실 불꽃도 없고, 폭발도 없고, 열핵 폭풍도 없었다. 내 정신 속에서 벌어지는 일을 차분하게, 공유할 수 있는 개념으로 이야기하기 위해 애써 비유를 해본 것이다. 일이 벌어지는 동안에는 일관된 생각 같은 건 없고 오로지 순수하고 무시무시한 감각밖에 느껴지지 않았다. 나중에야 이게 신비주의자들이 두려운 신비*mysterium tremendum*라고 부르는 것이 아닐까 하는 생각이 들었다. 이것은 인간이 경탄으로 몸을 떠는, 눈부시고 견딜 수 없는 신비(신, 다른 궁극의 존재, 또는 절대자에 관한)를 말한다. 헉슬리는 이것을 "대부분의 시간을 아늑한 상징의 세계에서 사는 데 익숙하던 정신이 견뎌야 하는, 그보다 훨씬 큰 현실의 압박 속에 존재가 압도되고 해체되는"[10] 두려움이라고 설명했다.

아, 아늑한 상징의 세계로의 복귀라!

나는 계속해서 두 개의 비유 중 하나로 돌아가고 있었고, 그 이후에는 모든 단어나 비유나 상징이 다 그렇듯이 이들 비유 역시 필연적으로 내 경험을 변형시켰다.* 그러나 그 덕분에 내가 그 그림자라도 붙잡고 이를 공유할 수 있게 된 것도 사실이다. 첫 번째는 로켓이 이륙한 후 그 바깥에 있는 이미지였다. 거대한 원통형 물체가 연이은 구름층을 뚫고 엄청난 속도로 빠르게 고도를 높여 올라가는 동안 나는 그것을 양손으로 붙잡고 다리로 꽉 끌어안고 있었다. 빠르게 커지는 관성의 힘이 내 살을 붙잡고 늘어졌고 내 얼굴을 팽팽하게 아래로 당겼다. 지구의 손길에서 벗어나기 위해 애를 쓰는 동안

---

* 헉슬리의 동시대인으로, 그와 마찬가지로 자신의 사이키델릭 체험에 대해 글을 썼던 앙리 미쇼Henri Michaux는 해석의 범주를 넘어섰다고 생각하는 것을 이해하기 위해 비유를 하는 대신 전혀 다른 방법을 택했다. 그는 자신의 책 『비참한 기적Miserable Miracle』에서 "나에게 더욱 흥미롭게 만들기 위해서, 또는 독자들에게 합리적이도록 만들기 위해서가 아니라면 그 경험을 변형시키거나 상상하려 하지 않고 무슨 일이 벌어지는지 있는 그대로에 집중하려"했다. 책은 간간이 뛰어난 모습을 보이지만, 긴 부분은 읽을 수 없다. "나는 더 이상 글에 통제권이 없다. 더 이상 글을 어떻게 다뤄야 할지 모르겠다. 글이여 안녕!" 그가 무슨 뜻으로 말하는 건지 알겠지만 나는 내 설명에서 어느 정도 경험을 변형시키는 걸 감수해야 한다 해도 계속해서 글을 쓰려 한다.

동체는 거의 부서지기 직전까지 떨렸고, 로켓이 희박해지는 공기를 관통하며 일으키는 마찰력에 귀가 멍멍해지는 굉음이 울리고 있었다.

대충 이런 느낌이었다.

또 다른 비유는 빅뱅인데, 우리의 친숙한 세계에서 무언가가 존재하기 전으로 되돌아가는 거꾸로 된 빅뱅이었다. 시간도, 공간도, 물질도 없고 오로지 순수하게 무한한 에너지만이 존재하던 때로, 파동 형태의 물결이라는 불완전함이 에너지의 우주에 시간과 공간, 물질을 만들어내기 이전으로 돌아갔다. 140억 년 전으로 빠르게 돌아가면서 나는 현실의 차원들이 하나하나 무너져 아무것도, 존재조차도 남지 않게 되는 것을 보았다. 모든 것을 집어삼키는 굉음뿐이었다.

그야말로 끔찍했다.

그러다가 갑자기 모든 것이 순수한 힘의 무無로 돌아가며 반전이 일어났다. 우리 우주의 구성 요소들이 하나씩 차례로 재구성되기 시작했다. 우선 시간과 공간의 차원이 돌아왔고, 여전히 사방에 흩어져 조각나 있는 나의 뇌에 적당한 위치를 알려주었다. 여기로 가야 해! 그다음에는 오래된 슬리퍼를 신는 것처럼 친숙한 "나"에게 다시 들어갔고, 잠시 후 내 몸이라고 인식되는 것이 재조립되기 시작했다. 현실이라는 영화가 이제 거꾸로 돌아가고 있었다. 열핵이 폭발하면서 존재라는 커다란 나무가 폭발하고 사방으로 흩어졌던 이파리들이 갑자기 다시 날아돌아와 환영하는 현실의 팔로 달라붙는 것처럼 말이다. 존재의 질서가 복원되었고, 거기에는 나도 포함되어 있었다. 나는 살아 있었다!

친숙한 현실로 내려오고 다시 들어오는 것은 내가 예상한 것보다 빨랐다. 떨리는 이륙의 고통을 겪고 나서 나는 둥둥 떠서 궤도로 들어가는 걸 예상했다. 황홀한 별처럼 창공에 자리를 잡을 거라고! 그러나 아, 나의 비행은 최초의 수성 우주비행사들처럼 궤도에 오르지 못하고 영원한 우주의 평정을 건드리기만 한 채 지구로 도로 떨어지는 호를 그렸다.

하지만 나 자신이 자아를, 그리고 육체를 재구성하는 동안에, 내 손으로 내 다리를 쓰다듬고 담요 아래서 움찔거리며 나의 존재를 확인하고 있는 동안에, 나는 황홀감을 느꼈다. 내가 느껴본 중에서 가장 행복했다. 하지만 이 황홀감은 독특한 것이 아니었다. 내가 방금 겪어야 했던 공포와 똑같으면서 정반대인 반응에 가깝고, 성스러운 선물이라기보다는 참을 수 없는 고통이 중단된 데서 나오는 쾌감 같은 거였다. 그러나 안도감은 거의 우주만큼 넓고 깊었다.

내 몸을 재발견하자, 나는 무릎을 들어 올리고 싶은 설명할 수 없는 충동을 느꼈다. 무릎을 들어 올리자마자 무언가가 다리 사이에서 바깥으로 밀려 나오는 것이 느껴졌지만, 딱히 노력이 필요하거나 고통이 느껴지지는 않았다. 그것은 소년이었다. 어린 나. 바로 그렇게 느껴졌다. 죽었던 내가 이제 새로 태어나고 있었다. 하지만 이 새로운 존재를 자세히 살펴보자마자 그것은 매끄럽게 내 아들 아이작으로 변했다. 지금까지 엄마만이 아기에게 가졌던 완벽한 육체적 친밀감을 아버지가 경험하게 된 것이 얼마나 행운이고 얼마나 놀라운지! 내 아들과 나 사이를 갈라놓고 있던 공간이 이제 사라졌고, 뺨을 타고 따뜻한 눈물이 흐르는 게 느껴졌다.

그다음에는 엄청난 감사의 마음이 밀려들었다. 무엇에 대해서? 다시금 존재에 대해서였다. 아이작과 주디스의 존재에 대해서, 그리고 그보다 훨씬 더 근본적인 것에 대해서. 생전 처음으로 존재한다는 사실 그 자체에 대해서, 그게 무엇이든 간에 존재한다는 사실에 대해 감사하게 되었다. 그냥 당연한 일이 아니라 이제는 이것이 엄청난 기적인 것처럼, 다시는 당연하게 받아들이지 않겠다고 다짐했다. 모두가 "살아 있음being alive"에 감사하지만, "살다alive"에 넛붙는 현재 진행형에 대해 감사를 표하는 사람이 누가 있을까? 나는 "있다being"는 그 자체조차 없는 세계에 다녀왔다. 이제 아무것도 없는 게 아니라 무언가가 있다는 게 얼마나 큰 선물(그리고 신비)인지 절대로 잊지 않겠다고 맹세했다.

나는 낯익고 좀 더 마음에 드는 정신 공간으로 들어왔다. 여전히 비틀거리기는 해도 생각을 합치고 여기저기로 방향을 지시할 수 있는 곳으로 말이다(생각의 수준에 대해서까지는 아무 말 않겠다). 폐 속으로 연기를 들이켜기 전, 로시오는 두꺼비를 만난 모든 사람에게 했듯이 이 경험에서 "화해의 선물"을 찾아보라고 말했다. 내가 가져와 내 인생에서 유용하게 쓸 만한 아이디어나 결심 같은 것 말이다. 내 경우에는 존재에 대한 의문과 그 반대 단어인 "하다doing"를 어떻게 받아들일 것인지로 결정했다. 나는 굉장히 중요하게 느껴지는 이 이원론에 대해 명상을 했고, 내가 내 인생에서 후자에 너무 집착하고 전자에는 별로 신경을 쓰지 않았다는 결론을 내렸다.

사람들이 무언가를 해내기 위해 "하다"에 치중하는 것은 사실이지만, 그저 "있다"는 것에도 엄청난 가치와 정신적 이득이 있지 않을까? 행동하는 것보다 생각하는 것에? 나는 조용히 있고, 다른 사람들을 내가 보는 방식대로(불완전하게) 받아들이고, 미개발된 나 자신과 함께 있는 것을 연습할 필요가 있다는 생각을 했다. 지금 이 순간을 바꾸려 하지 않고, 심지어는 설명하려고도 하지 않고 그냥 음미하는 것(헉슬리도 매스칼린 여행에서 같은 깨달음으로 고민했다. "누군가가 이런 것을 본다면, 절대로 다른 것을 하고 싶어 하지 않을 것이다"[11]). 이 기분 좋은 사색의 물줄기를 타고 내려가는 지금도, 나는 해안으로 올라와 로시오에게 나의 엄청난 깨달음에 대해 말하고 싶은 욕망을 억눌러야만 했다. 안 돼! 나는 나 자신에게 말했다. 그냥 그대로 있어.

주디스와 나는 전날 밤에 말다툼을 했는데, 그로 인해 이러한 구분이 가능해지고, 내가 그냥 있는 것을 견디지 못한다는 것을 깨달았다. 그녀는 자신의 인생에서 마음에 들지 않는 뭔가에 대해서 불평을 했고, 나는 그냥 위로를 하고 그녀, 그리고 그녀의 딜레마와 함께 있어주는 대신에 즉시 그녀가 그걸 고치기 위해 할 만한 실행 목록을 작성했다. 하지만 이건 그녀가 원하는 것도, 그녀에게 필요한 것도 아니었다. 그녀는 화를 냈다. 이제 나는 그녀를 도우려던 나의 노력이 왜 그녀에게 상처가 되었는지 확실하게 알 수 있었다.

그러니까 내 화해의 제안은 이거였다. "있다"에 치중하고 "하다"는 줄이는 것. 하지만 그렇게 생각을 하자마자 문제가 있다는 걸 깨달았다. 아주 큰 문제였다. "하다"보다 "있다"에 치중하겠다는 결심 자체가 무언가를 하는 거 아닌가? 개념 전체에 대한 배신이지 않나? "있다"의 진정한 전문가라면 결심을 한다는 생각조차 하지 않을 것이다! 나는 철학적 매듭에 꽁꽁 묶여버렸다. 내가 그만큼 똑똑하지 않거나 제대로 깨달음을 얻지 못해서 풀어낼 수 없는 패러독스나 선문답을 만들어 버린 것이다. 내 인생에서 가장 충격적인 경험 중 하나로 시작되었던 것이 30분 후에 허탈한 웃음으로 끝나고 말았다.

몇 달이 지난 지금도 나는 여전히 이 마지막 여행을 어떻게 생각해야 할지 잘 모르겠다. 그 롤러코스터 같은 내용, 즉 끔찍했던 절정과 빠르게 뒤따라온 대단히 달콤한 대단원은 이야기, 혹은 여행의 구조를 뒤집어 버렸다. 이전의 내 모든 여행에 있었고, 우리가 경험을 이해하기 위해 기반으로 삼는 시작, 중간, 끝이 없었다. 이런 사실과 그 어마어마한 속도는 여행으로부터 그리 많은 정보나 지식을 얻는 걸 어렵게 만들었다. 존재의 중요성에 관한 (고전적) 사이키델릭 특유의 진부한 사실을 제외하면 말이다(두꺼비를 경험하고 며칠 후에 나는 제임스 패디먼에게 받은 옛날 편지를 우연히 다시 보았다. 그것은 오싹하게도 이런 문장으로 끝났다. 이 문장이 시처럼 스크린에 떠 있는 모습을 상상해 보라. "당신이 무엇을 하든 / 가끔씩 멈춰서 / 그냥 / 아무 일도 하지 않으면 좋겠군요").

통합 세션은 피상적이어서 두꺼비의 교훈이 뭔지 나 혼자 알아내는 수밖에 없었다. 내가 영적이거나 신비적인 체험을 조금이라도 했나? 아니면 내 정신 속에서 일어난 일이 그저 이 기묘한 분자의 부수적 현상일 뿐일까(아니면 둘 다일까)? 올리비아의 말이 머릿속을 울렸다. "그건 부적절한 질문이에요. 이건 내 눈앞에 밝혀진 사실이니까요." 나에게는 어떤 사실이 밝혀졌지?

나는 어디서부터 시작해야 할지 몰랐지만, 홉킨스 및 연구 자원자들의 경험과 내 경험을 비교해 보는 게 도움이 될지 모르겠다고 생각했다. 나는 과학자들이 피험자들에게 채우라고 준 신비 체험 질문지Mystical Experience Quentionnaires, MEQs* 중 하나를 해 보고 내 경험이 거기에 맞는지 알아보기로 했다.

MEQ는 심리학자들과 철학자들이 신비 체험의 전형이라고 여기는 생각, 이미지, 감각 등 서른 가지 정신적 현상을 평가하게 했다(질문은 윌리엄 제임스, W.T. 스테이스, 월터 팡케의 연구를 바탕으로 뽑은 것이다). "당신의 세션 전체를 돌이켜보고…… 어느 때든 당신이 경험한 다음 현상에 대해 여섯 단계로 점수를 매기시오"(0은 "전혀 없음"이고 최고점인 5는 "내 평생 그 어느 때보다 크다"이다).

몇몇 항목은 점수를 매기기 쉬웠다. "평소의 시간 감각을 잃음." 5점. "감탄함." 으흠, 이것도 5점. "경험을 말로 적절하게 묘사할 수 없다고 느낌." 맞아, 또 5점. "직관적 수준에서 경험한 통찰 있는 지식을 얻음." 흐음. 존재에 대한 진부한 얘기도 그렇게 칠 수 있겠지. 3점 정도? 하지만 이 문항에 대해서는 어떻게 해야 할지 알 수가 없었다. "영원이나 무한을 경험했다고 느

---

* 정확히 말해서 나는 개정판 신비 체험 질문지인 MEQ30을 했다.

낌." 시간이 없어지고 공포가 나를 사로잡았던 때 느낀 것보다 좀 더 긍정적인 뭔가를 의미하는 문장 같다. 나는 0점으로 결정했다. "당신 개인의 자아가 더 큰 전체에 융합되는 경험." 역시 핵폭발과 하나가 되던 감각을 묘사하는 지나치게 근사한 방식 같았다. 융합보다는 분열 같았지만, 뭐 좋아. 나는 4점을 주었다.

그런데 이건 어떻게 하지? "궁극적 현실과 만났다는 확신(체험 중 어느 시점에 진정한 진짜가 무엇인지 '알고', '보게' 되었다는 의미)." 내가 그 경험에서 어떤 확신(예를 들면 "있다"와 "하다"에 관한 것)을 갖게 되기는 했지만, 이걸 "궁극적 현실"을 만난 거라고 하기는 어려울 것 같았다. 그게 뭔지 정확하게는 모르겠지만. 비슷하게 몇 가지 다른 항목들도 포기하고 싶은 기분을 불러일으켰다. "대단히 성스럽고 신성한 것을 경험했다는 느낌"(아니다)이나 "'모든 것이 하나다'라는 통찰을 경험함"(그렇긴 하지만 좋은 방식으로는 아니었다. 모든 것을 집어삼키는 정신적 폭풍 한가운데에서는 구분과 다양함보다 더 중요하게 여겨지는 것도 없었다) 등이다. 이런 항목 몇 가지에 점수를 매기려고 애를 쓰며 나는 이 설문이 내가 느낀 것과 전혀 일치하지 않는 결론으로 나를 이끈다는 생각이 들었다.

하지만 나는 점수를 합산해 보고 나서 깜짝 놀랐다. 61점이 나왔고, 이건 "완전한" 신비 체험의 기준을 1점 넘는 점수였다. 그러면 그게 신비 체험이라는 건가? 내가 신비 체험이라고 예상한 것과는 전혀 다른 느낌이었는데. 나는 MEQ가 두꺼비와 나의 만남을 정확히 알아내기에는 형편없는 잣대라는 결론을 내렸다. 결과는 정신적 부수물일 뿐이니까 내버리는 게 맞다고 생각하기로 했다.

하지만 설문에 대한 나의 불만이 두꺼비 체험의 본질적 특성, 즉 그 순수한 강렬함과 기이한 형태의 관계가 있는지 궁금했다. 어쨌든 그건 설계된 것이 아니니까. 실로시빈 여행을 평가하기 위해 같은 설문을 했을 때에는 좀 더 잘 맞는 것 같고 현상에 대해 점수를 매기는 것도 훨씬 쉬웠기 때문이다. 예를 들어 첼로 이미지를 떠올려보면 나는 그것을 쉽게 "(나의) 개인적 자아가 더 큰 전체에 융합되는 느낌"이라고 대답할 수 있고, "(내가) 대단히 성스럽고 신성한 것을 경험했다는 느낌"과 "영적 정점에 있다"는 것, 심지어는 "궁극적 현실에서 통합을 경험함"까지 대답할 수 있다. 맞고, 맞고, 맞고, 또 맞다. 이런 화려한 형용사들에 대해 내가 맞다고 대답한다고 해서 그게 초자연적인 현실을 믿는다는 의미는 전혀 아니다.

메리와 함께 했던 나의 실로시빈 여행은 신비 체험 질문지에서 66점을 받았다. 왠지 모르게 나는 내 점수가 우습게도 자랑스러웠다(또다시 나는 있으려고 노력한다). 그런 경험을 하는 것이 나의 목표였고, 적어도 과학자들에 따르면 나는 신비 체험을 한 거다. 하지만 내가 신이나 의식의 우주적 형태, 또는 어떤 마법 같은 것을 조금이라도 믿게 만들지는 못했다. 이유는 모르겠지만 나는 이 모든 일이 생길 거라고 예상(희망?)했었는데 말이다.

어쨌든 뭔가 새롭고 심오한 일이 나에게 벌어졌다는 데에는 의문의 여지가 없다. 내가 영적이라고 부를 준비가 되어 있는 그런 일이다. 완벽하게 입증된 건 아니지만 말이다. 나는 항상 영성이 내가 한 번도 공유하지 못했던 믿음이나 신념 같은 거고, 거기서부터 영성이 흘러나올 거라고 생각했던 것 같다. 하지만 이제는 꼭 그래야만 하는 걸까 하는 의문이 들었다.

나는 직접 이 여행을 하고 나서야 NYU 암 환자 디나 베이저Dinah Bazer를 인터뷰한 후 느꼈던 당혹스러움을 이해할 수 있었다. 그녀는 실로시빈 여행을 시작할 때와 마찬가지로 여행이 끝난 후에도 확고한 무신론자였고, 이 사실은 나에게 매우 역설적으로 느껴졌기 때문이었다. 베이저는 죽음에 대한 두려움이 사라지던 여행의 절정에 대해 "신의 사랑에 푹 잠긴" 느낌이었다고 묘사했지만, 그래도 여전히 무신론을 확고하게 가진 채로 돌아왔다. 어떻게 사람이 같은 뇌에 두 가지 상충된 개념을 가질 수 있지? 이제는 알 것 같다. 그녀가 경험한 넘치는 사랑은 형언할 수 없이 강렬했을 뿐만 아니라 어떤 개인이나 세속적 목적에 연결되어 있지 않았고, 순수하게 무상無相이었던 것이다. 그야말로 은총이었다. 그러니까 이런 선물의 위대함을 어떻게 전달할 수 있을까? "신"이 아마도 유일한 단어였을 것이다.

내가 나 자신의 경험을 평가할 때의 문제 중 일부는 또 다른 크고 거창한 단어인 "신비주의적"이라는 말과도 관련이 있다. 이것은 보통의 이해력이나 과학의 범주를 넘어서는 경험을 의미하며, 초자연적인 느낌이 줄줄 흐른다. 하지만 나는 이 특별한 인간적 경험에 대한 단어를 찾고 이해하기 위해서, 그리고 문자 그대로 수천 년 동안 수많은 위대한 지성들이 엄청난 연구를 했다는 이유 때문에라도 신비주의적이라는 말을 버리는 건 잘못되었다고 생각한다. 이 지성들의 증언을 읽어보면 그들의 묘사에서 놀랄 만큼 공통점을 찾을 수 있다. 설령 평범한 우리는 그들이 도대체 무슨 말을 하는지 전혀 이해하지 못한다 해도 말이다.

신비주의 학자들에 의하면, 이런 공통된 특징은 일반적으로 자신을 포함한 모든 것들을 아우르는 통합의 비전을 포함한다("모든 것이 하나다"라는 문장으로 표현된다). 자신이 인지하는 것에 대한 확신("내 눈앞에 밝혀진 사실이니까요"), 기쁨, 축복, 만족감, 우리가 세상을 체계화할 때 기반으로 삼는 범주, 예를 들면 시간과 공간이나 자신과 다른 사람 등을 초월하는 느낌, 자신이 이해한 것이 무엇이든 간에 성스럽고(워즈워드는 의미와 "훨씬 깊게 혼합된 것들"이라고 말했다), 때로는 자기모순적(자신은 사라지지만 한편으로 의식은 머문다)이라는 사실 등이다. 마지막은 이 경험이 말로 설명할 수 없다는 확신이다. 그 힘을 전달하기 위해 수천 가지 단어를 늘어놓는다 해도 말이다(사실이다).

내가 여행을 하기 전에는 이런 단어와 문장이 나를 냉담하게 만들었다. 대단히 이해하기 힘들고, 마치 유사종교의 헛소리처럼 들렸기 때문이다. 그러나 이제 이 말은 인식할 수 있는 현실을 그린다. 마찬가지로 한때 너무 과장되고 추상적이어서 대충 넘겨 가며 읽었던(대체로 안 읽었다) 문학의 신비주의적 구절들을 이제는 저널리즘의 변종으로 읽고 있다. 다음은 19세기의 사례 세 가지이지만, 어느 세기에든 이런 것을 찾을 수 있다.

겨울철 뉴잉글랜드 공원을 지나가던 랄프 왈도 에머슨이 『자연Nature』에서 쓴 글이다.

> 벌거벗은 땅 위에 서서 - 나의 머리는 쾌활한 바람에 씻기고 무한한 공간 속으로 떠오르고 - 모든 사악한 자아주의는 사라진다. 나는 투명한 안구가 된다. 나는 무無다. 나는 모든 것을 본다. 보편적 존재의 흐름이 나를 휘감는다. 나는 신의 일부이거나 조각이다.[12]

혹은 월트 휘트먼이 쓴 『풀잎Leaves of Grass』 초판(훨씬 짧고 훨씬 신비주의적인)의 초반 몇 줄이다.

> 내 주위로 빠르게 솟아올라 퍼지는 평화와 기쁨과
> 지구상의 모든 예술과 논쟁을 지나가는 지식.
> 그리고 나는 신의 손이 내 오른편 첫 번째임을 알고,
> 신의 영혼이 나의 첫 번째 형임을 알고,
> 세상에 태어난 모든 남자들이 나의 형제임을 안다
> ……그리고 여자들은 나의 자매이자 연인이고,
> 창조의 내용골* 은 사랑임을 안다.[13]

---

* 선박 용어로, 선체 구조를 이루는 구성 요소이다.

그리고 알프레드 테니슨 경이 어린 시절부터 종종 겪은 "깨어 있는 트랜스"에 관해 편지에서 묘사한 내용도 있다.

갑자기, 개인성의 강렬한 의식 속에서 나온 것처럼, 개인성 그 자체가 용해되고 끝없는 존재 속으로 사라지는 것 같습니다. 이것은 혼란스러운 상태가 아니라 명료하디 명료하고 확실하디 확실합니다. 말로 도저히 설명할 수 없고, 죽음이 거의 우스꽝스러울 정도로 불가능한 곳입니다. 개성의 상실은(만약에 그런 거라면) 소멸이 아니라 유일하게 진실된 삶인 것 같습니다.[14]

나에게서 바뀐 것은 이제 내가 이 작가들이 무슨 이야기를 하는지 정확히 이해할 수 있다는 것이다. 어떤 식으로 이루었든, 어떤 식으로 해석하든 간에 이것은 그들 자신의 신비 체험이다. 이전까지 아무 의미도 느껴지지 않았던 그들의 단어가 이제는 새로운 관계의 빛줄기를 내뿜거나 최소한 이제 내가 그것을 받아들일 수 있는 위치에 있게 되었다. 이런 방출은 우리 세계에 항상 존재하고 문학과 종교를 타고 흘렀지만, 전자기파처럼 일종의 수신장치가 없으면 이해할 수 없는 것이다. 그리고 내가 이제 그런 수신장치가 되었다. 한때 내가 과도한 관념이자 과장법으로 그냥 넘겼을 "끝없는 존재" 같은 구절이 이제는 구체적이고 심지어 친숙한 것을 전달한다. 지난 60년 동안 닫혀 있었던 인간 경험의 세계로 가는 문이 내 앞에 열렸다.*

하지만 내가 그 문을 통과해 그 안으로 들어갈 자격을 얻었을까? 에머슨의 신비 체험에 관해서는(또는 휘트먼이나 테니슨의 경험에 관해서는) 모르겠

---

* 혹은 최소한 55년이라고 헤아 할지도. 어린아이들은 이런 종류의 경험에 접근할 준비가 되어 있으니까. 다음 장에서 설명할 것이다.

지만, 내 경험은 화학 물질 덕분이다. 이건 속임수가 아닐까? 아마 아닐 것이다. 모든 정신적 경험은 뇌의 화학 물질로 이루어지는 것 같으니까. 심지어는 "초월"마저도 그렇다. 이 화학 물질들의 계보가 얼마나 중요할까? 알고 보면 자연계와 인간의 뇌에는 똑같은 분자가 흐르고 있어서 거대한 트립타민의 바다 속에서 우리 모두를 묶어준다. 그렇다면 이 외인성 분자는 덜 기적적일까?(버섯이나 식물이나 두꺼비에서 나왔을 경우 말이다!) 환영을 보게 되는 원천이 자연에서 나온 것, 다른 생명체가 주는 선물이라는 사실을 더욱 의미 있게 여기는 문화권이 많다는 점은 기억해둘 만하다.

내가 경험한 것, 이제 공식적으로 인증받은 나의 신비 체험에 대한 나 자신의 해석은 여전히 적당한 단어를 찾는 과정에 있다. 하지만 내가 보고 느낀 것들을 묘사하는 데에 "영적"이라는 단어를 쓰는 건 아무렇지도 않다. 초자연적인 방향으로 받아들이지만 않는다면 말이다. 나에게 "영적"이라는 것은 자아의 목소리가 낮아지거나 조용해졌을 때 솟아나는 일종의 강력한 정신적 현상에 붙일 수 있는 적당한 이름이다. 적어도 이 여행들은 나에게 한때 굉장히 친숙했지만 돌이켜보면 참 이상했던 정신적 구조물이, 우리 외부 또는 정신 안의 어떤 놀랍고 새로운 경험의 차원과 우리 자신 사이에 서 있는 모습을 보여주었다. 이 여행들은 나에게 불교 신자들이 우리에게 말하려 했으나 내가 전혀 이해하지 못했던 것을 보여주었다. 의식에는 자아 이상의 것들이 많이 있고, 자아가 입을 다물기만 하면 우리도 그것을 볼 수 있다는 사실 말이다. 그리고 자아의 용해(또는 초월)는 두려워할 필요가 없는 일이다. 사실 이것은 영적 발전을 이루기 위해 꼭 필요한 전제조건이다.

그러나 정신적 활동의 주도권을 잡으려고 고집하는 내적 신경증 환자와도 같은 자아는 약삭빨라 투쟁 없이 권력을 포기하지 않는다. 자신이 없으면 안 된다고 생각하는 자아는 여행 전이든 도중이든 간에 사라지는 것에 맞서서 싸울 것이다. 그게 바로 나의 자아가 각각의 여행 전 며칠 동안 잠 못드는 밤에 한 일이었던 것 같다. 나에게 내가 선택한 행위가 모든 것을 위태롭게 만드는 거라고 설득하려고 했던 것이다. 사실 내가 위태롭게 한 거라고는 자아의 통치권밖에 없는데 말이다.

헉슬리가 정신의 "잠금 밸브"(우리의 의식적 지각에 들여놓은 세상을 가능한 한 많이 제거하는 능력)에 대해서 이야기했을 때, 그는 자아에 관해 이야기한 것이다. 그 인색하고 방심하지 않는 보안요원은 가장 좁은 범위의 현실, 다시 말해 "우리가 살아가는 데에 도움이 될 만한 종류의 쥐꼬리만 한 의식의 흐름"만을 인정한다. 자아는 자연 선택이 귀중하게 여기는 모든 활동을 정말로 훌륭하게 해낸다. 남보다 앞서가고, 호감과 애정을 받고, 음식을 먹고, 사랑을 나누는 것들 말이다. 우리가 임무를 완수하게 만드는 자아는 우리를 당면한 일에서 산만하게 만드는 모든 것에 대한 가차 없는 편집자다. 설령 우리 정신 안의 추억이나 강렬한 감정, 혹은 세상의 새로운 것들에 대한 우리의 접근을 통제해야 한다 해도 말이다.

자아는 주체라는 선물을 혼자만 갖고 싶어해서 세상의 다른 것들은 객체화하는 경향이 있다. 그래서 저 바깥에 영혼과 정령들의 세상(그저 우리 자신 말고도 다른 주체가 존재한다는 의미이다)이 존재한다는 사실을 알아보지 못하는 것이다. 내 자아의 목소리가 실로시빈으로 조용해진 다음에야 나는 내 정원의 식물에도 정령이 있다는 사실을 감지할 수 있었다(19세기 캐나다의 심리학자이자 신비주의자였던 R. M. 버크의 말을 빌리자면, "나는 우주가 죽은 물질들로 이루어진 것이 아니라 정반대로 살아있는 '존재'로 이루어졌음을 보았다"[15]). "생태학"과 "공진화"는 같은 현상에 대한 과학적 명칭이다. 각각의 종은 다른 대상에 영향을 미치는 주체인 것이다. 하지만 이 개념이 감정이라는 살을 얻으면 나의 첫 번째 실로시빈 여행에서 그랬던 것처럼 "더욱 깊이 혼합된다." 나는 기꺼이 그 여행을 영적 체험이라고 부르겠다. 나의 여러 번의 사이키델릭 통합들도 마찬가지이다. 바흐의 첼로 모음곡, 내 아들 아이작, 할

아버지 밥, 직접 다가와서 포옹했던 모든 정령들. 그때마다 매번 감정이 흘러넘쳤다.

그러니까 영적 경험은 단순히 "모든 비열한 자아주의가 사라질" 때 정신에 활짝 열리는 공간에서 일어나는 일일 수도 있다. 우리가 평소에 우리 의식으로 흘러들어오는 걸 막고 있었던 경이(그리고 공포)는 감각 스펙트럼의 제일 끝부분으로, 보통은 우리에게 보이지 않지만 우리의 감각이 갑자기 받아들일 수 있다. 자아가 잠을 자는 동안에도 정신은 활발히 움직이면서 예상치 못한 생각의 패턴과 새로운 관계의 빛을 제공한다. 나 자신과 세상 사이의 거대한 틈, 즉 보통 때에는 자아가 경계 태세로 순찰을 도는 이 무인 지대가 사라지면서 우리에게 덜 분리되고 더 연결된 느낌, 어떤 거대한 존재의 "일부이자 구성 요소"라는 느낌을 준다. 우리가 이 존재를 대자연이라고 부르든, 전체적 정신이라고 부르든, 아니면 신이라고 부르든 중요치 않다. 하지만 이러한 융합의 도가니 속에서 죽음의 고통이 일부 경감되는 것 같다.

5장

신경과학 : 사이키델릭을 복용한 뇌

내 뇌에 방금 무슨 일이 있었던 걸까?

분자가 나에게 각각의 여행을 시켜주었고, 나는 여행에서 돌아와 화학이 의식에 대해 무엇을 말해줄 수 있으며 뇌와 정신의 관계에서 무엇이 밝혀질지 엄청나게 궁금해졌다. 버섯이나 두꺼비(또는 인간 화학자)가 만든 화합물을 섭취하는 것이 어떻게 여행 도중만이 아니라 분자가 몸에서 떠나고 한참 뒤까지 사물을 보는 관점을 바꿀 만한 힘을 가진 새로운 의식 상태에 이르게 하는 걸까?

사실 문제의 분자는 실로시빈, LSD, 5-MeO-DMT의 세 가지이지만 이들의 구조를 힐끗 보기만 해도(나는 고등학교 화학에서 D를 받은 사람으로서 이런 말을 하는 거다) 그 유사성이 보인다. 세 가지 분자 모두 트립타민이다. 트립타민은 두 개의 고리가 결합된 형태의 유기 화합물(정확히는 인돌indole)의 한 유형으로, 고리 중 하나는 원자가 여섯 개이고 다른 하나는 다섯 개다.

살아 있는 자연은 트립타민으로 뒤덮여 있다. 트립타민은 일반적으로 세포 사이의 신호 전달을 담당하기 때문에 식물, 균류, 동물에서 볼 수 있다. 인체에서 가장 유명한 트립타민은 신경전달물질인 세로토닌으로, 화학명은 5-히드록시트립타민5-hydroxytryptamine이다. 이 분자가 사이키델릭 분자들과 강력한 가족 유사성을 가진 것은 우연이 아니다.

세로토닌은 신경전달물질로서는 꽤 유명하지만, 아직까지 상당 부분 미스터리로 남아 있다. 예를 들어 세로토닌은 십여 개 이상의 각기 다른 수용체와 결합하고, 이것은 뇌의 여러 부분뿐만 아니라 몸 전체에서 발견된다. 특히 소화관에 상당량 존재한다. 세로토닌은 수용체의 종류와 그 위치에 따라 매우 다르게 작용하는데, 가끔은 뉴런을 흥분시켜 작동하게 만들고, 또 어느 때는 그것을 방지한다. 상황이나 문장에서의 위치에 따라 그 의미나 중요성이 완전히 바뀔 수 있는 단어 같은 거라고 생각하면 될 것이다.

우리가 "고전 사이키델릭"이라고 부르는 트립타민 그룹은 하나의 특정한 세로토닌 수용체인 5-HT$_{2A}$와 강한 결합력을 갖고 있다. 이 수용체는 진화적으로 가장 최근에 만들어진, 뇌의 가장 바깥 부분인 피질에서 다량으로 발견된다. 기본적으로 사이키델릭은 세로토닌과 아주 많이 닮았기 때문에 이 수용체 부위에 달라붙어 여러 가지 일을 하도록 활성화할 수 있다.

흥미롭게도 LSD는 5-HT$_{2A}$ 수용체에 대한 결합력이 세로토닌 자체보다 더 강하다(더 "끈끈하다"). 즉, 원본보다 복제품이 화학적으로 더욱 잘 맞는 사례이다. 이로 인해 일부 과학자들은 인간의 몸이 5-HT$_{2A}$ 수용체의 활성화에 더욱 맞춤형인 화학 물질을 생산할 거라고 추측한다. 어쩌면 특정 상황에서, 말하자면 꿈을 꿀 때 방출되는 내인성 사이키델릭 물질이 있을 수도 있다. 이런 화학 물질의 후보 중 하나는 사이키델릭 분자인 DMT로, 이는 쥐의 송과선에서 극소량 발견되었다.[1]

세로토닌과 LSD 과학은 1950년대 이래로 밀접하게 얽혀 있다. LSD가 아주 소량만으로도 의식에 영향을 미친다는 사실이 발견되면서 1950년대에 새로운 신경화학 분야가 발전하게 되었고, 이는 SSRI 항우울제 개발로 이어졌다. 하지만 1998년이 되어서야 스위스의 연구자이자 사이키델릭 신경과학 분야의 선구자 중 한 명인 프란츠 볼렌바이더Franz Vollenweider가 LSD와 실로시빈 같은 사이키델릭이 5-HT$_{2A}$ 수용체와 결합해 인간의 뇌에 작용한다는 사실을 보여주었다.[2] 그는 이를 입증하기 위해 피험자에게 수용체를 차단하는 케탄세린ketanserin이라는 약을 준 다음 실로시빈을 투약했고, 그 결과 아무 일도 일어나지 않았다.

볼렌바이더의 발견이 중요하기는 해도 이것은 사이키델릭 화학에서 사이키델릭 의식에 이르는 기나긴(그리고 구불구불한) 길에서 아주 작은 걸음일 뿐이다. 5-HT$_{2A}$ 수용체가 그 세 개의 분자가 열어주는 정신의 문에 달린 자물쇠일 수는 있지만, 화학적으로 문을 여는 것이 어떻게 궁극적으로 내가 느끼고 경험한 것으로 이어질 수 있을까? 예를 들면 나의 자아가 용해되고 주체와 객체 간의 구분이 붕괴되는 것까지 말이다. 혹은 정신의 눈이 메리를 마리아 사비나로 변화시키는 것까지도. 달리 말하면, 뇌의 화학은 사이키델릭 체험의 "현상학"에 관해 우리에게 무엇을 말해줄 수 있을까?

이 모든 질문은 최소한 지금까지는 신경과학이라는 도구를 비껴간 의식의 내용에 관련된 것이다. 내가 의식consciousness이라고 말하는 건 단순히 생물이 주변 환경의 변화를 기본적 감각으로 인지하는 "의식하다being conscious"라는 의미가 아니다. 이것은 실험으로 쉽게 측정할 수 있다. 이 한정된 의미에서는 심지어 식물도 "의식한다." 식물이 완전한 의식을 갖고 있을지는 의심스럽지만 말이다. 신경과학자와 철학자, 심리학자가 말하는 의식은 우리가 경험을 가진 개체라고 생각하는 확고한 감각이다.

지그문트 프로이트Sigmund Freud는 "우리 자신, 우리 자신의 자아라는 감정보다 우리가 더 확신하는 것은 없다"[3]고 썼다. 하지만 다른 생물체는 고사하고 다른 사람이 의식을 갖고 있는지조차 딱히 확신하기는 어렵다. 우리가 경험하는 의식이 존재한다는, 눈에 보이는 물리적 증거가 없기 때문이다. 우리가 거의 확신하는 이것은 우리가 무언가를 아는 가장 확실한 방법인 과학의 범주를 넘어선다.

이런 딜레마가 살짝 열어 놓은 문틈으로 작가와 철학자가 들어섰다. 다른 존재가 의식을 갖고 있는지를 결정하는 고전적인 사고실험은 철학자 토마스 네이글Thomas Nagel이 1974년에 쓴 유명한 논문인 "박쥐가 된다면 어떨까?What Is It Like to Be a Bat?"에서 제안했다.[4] 그는 "박쥐가 될 수 있는 방법이 있다면", 다시 말해 박쥐 경험을 할 수 있는 주관적 차원이 있다면, 박쥐가 의식을 가진 거라고 주장했다. 그는 계속해서 이 "무엇무엇이 된다면 어떨까"가 물질적 항목에만 적용될 이유는 없다고 주장했다. 전혀.

네이글의 이런 주장이 옳은지 아닌지는 의식 연구 분야에서 거대한 논쟁거리이다. 그 핵심에 자리한 의문은 종종 "어려운 문제the hard problem", 혹은 "설명적 간극explanatory gap"이라고 불린다. 경험의 주관적 특성인 정신을 어떻게 그 알맹이로, 다시 말해 물리적 구조나 뇌의 화학반응으로 설명할까? 이 의문은 대부분(전부는 아니다)의 과학자들이 그러듯이, 의식이란 뇌의 산물이고 결국에는 뉴런과 뇌 구조, 화학 물질과 의사소통 네트워크 같은 물질적 존재들의 부수 현상으로 설명 가능해질 거라고 가정하고 있다. 이것은 확실히 가장 합리적인 가설로 보인다. 하지만 증명하기까지는 먼 길이 남아 있고, 여러 신경과학자들은 과연 이것이 가능하기는 할지 의문스러워 한다. 주관적 경험 같은 규정하기 힘든 것, "당신이 된다는 것은 어떤 느낌일까"라는 것은 과학으로 절대로 환원되지 않을 것이다. 이런 과학자들과 철학자들은 신新신비주의자mysterian라고도 불리는데 이것은 칭찬의 의미가 아니다. 어떤 과학자들은 의식이 우주에 스며들어 있을 가능성을 제기하며 우리가 그것을 전자기나 중력처럼 현실의 기초적인 구성 요소 중 하나로 여겨야 한

다고 주장한다.[5]

사이키델릭이 의식 문제를 조금 해명해줄 수 있다는 아이디어는 어느 정도 합리적이다. 사이키델릭은 상당히 강력해서 우리가 정상적인 각성 의식이라고 부르는 체계를 교란해 그 기본적인 특성 일부를 드러내게 만들 수 있다. 마취제도 의식을 교란하지만, 이런 약은 아예 의식을 차단해버리기 때문에 이런 방법으로는 데이터를 얻을 수가 없다. 반대로 사이키델릭을 한 일부 사람들은 각성 상태에서 자신이 무엇을 경험하고 있는지 실시간으로 말할 수도 있다. 최근 이런 피험자들에서 여러 가지 영상 기법을 이용해 다양한 뇌 활동을 측정한 보고서가 나왔다. 이런 촬영 도구는 1950년대와 1960년대 사이키델릭 연구 제1의 물결 당시의 연구자들은 갖지 못한 거였다.

유럽과 미국에서 연구하는 소수의 과학자들은 이런 기술을 LSD 및 실로시빈과 결합해 사용함으로써 의식에 관한 새로운 창문을 열었고, 그 틈새로 그들이 본 것이 우리의 뇌와 정신을 이어주는 연결고리에 관한 우리의 지식을 바꿔놓을 것 같다.

신경과학계에서 사이키델릭을 이용해 인간 의식 영역을 파악하려는 가장 야심 찬 탐험이 웨스트 런던에 있는 임페리얼 칼리지 해머스미스 캠퍼스의 정신의학 센터 연구실에서 벌어지고 있다. 최근에 완공된 이 캠퍼스는 유리벽으로 된 공중 통로와, 신분증을 확인하면 소리 없이 열리는 유리문으로 연결된 미래지향적이지만 기묘하게 우울한 느낌을 주는 여러 건물의 네트워크로 이루어져 있다. 바로 이곳, 영국의 저명한 정신약리학자 데이비드 너트David Nutt의 연구실에서 30대의 신경과학자 로빈 카하트-해리스

Robin Carhart-Harris가 이끄는 팀이 2009년부터 사이키델릭 체험의 "신경 상관물", 즉 물리적 대응체를 파악하기 위해 연구해 왔다. 연구팀은 자원자들에게 LSD와 실로시빈을 투약한 다음 기능적 자기공명영상functional magnetic resonance imaging, fMRI과 자기뇌파검사magnetoencephalography, MEG을 포함한 여러 가지 스캐닝 기술을 사용해 그들의 뇌 변화를 관찰했고, 그 결과 정신 안에서 자아의 용해, 또는 환각 같은 것이 일어날 때 뇌가 실제로 어떤 모습인지 최초로 보여주었다.

이런 희한하고 논쟁 가능성이 있는 연구 프로젝트가 시작될 수 있었던 것은 2005년 영국에서 가장 특이한 세 명의 캐릭터와 커리어의 만남 덕분이다. 바로 데이비드 너트와 로빈 카하트-해리스, 그리고 베미스 앤 마치Wemyss and March 백작 부인인 아만다 페일딩Amanda Feilding이다.

로빈 카하트-해리스가 데이비드 너트의 정신약리학 연구실에 가기까지의 여정은 굉장히 특이하다. 우선 그는 정신분석 대학원 과정을 거쳤다. 오늘날 정신분석이라는 이론을 진지하게 받아들이는 신경과학자는 거의 없다. 과학이라기보다는 검증 불가능한 믿음 체계라고 여기기 때문이다. 그러나 카하트-해리스는 완전히 그 반대로 생각했다. 프로이트와 융의 저서에 흠뻑 빠진 그는 정신분석 이론에 매료된 한편, 과학적 엄격함이 부족하고 정신에서 가장 중요하다고 여겨지는 무의식을 탐색할 도구가 한정적이라는 사실에 좌절했다.

"꿈과 자유연상을 통해서만 무의식에 접근할 수 있다면 우린 성공하지 못할 겁니다. 다른 방법이 분명히 있을 것 같았어요." 그는 첫 만남에서 이렇게 설명했다. 어느 날 그는 자신의 세미나 수업 담당 교수에게 그 다른 방법이 약일 수도 있느냐고 물었다(나는 로빈에게 그의 직감이 개인적 경험이나 조사를 바탕으로 한 거냐고 물었지만, 그는 그 이야기는 하고 싶지 않다고 분명하게 밝혔다). 로빈의 교수는 그에게 스타니슬라프 그로프의 『인간 무의식의 세계 *Realms of the Human Unconscious*』를 읽어보라고 했다.

"난 도서관에 가서 책을 처음부터 끝까지 샅샅이 읽었어요. 그리고 머릿속이 환해지는 느낌을 받았죠. 그게 내 남은 청춘의 방향을 정해줬어요."

깔끔하게 다듬은 수염에 별로 깜박이지 않는 커다란 하늘색 눈동자를 가진, 열정적이고 조급한 성격의 날씬한 청년 카하트-해리스는 착수하기까지 몇 년이 걸릴 만한 계획을 세웠다. 사이키델릭과 현대의 뇌 영상 기술을 이용해 정신분석 체계 밑에 자연과학의 기반을 깔겠다는 거였다. "프로이트는 꿈이 무의식으로 가는 왕도라고 말했죠. 사이키델릭은 초고속도로가 될 수 있어요." 카하트-해리스의 태도는 차분하고 겸손하기까지 했다. 그는 자신이 가지고 있었던 대담한 야심의 실마리도 드러내지 않았다. 그는 망원경이 천문학을 위한 거고 현미경이 생물학을 위한 거라면 사이키델릭은 정신을 이해하기 위한 거라는 그로프의 거창한 주장을 즐겨 인용했다.

2005년, 카하트-해리스는 정신분석 석사 학위를 땄고, 사이키델릭 신경과학 분야로 진입하기 위한 계획을 짰다. 그는 주변에 물어보고 인터넷으로 검색해서 결국 자신의 프로젝트에 관심을 갖고 도와줄 만한 자리에 있는 두 사람, 데이비드 너트와 아만다 페일딩을 찾아냈다. 그는 1998년에 향정신성 물질이 뇌에 미치는 영향을 연구하고 마약 정책 개혁을 위해 로비하는 베클리 재단이라는 곳을 설립한 페일딩에게 먼저 접근했다. 재단은 페일딩이 자란 옥스포드셔에 있는 14세기 튜더 왕조 시대의 대저택인 베클리 파크에서 그 이름을 딴 것이었는데, 2005년에 그녀는 카하트-해리스를 그곳으로 초대해서 점심 식사를 대접했다.

1943년에 태어난 아만다 페일딩은 오로지 영국 귀족만이 감당할 수 있었던 괴짜였다(그녀는 합스부르크 가의 후손이자 찰스 2세가 남긴 두 사생아의 후손이다). 비교종교학과 신비주의를 공부했던 페일딩은 변성의식상태에 오랫동안 관심이 있었는데, 특히 뇌로 가는 혈류가 어떤 역할을 하는지 궁금하게 여겼다. 그녀는 호모 사피엔스가 직립을 하면서부터 혈류가 나빠졌다고 믿었기 때문이다. 페일딩은 LSD가 뇌의 혈액 순환을 늘려서 인지 기능을 증진하고 더 높은 의식 상태를 만들어준다고 믿었다. 이와 비슷한 결과를 얻는 두 번째 방법은 고대의 천두술穿頭術을 이용하는 것이다. 이 얘기는 조금 해둘 필요가 있다.

천두술은 뇌의 혈액 순환을 개선하기 위해 두개골에 작은 구멍을 뚫는 것으로, 이는 사실상 어린 시절에 두개골이 융합된 것을 원상태로 되돌리는 셈이다. 깔끔하게 구멍이 뚫려 있는 고대 두개골의 수로 보건대 천두술은 수 세기 동안 흔히 시행된 시술이었다. 천두술이 더 높은 의식 상태가 되는 것을 도와준다고 확신한 페일딩은 자신에게 시술을 해줄 만한 사람을 찾았다. 어떤 전문의도 그런 일을 하지 않을 거라는 사실이 명확해지자 그녀는 1970년 자신의 이마에 전동드릴로 직접 조그만 구멍을 뚫어 천두술을 시행했다(그녀는 〈뇌의 맥박Heartbeat in the Brain〉이라는 짧고 무시무시한 영상으로 그 과정을 찍어놓았다). 결과에 만족한 페일딩은 "전 국민의 건강을 위한 천두술"이라는 공약을 내걸고 두 번이나 국회의원 선거에 나갔다.

아만다 페일딩은 괴짜일지는 몰라도 절대 무책임한 사람은 아니었다. 마약 연구와 마약 정책 개혁에 관한 그녀의 노력은 진지하고, 전략적이고, 생산적이었다. 최근 몇 년 동안 그녀의 관심은 천두술에서 뇌 기능을 개선하는 사이키델릭의 잠재력으로 옮겨갔다. 개인적으로 그녀는 일종의 "뇌 강장제"로 LSD를 해왔고, "창조성과 열정이 증가하면서도 통제력은 유지되는 최적 지점"을 자극하도록 매일 투약하는 것을 선호했다(그녀는 그 강장제를 150마이크로그램씩 했던 시절도 있다고 나에게 말했다. 이는 미량투여 시 사용량보다 훨씬 많아서 나를 포함한 대부분의 사람들은 완전한 여행을 다녀올 수 있을 정도의 양이다. 하지만 LSD를 정기적으로 사용하면 내성이 생길 수 있기 때문에 어떤 사람들에게는 150마이크로그램이 그저 "의식에 약간의 생기를 더해주는 정도"일 수도 있다). 페일딩은 사이키델릭 과학이 새롭게 대두된 상황에서 자신이 문제를 일으킬 수도 있다는 사실에 놀랄 만큼 솔직했다. "난 마약 중독자이고, 이 커다란 집에 살죠. 그리고 머리에 구멍도 뚫었어요. 그렇기 때문에 자격이 없을 거라고 생각해요."

페일딩은 2005년 로빈 카하트-해리스라는 유망한 젊은 과학자가 베클리에서 점심 식사를 하며 LSD와 프로이트를 합친 연구에 대한 야심을 이야기하자, 그 연구의 가능성은 물론 이것이 뇌의 혈액 순환에 대한 자신의 이론을 시험해 볼 기회라는 사실을 알아챘다. 페일딩은 카하트-해리스에게 자신의 재단이 그 연구에 기꺼이 자금을 댈 용의가 있으며, 당시 브리스톨 대학교 교수이자 마약 정책을 개혁하는 운동에서 페일딩의 협력자였던 데이비드 너트에게 연락해 보라고 제안했다.

데이비드 너트는 영국에서 나름의 방식으로 아만다 페일딩만큼이나 악명 높았다. 콧수염을 기르고, 커다란 소리로 웃는 덩치 크고 유쾌한 60대 남성인 너트는 2009년에 그 악명을 얻었다. 영국 내무장관이 그가 위원장으로 있었던 정부의 약물 남용 자문위원회에서 그를 해고했기 때문이다. 위원회는 개인과 사회에 대한 위험을 기준으로 정부에 불법 약물 분류를 조언하는 임무를 맡고 있다. 중독과 벤조디아제핀benzodiazepine 계열의 약물(발륨 등) 전문가인 너트는 다양한 향정신성 물질의 위험성을 합법과 불법 양쪽모두에서 경험적으로 산정하는 치명적인 정치적 실수를 저질렀다. 그는 자신의 연구를 통해 알코올이 대마초보다 더 위험하고 엑스터시를 사용하는게 말을 타는 것보다 안전하다고 결론을 내렸고, 물어보는 모든 사람들에게도 그렇게 말했다.

"하지만 제가 파면당한 건 텔레비전 아침 생방송에 나갔을 때였죠." 임페리얼에 있는 사무실에서 만났을 때 그는 나에게 이렇게 말했다. 진행자가 "'정말로 LSD가 알코올보다 해가 적다고 말하는 건 아니죠?'라고 묻기에 저는 당연히 그렇게 말하는 거라고 했죠!"*

2005년, 로빈 카하트-해리스는 데이비드 너트의 지도하에 사이키델릭을 공부하고 연구할 수 있기를 바라며 브리스톨로 그를 만나러 왔다. 그는 전략적인 의도로 페일딩이 자금을 대줄 가능성에 대해 언급했다. 카하트-해리스는 그 만남에서 너트가 직설적으로 거절했었다고 회상한다. "'당신이 구상하는 아이디어는 대단히 설득력이 떨어지고, 당신은 신경과학을 공부한 적도 없으니 이는 그야말로 비현실적입니다.' 하지만 전 그에게 제 모든 걸 여기에 걸었다고 말했죠." 젊은 청년의 결단력에 감탄한 너트는 그에게 제안을 했다. "내 밑에서 박사 과정을 해요. 좀 간단한 걸로 시작합시다." 첫 연구 주제는 세로토닌 체계에 대한 MDMA의 영향으로 결정되었다. "그런 다음 나중에 사이키델릭을 갖고 해 보죠."

"나중에"는 2009년이 되었다. 박사 학위를 취득한 카하트-해리스는 아만다 페일딩의 자금으로 너트의 연구실에서 일하며 실로시빈이 뇌에 미치는 효과에 관한 연구를 (영국 국가보건서비스와 내무부에서) 승인받았다(LSD에 관한 연구는 몇 년 후에 하게 된다). 카하트-해리스는 첫 번째 자원자로 직접 나섰다. "이 약을 사람들에게 주고 그들을 스캐너에 올릴 거라면, 우선 제 자신에게 해 보는 게 정직한 일이라고 생각했어요." 하지만 그가 너트에게 말했듯이, "저는 초조해하는 경향이 있어서 심리학적으로 이상적인 상태는 아니었을 거예요. 그래서 그가 만류했어요. 그리고 실험에 참여하면 제 객관성이 훼손될 수 있다고도 생각했죠." 결국 동료 한 명이 실로시빈을 투약하고 여행 중인 뇌의 영상을 찍기 위해 fMRI 스캐너에 들어가는 최초의 자

---

* 2012년 자신의 책 『헛소리 없는 약물 이야기』*Drugs Without the Hot Air*』에서 너트는 "사이키델릭은 전반적으로 우리가 아는 가장 안전한 약물이다. …… 사이키델릭 과용으로 죽는 것은 사실상 불가능하다. 사이키델릭은 물리적 해도 입히지 않고, 심지어는 반중독성이다"(254)라고 썼다.

원자가 되었다.

카하트-해리스가 생각하는 가설은 그들의 뇌가 특히 감정 중추에서 활동이 증가한 모습을 보일 거라는 것이었다. "전 꿈을 꾸는 뇌와 비슷할 거라고 생각했어요." 그가 말했다. 프란츠 볼렌바이더는 또 다른 스캐닝 기술을 이용해 사이키델릭이 뇌 활동을, 특히 전두엽에서 활동을 자극한다는 사실을 보여주는 데이터를 발표한 바 있다(전두엽은 실행 기능을 비롯한 여러 고위 인지 기능을 담당하는 부분이다). 하지만 첫 번째 데이터가 나오자 카하트-해리스는 깜짝 놀랐다. "우린 혈류가 감소한 걸 확인했어요." fMRI가 측정하는 혈류는 뇌의 활동을 나타내는 지표 중 하나이다. "우리가 실수했던 걸까요? 이건 정말 머리를 쥐어뜯게 만드는 문제였죠." 하지만 혈류에 관한 초기 데이터는 뇌 활동이 증가한 영역을 정확히 파악하기 위해 산소 소비량 변화를 보는 두 번째 측정치에 의해 입증되었다. 카하트-해리스와 그의 동료들은 실로시빈이 뇌의 활동을 줄인다는 사실을 발견했다. 특히 당시에는 그가 잘 몰랐던 특정한 뇌 네트워크에서 집중적인 감소 현상이 나타났다. 바로 디폴트 모드 네트워크default mode network, DMN이다.

카하트-해리스는 이에 관해 공부하기 시작했다. 디폴트 모드 네트워크, 즉 DMN은 2001년에야 뇌과학계에 알려졌다. 워싱턴대학교의 신경학자 마커스 레이클Marcus Raichle은 〈미국 국립과학원 회보Proceedings of the National Academy of Sciences, PNAS〉에 출간한 기념비적인 논문[6]을 통해 이것을 설명했다. 이 네트워크는 대뇌피질의 일부와, 기억과 감정에 관련된 더 깊은(그리고 더 오래된) 구조들을 연결하는, 뇌 활동의 핵심적인 중심 허브를 형성한다.*

---

* 디폴트 모드 네트워크를 형성하는 핵심 구조는 내측전전두피질medial prefrontal cortex, 후측대상피질 posterior cingulate cortex, 하두정소엽inferior parietal lobule, 외측측두피질lateral temporal cortex, 배내측

디폴트 모드 네트워크의 발견은 사실 과학적 우연이었다. 이는 뇌 연구에서 뇌 영상 촬영 기술을 사용하던 중에 운 좋게 나온 부산물이다.* 전형적인 fMRI 실험은 자원자가 스캐너에 조용히 앉아서 연구자가 실험을 시작하기를 기다리는 동안의 신경 활동을 "휴지 상태resting state" 기준선으로 설정하는 것으로 시작된다. 레이클은 피험자들이 정신적으로 아무것도 하지 않을 때 뇌의 여러 영역에서 더 강한 활동이 나타나는 것을 알아챘다. 이것이 뇌의 "디폴트 모드", 다시 말해 우리의 주의를 요구하는 것이 없고 우리가 해야 하는 정신적 임무가 없을 때의 활성도를 나타내는 뇌 구조의 네트워크이다. 다른 말로 하면, 레이클은 우리의 정신이 정처 없이 떠도는 곳을 발견한 것이다. 백일몽을 꾸고, 생각을 하고, 시간여행을 하고, 우리 자신을 되돌아보고, 걱정하는 부분 말이다. 바로 이 구조를 통해서 우리의 의식이 흐르는 건지도 모른다.

디폴트 네트워크는 바깥세상이 우리의 주의를 요구할 때면 깨어나는 주의 네트워크attentional network와 일종의 시소 같은 관계를 갖고 있다. 하나가 활동하면 하나는 조용해지고, 하나가 조용해지면 다른 하나가 활동하는 식이다. 그러나 누구나 알 수 있듯이, 우리 바깥에서 아무 일이 벌어지지 않아도 정신에서는 수많은 일이 일어난다(실제로 DMN은 엄청난 양의 뇌 에너지를 소비한다). 바깥세상에 관한 우리의 감각을 처리하는 데에서 벗어나 작동하

전전두피질dorsal medial prefrontal cortex, 해마형성체hippocampus formation이다. 랜디 L. 버크너, 제시카 R. 앤드류스-해너, 대니얼 L. 색터의 "뇌의 디폴트 네트워크The Brain's Default Network," *Annals of the New York Academy of Sciences* 1124, no. 1 (2008)을 참조하라. 뇌영상을 통해 이 구조들 사이에 강력한 연결관계가 있음을 추측할 수 있지만, 디폴트 모드 네트워크의 개념은 아직 낯설어 널리 받아들여지고 있지는 않다.

* fMRI를 비롯한 뇌영상 기술의 한계를 염두에 두는 것이 굉장히 중요하다. 대부분은 뇌 활동을 직접 측정하는 것이 아니라 혈류나 산소 소비량 같은 대리 지표를 측정한다. 또한 희미한 신호를 드라마틱한 영상으로 변환하는 복잡한 소프트웨어에 의존하는데, 최근 그 정확성에 의문을 제기하는 비판의 목소리가 있다. 내 경험상 탐침을 꽂을 수 있는 동물을 연구하는 뇌과학자들은 fMRI를 무시하고, 사람을 상대하는 뇌과학자들은 이것을 최상의 도구로 받아들인다.

는 디폴트 모드는 우리가 자아 성찰, 정신적 시간여행, 정신의 구조물(자신이나 자아 같은 것), 도덕적 추론, 그리고 "마음 이론"(다른 사람이 "된다면 어떨까"를 상상하려고 할 때처럼, 다른 사람에게 정신적 상태를 적용하는 능력)처럼 고차원적 "메타인지metacognition" 과정을 수행할 때 가장 활성화된다. 이 모든 기능은 전적으로 인간, 특히 성인에게만 국한되는데, 이는 디폴트 모드 네트워크가 어린이의 발달 단계에서 후반에나 작동을 시작하기 때문이다.

"뇌는 계층적 체계예요." 카하트-해리스가 인터뷰 중에 말했다. 보통 대뇌피질에 위치하고 있고, 인간의 진화 과정에서 늦게 발달한 "최고위 영역이 감정과 기억 같은 하위(그리고 더 오래된) 영역을 억제하죠." 전체적으로 디폴트 모드 네트워크는 뇌의 다른 부분에 하향식 영향을 미치고, 뇌의 대부분은 중앙에 위치한 허브를 통해 서로 소통한다. 로빈은 DMN을 "전체 시스템을 한데 아우르고" 운영하는 임무를 맡은 뇌의 "오케스트라 지휘자", "기업 임원", 또는 "수도首都" 등으로 다양하게 표현했다. 그리고 뇌의 다루기 힘든 경향을 억제하는 임무도 맡고 있다고 말했다.

뇌는 여러 각기 다른 특화된 체계로 이루어져 있으며, 각각은 자기의 일만 한다. 예를 들어 하나는 시각 처리를 하고, 또 하나는 운동 활동을 통제하는 식이다. 마커스 레이클은 이렇게 썼다. "모든 체계가 동등하게 만들어지지 않았기 때문에 혼란을 피할 수 있다. 뇌의 특정 영역에서 보낸 전기 신호가 다른 것들보다 우선권을 갖는다. 이 층위의 가장 꼭대기에는 DMN이 위치하고 있어, 한 체계가 보낸 경쟁 신호의 불협화음이 다른 체계에서 보낸 신호를 간섭하지 않도록 막는 최고 지휘자 역할을 한다."[7] 디폴트 모드 네트워크는 대단히 복잡해서 자칫하면 정신질환이라는 난장판 속으로 빠져들수 있는 체계에 질서를 유지한다.

앞에서 애기했듯이 디폴트 모드 네트워크는 정신적 구조물이나 투사를 생성하는 역할을 하는 것으로 보이는데, 그중에서 가장 중요한 것은 우리가 자신, 또는 자아라고 부르는 구조이다.* 이것이 바로 일부 신경과학자들이 이를 "나 네트워크the me network"라고 부르는 이유이다. 연구자가 당신에게 형용사 목록을 주고 당신에게 적용해 보라고 한다면, 여기서 작동하는 것이 당신의 디폴트 모드 네트워크이다(이 부분은 또한 우리가 소셜 미디어 피드에서 "좋아요"를 받을 때에도 활발해진다[8]). 디폴트 네트워크의 노드는 우리의 과거 경험을 현재 우리에게 일어나는 일과 우리의 미래 목표에 대한 상상과 연결하는 일을 함으로써 자전적 기억, 즉 우리가 누구인지에 관한 이야기를 구성하는 소재를 담당하는 것으로 여겨진다.

유일무이한 과거와 미래를 향한 궤적을 그리는 존재로서의 개인의 성취는 인간 진화의 영예 중 하나이지만, 단점이나 잠재적 장애가 없는 것은 아니다. 개인의 정체성이 치르는 대가는 자신이 다른 사람들과 자연으로부터 분리되었다는 느낌이다. 자기성찰은 위대한 지적, 예술적 성취로 이어졌지만, 자존감을 망가뜨리고 수많은 종류의 불행을 안겨주기도 한다(종종 언급되는 논문 "잡념이 많으면 불행하다A Wandering Mind Is an Unhappy Mind"[9]에서 심리학자들은 디폴트 모드 네트워크의 주된 활동인 멍때리면서 보내는 시간과 불행 사이에 강한 상관관계가 있음을 알아냈다). 하지만 좋은 게 있으면 나쁜 것도 있는 법이고, 우리들 대부분은 자신을 확고하게 정해진 것으로, 우리가 아는 모든 것처럼 실재하는 것으로, 그리고 의식을 가진 인간으로서 우리 삶의 기반으로 여긴다. 혹은 적어도 내 경우에는 사이키델릭 경험으로 의문을 품기 전까지 항상 그런 식으로 받아들였다.

카하트-해리스의 첫 번째 실험에서 발견한 가장 놀라운 점은, 그의 자원

---

* 나는 이 책에서 이 용어들을 다소 혼용하고 있다. 하지만 프로이트의 정신 모형과 밀접하게 관련되어 있는 자아ego는 자신self을 위해 무의식 혹은 이드 같은 정신의 다른 부분과 활발한 관계를 갖는 구조를 의미한다.

자들이 겪은 "자아 용해"라는 주관적 경험이 디폴트 모드 네트워크 활동의 급격한 하락과 관련이 있다는 사실일지도 모른다("나는 오로지 아이디어나 개념으로만 존재했다." 한 자원자는 이렇게 보고했다. 또 다른 사람은 이렇게 회상했다. "내가 어디서 끝나고 내 주변이 어디서부터 시작되는지 알 수 없었다"). 디폴트 네트워크에서 혈류와 산소 소비량이 더욱 가파르게 하락할수록 자원자가 자신이라는 감각을 잃었다고 보고할 가능성이 높았다.*

카하트-해리스가 2012년 PNAS에 게재된 논문[10]에서 이 결과를 발표한 직후("실로시빈을 이용해서 fMRI 연구로 밝힌 환각 상태의 신경 상관물"**), fMRI를 통해 경험 많은 명상가들의 뇌를 연구하던 예일대학교의 연구원인 저드슨 브루어Judson Brewer*** 는 자신의 스캔과 로빈의 것이 놀랄 만큼 비슷하다는 걸 알아챘다. 전문 명상가들이 이야기하는 자아초월이 fMRI에서 디폴트 모드 네트워크가 잠잠해지는 걸로 나타났던 것이다. 디폴트 모드 네트워크의 활동이 급격히 감소하면 일시적으로 자아가 사라지고 우리가 자신과 세계, 주체와 객체 사이에서 겪는 평소의 경계마저 모두 사라지는 모양이다.

이렇게 더 큰 전체로 융합되는 감각은 물론 신비 체험의 특징 중 하나이다. 우리의 개인성과 분리성은 경계를 가진 자신, 그리고 주체와 객체 사이의 명확한 구분에 달려 있다. 하지만 그 모든 것이 어쩌면 정신적 구조물일 뿐일지도, 즉 일종의 착각이었는지도 모른다. 불교도들이 우리에게 말하려고 해 왔던 것처럼 말이다. 사이키델릭의 "자타불이" 체험은 자신이 사라져도 의식은 살아남는다는 것을, 우리가(그리고 자신이) 생각하던 것만큼 자신

---

* 이 결과가 사이키델릭이 뇌의 혈류를 늘릴 거라고 생각한 아만다 페일딩의 초기 가설과 반대라는 점을 눈여겨 볼 만하다.
** 데이비드 너트와 아만다 페일딩이 공동저자이다.
*** 브루어는 그 이후 메사추세츠 의과대학으로 옮겨서 마음챙김 센티 연구 소장으로 있다.

이 필수적인 게 아니라는 것을 의미한다. 카하트-해리스는 주체와 객체 사이의 분명한 구분이 사라지는 것이 신비 체험의 또 다른 특성을 설명해줄 수도 있지 않을까 생각한다. 신비 체험에서 얻은 통찰이 객관적으로 사실로 느껴진다는 것, 평범하고 낡은 통찰이 아니라 눈앞에 드러난 진실로 여겨진다는 사실 말이다. 이 통찰을 단순히 주관적인 것, 누군가의 의견으로 판단하기 위해서는 우선 주체성이라는 감각이 있어야 한다. 하지만 이게 바로 사이키델릭을 먹은 신비주의자가 잃는 것이다.

신비 체험은 그저 뇌의 디폴트 모드 네트워크를 비활성화했을 때 느껴지는 것일지도 모른다. 이것은 여러 가지 방법으로 경험할 수 있다. 로빈 카하트-해리스와 저드슨 브루어가 보여준 것처럼 사이키델릭이나 명상을 통해서, 또는 특정한 호흡법(홀로트로픽 호흡법처럼)이나 감각 차단, 금식, 기도, 압도적으로 경이로운 경험, 익스트림 스포츠, 임사 체험 등등을 통해서도 가능하다. 이런 활동 도중에 뇌를 스캔하면 어떤 사실이 드러날까? 그저 추측밖에 할 수 없지만, 브루어와 카하트-해리스가 발견한 것과 똑같이 디폴트 모드 네트워크가 잠잠해지는 것을 보게 될 가능성이 높다. 이런 활동 감소는 네트워크로 가는 혈류를 제한하거나, 대뇌피질의 세로토닌 2A 수용체들을 자극하거나, 또는 일반적으로 뇌를 조절하는 진동 리듬을 교란하는 방법으로 달성할 수 있다. 하지만 어떤 식으로 이런 상황을 일으키든, 이 특정 네트워크를 오프라인으로 만들면 의식의 아주 특별한 상태에 접근할 수 있다. 신체적으로 유발된 경우 못지 않은 경이로운 하나됨, 또는 황홀경의 순간이다.

디폴트 모드 네트워크가 뇌 활동이라는 심포니의 지휘자라면, 이것이 무대에서 잠깐 자리를 비우면 불협화음과 정신장애가 증가하게 될 거라고 예상할 수 있다. 실제로 사이키델릭 여행 중에 이런 일이 일어나는 것 같다. 다양한 뇌 영상 기술을 이용한 여러 번의 후속 실험을 통해 카하트-해리스와 그의 동료들은 디폴트 모드 네트워크가 지휘봉을 내려놓으면 신경 오케스트라의 다른 부분에 무슨 일이 일어나는지를 연구하기 시작했다.

전체적으로 볼 때 디폴트 모드 네트워크는 뇌의 다른 부분들, 무엇보다도 감정과 기억이 관련된 변연계 영역에 억제력을 발휘한다. 프로이트가 자아가 무의식인 이드의 무질서한 힘을 통제한다고 생각한 것과 거의 똑같은 방식이다(데이비드 너트는 이 문제를 노골적으로 말했다. 그는 DMN에서 "우리는 억압이라는 신경 상관물을 발견했다"고 주장했다). 카하트-해리스는 디폴트 모드가 무대에서 내려가면 이 부분과 다른 정신 활동의 중심지들이 "고삐를 놓는다"는 가설을 세웠고, 실제로 뇌 스캔은 사이키델릭의 영향하에 변연계 영역을 포함한 뇌의 여러 다른 영역에서 활동이 증가하는 것을 (혈류와 산소 소비량이 증가하는 것을 통해) 보여주었다. 이런 탈억제 효과는 보통의 자각 의식 상태에서 획득할 수 없었던 소재들(예컨대 감정과 기억, 그리고 가끔은 오래전에 마음속에 묻어둔 어린 시절의 트라우마 같은 것)이 왜 이제 우리 의식의 표면에 떠다니는지를 설명해줄 수 있다. 이런 이유 때문에 몇몇 과학자들과 정신치료사들이 사이키델릭이 무의식 속의 내용을 표면으로 끌어내고 탐험하는 데에 유용하게 사용될 수 있다고 믿는 것이다.

하지만 디폴트 모드 네트워크는 내부에서 솟아나는 소재들에 대해서만 위에서 아래로 통제력을 발휘하는 것이 아니라, 바깥세상에서 의식으로 들어오는 것들을 통제하는 것도 돕는다. 다시 말해 하루를 보내면서 우리에게 필요한 정보가 "소량만 흘러들어오게" 만드는 일종의 필터(또는 "잠금 밸브") 역할을 하는 것이다. 뇌의 필터 메커니즘이 없다면 감각이 아무 때나 우리 뇌로 쏟아붓는 정보의 급류를 처리하기가 매우 어려울 것이다. 실제로 사이키델릭 체험 때 가끔씩 그런 것처럼 말이다. 데이비드 너트는 이렇게 말했다. "문제는 왜 뇌가 평소에는 활짝 열려 있지 않고, 이렇게 제한되어 있는 걸까 하는 거죠." 그 답은 단순히 "효율성" 때문일지도 모른다. 오늘날 대부분의 신경과학자들은 뇌가 예측 기계라는 패러다임 하에 연구한다. 뇌는 세상에 존재하는 무언가를 인지하는 데 필요한 최소의 정보만을 받아들여 경험을 기반으로 추측한다. 기본적으로 우리는 현재를 지각하기 위해 불필요한 것들은 계속해서 생략하고, 이전의 경험에 근거해 결론으로 뛰어든다.

내가 실로시빈 여행 때 해 보려고 했던 가면 실험은 이 현상의 강력한 실례이다. 최소한 정상적으로 작동할 때면 뇌는 얼굴을 보고 있다고 말하는 몇 가지 시각적 실마리를 갖고서, 설령 진짜 그렇지 않다 해도 얼굴을 볼록한 구조로 보려고 애를 쓴다. 그게 일반적인 얼굴의 모양새이기 때문이다.

"예측 부호화predictive coding"가 가진 철학적 암시는 깊고 기묘하다. 이 모델은 세상에 대한 우리의 지각이 현실을 있는 그대로 옮겨오는 것이 아니라 우리 감각이 가져온 데이터와 우리 기억 속의 모델 두 가지를 이용해 매끄럽게 짜낸 착각이라고 이야기한다. 보통의 자각 의식은 완전히 투명하게 느껴지지만, 이것은 현실의 창문이라기보다는 우리 상상의 산물이다. 일종의 통제된 환각인 것이다. 이 사실이 의문을 제기한다. 보통의 자각 의식은 우리 상상력의 다른 것들, 좀 덜 믿음직스러운 산물, 예컨대 꿈이나 정신병적 망상, 혹은 사이키델릭 여행과 어떻게 다를까? 사실 이 모든 의식 상태는 "상상한" 것들이다. 세상에 존재하는 새로운 것들 약간과 다양한 종류의 이전 것들을 엮은 정신적 구조물이다. 하지만 보통의 자각 의식의 경우, 우리의 감각이 받아들인 데이터와 우리의 선입견 사이는 매우 단단하게 묶여 있다. 그 이유는 당신의 시각에 들어온 물체가 실제로 존재하는지 확인하기 위해 손을 뻗는다든지, 아니면 악몽에서 깨어나 당신이 정말로 벌거벗은 채 학생들을 가르치러 갔는지 확인하기 위해 당신의 기억을 더듬어보는 것처럼, 이것은 지속적으로 현실 검증이라는 과정을 거쳐야 하는 대상이기 때문이다. 다른 의식 상태들과 달리, 평범한 자각 의식은 우리의 일상적 생존을 가장 용이하게 만드는 자연 선택에 의해 최적화되어 있다.

실제로 우리가 평범한 의식과 결부시키는 투명한 감정은 신빙성보다는 친숙함과 습관으로 인한 것이다. 내가 아는 한 사이코너트는 "다른 사람의 정신 상태를 잠깐 경험할 수 있다면, 그건 '정상적인' 상태보다 사이키델릭 상태랑 더 비슷할 거라고 생각해요. 당신이 습관적으로 갖던 정신 상태와는 엄청나게 다를 테니까요"라고 말했다.

또 다른 비현실적인 사고 실험은 전혀 다른 감각 기관과 생활 방식을 가진 생물에게 세상이 어떻게 보일지 상상해 보는 것이다. 당신은 금세 정확하고 철저하게 전달되기를 기다리는 단 하나의 현실이라는 것이 존재하지 않는다는 걸 알게 될 것이다. 우리의 감각은 훨씬 한정된 목적을 위해 진화했고 특정 동물로서 우리의 필요를 충족하는 정보만 받아들인다. 벌은 우리와는 굉장히 다른 스펙트럼의 빛을 인지한다.[11] 벌의 눈으로 세상을 보기 위해서는 우리 눈에는 존재하지 않는 꽃잎의 자외선 표지(활주로 불빛처럼 그들이 내려앉을 곳을 알리기 위해 진화했다)를 인지해야 한다. 이 예시는 그래도 우리가 벌과 공유하고 있는 감각인 시각에 대한 것이다. 하지만 벌이 식물이 생성하는 전자기장을 (다리털을 통해) 인식하는 감각은 어떻게 상상할 수 있을까?(약한 전하는 다른 벌이 최근에 이 꽃에 다녀갔다는 것을 의미한다. 꿀이 줄어들어서 아마 들를 가치가 없을 것이다.)[12] 그리고 문어가 보는 세상도 있다! 문어의 뇌처럼 철저하게 분산되어 있는 뇌에서는 현실이 얼마나 다르게 인지될지 상상해 보라. 문어의 지능은 8개의 다리에 나뉘어 있어서 각각의 다리가 맛보고, 만지고, 심지어는 본부에 물어보지 않고서도 자신만의 "결정"을 내릴 수 있다.

❖ ❖ ❖

평소에는 단단하게 묶여 있던 뇌와 세상의 결합이 사이키델릭의 영향으로 부서지면 어떤 일이 생길까? 알고 보니 별일 없었다. 나는 카하트-해리스에게 약을 한 뇌가 하향식 추측을 선호하는지 아니면 상향식 감각 데이터를 선호하는지 물어보았다. "그게 고전적인 딜레마죠." 그가 말했다. 제한되지 않은 정신은 원래 하던 것을 선호할까, 아니면 감각이 가져온 증거를 선호하게 될까? "구름에서 사람 얼굴을 보는 경우처럼, 이전 방식의 일부가 좀 성급해지거나 지나치게 열심히 활동하는 걸 종종 깨닫게 될 거예요." 들어오는 데이터를 빨리 이해하려다 보니 뇌는 잘못된 결론이나 가끔은 환각이라는 결과로 뛰어들기도 한다(편집증도 거의 똑같은 경우이다. 들어오는 연속적인 정보에 대해 틀린 서사를 맹렬하게 주입하는 것이다). 하지만 다른 경우에는 잠금 밸브가 활짝 열려서 편집되지 않은 아주 많은 정보를 받아들인다.

색맹인 사람들이 사이키델릭을 하고서 처음으로 특정 색깔을 볼 수 있었다고 보고하고, 약물의 영향 속에서 음악을 다른 식으로 들었다는 연구도 있다. 사람들은 음악의 음색이나 색채를 더 강렬하게 인식했다. 감정을 전달하는 차원의 음악인 것이다.[13] 나 역시 실로시빈 여행 때 바흐의 첼로 모음곡을 듣는 순간, 이전에 들었던 것보다 훨씬 많은 것을 들었다고 확신했다. 전에는 들을 수 없었고, 그 이래로도 들은 적이 없는 음영과 뉘앙스와 음색을 인지했던 것이다.

카하트-해리스는 사이키델릭이 평상시 뇌와 지각의 단단한 관계를 불안정하고 믿을 수 없게 만든다고 생각한다. 약에 취한 뇌는 원래의 행동을 강요할지, 감각을 통해 들어오는 미가공 증거들을 받아들일지 "오락가락"하게 된다. 그는 사이키델릭 체험 중에 현실에 대한 평소 우리의 하향식 개념에 대한 확신이 무너지고 더 많은 상향식 정보가 필터를 뚫고 올라갈 길이 열리는 것 같다고 생각한다. 하지만 그 모든 감각 정보가 우리를 압도하려 하면 정신은 이들 모두를 이해하기 위해 격렬하게 새로운 개념을 만들어낸다(제정신이 아닌 것이든 뛰어난 것이든 별로 중요하지 않다). "그래서 당신은 빗속에서 얼굴을 보게 될 수도 있어요. 뇌는 자기 할 일을 하고 있을 뿐이죠." 다시 말하면 사실상 뇌는 스스로에게 지어낸 이야기를 함으로써 불확실성을 줄이려고 하는 것이다.

인간의 뇌는 상상할 수 없을 만큼 복잡하다. 아마도 세상에 존재하는 가장 복잡한 체계일 것이다. 그래서 그 안에서 질서가 잡혔고, 이를 가장 잘 드러내는 것이 독립된 자아와 우리가 가진 보통의 각성 의식이다. 성인이 되면 뇌는 현실을 관찰하고 시험하며, 우리의 에너지(정신 및 그 외의) 투자를 최적화함으로써 생존 가능성을 높이기 위해 믿을 만한 추론을 하는 데에 능숙해진다. 불확실함이란 복잡한 뇌가 마주하는 가장 큰 문제이고, 예측 부호화는 그것을 감소시키는 것을 돕기 위해 진화했다. 일반적으로 이런 적응이 탄생시킨 미리 만들어지거나 관습화된 생각은 우리에게 아주 유용하다. 하지만 어느 정도까지만이다.

그 정도라는 게 정확히 어디까지인지가 로빈 카하트-해리스와 그의 동료들이 2014년 〈인간 신경과학의 최첨단Frontiers in Human Neuroscience〉에 출간한 야심 차고 도발적인 논문 "엔트로피 뇌: 사이키델릭 약물을 사용한 뇌영상 연구에 기반한 의식 상태 이론The Entropic Brain: A Theory of Conscious States Informed by Neuroimaging Research with Psychedelic Drugs"에서 탐색했던 질문이다. 여기서 카하트-해리스는 정신분석과 인지 뇌과학의 거창한 통합을 보여주려 한다. 질문의 핵심은 우리가 성인의 정신에서 질서와 자아성을 달성하기 위해 대가를 치러야 하느냐는 것이다. 논문은 그렇다고 결론짓는다. 뇌에서 엔트로피(이 상황에서는 불확실성과 같은 말이다)를 억제하는 것은 "현실성, 예측, 신중한 생각, 그리고 갈망이나 편집증적 환상을 알아채고 이를 극복하는 능력을 증진하는 데에 도움이 되지만", 동시에 이런 업적은 "인지를 한정하고" "의식을 제한하거나 좁히는 효과"를 미치는 경향이 있다.[14]

스카이프로 여러 번 인터뷰를 한 끝에, 로빈 카하트-해리스와 나는 그의 엔트로피 논문이 출간되고 몇 달이 지난 후 노팅힐에 있는 소박한 동네의 엘리베이터 없는 5층 집에서 처음으로 만나게 되었다. 직접 보자 나는 로빈의 젊음과 강렬함에 깜짝 놀랐다. 그는 그렇게 큰 야심을 갖고 있으면서도 놀랄 만큼 겸손했고, 덜 용감한 과학자라면 겁을 먹을 만한 지적 갈림길까지도 기꺼이 탐험하려는 태도로 상대를 놀라게 만들었다.

엔트로피 논문은 우리에게 정신이 불확실성을 줄이는 기계이지만 몇 가지 심각한 버그를 가진 것으로 생각하라고 이야기한다. 인간 뇌가 지닌 극도의 복잡성과 그 목록에 있는 수많은 각기 다른 정신 상태는 (다른 동물들에 비해) 질서를 유지하는 걸 가장 우선으로 한다. 안 그러면 체계가 혼란의 도가니에 빠지기 때문이다.

카하트-해리스는, 옛날에는 인간(혹은 원시인)의 뇌가 "마술적 사고magical thinking", 즉 소망과 두려움과 초자연적 해석으로 형성된 세계에 대한 믿음을 특징으로 하는 "1차적 의식primary consciousness"이라는 훨씬 더 무질서한 형태를 띠고 있었다고 설명한다(1차적 의식에서 "인지는 외부 세계의 샘플을 고르는 데에 별로 꼼꼼하지 않았고, 감정, 다시 말해 소망과 불안 같은 것에 쉽게 편향되곤 했다"고 카하트-해리스는 쓰고 있다). 마술적 사고는 인간의 정신이 세상에 대한 불확실성을 줄이는 한 가지 방법이지만, 종의 성공에 이상적이지는 않다.

그는 인간의 뇌에서 불확실성과 엔트로피를 억제하는 더 나은 방법은 하등동물과 어린아이들에게는 없거나 아직 개발되지 않은 뇌 통제 체계인 디폴트 모드 네트워크의 진화 덕분에 나타났다고 주장한다. 디폴트 모드 네트워크와 함께 "자신, 또는 '자아'라는 일관성 있는 정신이 나타났고", 그와 함께 자기성찰과 합리적 사고를 하는 인간의 능력도 발전했다. 마술적 사고는 "자아가 지배하는, 보다 현실에 기반을 둔 사고"에 밀려났다. 그는 프로이트의 말을 빌려 더 고차원적으로 진화된 이 인지 모드를 "2차적 의식secondary consciousness"이라고 부른다. 2차적 의식은 "놀랄 일과 불확실성(즉, 엔트로피)"을 최소화하고자 "현실에 경의를 표하고 세상을 가능한 한 정확하게 대변하기 위해 성실하게 방법을 찾는다."

논문은 고-엔트로피 정신 상태부터 저-엔트로피 상태에 이르는 "인지 상태의 스펙트럼"을 흥미로운 도식으로 묘사한다. 그는 고-엔트로피 쪽 스펙트럼에 환각 상태, 유아의 의식, 정신병 초기 단계, 마술적 사고, 확산적 사고 및 창의적 사고를 넣었다. 저-엔트로피 쪽 스펙트럼에는 편협한 사고나 경직된 사고, 중독, 강박 장애, 우울증, 마취 상태, 그리고 마지막으로 혼수상태를 넣었다.

카하트-해리스는 저-엔트로피 쪽 스펙트럼에 있는 심리적 "장애"가 뇌에 질서가 부족하기 때문이 아니라 질서가 **과잉**이기 때문이라고 주장한다. 자아 성찰 사고의 홈이 깊어지고 단단해질수록 자아는 고압적이 된다. 이것은 자아가 스스로를 공격하고 통제 불가능한 자기 성찰이 현실에 점차 그림자를 드리우는 우울증에서 가장 명확하게 나타난다. 카하트-해리스는 이 허약한 정신 상태(가끔 무거운 자의식heavy self-consciousness이나 우울증적 현실주의depressive realism라고도 불린다)가 디폴트 모드 네트워크의 활동 과잉의 결과일 수 있다고 이야기하는 연구를 언급한다. 이렇게 되면 우리는 반복적이고 파괴적인 생각의 루프에 사로잡혀 결국에는 외부 세계로부터 고립된다. 헉슬리의 잠금 밸브가 완전히 꽉 닫히는 셈이다. 카하트-해리스는 중독,

강박, 섭식장애 및 우울증처럼 과하게 경직된 사고 패턴을 특징으로 하는 각종 장애로 고통받는 사람들이 "쉴 때의 (신경) 활동 패턴을 파괴해 정형화된 행동과 사고 패턴을 무너뜨리는 사이키델릭의 능력"에 득을 볼 수 있다고 믿는다.

그러니까 어떤 뇌는 좀 더 많은 엔트로피를 감당할 수도 있다. 바로 이 지점이 사이키델릭이 개입하는 부분이다. 사이키델릭은 디폴트 모드 네트워크를 조용하게 만듦으로써 정신이라는 기계에 대한 자아의 통제력을 느슨하게 만들고, 녹이 슬어 꼼짝 못 했던 인지에 "기름칠"을 해줄 수 있다. 카하트-해리스는 "사이키델릭은 뇌 활동을 혼란스럽게 만들어 의식을 변환한다"고 썼다. 약물이 뇌의 엔트로피 양을 늘려 체계가 더 느슨한 인지 모드로 되돌아가게 만드는 것이다.*

"그냥 하나의 체계가 약해지는 게 아니라 예전의 체계가 다시 나타나는 거예요." 그는 이렇게 말한다. 그 예전 체계는 1차적 의식, 즉 자아가 일시적으로 주도권을 잃고 억제되지 않은 무의식이 "관찰 가능한 공간으로 나오는" 사고 모드이다. 카하트-해리스에게 이것은 정신을 연구하는 데 있어 사이키델릭이 주는 체험적 가치이지만, 그는 치료적 가치 역시 인정한다.

카하트-해리스가 사이키델릭을 낭만화하거나 사이키델릭 추종자들이 추앙하는 "마술적 사고"와 "형이상학", 예컨대 의식이 "자아초월적"이고 인간의 뇌가 아니라 우주의 자산이라는 개념 같은 것을 거의 받아들이지 않

---

* 사이키델릭이 신경화학적으로 어떻게 이런 일을 해내는지는 아직 정확하게 밝혀지지 않았으나 카하트-해리스의 연구에서는 그럴듯한 기전을 제시한다. 사이키델릭 화합물은 세로토닌 2A 수용체에 달라붙어 이 수용체가 가득한 피질의 뉴런(정확히는 "제5층 피라미드 뉴런layer 5 pyramidal neuron"이다)을 발화시켜 뇌의 평소 진동과 비동기화시킨다. 카하트-해리스는 뇌 활동의 조직을 돕는 이 진동을 관객들이 동시에 치는 박수에 비유한다. 몇 명의 고집스러운 개인이 박자에서 벗어나게 박수를 치면 박수의 리듬이 깨지고 더 혼란스러워진다. 이와 비슷하게 이 피질 뉴런의 자극은 디폴트 모드 네트워크, 특히 자기성찰이라는 활동과 상관관계에 있는 특정 주파수(알파파)의 진동을 깨뜨리는 것 같다.

는다는 점은 주목할 만하다. 그의 관점에서 사이키델릭이 풀어놓는 의식의 형태는 인지의 "좀 더 원시적인" 모드로 돌아가는 퇴행이다. 프로이트와 함께, 그는 자신의 상실, 일체감, 신비 체험(화학 물질로 겪었든 종교로 겪었든)이라는 특징이 우리를 엄마의 젖가슴에 달라붙은 유아의 심리 상태로, 분리되고 경계를 가진 개인으로서의 자신이라는 감각이 발달하기 이전 상태로 되돌려 놓는다고 믿는다. 카하트-해리스에게 인간 발달의 정점은 이 차별화된 자신, 혹은 자아를 이루는 것, 그리고 두려움과 소망으로 뒤흔들리고 여러 가지 형태의 마술적 사고를 띠게 된 원초적 정신의 혼란에 질서를 세우는 것이다. 그는 사이키델릭이 지각의 문을 활짝 열어준다는 올더스 헉슬리의 말에 동의하긴 하지만, 헉슬리가 엿보았던 "전체적 정신"을 포함해 그 문으로 나온 모든 것들이 꼭 진짜라고 믿지는 않는다. "사이키델릭 체험은 수많은 빛 좋은 개살구들을 양산할 수 있다(겉으로만 좋아보일 뿐 사실은 그렇지 않을 수 있다는 의미 – 옮긴이)"고 그는 나에게 말했다.

하지만 카하트-해리스는 사이키델릭 체험에 진짜 금도 존재한다고 믿는다. 우리가 만났을 때 그는 LSD 경험 덕분에 뇌 연구에 관한 통찰력을 갖게 된 과학자들의 예를 들어주었다. 인간의 뇌에 엔트로피가 너무 많으면 원시적 사고atavistic thinking로 흘러가게 되고 그 끝에는 광기가 자리하고 있지만, 너무 적어도 문제가 생길 수 있다. 고압적인 자아의 손아귀에 잡혀 있으면 심리적으로 파괴적인 사고의 경직성이 생길 수 있다. 이것은 사회적으로나 정치적으로도 파괴적일 수 있는데, 이는 정보와 대안적 관점에 대해 정신의 문을 닫아버리기 때문이다.

대화를 하던 중, 로빈은 정신의 층위를 뒤집고 혁신적인 생각을 보장해주는 힘을 가진 약물이 모든 종류의 권위에 대해 사용자의 태도를 바꿔줄 수도 있으리라고 했다. 즉, 화학 물질이 정치적 효과를 가질 수 있다는 것이다. 많은 사람들이 1960년대 정치적 격동에서 LSD가 그런 역할을 했다고 믿는다.

"히피들이 사이키델릭을 부상시킨 걸까요, 사이키델릭이 히피들을 만들어낸 걸까요? 닉슨은 후자라고 생각했어요. 그가 옳을지도 모르죠!" 로빈은 사이키델릭이 1960년대 자연에 대한 사람들의 태도에 생긴 엄청난 변화에도 은근하게 영향을 미쳤다고 믿는다. DMN의 영향력이 줄어들면, 우리가 환경과 분리되었다는 느낌 역시 감소한다. 임페리얼 칼리지의 그의 연구팀은 자원자들에게 "자연과의 밀접도"를 측정하는 표준 심리 척도를 테스트해 보았다(응답자들은 "나는 자연과 분리되어 있지 않고 자연의 일부이다" 같은 문장에 동의하는 정도를 점수로 매긴다). 사이키델릭 체험이 사람들의 점수를 더 높였다.*

그렇다면 고-엔트로피 뇌는 어떤 모습일까? 임페리얼 칼리지 연구실에서 다양한 스캐닝 기술을 이용해 약을 한 뇌의 지도를 만든 결과, 디폴트 모드 네트워크나 시각 처리 체계 같은 뇌의 전문화된 신경 네트워크는 해체되는 반면, 뇌 전체적으로는 평소에 주로 고립되어 있거나 오로지 DMN의 중앙 허브를 통해서만 연결되어 있던 영역들 사이에 새로운 연결점이 생기며 더 많이 통합되는 모습을 보였다. 달리 말하면, 뇌의 다양한 네트워크가 덜 분화된 셈이다.

"약의 영향하에서는 개별 네트워크의 구분이 보다 모호해진다. 즉, 뇌의

---

* 이 연구는 2017년에 출간되었다. 매튜 M. 누어 외, "사이키델릭, 성격, 정치 성향Psychedelics, Personality, and Political Perspectives," *Journal of Psychoactive Drugs*. "참여자들이 '더욱 강력한' 사이키델릭 체험 동안에 겪는 자아의 용해는 진보적 정치관, 개방성과 자연에 대한 친밀감을 긍정적으로 여기고, 권위주의적 정치관을 부정적으로 여겼다."

네트워크가 서로 더 개방적으로 소통하는 것이다."[15] 카하트-해리스와 그의 동료들은 이렇게 썼다. "뇌는 환각제의 영향하에서 훨씬 더 유연하고 상호연결된 상태로 작동한다."

〈로열 소사이어티 인터페이스 저널Journal of the Royal Society Interface〉에 출간된 2014년 논문에서, 임페리얼 칼리지 팀은 디폴트 모드 네트워크가 오프라인이 되고 엔트로피의 흐름이 증가할 때 뇌 내부의 평소 소통 라인이 어떻게 급격하게 재편되는지를 보여주었다.[16] 이들은 뇌의 전기적 활동을 보여주는 뇌자도magnetoencephalography라는 스캐닝 기술을 이용해 보통의 각성 의식 때와 실로시빈 투약 후의 뇌 내부 소통 지도를 만들었다(다음 페이지에 있다). 왼쪽에 있는 보통 상태에서는 뇌의 다양한 네트워크(각각 다른 색깔로 표시된 원으로 나타냈다)가 대체로 고립되어 있고, 이들 사이에 교통량이 많은 경로는 비교적 소수다.

하지만 뇌가 실로시빈의 영향하에서 작동할 때는 오른쪽 도표처럼 수천 개의 새로운 연결이 형성되고, 보통의 각성 의식 때에는 그다지 정보를 교환하지 않던 멀리 있는 뇌 영역까지 모두 연결된다. 사실상 비교적 소수의 고속도로만 존재하던 상태에서 훨씬 더 많은 목적지를 연결하는 수많은 작은 길로 재편되는 것이다. 뇌는 덜 분화되고 서로 간에 더욱 연결되어 다양한 이웃들 사이에서 훨씬 많은 교류, 혹은 "혼선"이 일어나는 것처럼 보인다.

뇌의 이 일시적인 재배치가 정신 경험에 영향을 주는 방법은 여러 가지이다. 기억과 감정 중추가 시각 처리 센터와 직접 소통하게 되면 우리의 소망과 두려움, 편견과 감정이 우리가 보는 것에 영향을 미칠 수도 있다. 1차적 의식의 특성이자 마술적 사고의 비결이다. 마찬가지로, 뇌 체계들 사이에 비슷하게 새로운 결합이 생기며 공감각이 나타날 수도 있다. 감각 정보가 혼선되어 색깔이 소리가 되거나 소리가 질감이 되는 것 같은 경우이다.

또는 새로운 결합으로 메리가 마리아 사비나로 변하거나 거울 속의 내 얼굴이 할아버지의 모습이 되듯이 내 기억 속의 내용이 시각적 인지로 바뀌는 환영이 나타나기도 한다. 그 외에 다른 종류의 새로운 연결의 형성은 새로운 아이디어, 신선한 안목, 창의적 통찰, 또는 친숙한 것들에 새로운 의미 부여, 그리고 여러 가지 사이키델릭 보고서에서 사람들이 이야기하는 기괴한 정신적 현상 같은 형태로 정신적 체험에서 나타날 수 있다. 엔트로피의 증가는 천여 가지의 정신 상태가 피어나게 하고, 그중 상당수가 기이하고 무의미하지만, 몇 가지는 계시적이고, 창의적이고, 최소한 변화의 가능성을 갖고 있다.

[위약]

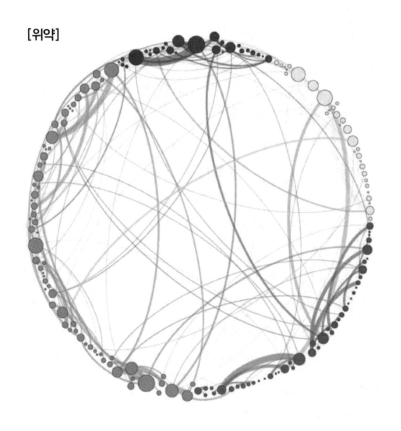

이런 정신 상태의 개화에 관해 해석하는 방법 중 하나는 이것이 일시적으로 우리의 정신적 삶에 엄청난 양의 다양성을 일으킨다는 것이다. 문제를 해결하는 것이 진화적 적응과 비슷하다면, 정신이 이용할 수 있는 가능성이 많을수록 더욱 창의적인 해결책이 나올 것이다. 이런 면에서 뇌의 엔트로피는 진화에서 변이와 조금 비슷하다. 엔트로피는 원자재를 다양하게 공급해주고, 그래서 이것을 골라 문제를 해결하고 세상에 참신함을 더할 수 있도록 만든다. 많은 예술가들과 과학자들이 증명했듯이 사이키델릭 체험이 창의력을 보조하고 "틀에서 벗어난" 사고를 하게 만들어준다면, 이 모델은 왜 이런 일이 생기는지 설명하는 데에 도움이 될 것이다. 어쩌면 "틀"이 가진

[실로시빈]

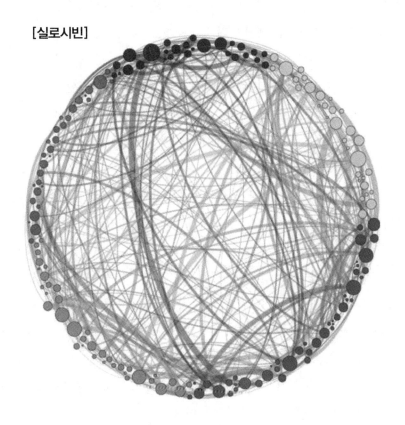

문제는 그게 딱 하나라는 점일지도 모른다.

사이키델릭 과학이 아직 해답을 찾을 엄두도 내지 못한 핵심 질문은 사이키델릭이 만드는 새로운 신경 연결이 어떤 식으로든 오래갈 수 있는지, 아니면 약효가 떨어지면 뇌의 배선이 이전 상태로 되돌아오게 되는지이다. 사이키델릭 체험이 개인의 개방성에 장기적 변화를 일으킨다는 롤랜드 그리피스 연구실의 발견은 뇌가 재편되어 있는 동안 어떤 학습을 하면 이것이 어떤 식으로든 지속될 수 있다는 가능성을 제기한다. 학습은 새로운 신경 회로를 만들어내고, 연습을 하면 할수록 회로는 더 강화된다. 사이키델릭 체험 때 만들어진 새로운 연결의 장기적 운명, 다시 말해 이것들이 오래갈지 아니면 금세 사라질지는 우리가 체험이 끝난 후에 이것을 상기해내고, 말하자면 연습을 하는 데에 달려 있다(이것은 우리가 경험한 것을 회상하고, 통합 과정 때 이를 강화하거나 명상을 해서 변성의식상태를 재현하는 것처럼 간단한 행동일 수 있다). 프란츠 볼렌바이더는 사이키델릭 체험이 "신경가소성 neuroplasticity"을 촉진할 수 있다고 주장했다. 다시 말해 생각과 행동의 패턴이 유연해져서 아주 쉽게 그것들을 바꿀 기회를 만들어준다는 것이다. 그의 모델은 화학적으로 이루어지는 인지행동치료 같다. 하지만 지금까지 이 모든 것들은 추측일 뿐이다. 아직까지 사이키델릭을 투약하기 전후의 뇌 지도 데이터가 많지 않아서 이 경험이 지속적인 방식으로 변화를 만드는지는 밝히기 어렵다.

카하트-해리스는 엔트로피 논문에서 뇌의 일시적인 재편이라 하더라도 정신적 경직성이 특징인 장애로 고통받는 사람들에게는 큰 도움이 될 수 있다고 주장한다. 고용량 사이키델릭 체험은 "스노우볼을 흔드는" 힘이 있다고 그는 말한다. 스노우볼 안의 눈이 천천히 다시 내려앉을 동안 사고의 불건전한 패턴을 부수고 건강에 더 좋은 패턴과 서사가 합병될 수 있는 유연한 공간(엔트로피)을 형성할 수 있다는 말이다.

❖ ❖ ❖

인간의 뇌에서 엔트로피의 양이 증가하면 우리에게 실제로 좋을 수도 있다는 아이디어는 확실히 반직관적이다. 우리들 대부분은 엔트로피라는 단어에 안 좋은 의미가 있다고 생각한다. 엔트로피는 힘겹게 이룬 질서가 서서히 무너지고, 시간이 흐르며 체계가 해체되는 것을 암시한다. 나이 드는 것이 딱 엔트로피 과정처럼 느껴진다. 점진적인 퇴화와 육체 · 정신의 장애. 하지만 어쩌면 그것은 생각하는 방식이 잘못된 것인지도 모르겠다. 로빈 카하트-해리스의 논문은, 적어도 정신에 있어서는, 나이 드는 것이 엔트로피의 감소, 즉 우리가 정신적 삶에 긍정적 요소로 간주해야 하는 것들이 시간이 지남에 따라 사라지는 과정이 아닐지 하는 의문을 갖게 했다.

확실히 중년쯤 되면 정신 활동에서 습관적 사고의 지배력은 거의 절대적이다. 이제 나는 과거의 경험을 바탕으로 현실이 제시하는 거의 모든 의문에 대해 빠르고 대체로는 쓸 만한 답을 내놓을 수 있다. 그게 아이를 달래는 법이든, 배우자를 진정시키는 법이든, 문장을 고치는 법이든, 칭찬을 받아들이는 법이든, 다음 질문에 답을 하거나, 세상에 무슨 일이 일어나고 있는지 설명하는 것이든 간에 말이다. 경험과 시간이 쌓이면 서두는 자르고 결론으로 도약하는 것이 점점 쉬워진다. 이는 일종의 민첩성을 보여주는 상투적인 이야기 같지만 실은 정반대를 뜻하기도 한다. 사고가 굳어진다는 것이다. 이것을 인생에서의 예측 부호화로 간주해 보자. 이제 내가 가진 수백만 개의 이전 경험들은 대체로 나를 뒷받침해주고, 거기에 기반해 설령 아주 새롭거나 창의적이지는 않더라도 적당한 대답을 찾을 수 있게 한다. 이렇게 그럴싸한 예측 체제를 칭찬하는 말이 "지혜"이다.

로빈의 논문을 읽자 내가 사이키델릭을 탐험해 보기로 결심했을 때 찾던 게 무엇인지 좀 더 잘 이해할 수 있게 되었다. 나 자신의 스노우볼을 거세게

흔들고 내 일상적인 정신의 삶에 거대한 양의 엔트로피와 불확실성을 들여놓아 정신을 좀 보수할 수 있을지 보고 싶었던 거다. 나이가 드는 건 (모든 면에서) 세상을 좀 더 예측하기 쉽게 만들지만, 책임감을 다소 줄여 새로운 실험공간을 제공하기도 한다. 내 경우에는 '그거 해봤어'와 '거기 가봤어'라는 새로운 경험이 내 정신에 새겨놓은 깊은 습관의 골에서 빠져나오기에 이미 늦었는지 보기 위해서였다.

물리학과 정보 이론 양쪽 모두에서 엔트로피는 종종 팽창과 연관된다. 용기容器의 속박에서 풀려나거나 가열된 기체의 팽창 같은 것이다. 기체 분자가 공간으로 분산되면 개별 분자의 위치를 예측하기는 더 어려워지고, 시스템의 불확실성이 더 커진다. 카하트-해리스는 엔트로피 논문의 끝에 덧붙이는 말로, 1960년대에는 사이키델릭 체험이 종종 "의식의 확장"이라고 묘사되었다는 사실을 상기시켰다. 알았든 몰랐든 티모시 리어리와 그의 동료들은 엔트로피 뇌에 정확히 알맞은 비유를 썼던 것이다. 이 확장(혹은 팽창)이라는 비유는 의식이 커지거나 줄어드는 상태에 있음을 암시하기 때문에 헉슬리의 잠금 밸브와도 어울린다.

경험상, 엔트로피 같은 추상적인 특성은 우리가 인지하기가 거의 불가능하지만, 확장은 어쩌면 가능할 수도 있다. 명상을 연구했던 신경과학자인 저드슨 브루어는 의식이 확장된다고 느끼는 것이 디폴트 모드 네트워크의 특정 노드, 즉 자기참조 과정과 연관된 후측대상피질posterior cingulate cortex, PCC에서 활동이 줄어드는 것과 관계가 있음을 발견했다. 사이키델릭 체험에서 가장 흥미로운 현상 중 하나는 자신의 정신 상태에 매우 예민해진다는 것인데, 이는 체험을 마친 직후 며칠 동안 특히 심하다. 평소의 매끄러운 의식이 교란되어 어떠한 정신 상태(잡념, 초점 주의focused attention, 심사숙고 등)이건 간에 이를 좀 더 눈에 띄고 조작하기 쉽게 만드는 식이다. 사이키델릭 체험이 끝나고 나자(그리고, 아마도 저드슨 브루어와 인터뷰를 하고 나자), 나는 노력만 하면 나 자신의 의식 상태가 수축에서 확장에 이르는 스펙트럼상의 어디에 있는지 파악할 수 있었다.

예를 들어 내가 특히 관대하거나 감사하는 마음을 느끼고 감정과 사람들과 자연에 열린 기분이라면, 나는 확장감을 느끼는 것이다. 이러한 감정은 종종 자아가 작아지고, 자아의 영역인(그리고 의존하는) 과거와 미래에 대해 집중력이 줄어드는 느낌을 동반한다. 같은 이유로 무언가에 집착하거나 두려움, 방어감, 초조함, 걱정, 후회를 느낄 때면, 나는 현저한 수축 상태이다(걱정과 후회는 시간 여행을 하지 않으면 존재하지 않는다). 이런 때에 나는 훨씬 나 같은 기분이지만, 별로 좋은 쪽으로 그런 건 아니다. 신경과학자들이 옳다면, 내가 내 정신 속에서 관찰한 것은 뇌 속에 있는 것과 물리적 상관관계가 있다. 디폴트 모드 네트워크는 온라인과 오프라인 둘 중 하나이다. 엔트로피는 높거나 낮은 법이고. 이런 정보로 정확히 뭘 해야 할지 나는 아직 잘 모르겠다.

지금쯤은 기억 속에서 사라졌을 수도 있지만, 우리 모두는, 설령 사이키델릭을 경험해본 적이 없다 해도 엔트로피 뇌를 직접적으로 경험하고 그것이 보장하는 새로운 종류의 의식을 경험해 보았다. 어린아이일 때 말이다. 아기의 의식은 성인의 의식과 굉장히 달라서 나름의 정신적 나라를 이루고 있고, 우리는 사춘기 초반쯤 그곳에서 쫓겨난다. 다시 돌아갈 방법이 있을까? 우리가 성인이 되어 그 타국에 가장 가까이 갈 수 있는 방법은 사이키델릭 여행을 통해서이다. 적어도 이것은 버클리에서 나의 동료인 발달 심리학자이자 철학자인 앨리슨 고프닉Alison Gopnik의 놀라운 가설이다.

앨리슨 고프닉과 로빈 카하트-해리스는 겉보기에 완전히 다른 방향과 방식으로 의식 문제에 접근하는 것 같지만, 서로의 연구에 대해 알고 나자 (나는 로빈의 엔트로피 논문 PDF판을 앨리슨에게 이메일로 보냈고 그에게는 앨리슨의 뛰어난 책 『우리 아이의 머릿속The Philosophical Baby』[17]에 대해 언급했다) 그들은 대화를 시작했고 이것은 적어도 나에게는 굉장히 계몽적이었다. 2016년 4월, 그들의 대화는 애리조나주 투손의 의식 관련 콘퍼런스 무대에서 펼쳐졌고, 두 사람은 그때 처음 만나서 토론을 했다.*

카하트-해리스에게 사이키델릭이 변성의식상태를 탐색해서 보통의 의식 현상에 접근하는 에두른 방법을 알려준 것과 거의 같은 방식으로, 고프닉은 어린아이의 정신을 또 다른 종류의 "변성의식"으로 여겨야 한다고 주장했다. 많은 면에서 놀랄 만큼 비슷하기 때문이다. 그녀는 주체에 관한 우리의 생각은 대체로 의식에 관한 우리의 제한된 경험에 의해 제약을 받고, 우리는 그 제한된 경험을 전부라 생각한다고 말했다. 이 경우에 의식에 대한 이론과 일반화의 대부분은 상당히 한정된 의식의 하위 유형을 공유하는 사람들에 의해 만들어졌다. 그녀는 이것을 "교수 의식"이라고 부르고, "평균적인 중년 교수의 현상학"이라고 정의한다.

고프닉은 투손에 모인 철학자와 신경과학자로 이루어진 청중들에게 이렇게 말했다. "학자로서 우리는 특정 문제에 굉장히 집중하거나, 아니면 앉은 채로 스스로에게 이렇게 말하죠. '도대체 왜 집중해야만 하는 이 문제에 몰입하지 못하고 백일몽이나 꾸고 있는 거지?'" 고프닉 자신은 60대 초반에

---

* 토론은 녹화되었고 유튜브에서 볼 수 있다. https://www.youtube.com/watch?v=v2VzRMevUXg.

색색의 스카프를 두르고 폭이 넓은 치마를 입고 얌전한 신발을 신은, 버클리 교수에 걸맞은 모습이었다. 1960년대 문화를 경험한 세대인 그녀는 지금은 할머니가 되었지만 쾌활하면서도 박식한 스타일로 이야기를 했고, 중간중간 여러 인용을 통해 과학만큼이나 인문학에도 정통하다는 것을 보여주었다.

"사람들이 종종 생각하는 것처럼 여러분도 이게 의식에 관한 전부라고 생각한다면…… 여러분들도 어린아이들이 우리보다 더 낮은 의식을 갖고 있다고 생각할 가능성이 높을 거예요." 어린아이들에게는 초점 주의와 자아 성찰이라는 게 없으니까. 고프닉은 우리에게 아이들의 의식에서 결여된 것이나 개발되지 않은 것 말고, 거기에 있는 유일무이하면서 근사한 것을 생각해 보라고 말했다. 사이키델릭이 더 잘 이해하게 해주고 심지어 다시 경험할 수 있게 만들어줄 수도 있는 그런 특성 말이다.

고프닉은 『우리 아이의 머릿속』에서 성인의 "스포트라이트 의식spotlight consciousness"과 어린아이들의 "랜턴 의식lantern consciousness" 사이에 유용한 구분선을 그었다. 스포트라이트 의식은 성인에게 목표에 제한적으로 집중할 수 있는 능력을 부여한다(카하트-해리스는 나름대로 이것을 "자아 의식"이나 "요점을 가진 의식"이라고 불렀다). 반면, 두 번째 모드인 랜턴 의식에서는 주의가 좀 더 널리 분산되어 아이가 사실상 자신의 인식의 장 어디에서든 정보를 받아들일 수 있게 만든다. 아이들의 인식의 장은 대부분의 성인의 것보다 훨씬 더 넓다(이런 면에서 아이들은 성인보다 훨씬 강한 의식을 갖고 있다고도 할 수 있다). 아이들이 지속적으로 스포트라이트 의식을 보여주는 경우는 거의 없지만, 성인은 종종 랜턴 의식이 우리에게 제공하는 "일상의 선명하고 파노라마 같은 빛"을 경험한다. 저드슨 브루어의 말을 빌리자면, 랜턴 의식은 개방적인 반면, 스포트라이트 의식은 좁거나 수축되어 있다.

성인의 뇌는 주의력의 스포트라이트를 앞으로 있어야 할 곳으로 향하게 만든 다음, 자신이 인지한 내용을 예측 부호화를 통해 이해한다. 고프닉은 이것이 아이의 접근 방식과 전혀 다르다는 것을 알아냈다. 어린아이의 정신은 세상의 방식에 대해 경험이 적기 때문에 인지를 예측이라는 길로 이끌어 줄 선례나 선입견이 상대적으로 거의 없다. 대신에 아이는 사이키델릭을 한 성인과 같이 경탄 속에서 현실에 접근한다.

이것이 인지와 배움에 어떤 의미를 지니는지는 머신 러닝이나 인공지능을 보면 가장 잘 이해할 수 있을 거라고 고프닉은 말한다. AI 설계자들은 컴퓨터에게 학습 방법과 문제 해결 방식을 가르칠 때 질문에 대한 답을 "고온high temperature" 검색과 "저온low temperature" 검색으로 찾도록 한다. 저온 검색(에너지가 더 적게 들기 때문에 이렇게 부른다)은 가장 가능성이 높거나 찾기 쉬운 답을 고르는 것이다. 과거의 비슷한 문제에 통했던 답처럼 말이다. 저온 검색은 꽤 자주 성공한다. 반면 고온 검색은 가능성이 낮지만 더욱 기발하고 창의적인 답을 찾는 것이기 때문에 더 많은 에너지가 든다. 선입견의 틀 바깥에서 답을 찾는 것이다. 풍부한 경험에 의지하는 성인의 정신은 대부분 저온 검색을 한다.

고프닉은 어린아이(다섯 살 이하)와 사이키델릭을 한 성인은 고온 검색을 훨씬 더 선호한다고 생각한다. 상황을 이해해야 하는 경우에 그들의 정신은 근처에 있는 가능성 높은 것을 탐색할 뿐만 아니라 "모든 가능성"을 다 살핀다. 이 고온 검색은 비효율적일 뿐만 아니라 더 많은 오류를 일으키고 더 많은 시간과 정신적 에너지를 요구한다. 고온 검색은 현실적이기보다는 좀 더 마술적인 답을 찾을 수 있게 한다. 하지만 고온 검색이 문제를 푸는 유일한 방법인 경우가 있고, 때로는 이걸로 탁월한 아름다움과 독창성을 가진 답을 발견하기도 한다. $E=mc^2$이 고온 검색의 산물이다.

고프닉은 연구실에서 아이들에게 이 가설을 시험해 보았고, 그 결과 네 살짜리가 성인보다 더 잘 푸는 학습 문제가 있다는 사실을 발견했다. 이것은 문제가 굉장히 새로워서 경험이 문제를 푸는 데 오히려 방해가 되는, 틀 밖에서 생각해야 풀 수 있는 그런 종류의 문제이다. 한 실험에서 그녀는 아이들에게 특정한 블록을 위에 올리면 불이 켜지고 음악이 나오는 장난감 상자를 주었다. 일반적으로 이 "블리켓 검출기blicket detector"는 특정한 색깔이나 모양의 블록 한 개에 반응하게 되어 있으나, 실험자가 기계의 프로그램을 바꿔서 두 개의 블록을 올려야 반응하도록 만들자, 네 살짜리가 성인보다 훨씬 빨리 문제를 풀었다.

"아이들의 사고는 경험에 덜 속박되어 있어서 전혀 말도 안 될 것 같은 것도 시도해 보죠." 그러니까 아이들은 수많은 고온 검색을 하고 대단히 극단적인 가설까지도 시험해 본다. "아이들은 해결책이 명확하지 않을 때 많은 경우에 어른보다 훨씬 나은 학습자예요." 혹은 그녀의 말을 빌리자면, 아이들은 "가능성의 우주에서 훨씬 더 멀리까지 나가 있다." 아주아주 멀리까지. 그리고 어른에 비해 그곳을 훨씬 더 편안하게 느낀다.

"우린 생물 중에서 가장 긴 어린 시절을 갖는 종이에요. 이런 긴 학습과 탐색의 기간은 인간을 다른 종과 구별하는 특징이죠. 전 어린 시절이야말로 학습과 탐험에만 전적으로 몰두하는 연구개발 단계라고 생각해요. 우리 성인은 생산 및 마케팅 단계고요." 나중에 나는 그녀에게 아이들이 생물종으로서가 아니라 개인으로서 연구개발을 한다는 뜻이냐고 물었지만, 그녀는 말한 그대로를 의미했다.

"각각의 아이들 세대는 새로운 환경을 마주해요. 그리고 그 애들의 뇌는 특히 학습에 뛰어나고 그 환경에서 아주 잘 지내죠. 이민자의 자식들이나 아이폰을 처음 본 네 살짜리를 생각해 봐요. 아이들이 이런 새로운 도구를 발명한 게 아니고, 그 애들이 새로운 환경을 만든 것도 아니지만 모든 세대에서 아이들은 그러한 환경에 가장 적합한 뇌를 갖게 되죠. 어린 시절은 種이 문화적 진화 체계에 노이즈를 주입하는 방편이에요." 그녀가 설명했다.

물론 이 상황에서 "노이즈"란 "엔트로피"의 또 다른 이름이다.

"아이의 뇌는 굉장히 유연하고, 성취가 아닌 학습에 뛰어나요." 아이의 뇌는 "활용보다는 탐험"에 더 적합하다. 또한 성인의 뇌보다 훨씬 더 많은 신경 연결을 갖고 있다(토론 중에 카하트-해리스가 실로시빈을 한 사람의 정신 지도를 보여주었다. 지도에는 각각의 영역을 서로 연결하는 선이 빽빽한 숲처럼 나타나 있었다). 하지만 사춘기가 되면 이 연결의 대부분이 잘려 나가서 "인간의 뇌는 효율적인 기계가 된다." 그런 발달 과정의 핵심 요소는 엔트로피의 억제이다. 좋은 결과와 나쁜 결과 양쪽 모두를 포함해서 말이다. 시스템이 식고, 고온 검색이 규칙이 아니라 예외가 된다. 디폴트 모드 네트워크가 켜진다.

고프닉은 이렇게 말한다. "의식은 나이가 들어가면서 협소해져요. 성인은 믿음이 굳어져서 변화하기가 아주 어려워지죠."[18]

반면에 "아이들은 훨씬 유동적이고 그 결과 새로운 아이디어를 더 기꺼이 즐긴다. 확장된 의식이 어떤 모습인지 이해하고 싶다면 네 살 아이와 차를 한 잔 마셔보면 된다." 그녀는 이렇게 썼다.

아니면 LSD를 하나 먹어보든지. 고프닉은 LSD 체험 현상학과 아이들의 의식에 대한 자신의 연구가 굉장히 유사하다는 사실에 놀랐다고 말했다. 고온 검색, 분산된 주의, 더 많은 정신적 노이즈(즉, 엔트로피), 마술적 사고, 그리고 한동안 지속되는 약한 자아 감각.

"간단히 요약하자면, 아이들은 기본적으로 항상 약에 취해 있는 거예요."

이런 관점은 물론 흥미롭기는 하지만, 과연 유용할까? 고프닉과 카하트-해리스 둘 다 그렇게 믿는다. 두 사람이 개념화한 것에 따르면 이들은 사이키델릭 체험이 아픈 사람들과 아프지 않은 사람 모두를 도울 수 있다고 믿는다. 건강한 사람의 경우에는 사이키델릭이 뇌에 더 많은 노이즈, 즉 엔트로피를 주입함으로써 평소의 사고 패턴을 떨쳐낼 수 있게 해준다. 카하트-해리스의 말에 의하면 "인지에 기름칠을 하는" 것이다. 그래서 더욱 행복해지고, 더 개방적이 되고 창의력을 높일 수 있다. 고프닉의 말을 빌리면 약물은 성인이 (아이들에게는 제2의 천성인) 유동적인 사고를 할 수 있게 만들어 주고, 창의적 가능성의 공간을 넓혀 준다. 고프닉이 가설을 세운 것처럼 "어린 시절이 문화적 진화 시스템에 노이즈와 새로움을 주입하는 방편이라면" 사이키델릭은 성인의 정신 시스템에 똑같은 일을 할 수 있다.

아픈 사람들의 경우, 가장 큰 이득을 얻을 만한 환자는 아마도 정신적 경직을 특징으로 하는 정신장애, 즉 중독, 우울증, 강박 등을 앓는 사람들일 것이다.

"성인에서는 우울증처럼, 깊은 생각, 그리고 과도하게 좁고 자아를 기반으로 한 집중의 현상학과 연관된 다양한 장애와 병증이 존재해요. 같은 것에 사로잡혀서 빠져나갈 수 없고, 강박이 생기고, 중독되기도 하죠. 저는 사이키델릭 체험이 이런 상태에서 빠져나가 우리는 누구인가라는 오래된 이야기를 다시 쓸 기회를 만드는 데 도움이 될 수도 있다고 생각해요." 고프닉은 이렇게 말한다. 사이키델릭 체험이 경직된 패턴 안에 사로잡힌 시스템에 "한 무더기의 노이즈를 주입함으로써" 일종의 리셋 역할을 할 수 있다는 것이다. 디폴트 모드 네트워크를 조용하게 만들고 자아의 통제를 느슨하게 만드는 것(그녀는 환상에 불과할 수 있다고 말한다) 역시 이런 사람들에게 도움이 될 수 있다. 뇌의 재시동에 관한 고프닉의 아이디어는 스노우볼을 흔든다는 카하트-해리스의 개념과 굉장히 비슷하게 들린다. 꼼짝달싹 못하게 굳은 시스템에 엔트로피를 올리는, 혹은 열을 가하는 것이다.

엔트로피 논문을 출간한 직후, 카하트-해리스는 환자를 대상으로 한 연구를 통해 자신의 가설 일부를 정말로 실행해 보기로 마음먹었다. 그들의 연구실은 처음으로 주요 관심 분야를 순수 연구에서 임상 적용에까지 넓혔다. 데이비드 너트는 영국 정부로부터 "치료 저항성 우울증", 즉 통상적인 치료 프로토콜과 약물에 반응하지 않는 환자들의 증상을 완화할 목적으로 실로시빈의 가능성을 살펴보는 작은 예비연구를 시행하기 위한 연구 자금을 확보했다.

그러나 임상 치료는 카하트-해리스는 물론이고, 연구실의 경험이나 전문 영역 바깥의 일이었다. 초기에 한 가지 불운한 사건이 발생했는데, 이는 오로지 환자의 건강에만 몰두하는 의료진의 임무와 데이터를 수집하려는 과학자의 임무 사이에 존재하는 내재적 긴장감을 잘 보여준다. 카하트-해리스가 진행하던 실험에서(임상시험이 아니었음을 말해둬야 할 것 같다), LSD를 투약한 30대 후반의 자원자인 토비 슬레이터Toby Slater가 fMRI 스캐너 안에서 불안감을 느끼고서 나가게 해달라고 요청했다. 그는 잠시 쉰 다음, 연구자들을 기쁘게 만들어주고 싶었는지 실험을 마칠 수 있도록 다시 기계 안에 들어가겠다고 자원했다("그 사람이 내 실망감을 알아챘던 게 아닐까 싶어요." 카하트-해리스는 우울하게 회상했다). 하지만 슬레이터의 불안감이 되돌아왔다. "전 실험용 쥐가 된 느낌이었어요." 그는 나에게 그렇게 말했다. 그는 다시 나가게 해달라고 한 다음 실험실을 떠나려고 했고, 결국 연구자들은 남아서 진정제를 맞자고 그를 설득해야 했다.

카하트-해리스는 임페리얼 연구에서 나타난 극소수의 이상 반응 중 하나였던 이 일을 "학습 경험"으로 묘사했다. 다른 사람들 말에 따르면, 그는 그 이래로 독창적인 과학자이자 동정심 많고 유능한 의료진의 모습을 보였다. 이것은 굉장히 드문 조합이다. 다음 장에서 보게 되겠지만, 우울증 임상시험에서 대부분의 환자들은 최소한 단기간에는 굉장히 긍정적인 반응을 보였다. 웨스트 런던의 레스토랑에서 저녁을 먹으며, 로빈은 나에게 시험 참가자 중 여러 번 만났지만 한 번도 웃는 모습을 보이지 않았던 심각한 여성 우울증 환자에 관해 이야기했다. 그는 그녀의 실로시빈 여행 때 같이 앉아 있었고, 그녀는 처음으로 미소를 지었다.

"'미소를 지으니까 좋네요.' 그녀가 말했죠. 세션이 끝나고 나서 그녀는 나에게 수호천사가 자신을 만나러 왔다고 했어요. 그녀는 어떤 존재, 그녀를 열렬히 응원하고 그녀가 좋아지길 바라는 목소리에 관해 이야기했죠. 그 존재는 '애야, 넌 좀 더 웃어야 해. 고개를 높이 들고, 땅은 그만 내려다봐'라고 말했다고 해요. '그리고 그 존재가 손을 내밀어 제 뺨을 들어 올리고, 제 입가를 위로 올렸어요.' 그녀는 그렇게 말했어요. 그게 제가 그녀의 미소를 보았을 때 그녀의 정신 안에서 일어나고 있던 일이었을 거예요." 로빈이 커다랗게 미소를 지으며 말했다. 약간 멋쩍어하는 것 같기도 했다. 실로시빈 경험을 한 후 여자의 우울증 점수는 36점에서 4점까지 떨어졌다.

"솔직히 말해서, 정말 기분이 좋더군요."

여행 치료 : 정신치료에서 사이키델릭

1 : 죽음

뉴욕대학교NYU에서의 실로시빈 여행은 병원 입원실이라기보다는 아늑한 서재에 더 가깝게 신중하게 꾸며진 치료실에서 진행되었다. 이러한 노력은 꽤 효과가 있었지만, 완전히는 아니었다. 가정집 같은 분위기 여기저기에 현대 의학의 산물인 스테인리스 스틸과 플라스틱 부품이 엿보여서 당신이 약을 하게 될 방이 여전히 대도시의 병원 안에 있음을 냉정하게 상기시켜 주었기 때문이다.

방의 한쪽 벽에는 환자가 세션 동안 누워 있을 수 있는 길고 편안한 소파가 있었다. 추상화 그림, 아니면 큐비즘 풍경화 같은 게 반대편 벽에 걸려 있었고, 책장에는 예술과 신화에 관한 양장본이 민속 공예품과 커다랗고 반질반질한 세라믹 버섯, 불상, 크리스털 같은 영적 장식품들과 함께 놓여 있었다. 여기는 여행을 많이 다닌 적당한 나이의 정신과 의사가 사는 아파트라고 해도 될 것 같았다. 동양 종교와, 한때 원시 문화라고 불리던 예술에 관심이 많은 그런 사람 말이다. 하지만 시선을 들어 천장을 보면 그 환상이 무너진다. 하얀 방음 타일을 가로질러 병원의 침대와 침대 사이를 가르는 커튼 트랙이 달려 있기 때문이다. 그리고 형광등 불빛이 강렬하게 비추고 있고, 손잡이와 페달이 의무적으로 설치된 거대한 화장실도 있다.

나는 바로 이 방에서 NYU 실로시빈 암 환자 임상시험의 자원자이자 지금 내가 앉아 있는 소파에서 여섯 시간 동안 격렬한 실로시빈 여행을 하고 삶이 바뀐(아니면 죽음이 바뀐, 이라고 말해야 할지도 모르겠다) 패트릭 미티스 Patrick Mettes의 이야기를 처음 들었다. 나는 그날 미티스를 가이드했던 말기 환자 담당 심리학자 토니 보시스Tony Bossis와, 그의 동료이자 시험을 이끌고 있는 벨뷰의 정신과 의사 스티븐 로스Stephen Ross를 인터뷰하러 왔다. 이 시험은 한 번의 고용량 실로시빈 투약으로 생존 확률이 낮은 암 진단에 흔히 동반되는 불안과 우울을 완화할 수 있을지를 알아보기 위한 것이었다.

털이 많고 곰처럼 생긴 보시스는 대체요법에 관심이 있는 맨해튼의 50대 중반 심리학자처럼 보이는 반면, 40대인 로스는 좀 더 고지식하게 보였다. 정장에 넥타이 차림으로 깔끔한 외모를 지닌 그는 월스트리트 은행원이라고 해도 믿을 것 같았다. LA에서 책벌레 10대 시절을 보낸 로스는 사이키델릭에 대한 직접적인 경험이 없었고, 대학에서 동료를 통해 1950년대와 1960년대에 알코올 중독자 치료에 LSD가 성공적으로 사용되었다는 이야기를 듣기 전까지는 이 약에 대해 전혀 몰랐다. 이것을 자신의 전문 분야로 삼은 로스는 조사 결과 "완전히 묻혀 있던 방대한 양의 지식"을 찾고서 깜짝 놀랐다. 1990년대 그가 컬럼비아대학교와 뉴욕 주립 정신병원에서 정신과 레지던트 과정을 시작할 무렵에는 사이키델릭 요법의 역사가 그 분야에서 완전히 지워지고 언급조차 된 적이 없었다.

NYU의 임상시험과 존스 홉킨스의 롤랜드 그리피스 연구실에서 진행 중인 연구는, 인가받은 사이키델릭 요법이 1970년대에 중단되면서 끊겼던 조사의 맥을 다시 이어가는 몇 건의 연구 중 하나이다. NYU와 홉킨스 시험이 사이키델릭이 죽어가는 사람을 도울 가능성을 조사하는 거라면, 현재 진행 중인 다른 시험들은 사이키델릭이(대체로는 LSD보다 실로시빈이다. 로스는 "LSD와 달리 실로시빈은 정치적 앙금을 전혀 지니지 않기 때문"이라고 설명했다) 우울증을 덜어주고 알코올, 코카인, 담배 중독을 끊는 데 사용될 가능성을 탐색하는 것이다.

사실 이 모든 것들은 전혀 새로운 것이 아니다. 사이키델릭의 임상 연구 역사를 살펴보면 이 분야 대부분이 이미 파헤쳐졌었다는 걸 알게 될 것이다. 2011년, 암으로 인해 발생하는 불안에 대한 실로시빈 예비연구로 NYU와 홉킨스 시험의 앞길을 터주었던 UCLA 정신과 의사 찰스 그룹은 "많은 면에서 우리는 문화적 압박으로 내려놓아야 했던 앞 세대 연구자들의 횟불을 그저 들어 올리고 있는 것이다"라고 인정했다. 하지만 사이키델릭이 현대 의학에서 받아들여지려면, 이 모든 파묻힌 지식을 발굴하고 그 지식을 알아낸 실험을 통상적인 과학 기준에 맞추어 다시 해 보아야만 할 것이다.

그러나 현대 과학이 사이키델릭 요법을 시험해 보는 동안, 이 분자 자체와 그것이 정신에 미치는 작용의 기묘함 또한 서양 의학이 그들이 암시하는 문젯거리들을 감당할 수 있는지를 시험해 보고 있는 셈이다. 명백한 예를 하나 들어보자면, 전통적인 사이키델릭 약물 시험은 맹검을 하는 게 어려운 정도가 아니라 거의 불가능하다. 대부분의 참여자가 자신이 실로시빈을 받았는지 위약을 받았는지 알 수 있고, 가이드도 마찬가지이기 때문이다. 또한 이 약을 시험할 때, 연구자는 세트와 세팅의 중대한 영향력과 화학 물질의 효과를 어떻게 十분할 수 있을까? 서구과학과 현대 약물 시험은 하나의 변수를 분리하는 능력에 달려 있지만, 사이키델릭 약물의 효과가 투약 상황이나 치료사의 존재 여부, 또는 자원자의 기대로부터 완전히 분리될 수 있을지는 명확하지 않다. 이 모든 요인이 인과관계라는 물을 흐려놓을 수 있다. 그렇다면 엄격하게 약리학적 효과대로 작용하는 것이 아니라 투약받는 사람의 정신에서 특정한 종류의 경험을 하게 해주는 정신 약물을, 서구 의학은 어떻게 평가해야 할까?

여기에 더불어 이 약이 일으키는 종류의 경험은 종종 "영적"인 방향으로 흘러간다. 현대 의학은 사이키델릭 요법이라는 받아들이기 힘든 문제와 마주하고 있다. 찰스 그룹은 그런 문제들을 잘 인지하고 있으면서도 놀라울 정도로 그에 대해 당당하다. 그는 사이키델릭 요법을 "응용 신비주의" 형태로 설명한다. 이것은 과학자의 입에서 듣기에는 좀 이상한 말이고, 많은 사람들에게 위험하리만큼 비과학적으로 들릴 것이다.

"나한테 그건 의학적 개념이 아닙니다. 흥미로운 샤머니즘적 개념에 더 가깝죠."[1] 선구적인 사이키델릭 연구자 프란츠 볼렌바이더는 학술지 〈사이언스〉에서, 사이키델릭 요법에서 신비주의의 역할에 대해 말해달라는 요청에 이렇게 대답했다. 하지만 사이키델릭을 연구하는 다른 연구자들은 샤머니즘적 요소가 사이키델릭 요법에서 중요한 역할을 할 수 있다는 아이디어를 피하지 않는다. 실제로 과학이라는 게 존재하기 수천 년 전부터 그렇게 해왔으니까. "우리가 환각제의 치료적 유용성을 평가하기 위한 최적의 연구를 설계한다면 엄격한 과학적 방법론만을 고수하는 걸로는 충분하지 않을 것이다. 굉장히 성공적으로 사용되었던 샤머니즘 패러다임이 우리에게 제시하는 사례에도 주의를 기울여야 한다."[2] 그룹은 이렇게 썼다. 이 패러다임 하에서 샤먼/치료사는 이 약을 최적으로 사용하기 위한 "강력한 암시적 특성"을 집어넣기 위해 세트와 세팅 같은 "비약물학적 변수"를 신중하게 구성한다. 이것이 정확하게 사이키델릭 요법이 위치한 자리인 것 같다. 영성과 과학의 사이, 불편하면서도 도발적인 경계에 있는 것이다.

하지만 사이키델릭에 관한 새로운 연구는 미국에서 정신 건강 치료가 완전히 "망가진" 시기에 나타났다. 이것은 2015년까지 국립 정신보건원장이었던 톰 인셀Tom Insel이 한 말이다. 따라서 이 분야에서 급진적인 새로운 접근법을 기꺼이 받아들이고자 하는 마음은 이전 세대 때보다 훨씬 더 강하다. 전체 미국인의 거의 10분의 1이 앓고 있고 세계적으로 손꼽히는 장애 원인인 우울증 치료를 위한 도구함 안에는 오늘날 그 효과를 잃어가는 항우울제*와, 거의 고갈된 정신질환치료제 신약 후보물질밖에 없기 때문이다. 제약회사들은 더 이상 소위 CNS 약(중추신경계를 표적으로 하는 약)을 개발하는 데 투자하지 않는다. 정신 건강 시스템은 정신장애를 앓는 사람들 중 소수에게만 적용되고, 환자 대부분은 비용과 사회적 오명, 또는 효과가 없다는 이유를 들며 치료를 받으려 하지 않는다. 매년 미국에서만 약 4만 3000명이 자살을 하지만(유방암이나 자동차 사고로 인한 사망자 수보다 더 많다) 자살한 사람의 절반 정도만이 정신과 치료를 받아본 적이 있다.[3] "망가졌다"는 말은 이런 시스템에 대한 묘사로 그렇게 가혹한 표현은 아닌 것 같다.

맨해튼의 정신과 의사이자 NYU 시험의 공동 연구원인 제프리 구스 Jeffrey Guss는 정신치료가 완전히 새로운 패러다임을 받아들일 시기가 도래했다고 생각한다. 구스는 이렇게 지적했다. "수년 동안 우리는 생물학적 기반의 치료와 정신역학적 치료 사이에서 싸우고 있다. 이 둘은 적법성과 가용 자원을 놓고 계속 부딪힌다. 정신질환은 화학 물질의 장애인가, 아니면 인생의 의미를 상실한 탓인가? 사이키델릭 요법은 두 접근법의 결혼이다."

한 정신분석 전문의는 최근 몇 년 동안 "정신의학이 뇌의 문제에서 정신

---

* 많은 약들의 경우처럼 1980년대에 도입된 SSRI 항우울제는 초기에는 훨씬 더 효과적이었다. 아마도 위약 효과까지 더해져서 그랬을 것이다. 오늘날에는 위약보다 약간 나은 정도이다.

의 문제로 옮겨갔다"[4]고 주장한다. 사이키델릭 요법이 성공적이라고 입증된다면, 이것은 정신치료의 범주 내에서 뇌와 정신을 재결합하는 데 성공했기 때문일 것이다. 최소한 그럴 거라고 예상된다.

인생의 말기로 향하는 사람을 치료하는 치료사에게 이 질문은 학구적인 관심사 이상의 의미를 지닌다. NYU 치료실에서 스티븐 로스, 토니 보시스와 이야기를 나누고 나자, 나는 그들이 가이드와 함께 한 단 한 번의 실로시빈 세션 이후 암 환자에게서 관찰된 결과를 보고 거의 아찔하리만큼 흥분했다는 사실을 알게 되었다. 처음에 로스는 자신의 눈을 믿을 수가 없었다. "난 처음 열 명이나 스무 명 정도는 누가 심어둔 사람들일 거라고 생각했어요. 가짜로 그러는 게 분명하다고요. 그 사람들은 '사랑이 세상에서 가장 강력한 힘이라는 걸 이해하게 됐어요'라든지 '시커먼 연기 같은 내 암과 만났어요' 같은 말을 했죠. 사람들은 자기 인생의 초반부를 여행하고는 굉장히 새로운 감정, 새로운 우선순위를 가지고 돌아왔어요. 죽음을 엄청나게 두려워하던 사람들이 두려움을 잃은 거예요. 약을 겨우 한 번 줬는데 그런 효과가 그렇게까지 오래 지속될 수 있다는 사실은 전례 없는 발견이었죠. 정신의학계에서 그런 건 한 번도 본 적이 없어요."

이때 토니 보시스는 패트릭 미티스가 공포의 포위망을 무너뜨리는, 정신 안의 어딘가로 다녀오는 것을 본 경험에 관해 처음으로 이야기했다.

"당신이 이 방 안에 있는데, 아주 커다란 뭔가와 함께 있는 거예요. 두 시간 동안의 침묵 이후 패트릭이 나지막하게 울면서 두 차례 이렇게 말하던 게 기억나요. '탄생과 죽음은 엄청난 일이야.' 그 자리에 함께 있다는 사실은 사람을 겸허하게 만들더군요. 내가 이 일을 하며 가장 많은 것을 얻은 날이었어요."

말기 환자 전문가로서 보시스는 죽어가는 사람들과 많은 시간을 함께 보낸다. "사람들은 실존적 고통을 다루는 데 있어서 정신의학에 도구가 얼마나 적은지 잘 몰라요." 실존적 고통은 정신과 의사들이 말기 진단을 받은 사람에게서 공통적으로 나타나는 우울, 불안, 두려움과 같은 복합적인 감정을 부르는 이름이다. "자낙스Xanax(대표적인 항우울제 — 옮긴이)는 답이 아니에요." 그는 답이 있다면 사실상 약물보다는 영적인 것에 더 가까울 거라고 믿는다.

"우리가 죽는 방식을 다시 조정할 수 있다면, 이런 건 탐구해봐야 하지 않겠어요?" 그는 이렇게 말했다.

2010년 4월 어느 월요일, 담낭암으로 치료받고 있던 53세의 텔레비전 뉴스 보도국장 패트릭 미티스는 〈뉴욕타임스〉 1면에서 자신의 죽음을 바꿔 줄 기사를 읽는다. 그는 3년 전 아내 리사 캘러건Lisa Callaghan이 그의 눈 흰자위가 갑자기 노래진 것을 발견한 직후에 암 진단을 받았다. 2010년경 암은 패트릭의 폐까지 번졌고, 그는 특히 몸을 약하게 만드는 화학요법에 대한 부담으로 허덕이며 차츰 얼마 못 살 거라는 생각을 하기 시작했다. "환각제가 다시 의사들의 관심을 끌다"라는 표제의 기사는 암 환자들의 실존적 고통을 완화하기 위해 실로시빈을 검증하고 있는 NYU의 연구에 대해 짧게 언급하고 있었다. 리사의 말에 따르면 패트릭은 사이키델릭을 해본 적이 없었으나 즉시 NYU에 연락해 임상시험에 자원했다.

리사는 그 아이디어에 반대했다. "저는 쉽게 포기하는 선택을 바라지 않았어요. 그이가 이겨내길 원했죠." 그녀가 나에게 말했다.

어쨌든 패트릭은 연락을 했고, 지원서를 쓰고 기나긴 질문에 답을 한 후 피험자로 뽑혔다. 그는 토니 보시스에게 배정되었다. 토니는 패트릭과 거의 같은 나이였고, 매우 온화하고 동정심 많은 상냥한 사람이었다. 두 사람은 즉시 마음이 맞았다.

첫 만남에서 보시스는 패트릭에게 무엇을 기대해야 할지 말했다. 준비 세션으로 서너 번의 대화 치료를 거친 후 두 번의 투약 일정이 잡혔다. 한 번은 "활성 위약"이었고(이 경우에는 저런 느낌을 유발하는 고용량의 니아신이었다), 또 한 번은 25밀리그램의 실로시빈이 든 캡슐이었다. 두 번의 세션은 내가 보시스와 로스를 만난 치료실에서 이루어질 예정이었다. 거의 하루 종일 걸리는 각 세션에서 패트릭은 안대를 하고 소파에 누워서 신중하게 선정된 음악을 헤드폰으로 듣게 된다. 브라이언 이노Brian Eno, 필립 글래스Philip Glass, 팻 메스니Pat Metheny, 라비 샹카르Ravi Shankar, 거기에 클래식과 뉴에이지 작품들까지. 세션 중에는 두 명의 관찰자가 동석해, 말은 거의 하지 않고 그에게 문제가 생겼을 경우 돕기 위해 함께 있을 것이다. 한 명은 남자(보시스)이고 한 명은 여자(크리스탈리아 캘리온치Krystallia Kalliontzi)였다. 준비 과정에서 두 사람은 패트릭과 함께 홉킨스의 연구자 빌 리처즈가 쓴 "비행 교육" 세트를 읽었다.

보시스는 패트릭에게 여행을 위한 일종의 만트라로 "믿고 놓아라Trust and let go"를 사용하라고 제안했다. 그리고 흘러가는 대로 가라고 충고했다. "계단을 올라가고, 문을 열고, 길을 탐험하고, 풍경 위로 날아가요." 하지만 여행을 위해 그가 한 가장 중요한 조언은 도망치려고 하지 말고 언제나 앞으로 나아가고, 정말 위협적이거나 끔찍한 것을 마주하면 그 눈을 똑바로 쳐다보라는 거였다. "그 자리에 굳건히 서서 이렇게 물어요. '내 정신 안에서 뭘 하고 있는 거지?' 아니면 '내가 너한테서 뭘 배울 수 있을까?'"

죽어가는 사람에게 사이키델릭을 준다는 아이디어는 애초에 치료사나 과학자가 아니라 올더스 헉슬리가 험프리 오스먼드에게 보낸 편지에서 논의된 것이었다. 그는 "말기 암 환자들에게 죽음을 오로지 생리학적이라기보다는 좀 더 영적인 과정으로 만들기 위해 LSD를 투여하는" 연구 프로젝트를 제안했다. 헉슬리 자신은 1963년 11월 22일 죽음을 앞두고서 아내 로라에게 LSD를 투여해달라고 요청했다.

그 무렵 헉슬리의 아이디어는 북아메리카에서 여러 암 환자들에게 시험되었다. 1965년 시드니 코헨은 〈하퍼스〉에 사이키델릭이 "죽음의 경험을 변화시킬"[5] 가능성을 탐색하는 논설("LSD, 그리고 죽음의 괴로움")을 썼다. 그는 LSD 치료를 "자아초월을 통한 치료"라고 설명했다. 이 접근법에 깔린 전제는 이렇다. 우리가 죽음에 대해 두려운 감정을 갖는 것은 자아의 작용인데, 자아는 우리가 죽음에 가까워질수록 감당하기 힘든 고립감을 느끼게 한다는 것이다. "우리는 자아가 존재하지 않는 세상에 태어난다. 하지만 우리자신의 내부에 갇힌 채로 살다가 죽는다." 코헨은 이렇게 썼다.

그의 계획은 사이키델릭을 이용해 자신이라는 감옥에서 탈출하는 거였다. "우리는 개인의 온전함이라는 게 반드시 필요한 것은 아니며, '저 바깥에' 뭔가가 있을 수도 있다는 걸 보여주기 위해 짧고 명료한 완전한 무자아의 시간을 주고 싶었어요." 죽음에서 살아남을 수 있는, 우리 각각의 자아보다 더 큰 것이 있다고 말이다. 코헨은 난소암으로 죽어가고 있는 여성 환자가 LSD 세션을 마친 후 관점이 변화한 사례를 이야기했다.

> 지금 이 순간 나의 소멸은 그리 중요한 일이 아니에요. 심지어 나 자신에게도요. 존재와 비존재가 반복되는 상황에서 한 번의 순서일 뿐이죠. 이건 교회나 죽음에 관한 이야기하고는 별 상관이 없다는 기분이 들어요. 내가 나 자신과 내 고통, 나의 죽음에서 분리된 것 같아요. 네, 바로 그거예요. 난 이제 근사하게 죽을 수 있어요. 그래야만 한다면 말이죠. 죽음을

불러들이는 건 아니지만, 밀어내지도 않을 거예요.

1972년, 그와 함께 스프링 그로브에서 연구하던 스타니슬라프 그로프와 빌 리처즈는 LSD가 환자들에게 "우주적 통합"[6]의 경험을 제공했다고 적었다. 덕분에 그들은 죽음을 "모든 것의 완전한 종말이자 무無로 들어가는 걸음으로 보는 대신에, 갑자기 또 다른 종류의 존재로 넘어가는 것으로 여기게 되었다. …… 물리적 죽음을 넘어서 의식이 이어질 가능성이라는 아이디어는 그 반대보다 훨씬 더 이치에 맞는 것이 되었다."

NYU 실로시빈 시험 자원자들은 여행이 끝난 직후에 자신들의 여행을 설명하는 글을 써야 했고, 저널리즘 쪽에서 일했던 패트릭 미티스는 이 임무를 진지하게 받아들였다. 그의 아내 리사는 금요일 세션을 마치고 돌아온 패트릭이 주말 내내 그 경험을 이해하고 글로 표현하기 위해 애를 썼다고 말했다. 리사는 그의 글을 나에게 보여주는 데에 동의했고, 패트릭의 치료사였던 토니 보시스에게 그가 세션 동안 적은 메모와 여러 번의 후속 정신 치료 세션 때의 메모를 나에게 보여주어도 좋다는 허가를 해주었다.

2011년 1월의 어느 날, 조리 기구 회사에서 마케팅 중역으로 일하던 리사는 아침에 중요한 회의가 있었기 때문에 패트릭은 브루클린에 있는 그들의 아파트에서 지하철을 타고 1번가와 24번 스트리트에 있는 NYU 치과대학의 치료실로 혼자서 왔다(치료실이 치대에 있었던 이유는 당시 벨뷰와 NYU의 암 센터에서 사이키델릭과 관련된 시험과 거리를 두고자 했었기 때문이다). 그의 가이드였던 토니 보시스와 크리스탈리아 캘리온치가 그를 맞이하고는, 그날의 계획을 점검하고, 아침 9시에 패트릭에게 알약이 담긴 잔을 주었다. 실로시빈이 들었는지 위약이 들었는지 최소한 40분 동안은 아무도 알지 못했다. 그들은 패트릭에게 시험에 자원한 목적을 말해달라고 했고, 그는 자신이 암에 대해 느끼는 불안과 우울에 더 잘 대응하고 그가 "인생의 후회"라고 부르는 것들을 해결할 방법을 배우고 싶다고 말했다. 그는 자신과 리사의 결혼식 사진 및 그들의 개 아를로의 사진 몇 장을 방 여기저기에 놔두었다.

9시 30분, 패트릭은 소파에 누워 헤드폰을 쓰고 안대를 한 다음 침묵에 잠겼다. 직접 쓴 기록에서 패트릭은 여행의 시작을 우주왕복선의 이륙에 비유했다. "물리적으로 격렬하고 거친 이륙이 마침내 무중력의 축복받은 고요함으로 바뀌었다."

내가 인터뷰했던 많은 자원자들은 초기에 강렬한 두려움과 불안을 느꼈지만 가이드의 말을 따라 경험에 자신을 내어주면서 그러한 감정이 사라졌다고 말했다. 여기가 비행 교습이 개입하는 부분이다. 비행 교습은 무슨 일이 벌어지든 거기에 항복하면("믿고, 놓고, 마음을 열어라" 혹은 "긴장을 풀고 하류로 떠내려가라") 처음에는 무시무시하게 느껴지던 것이 곧 다른 것으로, 기분 좋고 심지어는 아주 행복한 것으로 변화할 거라고 약속한다.

패트릭은 여행 초반에 20년 전 마흔세 살의 나이에 암으로 사망한 형수를 만났다. "루스는 내 여행 가이드 역할을 했는데, 나를 보고 놀란 것 같지는 않았다. 형수는 반투명한 육체를 '입고' 있어서 알아볼 수 있었다. …… 내 여행에서 이 부분은 여성에 관한 것이었던 것 같다." 그는 이렇게 적었다. 미셸 오바마도 등장했다. "내 주위를 가득 채운 다량의 여성적 에너지는 어머니는, 어떤 어머니든, 그 결점에 관계없이…… 자식을 사랑하지 않을 수 없다는 사실을 분명하게 알려주었다. 이건 굉장히 강력했다. 내가 울고 있다는 걸 알았다. …… 바로 여기서 내가 자궁에서 나오는 것 같은 느낌을 받았다. …… 다시 태어난 것이다. 나의 재탄생은 매끄럽고…… 편안했다."

하지만 표면상으로 패트릭에게 일어나고 있는 일은 전혀 매끄러워 보이지 않았다. 보시스는 그가 울면서 거칠게 숨을 몰아쉬고 있었다고 적었다.

이 시점에서 그는 처음으로 "탄생과 죽음은 엄청난 일이야"라고 말했고, 경련을 일으키는 것처럼 보였다. 그러다가 패트릭이 손을 내밀어 캘리온치의 손을 움켜잡고 아기를 낳는 것처럼 무릎을 끌어당겼다가 밀었다. 보시스의 메모는 다음과 같다.

> 11:15 "오, 맙소사."
> 11:25 "정말 아주 단순해."
> 11:47 "남자가 아이를 낳을 수 있을 줄 누가 알았겠어?" 그 다음에,
>   "내가 아이를 낳았어."
> 12:10 "정말 너무 놀라워." 패트릭은 이 시점에 울고 웃기를 번갈아 했다.
>   "오, 맙소사. 이제 전부 다 알겠어. 아주 단순하고 아름다워."

이제 패트릭은 좀 쉬고 싶다고 말했다. "너무 강렬해졌다." 그는 그렇게 적었다. 그는 헤드폰을 벗고 안대를 풀었다. "난 일어나 앉아서 토니, 크리스탈리아와 이야기를 했다. 모든 사람이 이런 경험을 해볼 필요가 있다고 말했다. 모두가 이런 걸 경험해 보면 아무도 다시는 다른 사람에게 해를 입힐 수 없을 거라고…… 전쟁이 일어나지도 않을 거라고 말이다. 방과 그 안의 모든 것들이 아름다웠다. (자신들의) 자리에 앉아 있는 토니와 크리스탈리아에게서 빛이 났다!" 그들은 그가 화장실에 가는 것을 도와주었다. "세균(만약 있었다면)조차 아름다웠다. 우리 세상과 우주의 모든 것들처럼."

그 후에 그는 "다시 돌아가는 것"에 대해 약간 거부감을 보였다.

"노력이 좀 많이 필요했지만 모험한다는 느낌은 좋았다." 마침내 그가 안대와 헤드폰을 다시 착용하고 자리에 누웠다.

"여기서부터는 오로지 사랑밖에 없었다. 그게 과거에도, 지금도 유일한 목적이었다. 사랑이 빛의 한 점에서 뿜어져 나오는 것 같았고…… 진동하

고…… 내 육체가 우주와 하나가 되어 진동하려는 게 느껴졌다. 그리고 쓸쓸하게도 나는 춤을 추지 못하는 사람이 된 기분이었지만…… 우주는 그걸 받아들여 주었다. 순수한 기쁨…… 축복…… 열반…… 그건 묘사가 불가능했다. 사실 내 경험을 정확하게 묘사할 수 있는 단어는 아무것도 없다. 내 상태…… 이 공간. 나는 이 감정과 비슷한 지상의 즐거움은 한 번도 경험한 적이 없었다. 어떤 감각도, 어떤 아름다운 이미지도, 내가 지구상에 사는 동안 그 어느 것도 이 여행의 정점만큼 순수하고 즐겁고 영예롭지 않았다." 그가 큰 소리로 말했다. "전에는 이런 영혼의 절정을 느껴본 적이 없어." 음악이 이 경험에서 커다랗게 다가왔다. "나는 노래를 배우고 있었고, 그 노래는 단순했다. 딱 하나의 음이었다. 도……. 그것은 우주의 진동이었고…… 존재하는 모든 것의 집합이고…… 전부 합쳐 신과 동등했다."

패트릭은 곧 단순함과 관련된 깨달음에 대해서도 묘사했다. 그는 정치와 음식, 음악, 건축, 그리고 그의 전문 분야인 텔레비전 뉴스에 대해 생각했고, 다른 많은 것들처럼 그것들 역시 "과하게 만들어졌음을 깨달았다. 우리는 노래에 너무 많은 음을 넣는다. 요리에 너무 많은 재료를 넣고…… 우리가 입는 옷, 우리가 사는 집은 너무 과장되었고…… 우리에게 필요한 것은 오로지 사랑에 집중하는 것뿐인데, 모든 것이 너무나 무의미하게 느껴졌다." 그때 그는 양키스 유격수인 데릭 지터Derek Jeter를 보았다. "그는 언제나 그랬듯이 발레리나처럼 우아하게 1루 베이스를 향해 몸을 돌렸다."

"나는 그 순간 내가 모든 것을 파악했다고 확신했다……. 그건 바로 내 눈앞에 있었다……. 사랑…… 유일하게 중요한 건 그거였다. 이제 이게 내 인생의 목표가 되었다."

그는 보시스가 12시 15분으로 적어둔 시간에 다시 말을 했다. "좋아, 알겠어! 이제 종료해도 돼요. 우리 일은 다 끝났어요."

하지만 이것이 끝이 아니었다. 이제 "나는 내 폐로 여행을 갔다……. '보는 것'을 쉽게 만들기 위해 깊게 숨을 쉬었던 게 생각난다." 보시스는 2시 39분에 패트릭이 이렇게 말했다고 적었다. "내 폐로 들어가니까 두 개의 반점이 보인다. 별 건 아니다. 암에 대해서 걱정하지 말라는 말을 (목소리 없이) 들었다……. 전체 계획에서 보면 사소한 것이다……. 그저 인간성에서 불완전한 부분이고 더 중요한 문제는…… 정말로 해야 하는 일은 당신의 눈앞에 있다는 거였다. 다시금, 사랑이다."

이제 패트릭은 그가 "짧은 죽음"이라고 부른 것을 경험했다.

"난 아주 날카롭고 뾰족한 스테인리스 스틸 같은 것에 다가갔다. 그건 면도칼처럼 날카로웠다. 난 계속 그 반짝이는 금속 물체의 끝부분으로 다가갔고, 거기 도착해서는 그 가장자리 너머에 있는 무한한 심연을 보거나 보지 않을 선택권이 있었다……. 우주의 광대함을…… 모든 것의 눈을…… (그리고) 무無를. 나는 망설였지만 두려운 건 아니었다. 끝까지 가고 싶었지만, 그렇게 하면 내 육체를 영원히 떠나게 될 수 있다는 느낌이 들었다……이 생의 죽음이다. 하지만 그건 어려운 결정은 아니었다……. 여기서 내가 할 일이 아직 많이 남았다는 걸 알았으니까." 패트릭은 가이드들에게 자신이 "뛰어내려 리사를 떠날 준비가 되지 않았다"고 설명하며 본인의 선택을 전했다.

그러다가 갑자기 오후 3시경에 모든 것이 끝났다. "시간과 공간의 감각이 없던 상태에서 비교적 둔탁한 현재로의 전환은 굉장히 빠르게 일어났다. 두통이 생겼다."

리사는 패트릭을 데려가려고 왔을 때 그가 "달리기 시합을 한 것처럼 보였다"고 회상했다. "그이는 얼굴빛이 좋지 않았고, 피곤하고 땀에 젖어 있었지만 열정이 타올랐죠. 그이는 나한테 말하고 싶은 모든 것들과 말할 수 없는 모든 것들로 환했어요." 그는 그녀에게 자신이 "신의 얼굴을 만졌다"고 말했다.

❖　❖　❖

　모든 사이키델릭 여행은 다르지만, 암으로 고통받는 사람들이 하는 여행에서 반복되는 듯한 몇 가지 공통 주제가 있다. 내가 인터뷰했던 많은 암 환자들이 아이를 낳거나 다시 태어나는 경험에 대해 이야기했다. 아무도 패트릭만큼 강렬하지는 않았지만 말이다. 또한 많은 사람들이 암(또는 암에 대한 두려움)이 자신에게 미치는 힘이 줄어드는 효과를 보았다고 설명했다. 나는 앞에서 디나 베이저의 경험에 대해 이야기한 바 있다. 그녀는 작은 체구에 온화한 성품을 지닌 60대의 뉴요커로, 피겨스케이팅 강사이며 2010년에 난소암 진단을 받았다. NYU 치료실에서 만났을 때 갈색 고수머리에 커다란 링 귀걸이를 한 디나는 화학요법의 경과가 좋음에도 불구하고 재발의 두려움으로 꼼짝할 수가 없고 "예상대로 되기를 기다리며" 시간을 낭비하고 있었다고 말했다.

　그녀 역시 토니 보시스와 함께 실로시빈을 했고, 힘들었던 세션의 처음 얼마 동안은 두려움에 사로잡힌 채 앞뒤로 흔들거리는 배에서 꼼짝 못하고 있다고 상상했다. "전 담요 아래서 손을 꺼내고서 '너무 무서워요'라고 말했어요. 토니가 제 손을 잡고서 그냥 흐름에 따르라고 말했죠. 그 사람 손이 제 닻이었어요. 전 제 두려움을 봤죠. 마치 꿈속에 있는 것처럼 두려움이 제 갈비뼈 아래 왼쪽에 자리 잡고 있었어요. 종양은 아니었지만, 제 몸 안에 이 까만 덩어리가 있는 거예요. 그게 저를 엄청나게 화나게 만들었어요. 전 두려움 때문에 격분했고, 소리를 질렀어요. '당장 나가! 난 산 채로 잡아먹히지 않을 거야.' 그랬더니 어떻게 됐는지 알아요? 사라졌어요! 없어졌죠. 전 제 분노로 그걸 몰아냈어요." 디나는 수년 후에도 그게 돌아오지 않았다고 이야기했다. "암은 완전히 내 통제 밖에 있는 거지만, 두려움은 그렇지 않다는 걸 알게 됐어요."

생각이 두려움에서 아이들에게로 옮겨가자 디나의 강렬한 경험은 "압도적인 사랑"의 감정으로 바뀌었다. 그녀는 나에게 자신이 "확고한 무신론자" 였고 지금도 그렇다고 말하면서도 "이런 말을 쓰고 싶지는 않지만 그걸 묘사할 방법은 이것뿐이에요. 난 '신의 사랑에 푹 잠긴' 느낌이었어요." 패러독스는 신비 체험의 특징이다. 디나가 느낀 성스러운 사랑과 "종교적 믿음이 전혀 없다"는 상반된 개념도 그녀를 당황하게 만들지는 못했다. 내가 이 점을 지적하자 그녀는 어깨를 으쓱이고서 미소를 지었다. "달리 표현할 방법이 뭐가 있겠어요?"

놀랄 일도 아니지만 내가 NYU와 홉킨스에서 인터뷰했던 암 환자들의 여행에서, 죽음에 대한 환영은 여행에 거대한 그림자를 드리우고 있었다. 60대의 유방암 환자(익명을 요청했다)는 비디오 게임처럼 공간을 즐겁게 지나치다가 화장장 벽에 부딪쳤고, 그 순간 두려움 속에서 깨달았다. "전 죽었고 이제 화장되려는 중이었어요(하지만 전 불에 타는 걸 경험하진 않았어요. 어떻게 그랬겠어요? 전 이미 죽어 있었어요!). 다음으로 깨달은 건 제가 이 근사한 숲에, 숲 깊은 곳에, 양질의 갈색 토양 아래에 묻혀 있다는 거였어요. 제 주위로 사방에 뿌리가 있었고 나무가 자라는 게 보였죠. 전 그 일부였어요. 전 죽었지만 거기 땅속에서 이 모든 뿌리랑 같이 있었고 슬프거나 행복하지도 않았어요. 그냥 자연스럽고, 만족스럽고, 평화로웠죠. 전 사라진 게 아니었어요. 지구의 일부가 되어 있었죠."

여러 암 환자들이 죽음의 벼랑 끝에 다가가서 그 너머를 내다본 다음 돌아온 것에 대해 묘사했다. 55세에 난소암 진단을 받은 태미 버지스Tammy Burgess는 이렇게 말했다. "전 의식의 위대한 평원 너머를 바라보고 있었어요. 아주 고요하고 아름다웠죠. 전 혼자라고 느꼈지만, 손을 뻗으면 제가 아는 어떤 사람이든 만질 수 있었어요. 언젠가 때가 되면 그곳이 제 몸을 떠나 제 삶이 가게 될 곳이고, 그걸로 괜찮았어요."

사이키델릭 체험이 지닌 묘한 권위가 임상시험에 참여한 수많은 암 환자들이 죽음에 대한 두려움이 사라졌거나 최소한 약화되었다고 보고하는 이유를 설명해줄 수도 있다. 그들은 죽음을 똑바로 쳐다보았고 실제 같은 이 연습에서 무언가를 알게 된 것이다. "고용량 사이키델릭 체험은 죽음에 대한 연습이에요." 전前 홉킨스 심리학자인 캐서린 맥린Katherine MacLean은 이렇게 말한다. "당신이 진짜라고 알고 있던 모든 것을 놓아버리고, 당신의 자아와 당신의 몸을 포기하는 거예요. 그 과정은 죽음처럼 느껴질 수 있죠." 하지만 이 경험은 죽음의 반대편에 무언가가 있다는 위안이 되는 소식을 알려준다. 그것이 "의식의 위대한 평원"이든 나무뿌리 사이에 사로잡힌 땅속의 유골이든 말이다. 또한 이를 알고 있는 지적 존재, 육신과 분리된 영구적인 존재가 있다는 사실도 알려준다. "이제 저는 완전히 다른 '현실'이 있다는 걸 알아요." 여행에서 돌아오고 몇 달이 지난 후 한 NYU 자원자가 연구자에게 말했다. "다른 사람들과 비교할 때 저만 다른 언어를 아는 것 같은 느낌이죠."

여행 몇 주 후 토니 보시스와의 후속 세션에서, 아내 리사가 "현실적이고 연줄이 많은 사람, 행동가"라고 묘사한 패트릭 미티스는 내세라는 개념을 논의했다. 보시스의 메모에는 패트릭이 자신의 여행을 "거의 확실하게 창문이었다⋯⋯. 물리적 육체를 넘어서는, 일종의 내세를 바라보는 도구였다"고 해석했다고 나와 있다. 그는 "사랑이라는 존재의 평원"이 "무한하다"고 말했다. 이후의 세션에서 패트릭은 자신의 몸과 암을 "일종의 환상"이라고 이야기했다. 또한 최소한 심리적으로는 패트릭이 세션 이후에 굉장히 잘 지내고 있는 게 분명해 보였다. 그는 정기적으로 명상을 하고, 현재의 삶을 더욱 잘 영위할 수 있다고 느끼고, "아내를 더욱 사랑하게 되었다고 설명했다." 여행 두 달 후인 3월의 세션에서 보시스는 패트릭이 암으로 서서히 죽어가고 있음에도 불구하고 "인생에서 가장 행복한 기분이다"라고 기록해 놓았다.

"전 세상에서 가장 운 좋은 사람이에요."[7]

이 경험의 진실성에 대해 얼마나 고민을 해야 하는 걸까? 연구에 관련된 대부분의 치료사들은 이 질문에 대해서 신중할 정도로 실용적인 관점을 보인다. 그들은 환자의 고통을 완화하는 데에만 집중하고 형이상학적 이론이나 진실에 관한 질문에는 거의 관심을 드러내지 않는다. "그건 내가 신경 쓸 일이 아니에요." 환자들이 묘사한 우주적 의식 경험을 상상이라고 믿는지 진짜라고 믿는지 묻자 토니 보시스는 어깨를 으쓱이며 대답했다. 같은 질문을 하자 빌 리처즈는 신비 체험은 확실히 알 수 없는 그 진실성이 아니라 "그 성과"를 바탕으로 판단해야 한다는 윌리엄 제임스의 말을 인용했다. 그 체험이 누군가의 인생을 긍정적인 방향으로 바꾸었는가?

많은 연구자들은 실로시빈처럼 암시에 넘어가기 쉽게 만드는 약은 합법적으로 기관의 승인을 받은 의료 전문가가 투약할 경우 강력한 위약 효과를 일으킬 수 있음을 인정한다. 이런 조건에서는 환자가 치료사의 기대에 맞춰줄 가능성이 매우 커지기 때문이다(그리고 배드 트립이 일어날 가능성도 아주 작아진다). 여기서 우리는 실로시빈 시험이 갖는 엄청난 역설 중 하나에 부딪친다. 시험이 성공한 것은 사실 어느 정도 과학의 승인과 권위 덕택이지만 그 효과는 신비 체험에 달려 있고, 이 신비 체험은 사람들에게 이 세상에 과학이 설명할 수 있는 것 이상이 있다는 확신을 갖게 만든다. 과학이 과학적 관점을 훼손하는 것 같은 경험을 입증하는 데에 사용된 것이다. 그래서 이것은 과학적 샤머니즘White-Coat Shamanism이라고 불린다.

이 치료가 고통받는 사람들을 도와준다면, 진실성에 관한 질문이 중요할까? 나는 연구에 관련된 사람 중에서 이런 의문으로 고민하는 사람을 거의 찾지 못했다. 은퇴한 퍼듀대학교 화학자이자 약리학자이면서 사이키델릭 연구를 후원하기 위해(그가 직접 실로시빈을 합성한 홉킨스 시험을 포함해서) 1993년 헤프터 연구소를 설립한 데이비드 니콜스는 현실적인 시각을 노골적으로 드러냈다. 그는 2014년 〈사이언스〉와의 인터뷰에서 이렇게 말했다. "이게 환자들에게 마음의 평화를 준다면, 사람들이 친구들과 가족들을 곁에 두고 평화롭게 죽는 걸 도와준다면, 난 그게 현실이든 환상이든 상관 안 합니다."

롤랜드 그리피스는 "진실성은 아직까지 답을 얻지 못한 과학적 질문이다. 우리가 기반으로 쓸 수 있는 것은 오로지 현상학뿐이다"라고 인정했다. 여기서 현상학이라는 것은 사람들이 내적 경험에 대해 우리에게 말해주는 내용을 뜻한다. 바로 이 지점에서 그는 나 자신의 영적 개발에 관해 묻기 시작했다. 나는 아직도 여전히 초기 단계라고 고백하며, 이제까지 확고한 유물론자적 세계관을 지니고 있었다고 대답했다.

"좋아요. 하지만 우리에게 의식이 있다는 기적에 관해서는 어때요? 그걸 잠깐 한 번 생각해 봐요. 우리가 의식이 있고, 우리가 의식이 있다는 걸 의식하고 있다는 걸요! 그게 얼마나 불가능한 일인지요!" 의식이라는 우리의 경험이 "진실한지" 우리는 얼마나 확신할 수 있을까? 그는 이렇게 묻는다. 답은 확신할 수 없다는 거다. 이것은 우리 과학의 범위를 벗어난 질문이다. 하지만 누가 그 현실을 의심할까? 사실 의식의 존재에 대한 증거는 신비 체험이라는 현실에 관한 증거와 아주 비슷하다. 우리는 과학이 독자적으로 입증했기 때문이 아니라 많은 사람들이 그게 현실이라고 확신하기 때문에 그 존재를 믿는다. 여기서도 우리가 기반으로 쓸 수 있는 거라고는 현상학뿐이다. 그리피스는 내가 유물론적 과학의 범주에서 한참 벗어난 한 가지 "기적", 즉 한때 블라디미르 나보코프Vladimir Nabokov가 "비존재의 밤중에, 환하게 해가 비치는 풍경을 향해 갑자기 창문이 활짝 열리는 것"이라고 불렀던

"의식의 경이"를 인정한다면, 다른 것의 가능성에 대해서도 좀 더 관대해질 필요가 있을 거라고 말했다.

2016년 12월, 〈뉴욕타임스〉 1면 기사는 〈정신약리학 저널〉 특별호에 게재된 존스 홉킨스와 NYU 실로시빈 암 연구의 놀라운 결과에 관해 이야기했고, 이 결과를 환영하는 미국 정신의학협회의 전前 협회장 두 명을 비롯해 정신건강학회 저명인사들의 비평 십여 개를 실었다.[8]

NYU와 홉킨스 시험 모두에서 암 환자의 약 80퍼센트는 불안 및 우울의 표준 척도에서 임상적으로 유의미한 감소를 보였다. 이 효과는 실로시빈 세션 이후에도 최소한 6개월 이상 지속되었다. 양쪽 시험 모두에서 자원자들이 보고한 신비 체험의 강도는 그들의 증상이 진정된 정도와 밀접한 상관관계가 있었다. 이렇게 드라마틱하고 지속적인 결과를 보여준 정신의학적 개입은 어떤 종류든 간에 거의 없었다.*

시험은 겨우 80명의 피험자로 이루어져서 규모가 아주 작았고, 보다 대규모로 반복되어야만 정부에서 실로시빈의 등급을 바꾸고 치료를 승인해줄 수 있을 것이다.** 하지만 시험 결과는 정신의학계의 관심과 신중한 지지를 얻을 만큼 고무적이었고, 추가 연구의 필요성에 대한 목소리가 나왔다. 수십 곳의 의대에서 추후 시험에 참가하고 싶다고 요청했고, 자금을 제

---

* 이 결과의 통계적 "효과 크기"는 양쪽 시험에서 사용된 결과 측정치로 1.0 이상이 나왔고, 이것은 정신병 치료에서 놀라울 정도이다. 이에 비해 SSRI 항우울제는 첫 번째 임상시험에서 효과 크기가 겨우 0.3이었지만 이걸로도 승인을 받기에는 충분했었다.

** 비판의 목소리도 좀 있다. 제임스 코인은 PLOS의 블로그 포스트 두어 개에서 환자 집단의 크기와 구성, 진단의 신뢰성, 위약 통제, 맹검, 이론적 가정 등 여러 가지 방법론적 이의를 제기했다. "언제부터 실존적/영적 안녕 문제가 정신의학이 된 겁니까?"
http://blogs.plos.org/mindthebrain/2016/12/14/psilocybin-as-a-treatment-for-cancer-patients-who-are-not-depressed-the-nyu-study/

공할 수 있는 곳에서는 이 시험을 후원하겠다고 나섰다. 수십 년 동안 그림자 속에 있던 사이키델릭 요법이 갑자기 다시금 존경받게 되었다. 혹은 존경받는 수준에 거의 가까워졌다. 한때 마지못해 시험을 용인했던 뉴욕대학교는 그 결과를 자랑스럽게 홍보하며 스티븐 로스에게 치대 건물에서 병원 본관으로 치료실을 옮길 것을 제안했다. 심지어 처음에 환자들에게 실로시빈 시험을 언급하는 걸 꺼려했던 NYU 암센터도 로스에게 앞으로의 시험을 위해 센터 내에 치료실을 마련하도록 요청했다.

논문은 실로시빈의 효과를 설명하는 이론으로 거의 아무것도 제시하지 않았다. 최상의 결과를 낸 환자들이 가장 완전한 신비 체험을 한 사람들이라는 사실을 지적한 걸 제외하면 말이다. 하지만 이 경험이 정확히 어떤 기전으로 불안과 우울을 완화해주는 걸까? 일종의 불멸을 접하게 된 것이 이 효과를 설명해줄 수 있을까? 이것은 너무 단순해 보이고 사람들이 겪은 다양한 경험을 설명해주지 못한다. 그중 다수에서 내세에 관한 게 나오지 않았기 때문이다. 그리고 내세와 관련이 있었다 해도 일부는 환영 속에서 자연주의적인 방식으로 죽음 후의 일을 겪었다. 익명의 자원자가 자신이 "지구의 일부", 나무뿌리에 사로잡힌 물질의 분자가 된 것을 본 것처럼 말이다. 이런 일이 정말로 일어난다.

물론 신비 체험은 여러 가지 요소로 이루어지고, 그 대부분에는 초자연적 설명이 필요치 않다. 예를 들어 자신이라는 감각의 용해는 심리학적 용어나 신경생물학적 용어(아마도 디폴트 모드 네트워크의 붕괴)로 설명할 수 있고, 사람들이 여행에서 얻은 많은 이득도 "일체감"이라는 영적 개념 없이 설명할 수 있을지 모른다. 마찬가지로 전통적으로 신비 체험에 수반되는 "신성함"이라는 감각 역시 단순히 의미나 목적이 고양된 느낌이라는, 좀 더 세속적인 용어로 이해할 수 있다. 아직은 의식에 대해 이해하기에는 좀 이르고, 생물학적으로든, 심리학적으로든, 철학적으로든, 영적으로든 이 주제에 접근하기 위해 사용하는 우리의 어휘 중 어느 하나도 최종적 단어로서의 권한을 얻지 못했다. 이렇듯 서로 다른 관점을 하나하나 차곡차곡 쌓아보면 우리는 어떤 일이 일어나고 있는지에 대해 아주 풍부한 시각을 얻을 수도 있다.

2017년, NYU 시험의 후속 연구인 "실로시빈-보조 정신치료에서의 환자 경험"이 〈인간 심리학 저널Journal of Humanistic Psychology〉에 실렸다.[9] NYU 팀의 일원인 알렉산더 벨서Alexander Belser는 환자가 겪은 변화의 기반이 되는 심리학적 메커니즘을 더 잘 이해하기 위해 그들을 인터뷰했다. 나는 이 연구를 신비 체험 패러다임을 넘어 좀 더 인본주의적으로 향하고 동시에 사이키델릭 체험에서 심리치료사의 중요성을 강조하려는 영리한 시도로 본다(제목의 "실로시빈-보조 정신치료"라는 말을 유념하라. 〈정신약리학〉 저널의 논문들은 제목에서 정신치료에 대해 언급하지 않고 약물에 관해서만 언급했다).

몇 가지 핵심 주제가 드러났다. 인터뷰했던 모든 환자가 사랑하는 사람과 강력한 유대감을 느꼈다고 이야기했고(저자들은 "관계적 배태성relational embeddedness"이라는 단어를 사용했다), 좀 더 보편적으로는 "분리된 감정에서 상호연결된 감정으로" 변화했다고 말했다. 대부분의 경우에 이런 변화는 "강한 기쁨, 축복, 사랑이라는 감정"을 포함한 강렬하고 다양한 감정을 동반했다. 여행에서 체험한 각기 다른 경로는 대체로 사람들의 두려움을 사라지게 했고, 항복과 수용(심지어 자신들의 암까지)이라는 긍정적인 감정으로 이어졌다.

논문의 공동저자이자 정신과 의사인 제프리 구스는 세션 동안 일어난 일을 실로시빈의 "자아용해" 효과를 바탕으로 해석한다. 이것은 자아의 목소리를 완전히 침묵시키거나 최소한 낮추는 약효를 말한다. 정신분석 교육에 영향을 받은 그의 관점에서 자아는 자신을 위해 특정한 기능을 수행하는 정신 구조이다. 이 기능 중 주요한 것은 정신에 있는 의식과 무의식의 세계 사이의 경계, 나와 다른 사람 사이의 경계, 또는 주체와 객체 사이의 경계를 유지하는 것이다. 사이키델릭의 영향하에 있을 때처럼 이 경계가 희미해지거나 사라질 때에만 우리는 "경직된 사고 패턴에서 풀려나 두려움을 덜 느끼며 새로운 의미를 인지할 수 있다."

의미에 관한 질문은 NYU 치료사들이 접근하는 방법의 중추이고,* 실로시빈을 한 암 환자들의 경험을 이해하는 데 특히 도움이 될 수 있다. 이 환자들 다수에게 말기 암 진단은 무엇보다도 의미의 위기로 여겨진다. 왜 나지? 왜 내가 이런 운명에 놓인 거지? 이것이 삶과 우주에 어떤 의미가 있나? 이런 실존적 위기의 무게 아래에서는, 정신이 내부로 향하고 세상을 차단하면서 사람의 시야가 좁아지고, 감정 목록이 축소되며, 관심 범위가 줄어든다. 신중한 검토와 걱정의 순환 고리가 사람의 정신적 시간과 공간을 더 많이 차지하게 되면서, 생각의 습관을 강화하고 여기에서 벗어나는 것을 더욱 어렵게 만드는 것이다.

삶의 마지막에 겪는 실존적 고통은 디폴트 네트워크 활동 과잉의 특징을 아주 많이 갖고 있다. 강박적 자기성찰과 부정적인 생각의 깊은 홈에서 빠져나오지 못하는 것 등이다. 자신의 소멸 가능성을 마주한 자아는 내부로 방향을 돌려 경계심을 극도로 높이고 세상과 다른 사람들에 대한 관심을 끊어버린다. 내가 인터뷰했던 암 환자들은 사랑하는 사람에게서, 세상에서, 그리고 모든 범주의 감정에서 분리된 느낌에 관해 이야기했다. 그들은, 누군가의 말처럼, "실존적으로 혼자"라는 기분을 느꼈다.

실로시빈은 자아의 활동을 일시적으로 중단시킴으로써 내가 인터뷰했

---

* 여러 NYU 치료사들이 나에게 빈의 정신분석학자이자 『죽음의 수용소에서Man's Search for Meaning』의 저자인 빅터 프랑클Viktor E. Frankl의 글에 대해 언급했다. 아우슈비츠와 다카우에서 살아남은 프랑클은, 인간의 핵심적 원동력이 그의 스승 프로이트가 주장한 것처럼 쾌락도 아니고, 알프레드 아들러가 주장한 것처럼 힘도 아니며, 의미라고 믿는다. 프랑클은 "삶의 이유를 아는 사람은 거의 모든 방식의 삶을 견딜 수 있다"고 쓴 니체에게 동의한다.

던 많은 환자들이 이야기하는 죽음과 재탄생으로 상징되는 심리적 가능성의 새 장을 열어주는 것 같다. 처음에는 자신이 서서히 사라지는 것이 위협적으로 느껴지지만, 포기하고 항복하면 이전까지 접근할 수 없었던 기억과 감각 인식과 의미와 함께 강렬하고 대체로 긍정적인 감정이 흘러들어온다. 더 이상 자아로 방어가 되지 않는 자신과 다른 사람 사이의 문, 헉슬리의 잠금 밸브가 활짝 열린다. 그리고 많은 경우에 이렇게 활짝 열린 문으로 엄청나게 쏟아져 들어오는 건 사랑이다. 여기에는 특정 개인에 대한 사랑도 물론 있지만, 패트릭 미티스가 느끼게 된 것처럼(알게 된 것처럼!) 모든 사람과 모든 것에 대한 사랑, 인생의 의미와 목적, 우주의 핵심, 그리고 궁극적 진실로서의 사랑이다.

그러니까 자신을 상실하는 것은 더 많은 의미를 얻는 일일지도 모른다. 이걸 생물학적으로 설명할 수 있을까? 아직은 아닐 것 같지만, 최근의 신경과학은 몇 가지 흥미로운 실마리를 제시한다. 임페리얼 칼리지 팀이 디폴트 모드 네트워크가 해체되면(자신이라는 감각도 사라진다) 뇌의 전반적인 연결이 늘어나 평소에는 소통하지 못하던 뇌 영역들이 새로운 연결선을 만든다는 사실을 발견한 것을 떠올려보라. 뇌의 이 새로운 연결선 중 일부가 정신 안에서 새로운 의미나 관점을 드러내는 것이 가능할까? 이전까지 멀리 떨어져 있던 점들이 연결되면서?

사이키델릭이 이전에는 관계 없던 감각 정보에 직접 의미를 부여했을 가능성도 있다. 〈시사 생물학Current Biology〉에 출간된 최근 논문* 은 자원자들

---

* 카트린 H. 프렐러 외, "LSD의 영향하에서 느끼는 의미의 구조와 주관적 영향은 세로토닌 2A 수용체 활성화에 달려 있다The Fabric of Meaning and Subjective Effects in LSD-Induced States Depend on Serotonin 2A Receptor Activation," Current Biology 27, no. 3 (2017): 451 - 7. 이 연구는 프란츠 볼렌바이더의 실험실에서 한 것이다. 세로토닌 5-HT2A 수용체가 약물(케탄세린)에 의해 차단되면 "이전까지 무의미했던 자극에 개인적 관련을 만드는 LSD로 유도된 특성" 역시 차단된다. 이로 인해 저자들은 이 수용체들이 개인적 의미의 발생과 투영에 중요한 역할을 한다는 결론을 내렸다.

이 LSD를 할 때 이들과 개인적 관련이 전혀 없는 음악을 들려주는 실험을 설명한다. 사이키델릭의 영향하에서 자원자들은 뚜렷하고 지속적으로 느낀 개인적 의미를 바로 이 음악 덕택으로 여겼다. 이 약물들은 우리가 의미를 발견하거나 혹은 구축하는 것을 도와줄 수도 있다.

사이키델릭을 한 정신이 암시 감응성이 크다는 사실과 심리치료사들이 적절한 가이드를 해 준다는 사실 역시 경험에 의미를 부여하는 데 큰 몫을 한다. 제프리 구스는 자원자들에게 여행 준비를 시키면서 의미의 획득에 관해 명쾌하게 말한다. "약이 당신에게 당신 자신의 숨겨져 있거나 알지 못했던 어두운 부분을 보여줄 거예요. 당신은 자신에 관한 통찰을 얻고, 인생과 존재의 의미를 배우게 될 겁니다(또한 그들에게 신비적, 또는 초월적 경험을 하게 될 거라고도 말하지만 그게 뭔지는 조심스럽게 말을 삼간다). 이 분자가 당신의 몸 안에 있는 덕분에 당신은 자신과 인생, 우주에 대해서 더 많은 것을 이해하게 될 거예요." 이런 일은 굉장히 자주 일어난다. 다소 과학적 단어인 "분자" 대신 "성스러운 버섯"이나 "식물 선생님" 같은 단어를 쓰면 당신은 의식 치유를 시작하려는 샤먼의 주문을 외는 것이다.

하지만 어떤 식으로 작용을 하든, 그리고 우리가 이것을 설명하기 위해 어떤 단어를 쓰든 간에 이것은 사이키델릭 여행의 훌륭한 선물로 느껴진다. 이는 죽어가는 사람들에게 더욱 그렇게 느껴지는데, 우리 경험의 장에 있는 모든 것에 더 고조된 목표 의식과 중요성을 부여하는 힘 때문이다. 사람의 성향에 따라 이것은 인본주의적으로도, 혹은 영적인 면으로도 이해할 수도 있다. "신"이라는 말이 여기에는 딱일 것이다! 심지어 디나 베이저 같은(나 같은!) 무신론자의 경우에도, 사이키델릭은 오래전에 신이 떠나버린 이 세상을 한때 신들이 불어넣었던 내재된 의미의 파동으로 채운다. 순수하게 우연으로 지배되는 차갑고 인위적인 우주의 감각은 사라진다. 이 약물들은 특히 믿음이 없는 상황에서 올바르게 사용된다면 죽어가는 사람들뿐만 아니라 모두를 괴롭히는 실존적 공포에 대해 강력한 해독제 역할을 할 수 있을 것이다.

인생에 뭔가 의미가 있다고 믿는 것은 물론 가정이고 어느 정도 논리의 비약이 필요하지만, 분명히 도움이 된다. 특히나 죽음에 다가갈 때는 더욱 그렇다. 의미라는 더 큰 환경 속에 있을 때, 자연이나 보편적 사랑과의 일체 감이라는 것은 그 의미가 뭐든 간에 자신의 소멸을 좀 더 곱씹기 쉽게 만들어준다. 종교는 항상 이런 도박을 이해하지만, 왜 종교만 그걸 독점해야 할까? 버트란드 러셀Bertrand Russell은 죽음에 대한 두려움을 극복하는 최선의 방법은 "관심을 점차 더 비개인적인 것으로 넓힘으로써 자아의 벽이 차츰 물러나고 당신의 삶이 보편적 삶과 점점 더 합쳐지게 만드는 것이다"[10]라고 썼다. 그는 계속해서 이렇게 이야기한다.

인간 개인이라는 존재는 강과 같아야 한다. 처음에는 작고 강둑 안쪽으로 좁게 갇혀 있으면서 열정적으로 바위를 타넘고 폭포 아래로 떨어진다. 그러다가 점차 강이 넓어지고, 강둑은 물러나고, 물은 더 잔잔하게 흐르고, 결국 눈에 띄는 틈새 없이 바다로 합쳐지면서 고통 없이 개인이라는 존재를 잃는다.

패트릭 미티스는 실로시빈 세션 이후 17개월을 더 살았고, 리사의 말에 따르면 그 기간 동안 자신이 죽어간다는 사실을 차츰 받아들이는 걸 포함해서 예상치 못했던 수많은 만족스러운 일들을 했다.

처음에 리사는 NYU 시험에 대해 염려했다. 패트릭이 거기 참여하려 하는 게 싸움을 포기하려는 징조라고 해석했기 때문이었다. 그러나 정작 시험에 참여한 후 그는 아직도 이 인생에서 해야 할 일이 아주 많다고, 주고받아야 할 사랑이 아주 많다고 확신하게 되었고, 그래서 아직은 인생을, 특히 아내를 떠날 수 없다고 결심했다. 패트릭의 사이키델릭 여행은 그의 관점을 죽음이라는 미래에만 집중되어 있는 좁은 렌즈에서 남은 시간을 얼마나 잘 살아야 하는지라는 새로운 초점으로 옮겨놓았다. "그이는 새로운 다짐을 했어요. 자신의 인생에는 이유가 있었고, 그걸 깨달았고, 거기에 따라야 한다고요."

리사는 계속해서 회상했다. "우리는 여전히 말다툼을 했고, 굉장히 힘든 여름을 보냈어요." 브루클린에 있는 아파트 리노베이션이 재앙 같았기 때문이다. "정말이지 끔찍했죠. 하지만 패트릭은 달라졌어요. 그이에게는 전에 없었던 인내심이 생겼고, 저와 함께 많은 것들을 진심으로 즐겼어요. 마치 인생의 세세한 것들에 신경 쓰는 의무에서 벗어나 모든 걸 놓아버릴 수 있게 된 것 같았죠. 이제는 사람들과 함께 있고, 샌드위치를 즐기고, 산책로를 걷는 게 중요했어요. 우리는 1년 동안 평생을 산 것 같았어요."

실로시빈 세션 이후 리사는 왠지 모르게 패트릭이 죽지 않을 거라고 생각하게 되었다. 그는 화학요법을 계속했고 기분도 훨씬 나아졌지만, 그녀는 "그가 자신이 이겨내지 못할 거라는 걸 잘 알고 있었다"고 생각한다. 리사는 계속해서 일을 했고, 패트릭은 상태가 좋은 날이면 도시를 거닐었다. "그이는 사방을 걸어 다니고, 모든 레스토랑에서 점심 식사를 해 보려 했고, 자기가 발견한 모든 근사한 장소를 저에게 알려줬어요. 하지만 그이의 상태가 좋은 날은 점점 줄어들었죠." 그러다가 2012년 3월, 그는 그녀에게 화학요법을 그만두고 싶다고 말했다.

"그이가 죽고 싶어 했던 건 아니었어요. 하지만 이건 자신이 살고 싶은 방식이 아니라는 결정을 내렸던 것 같아요." 리사가 말했다.

그해 가을, 패트릭은 폐 기능이 저하되기 시작했고, 결국 병원에 입원하게 되었다. "그이는 모두를 모아놓고 작별 인사를 하고서는 이게 자기가 죽고 싶은 방식이라고 설명했어요. 그이는 죽음을 온전하게 자각했어요." 죽음 앞에서 패트릭이 보인 의연함이 주위의 모든 사람들에게 강력한 영향을 미쳤다고 리사는 말했다. 마운트 시나이 병원의 말기 환자 병동에 있던 그의 병실은 병원의 중심이 되었다. "간호사와 의사를 비롯한 모든 사람들이 우리 병실에 머무르고 싶어 했어요. 나가려 하지 않았죠. 패트릭은 이야기를 하고 또 했어요. 마치 요가 수행자 같았죠. 그이는 정말 많은 사랑을 베풀었어요." 토니 보시스는 패트릭이 죽기 일주일 전에 그를 찾아왔고 병실의 분위기와 패트릭의 평정에 깜짝 놀랐다.

"그 사람은 저를 위로했어요. 자신의 가장 큰 슬픔이 아내를 두고 떠나는 거라고 하더군요. 하지만 두려워하지는 않았어요."

리사는 나에게 죽기 며칠 전에 찍은 패트릭의 사진을 이메일로 보내주었다. 사진이 내 모니터에 뜨자 나는 순간적으로 숨을 쉴 수가 없었다. 환자복을 입고, 산소 핀을 코에 꽂고 있는 수척한 남자가 파란 눈을 반짝이며 활짝 웃고 있었다. 죽음을 눈앞에 두고, 이 남자는 웃고 있었던 것이다.

리사는 매일 밤 패트릭의 병실에 머물렀고 두 사람은 종종 한밤중까지 이야기를 나눴다. "난 한 발은 이쪽 세계에, 다른 발은 저쪽 세계에 두고 있는 느낌이야." 한 번은 그가 아내에게 이렇게 말했다. "우리가 함께 하던 마지막 어느 밤에 그이가 그랬어요. '여보, 날 밀어붙이지 마. 난 내 길을 찾는 중이야.'" 동시에 그는 그녀를 달래려고 했다. "이건 그저 운명의 수레바퀴일 뿐이야." 그녀는 그가 그렇게 말한 걸 기억한다. "'지금은 아래로 내려가는 것 같겠지만, 바퀴는 돌아갈 거고 그러면 다시 위로 올라가게 될 거야.'"

리사는 며칠이나 샤워를 못 했고, 그녀의 오빠는 집에 몇 시간 다녀오라고 간신히 그녀를 설득했다. 그녀가 침대 옆으로 돌아오기 직전에 패트릭은 떠났다. "제가 집에 가서 샤워하는 사이에 그이가 죽었어요." 전화로 이야기를 나누던 중, 그녀의 울음소리가 들렸다. "제가 거기 있었다면 죽지 않았을 거예요. 오빠는 저한테 '그를 보내줘야 해'라고 했어요."

그녀가 병원으로 돌아왔을 때 패트릭은 이미 떠난 상태였다. "그이는 바로 몇 초 전에 세상을 떴어요. 마치 무언가가 그이한테서 증발해버린 것 같았죠. 난 그이랑 세 시간 동안 함께 앉아 있었어요. 영혼이 방 바깥으로 나갈 때까지 참 오래 걸렸죠."

"남편은 좋은 죽음을 맞았어요." 리사는 그 공을 NYU 사람들과 패트릭의 실로시빈 여행에 돌렸다. "남편이 이 모든 것을 경험하도록 해준 사람들에게 빚을 진 기분이에요. 그이가 풍부한 자산을 활용할 수 있게 해준 거요. 그게 이 정신변환약물이 한 일이었던 것 같아요."

마지막으로 이야기를 나누었을 때 리사는 이렇게 말했다. 그의 여행이 그녀 역시 변화시킨 게 분명했다. "패트릭은 제가 처음 함께 했을 때보다 훨씬 더 영적인 존재가 됐어요. 그 사실은 제가 전혀 모르는 세상의 존재를 확인시켜 줬어요. 하지만 이 세상에는 제가 생각한 것보다 더 많은 차원이 있어요."

2: 중독

지구의 궤도를 떠나 달에 갔던 십여 명의 아폴로 비행사들은 우리 인류가 전에는 한 번도 접할 수 없었던 관점에서 지구를 보는 특권을 가졌고, 그중 여럿이 이 경험으로 자신들이 크게, 영구적인 방식으로 변화했다고 말했다. 무한하고 검은 우주의 텅 빈 공간에 그 "옅은 푸른 점"이 떠 있는 광경은 지도에서 국경을 없애고, 지구를 작고, 연약하고, 특별하고, 귀중하게 만들었디.

아폴로 14호를 타고 달에 다녀온 에드거 미첼은 물체를 놓고 명상을 하는 도중에 우주의 광대함을 마주하고 자아가 사라지는 사비칼파 사마디 savikalpa samadhi라는 신비 체험을 했다고 말했다. 이 경우에 문제의 물체는 바로 지구다.

"가장 큰 즐거움은 집으로 돌아올 때 느꼈어요. 조종석 창문으로, 2분마다 지구, 달, 태양, 그리고 하늘의 모든 전경이 펼쳐졌어요. 그건 강렬하고 압도적인 경험이었죠.

그러다 갑자기 난 내 몸의 분자들, 우주선의 분자들, 내 동료들의 몸에 있는 분자들이 태곳적 별에서 원형이 만들어지고, 생산된 것들임을 깨달았어요. 대단히 강력한 일체감, 교감(을 느꼈죠)…… '그들과 우리'가 아니라 '그건 나야! 이 모든 것이 하나야'였어요. 그리고 황홀감이, '오! 맙소사, 와, 좋아'라는 감각이, 통찰이, 강렬한 깨달음이 따라왔죠."[11]*

이 새로운 관점, 1966년 노스 비치의 옥상에서 LSD 체험을 하고 나서 이를 문화권에 전파하려고 대단히 애를 썼던 스튜어트 브랜드와 똑같은 관점을 가진 이 힘은 현대의 환경 운동과 지구와 그 대기가 하나의 살아 있는 유기체를 이룬다는 개념인 가이아Gaia 이론에 많은 영향을 미쳤다.

나는 실로시빈 시험의 자원자들과 이야기하면서, 특히 내면 공간으로 향하는 사이키델릭 여행 이후 중독을 극복한 사람들과 이야기할 때면 이 소위 조망 효과overview effect에 대해 생각했다. 여러 자원자들이 자신의 삶과 새로운 거리를 두게 되었다고, 중독을 포함해 전에는 벅차던 것이 이제는 더 작고 더 다루기 쉽게 느껴진다고 이야기했다. 사이키델릭 체험은 그들 다수에게 자신이 거쳐 온 삶의 장면들에 대한 조망 효과를 선사함으로써, 세계관과 우선순위의 변화를 일으켜 오래된 습관을 때로는 놀랄 만큼 쉽게 버리

---

* 이 경험은 나사NASA 이후 그의 일에도 영향을 미친다. 이 전직 엔지니어는 의식과 초자연적 현상을 연구하기 위해 순이지 과학 연구소Institute of Noetic Sciences를 설립했다.

도록 하는 것 같다. 평생 흡연을 했던 어떤 사람은 나에게 믿기 어려울 정도로 간단하게 설명했다. "흡연이 중요하지 않게 되었어요. 그래서 그만 뒀죠."

이 남자가 참여했던 금연 예비연구는 존스 홉킨스에서 롤랜드 그리피스의 후계자였던 매튜 존슨Matthew Johnson이 주도한 거였다. 참여자의 이름은 찰스 베선트Charles Bessant였는데, 그는 현재 6년째 금연 중이다. 존슨은 40대 초반의 심리학자로, 그리피스처럼 행동주의자로서 공부했으며 쥐의 "조작적 조건 형성operant conditioning" 같은 것을 연구했다. 키가 크고, 날씬하고, 각진 얼굴의 존슨은 말끔하게 손질한 검은 수염을 기르고 아이라 글래스Ira Glass(미국의 유명 방송인 – 옮긴이)를 연상하게 하는 커다란 복고풍의 공붓벌레 스타일 검은 안경을 썼다. 사이키델릭에 대한 그의 관심은 대학 시절, 램 다스의 책을 읽고 하버드 실로시빈 프로젝트에 대해 알게 되었을 때로 거슬러 올라간다. 하지만 그는 자신이 실험실에서 그들과 함께 일을 하게 될 거라고는 감히 상상도 하지 못했다.

"전 언젠가 사이키델릭 물질에 관련된 연구를 하고 싶다는 생각을 머릿속 한구석에 갖고 있었어요." 홉킨스에 있는 그의 사무실에서 처음 만났을 때 베선트가 나에게 말했다. "그건 한참 먼 미래의 일일 거라고 생각했죠." 하지만 2004년 존슨이 약리학 박사 후 과정을 하러 존스 홉킨스에 온 직후 얘기가 달라졌다. "롤랜드가 실로시빈으로 엄청 쉬쉬하는 프로젝트를 하고 있는 걸 알게 됐어요. 모든 게 완벽하게 준비되어 있었죠."

존슨은 실험실에서 초기 실로시빈 연구에 참여해 수십 번의 세션에서 가이드 역할을 하고 데이터를 해석하는 것을 돕다가 2009년 자신의 연구에 착수했다. 흡연 연구에서는 금연을 원하는 15명의 자원자들에게 두세 번의 실로시빈 투약을 한 후 인지행동치료를 여러 번 했다. 소위 개방표지연구open-label study라고 하는 이 연구는 위약이 없기 때문에 자원자들은 모두 자신이 약을 먹는다는 사실을 안다. 자원자들은 실로시빈 세션 전에 흡연을 중단해야 했다. 그리고는 여러 차례 간격을 두고 일산화탄소 수치를 측정해 규칙을 준수하며 계속 금연하고 있다는 것을 확인했다.

연구는 규모가 작았고, 무작위로 진행된 것은 아니었으나, 어쨌든 결과는 놀라웠다. 특히 흡연이 가장 벗어나기 힘든 중독 중 하나라는 점을 고려하면 더욱 그랬다. 어떤 사람들은 담배가 헤로인보다도 끊기 어렵다고 한다. 사이키델릭 세션 이후 6개월 동안 자원자의 80퍼센트가 금연을 한 것으로 확인되었다.[12] 1년이 지난 후 그 수치는 67퍼센트로 떨어졌지만 어쨌든 현재 접할 수 있는 최상의 치료법보다도 훨씬 나은 성공률이었다(현재 실로시빈 치료와 니코틴 패치의 효율성을 비교하는 훨씬 큰 규모의 무작위 연구가 진행 중이다). 암-불안증 연구에서처럼 흡연 연구에서도 가장 완전한 신비 체험을 한 자원자들이 최상의 결과를 보였다. 그들은 찰스 베선트처럼 흡연을 그만둘 수 있었다.

죽음의 가능성과 마주했던 암 환자들, 자신의 암과 맞서고 지하 세계를 여행하는 장엄한 여행을 했던 사람들을 인터뷰한 후, 나는 부담이 더 적은 경우에는 경험이 어떻게 달라질까 궁금했다. 그저 안 좋은 습관을 없애고 싶은 평범한 사람들은 어떤 종류의 여행을 하고 어떤 통찰을 얻고 돌아올까?

그리고 나는 이것이 놀랄 만큼 평범하다는 사실을 알게 되었다. 그들의 여행이 평범하다는 게 아니다. 실로시빈은 그들이 전 세계를 돌아보고 역사를 관통하고 우주까지 다녀오게 만들었다. 하지만 그들이 얻은 통찰은 너무나도 평범했다. 아일랜드 태생의 60대 출판 편집자인 앨리스 오도넬Alice O'Donnell은 여행을 하는 동안 "어디든 갈 수 있는 자유"를 즐겼다. 그녀는 날개가 생겨서 유럽 역사의 다양한 시기를 거슬러 올라갔고, 세 번 죽었고, 자신의 "영혼이 육체를 떠나 갠지스강에 떠 있는 화장용 장작더미로 향하는 것"을 보았으며, 자신이 "우주의 가장자리에 서서 창조의 새벽을 목격하고 있는 것"을 발견했다. 그녀는 "나 자신을 포함해 우주의 모든 것이 똑같이 동등하다"는 "겸허한" 깨달음을 얻었다.

"제한된 영역에 집중하며 성인으로서의 삶이라는 이 작은 터널을 따라가는 대신에 여행은 저를 아이가 느끼는 더 큰 경이감으로, 워즈워드의 세계로 돌려보내 주었어요. 잠들어 있던 제 뇌의 일부가 깨어났죠.

우주는 굉장히 크고 그 안에서 볼 것과 할 것이 너무도 많아서 자살하는 건 멍청한 생각인 것 같았어요. 이건 흡연을 완전히 새로운 상황으로 몰아넣었어요. 흡연은 전혀 중요하지 않게 느껴졌죠. 솔직히 말하면 약간 멍청하게 느껴질 정도였어요."

앨리스는 집에 쌓인 쓰레기를 내다 버리고 다락과 지하실을 비우는 모습을 상상했다. "나에게 필요치 않은 것들을 전부 다 절벽 아래로 내던지는 이미지를 봤어요. 생존에 꼭 필요한 정말 중요한 것 몇 개로 소유물을 줄일 수 있다는 건 정말이지 놀라웠어요. 그리고 그중 가장 중요한 건 호흡이었죠. 호흡이 멈추면 죽으니까요." 그녀는 "호흡을 귀중하게 여겨야 한다"는 확신을 갖고 여행에서 돌아왔다. 실로시빈 여행 이래로 그녀는 담배를 한 개피도 피우지 않았다. 욕구가 느껴질 때마다 그녀는 자신의 세션 기억을 떠올리며 그녀가 경험했던 모든 근사한 것들과 훨씬 높은 차원에서 그게 어떻게 느껴졌었는지를 생각한다.

마찬가지로, 찰스 베선트도 "고차원"에서 놀라운 깨달음을 얻었다. 60대의 박물관 전시 기획자인 베선트는 알프스 꼭대기에 서 있는 자신을 발견했다. "독일이 내 앞에서 쭉 뻗어 발트해까지 이어졌어요"(그의 헤드폰에서는 바그너의 음악이 울리고 있었다). "저의 자아는 용해되었지만 이거 하나는 말할 수 있어요. 정말 무시무시했죠." 그는 무시무시하면서도 동시에 경외감을 불러일으키는 숭고함을 마주한 19세기 낭만주의자처럼 말했다.

"사람들은 '일체감', '연결', '통합' 같은 단어를 쓰죠. 저도 이해해요! 전 제가 상상했던 그 어떤 것보다도 훨씬 큰 것의 일부였어요." 우리는 토요일 아침에 전화로 이야기를 나누었는데, 대화 도중 베선트는 설명을 잠시 멈추고 자신의 눈앞에 보이는 장면을 설명하기 위해 고민했다.

"지금 전 우리 집 정원에 서 있어요. 우거진 나뭇잎 사이로 빛이 들어와요. 제가 이 빛의 아름다움 속에 서서 당신과 이야기를 할 수 있는 건 제가 이걸 볼 수 있게 눈을 뜨고 있는 덕분이죠. 행동을 멈추고 바라보지 않는다면, 절대로 볼 수 없어요. 당연한 이야기라는 걸 알지만, 이 빛을 느끼고, 보고, 감탄하는 건 세션이 준 선물이에요." 세션은 그에게 "모든 것과 이어진 느낌"을 주었다.

베선트는 이메일로 우리의 대화를 이어갔고, 그 경험의 어마어마함에 걸맞은 단어를 찾느라 애를 쓰며 여러 가지를 명확하고 상세하게 밝혔다. 그 어마어마함을 마주하고 나자 갑자기 흡연이 불쌍하리만큼 사소해졌다. "왜 담배를 끊었냐고요? 별로 중요치 않다는 걸 알게 돼서요. 다른 것들이 훨씬 더 중요해졌거든요."

어떤 자원자들은 그들의 통찰이 힘과 평범함을 동시에 가졌다는 사실에 감탄했다. 사바나 밀러Savannah Miller는 30대의 싱글맘으로, 메릴랜드에 있는 아버지의 회사에서 회계 담당으로 일한다. 그녀는 20대 시절에 스스로 "사이코패스"라고 부르는 남자로부터 학대받는 관계에 얽매여 있었다. 그래서였을까, 그녀의 여행은 고통스러웠지만 궁극적으로 카타르시스를 유발했다. 그녀는 걷잡을 수 없을 만큼 울었고, 콧물 또한 엄청 많이 흘렸다(그녀의 가이드들이 정말 그랬다고 말해주었다). 사바나는 여행 동안 자신의 습관에 대해 거의 생각하지 않았지만 끝에 가서는 자신을 담배 피우는 가고일gargoyle(괴물석상) 모습으로 보게 되었다.

"가고일이 어떻게 생겼는지 알죠? 어깨를 움츠리고 구부정하게 무릎을 구부리고 있잖아요. 그게 제가 저 자신에게 느낀 모습이었어요. 작은 골렘 같은 생물체가 담배를 피우는 거요. 연기를 빨아들이기만 하고 내뱉지는 않아서 가슴이 아프고 숨이 막혔어요. 그건 강력하면서도 혐오스러웠죠. 흡연을 하는 저 자신을 상상할 때마다 지금도 여전히 그 콜록거리는 흉측한 가고일이 보여요." 몇 달 후 그녀는 불가피한 갈망이 솟아오를 때 그러한 이미지가 여전히 도움이 된다고 말한다.

사바나는 세션 중간에 갑자기 일어나 앉아서 자신이 중요한 것을, 후대에 알려줄 수 있도록 가이드들이 받아 써야 한다고 생각하는 "계시"를 발견했다고 선언했다. "제대로 먹어라. 운동해라. 몸을 곧게 펴라."

매트 존슨Matt Johnson은 이런 깨달음을 "헉 하는 순간duh moment"이라 부르고, 그의 자원자들에게서 흔히 나타나긴 하지만 결코 사소한 일이 아니라고 말한다. 흡연자들은 자신들의 습관이 건강에 나쁘고, 혐오스럽고, 돈이 들고, 불필요하다는 것을 아주 잘 알고 있지만, 실로시빈의 영향하에서 그런 앎은 새로운 무게를 갖게 되고 "가슴 깊은 곳과 마음으로 느끼는 것이 된다. 이런 통찰은 더욱 강력하고, 더 오래 남고, 계속 생각하지 않을 수가 없다. 이 세션들은 사람들에게서 아무 생각 안 한다는 사치를 박탈한다." 아무 생각을 하지 않는다는 것은 우리의 기본 상태이자 흡연 같은 중독이 번창하는 바탕이다.

존슨은 중독자들에게 실로시빈의 가치란, 그 사람의 삶과 습관에 관해 명확하고도 심오한 새 관점을 제시해주는 데 있다고 믿는다. "중독은 우리가 사로잡혀 꼼짝 못하는 이야기이자 우리가 빠져나오려다가 실패할 때마다 강해지는 이야기죠. '난 흡연자이고 그만둘 힘이 없어'라고 할 때마다요. 이 여행은 그들에게 거리를 약간 둔 상태에서 더 큰 그림을 볼 수 있게 해 줘요. 흡연이라는 단기적인 쾌락이 삶이라는 더 크고 장기적인 상황에서 어떤지를 보게 해 주는 거예요."

물론 이런 오래된 습관의 새모운 매락화가 그냥 일어나는 것은 아니다. 수많은 사람들이 실로시빈을 하고서도 흡연을 계속한다. 금연에 성공한다면 이것은 습관을 깨는 것이 세션의 명확한 목적이고, 세션 준비 과정과 이후의 통합 과정에서 치료사가 이를 더욱 강화했기 때문이다. 샤먼이 자신의 권위와 연출 기법을 사용해서 약이 가진 심오한 암시력을 극대화하는 것과 거의 같은 방식으로, 치료사는 사이키델릭 여행의 "세트"를 신중하게 지휘한다. 따라서 "사이키델릭 요법"이 단순히 사이키델릭 약물로 하는 치료가 아니라 많은 연구자들이 애써 강조하는 것처럼 "사이키델릭-보조 치료"의 형태라는 사실을 이해하는 게 중요한 것이다.

하지만 자원자들이 여행에서 얻어오는 비교적 평범한 통찰이 갖는 이 독특한 권위는 대체 무엇 때문일까? "다른 약에서는 이런 것을 얻을 수 없어요." 롤랜드 그리피스는 이렇게 설명한다. 실제로 대부분의 약물 경험에서 우리는 약의 영향하에서 생각하고 느낀 것의 허위성을 익히 잘 알고 부끄러워하는 경우가 많다. 그리피스도, 존슨도 언급하지 않았으나 보는 것과 믿는 것 간의 연결이 이런 진실성을 설명해주는지도 모른다. 사이키델릭을 하면 생각이 눈에 보이는 경우가 매우 흔하다. 이것은 엄밀한 의미에서 환각은 아니다. 피험자가 자신이 보는 것이 실제 눈앞에 있는 게 아니라는 것을 잘 인식하고 있기 때문이다. 하지만 이 생각들은 어쨌든 놀랄 만큼 구체적이고, 생생하며, 그래서 기억하기가 쉽다.

이것은 흥미로운 현상이지만, 아직까지 신경과학으로 설명되지 않는다. 최근에 몇 가지 흥미로운 가설이 제기되기는 했다. 시각을 연구하는 신경과학자들이 fMRI를 이용해 뇌 활성도를 측정한 결과, 물체를 실제로 보고 있든("온라인") 아니면 그저 회상하거나 상상하든("오프라인") 간에 시각 피질에서 같은 영역에 불이 들어왔다. 이것은 우리의 생각을 시각화하는 능력이 예외가 아니라 규칙이라는 사실을 암시한다.[13] 어떤 신경과학자들은 보통의 각성 시간 동안에는 뇌의 일부가 시각 피질이 우리가 생각하고 있는 것을 의식에 시각 이미지로 보내는 것을 억제하는 게 아닐까 생각한다. 왜 이런 억제가 상황에 따라 달라지는지 그 이유를 아는 것은 어렵지 않다. 선명한 이미지로 정신을 어수선하게 만들면 추론과 추상적 사고가 어려워지기 때문이다. 걷거나 차를 운전하는 것 같은 일상적인 활동은 말할 것도 없다. 하지만 흡연자인 우리 자신을 콜록거리는 가고일로 보는 것 같은 생각을 시각화할 수 있다면, 그런 생각이 무게를 지니게 되고 우리에게 더욱 진짜처럼 느껴진다. 백문이 불여일견이다.

이게 사이키델릭이 하는 일 중 하나일지도 모르겠다. 우리의 생각을 시각화하는 부분에서 뇌의 억제를 완화해 생각을 더욱 권위 있고, 기억하기 쉽고, 잊지 않게 만드는 것이다. 우주 비행사들이 이야기한 조망 효과는 이 거대한 공간의 바다에 있는 "옅은 푸른 점"을 지적으로 이해하는 데에 아무 도움도 주지 않지만, 그것을 볼 때 전에는 느껴본 적 없는 방식으로 진짜처럼 받아들이게 된다. 어쩌면 사이키델릭이 몇몇 사람들에게 일으키는, 그들 인생의 사건들에 대한 생생한 조망 효과가 그들의 행동을 바꾸게 만드는 걸지도 모른다.

매트 존슨은 사이키델릭을 중독뿐만 아니라 모든 종류의 행동을 바꾸는 데 쓸 수 있을 거라고 믿는다. 그가 보기에 핵심은 "사람들의 뒤통수를 철썩 때려 자신의 이야기에서 빠져나오게 만드는" 드라마틱한 경험을 일으키는 힘이다. "이건 문자 그대로 시스템을 리부팅하는 거예요. 생물학적인 컨트롤-알트-딜리트Control-Alt-Delete인 거죠. 사이키델릭은 사람들이 현실을 체계화하는 데 사용하던 정신적 모델을 내려놓을 수 있는 정신적 유연성의 문을 열어줘요."

그가 보기에 그런 모델 중 가장 중요한 것은 고용량 사이키델릭 경험이 일시적으로 용해시키는 자신, 즉 자아이다. 그는 "우리의 중독이란 자신을 중심에 놓은 사고 패턴이다"라고 말한다. 이 사고 패턴, 또는 인지 스타일에 깔린 중독은 중독자와 우울증 환자, 그리고 죽음이나 재발에 집착하는 암 환자와도 연결된다.

"인간의 고통에서 굉장히 많은 부분이 무슨 수를 써서든 심리학적으로 방어해야 하는 자신이라는 존재에 뿌리를 두고 있습니다. 우리는 우리 자신을 세상에서 활동하는 독립적이고 고립된 요소로 여기는 이야기 속에 갇혀 있어요. 하지만 이건 환상이에요. 나무 사이를 오가면서 치타에게서 도망치거나 당신의 세금을 계산하려고 할 때에는 유용한 환상일 수도 있죠. 하지만 시스템 차원에서 볼 때 여기에는 어떤 진실도 없어요. 이보다 더 정확한 관점이 여러 가지 있어요. 이를테면 우리가 유전자 무리이자 DNA를 전달하는 운송 수단이라든지, 우리가 혼자서는 살아남을 수 없는 철저한 사회적 생물체라든지, 허공에 떠 있는 이 행성에서 서로 연결되어 있는 생태계 속의 유기체라든지. 어디를 보든 그런 수준의 상호연결은 정말로 굉장한데, 그럼에도 불구하고 우리는 자꾸 자신을 하나의 개체로 생각하려 합니다."

알베르트 아인슈타인Albert Einstein은 현대 인간이 느끼는 분리감을 "일종의 의식의 광학적 착각"* 이라고 불렀다.

"사이키델릭은 그 모델의 기반을 부숴버립니다. 잘못된 상황에서는 배드 트립을 비롯한 끔찍한 결과를 초래해 위험할 수도 있어요." 존슨은 LSD를 반복적으로 사용해서 추종자들의 정신을 망가뜨리고 세뇌했다고 알려진 찰스 맨슨Charles Manson의 예를 들었다. 그는 이러한 일이 가능했을 것이라고 생각한다. "하지만 안전이 보장되는 올바른 세팅에서라면 자신이 가진

---

* "인간은 우리들이 '우주'라고 부르는 것의 일부, 시공간적으로 한정된 일부이다. 인간은 자기 자신과 자신의 생각, 감정을 나머지와 분리된 것으로 경험한다. 이것이 일종의 의식의 광학적 착각이다. 이 착각은 우리에게 일종의 감옥으로, 우리를 우리 개인의 욕망과 우리에게 가까운 몇 사람에 대한 애정에 한정한다. 우리의 임무는 우리의 연민의 둘레를 넓혀서, 모든 살아 있는 생명체와 아름다운 자연 전체를 아우르기 위해 우리 자신을 이 감옥에서 해방하는 것이어야 한다." (월터 설리번, "아인슈타인의 논문: 다면적 인간The Einstein Papers: A Man of Many Parts," *The New York Times*, March 29, 1972.)

몇 가지 문제를 처리하는 좋은 방법이 될 수도 있습니다." 중독은 그중 한 가지일 뿐이다. 죽음, 우울증, 강박증, 섭식장애. 모든 것이 자아의 폭압, 그리고 세상과 우리의 관계에 대해 자아가 구축하는 고정된 서사로 인해 악화된다. 좋은 치료사의 도움을 곁들인 사이키델릭 투약은 일시적으로 그 폭압을 전복하고 우리의 정신을 평소와 다르게 유연한 상태로 만들어서(로빈 카하트-해리스는 이것을 고양된 엔트로피 상태라고 부른다), 우리에게 자신과 세상과의 관계에 대해 새롭고 보다 건설적인 이야기를, 그대로 지속될 수 있는 이야기를 만들 기회를 준다.

　이것은 순수하게 화학적이지도, 순수하게 정신역학적이지도 않다는 점에서, 즉, 뇌라는 기질에 지나치게 치중하거나 마음에만 집중하지 않는다는 점에서, 서양에서 우리에게 익숙한 것과는 아주 다른 치료이다. 서구의학이 이렇게 급격하게 새로운, 그러면서도 아주 오래된 정신 변화 모델을 받아들일 준비가 되었는지는 아직 답이 나오지 않은 문제이다. 사람들을 사이키델릭이 만들어내는, 과격한 암시성을 지닌 한계 상태로 안전하게 데려가려면 의사와 연구자는 "샤먼이나 장로가 하던 것과 같은 역할을 해야 한다"고 존슨은 인정한다.

　"우리가 여기서 알아내고자 하는 것이 무엇이든 간에 그건 위약과 동일한 영역에 있어요. 하지만 로켓 부스터를 단 위약이죠."

　사이키델릭을 써서 중독을 치료한다는 아이디어는 새로운 것이 아니다. 아메리칸 원주민들은 오래전부터 페요테를 성체로 사용했고, 또 백인이 등장한 이래로 토착민 사회의 골칫거리였던 알코올 중독 치료에도 사용했다. 1971년 미국정신의학회 학술대회에서 정신과 의사 칼 메닝거Karl Menninger

는 "페요테는 이 사람들에게 해롭지 않습니다. …… 선교사들, 백인들, 미국 의사협회, 공중보건 서비스에서 제시한 그 어떤 것보다도 알코올에 더 좋은 해결책입니다"라고 말했다. *

1950년대와 1960년대에는 수천 명의 알코올 중독자들이 LSD 및 다른 사이키델릭으로 치료를 받았다. 그러나 최근까지 그 결과에 대해서는 확실하게 말하기 어렵다. 한동안 치료는 서스캐처원에서 알코올 중독의 표준 치료가 될 정도로 효과적으로 여겨졌다. 열광적인 임상 보고서가 쏟아져 나왔지만, 공식적으로 수행된 대부분의 연구가 설계부터 형편없었고, 대조군과의 비교도 제대로 이루어지지 않았다. 동조적인 치료사들(특히 자신들이 직접 LSD를 했던 치료사들)이 수행한 연구에서는 대단히 인상적인 결과를 보였지만, 경험 없는 연구자들이 세트나 세팅에 대한 주의 없이 환자에게 고용량을 투약한 경우에는 좋은 결과가 거의 나오지 않았다.

2012년 이전까지는 기록이 완전히 뒤죽박죽이었지만, 1960년대와 1970년대에 시행된 연구 중에서 가장 훌륭한 여섯 건의 무작위 대조 연구 데이터를 합쳐(총 500명이 넘는 환자가 참여했다) 메타분석을 한 결과, 실제로 한 번의 LSD 투약만으로도 통계적으로 확실하고 임상적으로도 유의미한 "알코올 남용에 유익한 효과"가 입증되었으며, 이 효과는 6개월까지 지속되었다.[14] LSD가 "알코올 중독에 유익한 효과를 보인다는 증거로 보아 그간 왜 이 치료법이 거의 무시되어 왔는지 의문이다."[15] 저자들은 이렇게 결론을 내린다.

그 이래로 알코올 중독과 다른 중독에 대한 사이키델릭 요법은 소규모이지만 현재까지는 고무적으로 부활했으며, 양쪽 모두 대학 연구는 물론 다

---

* 찰스 S. 그롭, "환각제를 사용한 정신연구: 무엇을 배웠는가?Psychiatric Research with Hallucinogens: What Have We Learned?," *Heffter Review of Psychedelic Research* 1 (1998) 을 인용.

양한 지하 세계의 세팅에서 이루어지고 있다.* 2015년 뉴멕시코대학교에
서 수행한 예비연구에서는 열 명의 알코올 중독자에게 중독 치료라는 명확
한 목적으로 설계된 인지행동치료인 "동기강화치료Motivational Enhancement
Therapy"를 하며 실로시빈을 함께 사용했다.[16] 정신치료 자체만으로는 술
을 마시는 행동에 별로 효과가 없었지만, 실로시빈 세션을 하고 나자 음주
가 확실하게 줄어들었고 이런 변화는 이후 36주 동안 지속되었다. 연구팀
장 마이클 보겐슈츠Michael Bogenschutz는 음주 행동에서 "경험의 강도와 효
과" 사이에 강력한 상관관계가 있다고 보고했다. 뉴멕시코대학교의 결과는
상당히 고무적이어서 이후 180명의 자원자를 상대로 하는 훨씬 큰 규모의
2상 임상시험으로 이어졌다. 현재 보겐슈츠는 NYU에서 스티븐 로스, 제프
리 구스와 함께 연구를 수행 중이다.

"알코올 중독은 영성 장애로 이해할 수 있어요." NYU의 치료실에서 처음
만났을 때 로스가 나에게 말했다. "시간이 흐르며 당신은 이 물질을 제외한
모든 것과의 유대감을 잃게 돼요. 삶이 모든 의미를 잃죠. 나중에는 당신의
아내, 아이들보다도 술이 더 중요하게 되죠. 결국 그걸 위해서 희생하지 못
할 것이 없게 되고요."

AA의 설립자 빌 윌슨이 벨라돈나를 통한 신비 체험 이후 술을 끊게 된 사
연과 1950년대에 LSD를 모임에 도입하려고 했었다는 사실을 나에게 처음
으로 말해준 사람도 로스였다. 금주를 촉진하기 위해 약물을 사용한다는 건
반직관적이고 심지어 말도 안 되는 소리 같지만, 사이키델릭이 AA 철학("낫
기를 바라기 전에 우선 알코올 중독자가 자신이 '무력하다'는 것을 인정해야 한다")
의 중심인 확신과 영적 혁신을 확실하게 보장한다는 사실을 고려하면, 조

✦ 아프리카산 관목 뿌리에서 추출한 사이키델릭 이보게인ibogaine은 멕시코의 지하 세계와 병원 모두
에서 아편 중독 치료제로 사용된다. 아야와스카 역시 숭독 치료에 도움이 된다고 보고되었다.

금 이해가 될 것이다. AA는 인간의 자아에 비관적인 견해를 갖고 있으며 사이키델릭 요법처럼 중독자의 주의를 자신에서 "더 큰 힘"과 조직의 위로, 즉 상호연결의 감각으로 돌리려고 한다.

마이클 보겐슈츠는 알코올 중독자에 대한 자신의 뉴멕시코 예비연구에서 자원자였던 테리 맥다니엘스Terry McDaniels라는 가명의 여성과 나를 연결해주었다. 생각해 보면 놀라운 소개였다. 그 환자의 사례는 연구자들이 기자에게 알려주고 싶어 하는 완전한 성공 이야기가 아니었기 때문이다. 나는 앨버커크 외곽의 트레일러 파크에서 장애연금으로 살아가는 맥다니엘스와 전화로 이야기를 나눴다. 그녀의 딸은 그녀와 트레일러 몇 개 떨어진 곳에 살고 있었다. 그녀는 "전남편이 주물 냄비로 제 머리를 때렸어요. 그 일 이후 전 기억력에 진짜로 문제가 생겼어요"라고 말했고, 사건이 발생했던 1997년 이래로 일을 하지 못했다.

1954년에 태어난 맥다니엘스는 어린 시절부터 굉장히 힘든 삶을 살았다. 그녀의 부모님은 손위 형제들의 무심함 속에 그녀를 오랫동안 방치하곤 했다. "오늘날까지도 전 웃는 게 어려워요." 그녀는 자신이 후회, 분노, 시기, 자기혐오, 그리고 특히 자기 자식들에 대한 깊은 죄책감 같은 감정에 사로잡힌 채 하루의 대부분을 보낸다고 말했다. "아이들한테 제가 술을 마시지 않았다면 가질 수 있었던 삶을 주지 못한 게 정말로 미안해요. 전 항상 제가 가질 수 있었던 다른 삶에 대해 생각하죠."

맥다니엘스에게 술을 끊은 지 얼마나 되었느냐고 묻자 그녀는 나를 깜짝 놀라게 만들었다. 그녀는 술을 끊지 못했다. 실제로 겨우 몇 주 전에도, 딸이 그녀에게 "빌려간 돈을 달라고 말해서 기분이 상해" 술을 마셨다. 하지만 폭음은 겨우 하루뿐이었고, 이후 그녀는 맥주와 와인만 마셨다. 사이키델릭 세션 이전에는 수년 동안 한 번에 2주씩 위스키 같은 독한 술을 마셔대다가 정신을 잃어야지만 간신히 폭음이 끊겼을 뿐이었다. 맥다니엘스에게 가끔씩 딱 하루 폭음하는 건 커다란 진전이었다.

맥다니엘스는 그 지역의 대체의학 주간지에서 실로시빈 임상시험에 대해 읽었다. 그녀는 사이키델릭을 해본 적이 없었지만, 자신의 삶에 대해 절망적이었고 뭔가 새로운 걸 해볼 마음이 있었다. 맥다니엘스는 금주를 하기 위해 많은 노력을 했었다. 갱생 시설에 들어가고, 치료를 받고, AA에 나갔으나 항상 다시 술로 돌아갔다. 그녀는 자신의 머리 부상 때문에 임상시험 참가 자격이 없는 게 아닐까 걱정했지만, 다행히 수락되었고 세션에서 강렬한 영적 경험을 했다.

여행의 첫 번째 부분은 참을 수 없을 정도로 어두웠다. "아이들과 제가 그 애들이 갖지 못한 인생을 놓고 소리를 지르고 또 질러대는 모습을 봤어요." 하지만 결국 그것은 경탄이 나오는 다른 것으로 바뀌었다.

"십자가에 매달린 예수님을 봤어요. 머리와 어깨뿐이었고, 저는 예수님의 머리 주위를 도는 조그만 헬리콥터를 탄 어린애가 된 것 같았죠. 하지만 그분은 십자가에 매달려 계셨어요. 그리고 손 안에 저를 감싸 쥐셨어요. 어린애를 달랠 때 그러는 것처럼요. 제 어깨를 누르고 있던 엄청난 무게가 사라졌고, 아주 평화로운 기분을 느꼈어요. 아름다운 경험이었죠."

그 경험에서 그녀가 배운 것은 자신을 받아들이는 거였다. "저보다 더 나은 삶을 사는 사람들에 대해서 좀 덜 생각하게 됐어요. 제가 나쁜 사람이 아니라는 걸 깨달았죠. 전 안 좋은 일을 아주 많이 겪은 사람이에요. 예수님께선 이런 일이 일어난 게 다 괜찮다고 저에게 말씀하려고 하시는 것 같았어요. 저를 위로해주려고 하셨죠." 이제 맥다니엘스는 이렇게 말한다. "전 매일 성경을 읽고 하느님과 의식적으로 접촉을 유지하고 있어요."

자신의 관점에서, 맥다니엘스는 아주 좋지는 않지만 그래도 좀 나아지고 있었다. 이 경험은 그녀가 스스로에게 말하는 인생 이야기를 다시 생각해보도록 도와주었다. "예전처럼 모든 걸 개인적으로 받아들이지는 않아요.

좀 더 저 자신을 받아들이게 됐죠. 그건 선물이에요. 굉장히 오랫동안 전 저 자신을 좋아하지 않았거든요. 하지만 전 나쁜 사람이 아니에요."

환경의 변화가 전혀 없는데도 사람의 관점이 이렇게까지 변할 수 있다는 사실은 나에게 희망을 주면서 동시에 가슴이 아프게 만들었다. 나는 그동안 인터뷰했던 여러 중독 연구자들이 나에게 이야기했던 실험을 떠올렸다. 소위 행복한 쥐 실험rat park experiment이다. 이것은 약물 남용 연구 분야에서 잘 알려진 실험으로, 다양한 종류의 약물을 먹을 수 있는 우리 안의 쥐들은 빠르게 중독이 되어서 음식보다 약물을 선호하게 되고, 그 결과 약이 나오는 조그만 레버를 계속 눌러 때로는 죽음에까지 이른다. 하지만 그보다 좀 덜 알려진 사실은, 만약 우리 안에 놀잇감이나 다른 쥐들과 교류할 기회, 자연에 나갈 기회 등이 "풍부하다면" 똑같은 쥐들이 약물을 완전히 무시하고 전혀 중독되지 않는다는 것이다. 행복한 쥐 실험은 중독이 되는 경향은 유전자나 화학 물질보다 사람의 개인사와 환경에 달려 있다는 사실을 암시한다.

이제 우리의 개인사와 환경이 아무리 가난하거나 고통스럽다 해도 그것을 경험하는 방식을 바꿔놓을 수 있는 화학 물질이 등장했다. "세상을 감옥으로 보는가, 놀이터로 보는가?"는 매트 존슨이 행복한 쥐 실험에서 뽑아낸 핵심 질문이다. 중독이 사람의 관점과 행동, 감정적 목록이 심각하게 좁은 것을 대변한다면, 사이키델릭 여행은 그런 제한을 뒤집어 사람들이 자신의 내적 환경을 무너뜨리고 풍요롭게 만들 수 있는 변화의 가능성에 마음을 열도록 할 수 있다.

"사람들은 이 경험을 통해 세상을 좀 더 놀이터처럼 보도록 변화하죠."

아폴로 우주비행사들과 실로시빈 여행 자원자들의 경험 모두를 묘사할 수 있는 좋은 단어가 있다면 "경외敬畏"일 것이다. 이것은 내가 이야기를 나뉘본 사이키델릭 연구자들이 제안한 이질적인 심리학적 해석들을 전부 다 하나로 엮는 데 도움이 되는 인간적 감정이다. 실로시빈을 이용해 코카인 중독자 치료를 연구하는 앨라배마대학교의 젊은 심리학자 피터 헨드릭스Peter Hendricks는, 경외의 체험이야말로 깊게 뿌리박힌 행동 패턴을 변화시키는 사이키델릭의 힘을 설명하는 심리학적 열쇠일 수 있다고 나에게 처음 주장한 사람이었다.

"중독된 사람들은 자신이 스스로의 건강, 직업, 사회적 행복에 해를 입히고 있다는 걸 알면서도 자신의 행동이 다른 사람에게 가하는 해에 대해서는 보지 못하곤 해요." 무엇보다도 중독은 과격한 형태의 이기주의다. 중독자를 치료할 때 가장 힘든 일 중 하나는 자신의 정체성을 규정하고 하루 일과를 구성하게 된 행동인 중독이 가지는 강렬한 이기심을 넘어서서 시야를 넓히는 일이다. 헨드릭스는 경외가 그럴 힘을 갖고 있다고 믿는다.

헨드릭스는 친한 친구인 버클리의 심리학자 대커 켈트너Dacher Keltner의 연구를 언급했다. "켈트너는 경외가 인간이 느끼는 근원적 감정이고 이타적인 행동을 촉진하기 때문에 우리 안에서 진화한 감정이라고 생각해요. 우리는 경외라는 경험이 더없이 행복하다는 걸 깨달은 사람들의 후손이에요. 우리가 우리 자신보다 훨씬 큰 무언가의 일부라고 느끼게 하는 감정은 우리 종에게 이득이 되거든요." 이 더 큰 존재는 사회 집단, 자연 전체, 또는 영적 세계일 수도 있지만, 우리와 우리의 편협한 이기심을 충분히 압도하는 존재이다. "경외는 우리의 주의를 개인에서 집단, 그리고 더 큰 선善으로 옮겨가게 만드는 '작은 나'라는 감정을 일으키죠."

버클리에 있는 켈트너의 연구실에서는 사람들이 비교적 소박한 경외적 체험, 예컨대 거대하게 솟아오른 나무를 보았을 때 다른 사람들을 도우러 갈 가능성이 더 커진다는 것을 보여주는 일련의 기발한 실험을 했다(버클리 캠퍼스의 유칼립투스 숲에서 한 이 실험에서, 자원자들은 1분 동안 나무나 근처 건물의 전면부를 보았다.[17] 그런 다음 실험 관련자가 참가자들 쪽으로 걸어가다가 발을 헛디뎌 펜을 바닥에 쏟았다. 나무를 보았던 사람들이 건물을 보았던 사람들보다 이 사람을 도우러 가는 경우가 더 많았다). 그리고 이들이 또 다른 실험에서 경외감을 일으키는 자연의 이미지를 보기 전후에 사람들에게 자신의 모습을 그려보라고 한 결과, 경외감을 느낀 다음의 자화상이 종이에서 공간을 훨씬 덜 차지한다는 사실을 발견했다.[18] 경외 체험은 이기주의의 훌륭한 치료제로 보인다.

"우리는 이제 굉장히 심오한 경외 체험을 일으킬 수 있는 약물 요법을 갖고 있어요." 헨드릭스가 지적했다. 알약이 주는 경외다. 자기 강박적 중독자들에게 "이것은 그들 자신보다 훨씬 더 크고 훨씬 위대한 존재의 일부가 되는 느낌, 다른 사람들과 다시 이어지는 느낌을 주는 대단히 행복한 경험일 수 있다." 중독으로 인해 거의 끊어져 버린 사회적, 가족적 관계를 다시 엮을 수 있는 방법인 것이다. "많은 경우에 이들은 자기 자신뿐만 아니라 사랑하는 사람들에게도 해를 입히고 있다는 사실을 인식하게 돼요. 거기서 변화하고 싶다는 의욕이 나오죠. 유대감과 책임감이 되살아나고, 훨씬 큰 존재 앞에서 자신이 작아진 걸 느끼는 긍정적인 감정이요."

경외라는 개념은 사이키델릭 요법의 세계를 가로지르는 나의 여정에서 모은 점 몇 개를 잇는 데 도움이 될 것 같았다. 경외가 사이키델릭이 약속하는 정신적 변화의 원인인지 결과인지는 명확하지 않다. 하지만 어느 쪽이든 경외는 신비 체험, 조망 효과, 자아초월, 우리의 내적 환경의 풍요화, 그리고 새로운 의미의 생성을 포함하는 사이키델릭 의식의 현상학과도 많은 관련이 있다. 켈트너가 쓴 것처럼, 압도적인 힘과 경외가 주는 신비를 고려할 때 이 경험을 그냥 우리가 익숙한 사고의 틀에 맞춰 해석해서는 안 된다. 경외는 이 개념적 구조를 뒤흔들어 놓음으로써 우리 정신을 바꿀 힘을 지니고 있다.

3: 우울증

2017년 초, 롤랜드 그리피스와 스티븐 로스가 암 환자에 대한 실로시빈 3상 시험을 승인받기 위해 FDA에 임상시험 결과를 가져갔을 때 예상치 못했던 일이 일어났다. FDA 직원들이 그들의 데이터에 감탄하며 맹검, 치료와 약물의 접목, 그리고 문제의 약이 아직 불법이라는 사실 등 사이키델릭 연구가 가진 고유의 문젯거리에 크게 개의치 않은 것이다. FDA에서는 관심 분야를 더욱 확장하고 야심 차게 추진해 보라고 말하며 연구자들을 놀라게 만들었다. 실로시빈이 대중에게서 더욱 크고 심각한 문제인 우울증을 치료하는 데에도 사용될 수 있을지 시험해 보라는 거였다. 규제 담당자들이 보기에 그들의 데이터는 실로시빈이 우울증도 완화할 수 있다는 강력한 "신호"를 담고 있었다. 엄청난 수요와 현재 적용 가능한 치료법의 한계를 고려할 때 이런 방향을 시험해 보지 않는 건 안타까운 일일 것이다. 그동안 로스와 그리피스는 이미 심각하게 아프거나 죽어가는 사람들을 대상으로 규제 물질을 사용하는 연구 쪽이 승인을 받기에 더욱 쉬울 거라고 생각해 암 환자들에게 집중했었다. 하지만 이제 정부에서 그들에게 눈높이를 높여보라고 말하고 있었다. "믿기지 않았어요." 로스는 그 만남을 떠올리며 나에게 두 번이나 그렇게 말했고, 아직도 여전히 그들의 반응과 결과에 얼떨떨한 것 같았다(FDA는 개발 중이거나 규제 검토 중인 약물에 관해서는 이야기할 수 없다는 말로 이 만남에 관한 언급을 긍정하지도 부정하지도 않았다).

놀라운 일은 또다시 일어났다. 2016년, 연구자들이 시한부 진단을 받은 환자들의 불안과 우울을 치료하기 위해 실로시빈을 사용하는 것에 대한 승인을 받고자 유럽 연합의 약물 규제체인 유럽의약품기구European Medicines Agency, EMA에 찾아갔을 때에도 거의 똑같은 일이 벌어진 것이다. 규제 담당자들은 "실존적 고통"이 공식적인 DSM 진단이 아니라서 국가보건서비스에서는 보조해주지 않을 거라고 지적했다. 하지만 실로시빈이 우울증 치료에 유용할 수도 있다는 조짐이 있는 이상, 대규모의 다지역 임상시험을 해보는 것은 어떨까?

EMA는 홉킨스와 NYU의 데이터뿐만 아니라 로빈 카하트-해리스가 임페리얼 칼리지의 데이비드 너트 실험실에서 주도했던, 우울증 치료에서 실로시빈의 사용 가능성이라는 소규모 "타당성 연구"까지도 살폈다. 이 연구와 관련해 2016년 〈랜싯 정신의학Lancet Psychiatry〉에 실린 초기 결과를 보면, 연구자들은 "치료저항성 우울증"(이미 최소한 두 번 이상 치료를 했지만 차도가 없었다는 뜻이다)을 앓는 남자 여섯 명과 여자 여섯 명에게 실로시빈을 투약했다.[19] 대조군은 없었기 때문에 모두가 자신이 실로시빈을 투여받았다는 것을 알았다.

일주일 후 모든 자원자들은 증상이 호전되는 모습을 보였고, 3분의 2는 우울증에서 벗어났다. 이 중 몇 명은 수년 만에 처음으로 우울증에서 벗어난 거였다. 12명의 자원자 중 7명은 석 달이 지나고도 여전히 상당한 호전 상태를 보였다. 연구는 총 20명의 자원자로 확대되었다. 6개월 후 이 중 6명은 여전히 차도가 있었던 반면, 나머지는 정도는 다르지만 다들 다시 악화되었다. 이는 치료를 반복할 필요가 있음을 암시하는 결과였다. 연구는 소규모로 진행되었고 무작위적이지도 않았으나 실로시빈이 이상 반응 없이 이 사람들에게 잘 맞았음을 보여주었고, 대부분의 피험자들이 뚜렷하고 빠른 차도를 보였다.* EMA는 데이터에 굉장히 감탄했다. 그리고는 유럽에서만 80만 명 이상이 앓고 있는 치료저항성 우울증에 대해 보다 대규모

---

* 전혀 차도를 보이지 않은 세 명의 자원자들은 세션에서 가볍거나 평범한 경험을 했다. 이것은 이들이 아직 SSRI를 복용하고 있어서 사이키델릭의 효과가 차단되었기 때문일 수도 있고, 또는 일부 사람들의 경우에는 그저 약에 반응하지 않기 때문일 수도 있다. 홉킨스 팀 역시 종종 사람들에게 아무 영향도 미치지 못하는 "불발 여행" 사례를 보곤 했다.

의 임상시험을 해볼 것을 제안했다(세계보건기구에 따르면 우울장애를 앓는 약 4000만 명의 유럽인들 중에서 그 정도가 치료저항성 우울증을 앓고 있다).

로잘린드 와츠Rosalind Watts는 〈뉴요커New Yorker〉에 실린 사이키델릭 요법에 관한 기사*를 읽었을 당시 국가보건서비스에서 일하는 젊은 임상심리학자였다. 와츠는 사이키델릭 요법이 증상을 관리하는 정도가 아니라 실제로 정신질환을 치료할 수 있다고 생각해 로빈 카하트-해리스에게 편지를 보냈고, 카하트-해리스는 실험실의 첫 번째 임상연구인 우울증 연구를 도와줄 사람으로 와츠를 고용했다. 와츠는 여러 번의 세션을 가이드했다. 그리고 치료가 끝나고 6개월 후 사이키델릭 세션이 어떤 영향을 미쳤는지 정확히 이해하기 위해서 모든 자원자들을 상대로 심층 인터뷰를 수행했다.

와츠의 인터뷰는 두 개의 "중대한" 주제를 밝혀냈다.[20] 첫 번째는 자원자들이 자신들의 우울증을 무엇보다도 "단절" 상태라고 묘사한다는 거였다. 다른 사람들로부터든, 예전의 자신으로부터든, 그들의 감각과 감정, 핵심적 믿음, 영적 가치로부터든, 혹은 자연으로부터든 말이다. 많은 사람들이 자신이 "정신적 감옥"에 살고 있다고 말했고, 또 다른 사람들은 정신적 "교착상태"에 비유되는 끝없는 반추反芻의 원에 "갇혔다"고 말했다. 나는 우울증이 뇌에서 생각을 반복하는 영역으로 보이는 디폴트 모드 네트워크의 과잉 활동으로 생긴다는 카하트-해리스의 가설을 떠올렸다.

임페리얼의 우울증 환자들은 감각으로부터 단절된 기분도 느꼈다. "난초를 보면 머리로는 그게 아름답다는 걸 아는데, 실제로는 그게 느껴지지 않아요." 한 명은 와츠에게 이렇게 말했다.

대부분의 자원자들에게 실로시빈 체험은 일시적이기는 해도 정신적 감

---

* 내가 쓴 기사이다. "사이키델릭 여행 치료The Trip Treatment," New Yorker, Feb. 9 2015.

옥에서 그들을 꺼내 주었다. 연구에 참여한 여성 자원자는 나에게 세션을 하고 나서 한 달 동안이 1991년 이래 우울증에서 처음으로 자유로워진 때였다고 말했다. 다른 사람들도 이와 비슷한 느낌을 묘사했다.

"마치 내 뇌의 감옥에서 벗어나서 보내는 휴일 같았어요. 전 자유롭고, 걱정이 없어졌고, 에너지가 다시 넘쳤죠."[21]

"어두운 집에서 조명 스위치를 켠 것 같은 느낌이었어요."

"사고 패턴에 푹 빠져들지 않게 돼요. 콘크리트로 만든 코트를 벗어버린 것 같아요."

"컴퓨터 하드 드라이브에서 조각모음을 하는 것 같아요……. 전 이렇게 생각했어요. '내 뇌에서 조각모음을 했어. 진짜 멋져!'"

많은 자원자들에게 그들의 정신에 일어난 이런 변화는 지속되었다.

"정신이 이전과 다르게 작동해요. 같은 생각을 반복하는 게 훨씬 덜해졌고, 생각이 정리되고 앞뒤가 생긴 느낌이에요."

감각에 다시 연결되었다고 말한 사람들도 있었다.

"눈에서 베일이 걷히고, 갑자기 모든 것이 선명하고, 빛이 나고, 밝아진 것 같았어요. 식물을 보고 그 아름다움을 느끼게 됐죠. 세션이 끝났지만 여전히 난초를 보고 아름다움을 느낄 수 있어요. 그건 정말로 지금까지 지속되고 있어요."

어떤 사람들은 자기 자신과 다시 교감했다.

"저 자신에게 상냥해지는 걸 느꼈어요."

"가장 기본적인 면에서 우울증 이전의 나로 돌아간 기분이에요."

또 누군가는 다른 사람들과 다시 교감을 느끼기 시작했다.

"전 낯선 사람들과 이야기를 했어요. 제가 만난 모든 사람들과 기나긴 대화를 나눴죠."

"길거리에서 사람들을 보고서 이렇게 생각했어요. '우린 얼마나 흥미로운 존재인지.' 그 사람들 전부와 교감하는 느낌이었어요."

그리고 자연과도 교감했다.

"전에도 저는 자연을 즐겼어요. 하지만 지금은 자연의 일부예요. 전에는 그걸 사물로, TV나 그림처럼 여겼어요. 하지만 그 일부가 되면 더 이상 분리나 구분 같은 게 없어요. 내가 바로 자연인 거죠."

"전 모두였고, 통합체였고, 60억 개의 얼굴을 가진 하나의 생명이었어요. 전 사랑을 원하고 사랑을 주는 존재였고, 바다에서 수영을 하고 있었죠. 바다가 바로 저였어요."

두 번째 중대한 주제는 힘든 감정, 즉 우울증 때문에 무뎌지거나 완전히 차단된 감정에 새롭게 다가선다는 것이다. 와츠는 우울증 환자들이 끊임없이 반복하는 생각이 그 사람의 감정적 다양성을 축소한다는 가설을 세웠다. 어떤 경우 우울증은 감당하기에 너무 고통스러운 감정을 막아주기도 한다.

이는 어린 시절에 겪은 트라우마의 경우에 특히 그렇다. 와츠는 연구에 참여했던 39살의 한 남성과 나를 연결해 주었다. 그는 이안 로일러Ian Rouiller라는 음악 기자로, 어린 시절 누나와 함께 아버지에게 학대를 당한 경험이 있었다. 남매는 성인이 된 후 아버지를 고발해서 몇 년간 감옥살이를 하도록 했지만, 이걸로 거의 평생 이안을 따라다닌 우울증이 나아지지는 않았다.

"끔찍한 구름이 처음 저에게 밀려왔던 때를 기억해요. 세인트 앨번스에 있는 파이팅 콕스라는 술집에 있던 가족용 방에서였죠. 전 열 살이었어요." 항우울제가 잠깐 도움이 됐지만, "상처 위에 반창고를 붙이는 건 상처를 낫게 만들지 못했어요." 그는 실로시빈을 먹고 처음으로 자신의 오랜 고통을, 그리고 자신의 아버지를 마주할 수 있었다.

"아버지가 제 머릿속에 떠오르면 대개 그 생각을 그냥 밀어내요. 하지만 이번에는 그 반대편을 택했어요." 그의 가이드는 그에게 여행을 하는 동안 어떤 무시무시한 것이 나타나더라도 "똑바로 헤치고 나아가야" 한다고 말했다.

"그래서 이번에는 아버지의 눈을 똑바로 봤어요. 그건 저한테는 엄청나게 큰일이었어요. 문자 그대로 악마를 마주하는 거였죠. 그리고 아버지가 거기 있었는데, 갑자기 말이 됐어요! 뒷다리로 서서 군복을 입고 헬멧을 쓰고 총을 들고 있는 군마 말이에요. 전 너무 끔찍해서 그 이미지를 밀어내고 싶었지만, 그러지 않았어요. 똑바로 나아가라고 했으니까요. 대신에 말의 눈을 똑바로 바라봤어요. 그러자 갑자기 웃음이 나오기 시작했어요. 너무 황당하잖아요.

그때 배드 트립이 갑자기 방향을 바꿨어요. 이제 전 모든 종류의 감정, 긍정적인 것, 부정적인 것을 다 갖고 있었지만 상관없었어요. 칼레의 (시리아) 난민들이 떠올랐어요. 전 그 사람들이 불쌍해서 울기 시작했고, 모든 감정이 다른 것만큼 타당하다는 걸 깨달았어요. 행복과 즐거움, 소위 좋은 감정만 가려 뽑을 순 없어요. 부정적인 생각을 해도 괜찮아요. 그게 삶이니까요. 제 경우에 감정에 저항하려는 시도는 오히려 그걸 증폭했어요. 하지만 이 상태가 되고 나니까 아름답더군요. 깊은 만족감이 들었어요. 모든 사물과 모든 사람, 저 자신까지 포함해 모두에게 애정을 가지고 접근해야 한다는 압도적인 느낌이 저를 뒤덮었어요. 그건 생각이 아니라 느낌이었죠."

이안은 우울증이 완화된 몇 달을 즐기며 인생의 새로운 면을 맛보았다. 어떤 항우울제도 그에게 주지 못했던 거였다. "구글 어스처럼 전 줌아웃을 했어요." 그는 6개월 후 인터뷰에서 와츠에게 이렇게 말했다. 세션 이후 몇 주 동안 "전 저 자신과, 살아 있는 모든 것들과, 우주와 이어져 있었어요." 하지만 이안의 조망 효과는 결국 사라졌고 그는 다시 졸로프트(항우울제)로 돌아가게 되었다.

"시험 참가 직후에 얻었고 그 후 수 주 동안 이어졌던 인생과 존재의 윤기와 반짝임은 차츰 사라졌다. 하지만 시험에서 내가 얻은 통찰은 사라지지 않았고 앞으로도 사라지지 않을 것이다. 그렇지만 이제는 오히려 아이디어처럼 느껴진다."[22] 1년 후에 그는 이렇게 썼다. 그는 전보다 더 잘 살고 있고 일자리도 유지하고 있다고 했지만, 우울증은 돌아왔다. 그는 나에게 임페리얼에서 한 번 더 실로시빈 세션을 할 수 있으면 좋겠다고 말했지만 그건 현재로서는 선택지가 아니었기 때문에 가끔 명상을 하고 세션 때 사용했던 음악을 들었다. "그게 다시 그곳을 떠올리는 데에 정말로 도움이 돼요."

임페리얼 자원자 절반 이상에게 우울증의 구름이 되돌아온 것으로 볼 때, 우울증 치료 목적의 사이키델릭 요법이 유용하고 승인할 만하다는 사실은 입증되었으나 1회로는 부족할 듯하다. 그러나 일시적인 유예라 해도 자원자들은 이를 귀중하게 여겼다. 다르게 살아가는 방법이 있고 그것을 되찾기 위해 노력해야 한다는 사실을 그들에게 상기시켰기 때문이다. 사이키델릭 요법은 어떤 면에서는 다소 비슷한 데가 있는 우울증 치료용 전기충격 요법처럼 시스템에 충격을 주어서 "리부트", 또는 "조각모음"을 하게 만든다. 이것은 종종 다시 해줄 필요가 있는 것 같다(치료를 반복해도 효과가 있다고 가정할 경우에). 하지만 치료가 가진 잠재력은 규제 담당자와 연구자, 그리고 대부분의 정신의학계에 희망을 주었다.

"전 이게 정신의학에 혁명을 일으킬 수 있다고 생각해요." 와츠는 나에게 그렇게 말했다. 그녀가 보여주는 확신은 내가 인터뷰했던 다른 모든 사이키델릭 연구자들이 공유하는 것이었다.

"하나의 병에 수많은 치료법이 처방된다면, 그 병에는 마땅한 치료제가 없다고 생각해도 좋다." 작가이자 내과 의사였던 안톤 체호프Anton Chekhov

는 이렇게 썼다. 하지만 체호프의 명제의 반대는 어떨까? 수많은 병에 처방할 수 있는 단 하나의 치료법은 어떻게 생각해야 할까? 사이키델릭 요법은 어떻게 우울증, 중독, 암 환자의 불안증 같은 질환뿐만 아니라 강박 장애(고무적인 결과를 보인 연구가 한 차례 있었다)[23]와 섭식장애(홉킨스에서 현재 연구를 계획 중이다)에까지 도움이 될 수 있는 걸까?

처음부터 사이키델릭 연구에 비이성적인 과열이 있었다는 사실과, 이 분자들이 우리를 괴롭히는 모든 병의 만병통치제라는 믿음이 티모시 리어리만큼 오래되었다는 사실을 잊어서는 안 된다. 어쩌면 결국에는 현재의 열정이 이들의 잠재력에 대한 좀 더 냉정한 평가에 밀려나게 될 수도 있다. 새로운 치료법은 언제나 처음에는 가장 반짝이고 가장 유망해 보이는 법이니까. 소규모 샘플을 사용한 초기 연구에서, 대체로 효과가 있을 거라는 편견을 가진 연구자들은 반응할 가능성이 높은 자원자들을 고르는 사치를 부린다. 자원자들의 수가 아주 적기 때문에 대단히 수준 높고 헌신적인 데다가 성공할 거라는 편견을 가진 치료사들의 보살핌과 관심을 받는다. 그러나 항우울제의 경우에서 알 수 있듯이, 새로운 약의 위약 효과는 대개 초반에 가장 강하다가 시간이 흐르며 차츰 약해진다. 실제로 오늘날 항우울제는 1980년대에 처음 도입되었을 때만큼 효과가 좋지 않다. 한편 사이키델릭 요법들은 아직까지 대규모 인원에서 그 효과가 입증되지 않았기 때문에 보고된 성공 사례들은 데이터의 잡음 속에서 눈에 띄는 유망한 신호로 받아들여야지, 치료제의 확실한 증거로 여기면 안 된다.

하지만 넓은 범위에서 볼 때 사이키델릭이 이런 신호를 나타낸다는 사실은 좀 더 긍정적인 면으로 해석할 수 있다. 체호프의 말을 조금 바꿔서, 수많은 병에 대해 딱 하나의 처방을 내릴 수 있다면 이것은 이 병들이 우리가 생각해 온 것보다 더 닮았을 수 있다는 의미이다. 치료법이 치료 대상인 병에 대한 어떤 특징을 암시한다고 치면, 사이키델릭 요법이 수많은 병에 공통적으로 효과가 있어 보인다는 사실은 우리에게 이 장애들이 어떤 공통점을 갖고 있다고 말하는 걸까? 그리고 정신질환 전반에 관해서는?

나는 전前 미국 국립정신보건원장인 톰 인셀에게 이 질문을 했다. 그는 같은 치료법이 수많은 병에 치료 가능성을 보인다는 사실은 "전혀 놀랍지 않다"고 말했다. 인셀은 이제 5판째인 DSM이 정신장애 사이에 임의로 선을 긋는 경향이 있는 데다가, 그 선도 재판이 나올 때마다 달라진다고 지적했다.

"우리의 DSM 카테고리에는 현실이 반영되어 있지 않습니다." 인셀은 이렇게 말했다. 무엇보다도 보험회사의 편의를 위해 존재한다는 것이다. "이 장애들 사이에는 DSM이 인지하는 것보다 더 많은 연속성이 있습니다." 그는 SSRI가 효과가 있는 경우에는 우울증은 물론이고 불안증, 강박 장애까지도 치료할 수 있기 때문에 이들 사이에 공통된 근본적인 기전이 존재할 수 있다고 지적한다.

앤드류 솔로몬Andrew Solomon은 자신의 책『한낮의 우울The Noonsday Demon: An Atlas of Depression』에서, 흔히 함께 발병하는 중독과 우울 사이의 연결고리와 우울과 불안 사이의 밀접한 관계를 추적한다. 그는 불안증 전문가가 이 두 장애를 "이란성 쌍둥이"로 봐야 한다고 말한 것을 인용했다. "우울은 과거의 상실에 대한 반응이고, 불안은 미래의 상실에 대한 반응이다."[24] 둘 다 끊임없는 생각에 사로잡힌 정신을 나타낸다. 하나는 과거에 대한 집착, 하나는 미래에 대한 근심에서 생긴다. 두 장애를 구분하는 주된 특징은 시제이다.

정신건강 분야에 종사하는 여러 연구자들은 정신질환의 대통합 이론을 찾아가는 중이다. 물론 그들이 그렇게 부를 정도로 오만하지는 않지만 말이다. 내과 의사이자 전 FDA 국장이었던 데이비드 케슬러David Kessler는 최근에 그런 접근법을 적용하는 저서『사로잡다: 정신질환의 미스터리 풀기

Capture: Unraveling the Mystery of Mental Suffering』를 출간했다. "사로잡다"는 말은 중독, 우울증, 불안증, 조증, 강박증에 자리한 공통 기전을 부르는 그만의 이름이다. 그의 관점에서 볼 때 이 모든 장애들은 우리의 주의를 가로채 자기성찰의 순환 속에 우리를 가두는, 부정적인 사고와 행동이라는 학습된 습관으로 인한 것이다. "즐겁게 시작되었던 것이 반드시 해야 하는 의무가 된다. 한때 안 좋은 기분이었던 게 계속되는 자아 비판이 되고, 한때는 짜증이었던 게 학대가 된다."[25] 소위 "역방향 학습inverse learning"이라고 부르는 과정을 통해서 말이다. "자극에 반응할 때마다 우리는 동일한 파괴적인 생각이나 행동을 반복하게 만드는 신경 회로를 강화한다."

정신질환, 혹은 최소한 일부 정신질환의 대통합 이론을 개발하는 데에 사이키델릭 과학이 기여할 수 있을까? 로빈 카하트-해리스부터 롤랜드 그리피스, 매튜 존슨, 제프리 구스에 이르기까지 이 분야에 있는 대부분의 연구자들은 사이키델릭이 뇌와 정신에 존재하는 어떤 고차원적 기전, 다양한 종류의 정신 및 행동 장애, 그리고 좀 더 소박한 불행 같은 것의 근원이자 원인이 되는 메커니즘을 조종한다고 확신하게 되었다.

이것은 뇌를 파괴적인 패턴(케슬러의 "사로잡기" 같은)에서 빠져나오게 해, 새로운 패턴이 자리를 잡을 기회를 만들어주는 "정신적 리부트"(매트 존슨의 생물학적 컨트롤-알트-딜리트 키)라는 개념만큼이나 간단하다. 어쩌면 프란츠 볼렌바이더가 세운 가설처럼 사이키델릭이 신경가소성을 증가시키는지도 모른다.[26] 혹은 임페리얼 칼리지에서 찍은 신경영상에 나온 것처럼, 사이키델릭을 경험하는 동안 뇌에 생기는 수많은 새로운 연결과 오래된 연결의 해체가 로빈 카하트-해리스가 말하는 "스노우볼 흔들기"를 일으켜서 새로운 경로를 만드는 걸지도 모른다.

임페리얼 실험실에서 박사 후 과정에 있는 네덜란드 출신의 멘델 카엘렌Mendel Kaelen은 좀 더 확장된 눈 관련 비유를 들었다. "뇌를 눈 덮인 언덕이라고 생각하고, 사고는 언덕을 내려가는 썰매라고 생각해 봐요. 썰매가 계속해서 언덕 아래로 내려가면 눈 위에 몇 개의 주된 길이 생길 거예요. 이후 새 썰매가 지나갈 때마다 이미 나 있는 길을 자석처럼 따라가겠죠." 그 주된 길은 당신의 뇌에서 가장 많이 사용된 신경 연결을 의미하며, 이들 다수가 디폴트 모드 네트워크에서 사용된다. "시간이 흐르면서 다른 길이나 다른 방향으로 언덕을 내려가는 게 점점 더 어려워질 거예요. 사이키델릭을 일시적으로 눈 위를 평평하게 다듬는 거라고 생각해 보세요. 깊게 패인 자국이 없어지면 갑자기 썰매가 다른 방향으로 가서 새로운 풍경을 탐험하고, 문자 그대로 새로운 길을 낼 수 있죠." 눈이 갓 내렸을 때가 정신에 가장 쉽게 영향을 미칠 수 있고, 음악이든 어떤 의도든 치료사의 제안이든 살짝만 건드려도 미래의 방향에 강력하게 영향을 줄 수 있다.

로빈 카하트-해리스의 엔트로피 뇌라는 가설은 이런 전반적인 아이디어를 자세하게 기술한 설득력 있는 주장이자, 우리가 이 장에서 살펴본 세 가지 장애 모두를 설명하는 데 유용한 정신질환의 대통합 이론을 향한 최초의 시도이다. 그는 행복한 뇌는 탄력적이고 유연한 뇌라고 믿는다. 우울증, 불안증, 강박, 중독에 대한 갈망은 경로와 결합이 지나치게 경직되거나 고정된 뇌가 느끼는 감각이다. 정도 이상으로 질서가 잡힌 뇌인 것이다. 과잉 질서부터 과잉 엔트로피까지 그가 제시한 스펙트럼상에서(그의 엔트로피 뇌 논문에서) 우울증, 중독, 강박 장애는 전부 다 지나치게 질서가 잡힌 쪽에 들어간다(정신병psychosis은 스펙트럼에서 엔트로피 과잉의 끝에 위치하고, 그래서 사이키델릭 요법에 반응하지 않은 것으로 추측된다).

카하트-해리스가 보기에 사이키델릭이 지닌 치료적 가치는 경직된 뇌에 일시적으로 엔트로피를 증가시켜서 시스템이 디폴트 패턴에서 벗어나게 만들어 주는 능력에 있다. 카하트-해리스는 이를 금속공학의 담금질에 비유한다. 사이키델릭이 시스템에 에너지를 주입해서 구부리고 모양을 바꿀 수 있을 정도의 유연성을 갖게 하는 것이다. 홉킨스의 연구자들도 같은 부분을 강조하기 위해 비슷한 비유를 사용한다. 사이키델릭 요법이 잠깐 동안 최대의 유연성을 갖게 해 주는 덕분에 제대로 된 가이드가 있으면 새로운 사고와 행동 패턴을 익힐 수 있다는 것이다.

이 모든 뇌 활동에 관한 비유는 그저 비유일 뿐이고 실제는 아니다. 하지만 임페리얼 칼리지에서 시행된 연구에서는 약물을 한 뇌의 신경영상(그리고 그 후 다른 여러 실험실에서 실로시빈뿐만 아니라 LSD와 아야와스카를 사용해 재연한 결과)을 이용해 측정 가능한 뇌의 변화를 보여줌으로써 이런 비유에 신빙성을 더했다. 특히 사이키델릭을 했을 때 디폴트 모드 네트워크의 활동과 연결성의 변화 양상은, 특정 정신질환에서 느낄 수 있는 경험을 뇌에서 관찰 가능하고 변화시킬 수 있는 어떤 것과 연결 지을 수도 있다는 사실을 암시한다. 디폴트 모드 네트워크가 신경과학자들이 추측하는 대로 일을 한다면, 그 네트워크를 목표물로 하는 약물의 개입이 지금까지 사이키델릭 연구자들이 시험한 몇 가지를 포함해 여러 유형의 정신질환을 완화하는 데에 도움이 될 수도 있기 때문이다.

죽어가는 사람, 중독자, 우울증 환자를 막론하고 내가 이야기했던 수많은 자원자들은 그들이 전혀 깨뜨릴 수 없을 것 같은 생각의 순환고리에 사로잡혀 정신적으로 "꼼짝달싹 못하는" 느낌이었다고 설명했다. 그들은 "자신이라는 감옥", 즉 그들을 다른 사람들, 자연, 그리고 예전의 자신과 현재로부터 고립시키는 강박적인 자기성찰의 소용돌이에 대해 이야기했다. 이 모든 생각과 감정은 반추, 자기지시적 생각, 생각에 관해 생각하는 메타인지 등을 담당하는 뇌 구조와 단단히 연결된 디폴트 모드 네트워크가 과잉 활동을 한 결과일 수 있다. 따라서 우리 자신에 대해 생각하고, 우리 자신에 대해 생각하는 것을 생각하는 뇌 네트워크를 차단함으로써 눈 위에 새겨진 그 길을 뛰어넘거나 혹은 지워버릴 수 있게 된다는 것이다.

디폴트 모드 네트워크는 자아, 즉 자기 자신에 관한 생각뿐만 아니라 정신적 시간여행이 일어나는 곳이기도 하다. 두 개는 당연히 밀접하게 연관되어 있다. 우리의 과거를 기억하고 미래를 상상하는 능력이 없다면 일관성 있는 자신이라는 개념도 존재한다고 하기 어려울 것이다. 우리는 우리 자신을 개인이 지나온 역사와 미래의 목표를 바탕으로 규정하기 때문이다(명상가들이 마침내 깨닫게 되듯이 우리가 과거나 미래에 관한 생각을 멈추고 현재로 깊이 들어간다면, 자신이 사라지는 것 같다). 정신적 시간여행은 우리를 현재라는 경계에서 계속해서 벗어나게 만든다. 이것은 적응에 굉장히 유리하다. 우리가 과거로부터 깨달음을 얻고 미래에 관한 계획을 세울 수 있게 만들기 때문이다. 하지만 시간여행이 강박적으로 변하면 과거만 돌아보는 우울과 미래에만 집착하는 불안을 키우게 된다. 중독 역시 통제 불가능한 시간여행과 관계가 있는 것 같다. 중독자들은 자신의 습관을 통해 시간을 정리한다. 언제 마지막으로 그걸 했고, 언제 다음번 걸 하지?

디폴트 모드 네트워크가 자아가 자리한 곳이라고 말하는 건 단순한 명제가 아니다. 특히 자아라는 것이 정확하게 실재하는 게 아니라고 생각하는 경우에는 더욱 그렇다. 하지만 자아와 관련된 일련의 정신 작용이 있고, 시간여행도 여기에 포함된다고 말할 수 있을 것이다. 이곳을 특정한 몇 가지 정신 활동이 일어나는 곳이라고 생각하라. 그 활동 중 다수는 디폴트 모드 네트워크 구조를 주된 거처로 삼는 것으로 보인다.

신경영상을 통해 DMN(그리고 특히 후측대상피질)에 자리한 것으로 확인되는 또 다른 정신 활동은 소위 자전적 자신, 또는 경험적 자신이 하는 활동이다. 즉, 1인칭으로서의 우리와 세상을 연결함으로써, 우리 자신을 규정하는 것을 도와주는 서술과 관련된 정신 활동이다. "이게 바로 나라는 사람이야." "난 사랑받을 자격이 없어." "난 이 중독을 깰 만한 의지력이 없는 사람이야." 이런 서술에 지나치게 매여서 이것을 수정 가능한 이야기가 아니라 우리 자신에 대한 확고한 진실로 받아들이는 것이 중독, 우울증, 불안증의 강력한 원인이 된다. 사이키델릭 요법은 이런 활동이 일어나는 디폴트 모드 네트워크의 일부를 일시적으로 와해해 이런 서사의 통제를 약화하는 것 같다.

그리고 디폴트 모드 네트워크의 가장 강력한 창조물이자 안팎의 위협으로부터 우리를 지키기 위해 고군분투하는 자아라는 존재가 있다. 모든 것이 그 기능대로 작동한다면, 자아는 생명체가 정해진 길로 가게 만들고, 목표를 깨닫고, 생존과 번식이라는 필수 욕구를 충족하는 것을 돕는다. 자아는 임무를 수행하게 만들지만 근본적으로 보수적이기도 하다. 매트 존슨은 "자아는 우리가 이미 나 있는 길을 따라가게 만든다"고 말한다. 좋든, 혹은 때로는 나쁘든 간에 말이다. 때때로 자아는 폭압적으로 되어 그 엄청난 힘을 우리의 나머지 부분에 사용한다.* 아마도 이것이 사이키델릭 요법이 가장 크게 도움을 주는 것으로 보이는 다양한 정신질환 사이의 연결고리일 것이다. 이들 모두 고압적이거나, 자책하거나, 오도된 자아처럼 잘못된 자아와 관련되어 있다.**

데이비드 포스터 월리스David Foster Wallace는 자살하기 3년 전에 했던 대학 졸업 축사에서 청중에게 "'정신은 아주 훌륭한 하인이지만 끔찍한 주인이기도 하다'라는 오래된 금언을 생각해 봅시다. 이건 다른 많은 금언처럼 겉보기에는 별거 아니고 따분하지만, 실제로는 훌륭하면서도 끔찍한 진실

---

* 이것이 프로이트 본인이 멜랑콜리아melancholia라고 부르던 우울증을 이해하던 방식이다. 욕망의 목표물을 상실하면, 자아는 둘로 분열되어 하나가 다른 하나를 벌주며 잃어버린 사랑의 대상 대신 우리의 관심을 차지한다. 그의 관점에서 우울증은 상실에 대한 잘못된 복수이자 자아에게로 잘못 향한 징벌이다.

** 미국 국립정신보건원을 떠나 구글의 생명과학 회사 베릴리Verily에서 일하다가 마인드스트롱 헬스Mindstrong Health라는 정신건강 스타트업에 합류한 톰 인셀은, 사람의 1인칭 사용 상황과 횟수를 바탕으로 거의 확실하게 우울증을 진단할 수 있는 알고리즘이 나왔다고 내게 알려주었다.

을 담고 있죠. 총기로 자살한 사람들이 전부 머리를 쏜 것은 절대로 우연이 아니에요. 그들은 끔찍한 주인을 쏘아버린 겁니다"[27]라고 말했다.

사이키델릭을 한 사람들에 대한 모든 현상학적 결과 보고 중에서, 나에게는 자아의 해체가 가장 중요하면서도 가장 치료 효과가 큰 것으로 느껴진다. 내가 인터뷰했던 연구자 모두가 동일한 단어를 사용하지는 않았지만, 그들의 비유와 단어를 뜯어보면 그게 영적이든, 인본주의적이든, 정신분석적이든, 신경학적이든 간에 결국 그들이 이 경험의 핵심적인 심리학적 원동력으로 제시하는 것은 자아 혹은 자신의 상실(융이 "정신의 죽음Psychic death"이라고 칭한)이다. 우리에게 신비 체험과 죽음에 대한 사전 경험, 조망 효과, 정신적 리부트라는 개념, 새로운 의미 창조, 경외감을 주는 것이 바로 이것이다.

신비 체험의 경우를 생각해 보자. 사람들이 이야기하는 초월감, 신성함, 통합적 의식, 무한함, 행복함은 모두 독립된 자신이라는 느낌이 갑자기 사라질 때 그들의 정신이 느끼는 것으로 설명할 수 있다.

자아가 순찰하는 자신과 세상 사이의 경계가 갑자기 무너지면서 우리가 우주와 하나라는 느낌을 갖는 게 놀라운 일일까? 우리는 의미를 만드는 생물이고, 우리의 정신은 이 체험 동안 자신에게 일어나는 일을 설명하기 위해 새로운 이야기를 만들어내려고 애를 쓴다. 이런 이야기 중 일부는 초자연적이거나 "영적"인 것으로 여겨지는데, 이는 단지 이 현상이 너무 특이해서 우리가 알고 있는 일반적인 개념으로는 쉽게 설명할 수 없기 때문이다. 예측성 뇌는 수많은 오류 신호를 받게 되면 자신의 이해 능력 밖에 있는 경험에 대해 새롭고 과장된 해석을 할 수밖에 없다.

이런 이야기 중 가장 감명적인 것이 프로이트가 생각한 것처럼 마술적 사고로의 퇴행인지, 아니면 헉슬리가 생각한 것처럼 "전체적 정신" 같은 자아초월적 세계로의 접근인지는 해석의 문제다. 누가 확실하게 말할 수 있겠는가? 하지만 나는 자아의 상실이나 축소가 사람을 더욱 "영적"인 기분으로 만들 가능성이 크다고 생각한다. 그 단어를 뭐라고 정의하든 간에 말이다. 그리고 이것이 사람의 기분을 더 낫게 만들 수 있다고 생각한다.

"영적"이라는 단어의 일반적인 반대말은 "물질적"이다. 적어도 나는 이 탐구를 시작할 때 그렇게 믿었다. 나는 영성과 관련된 모든 문제가 형이상학에 대한 의문을 제기하는 거라고 생각했다. 하지만 지금은 "영적"이라는 단어에 대한 훨씬 적합한 반대말, 그리고 분명 더욱 유용한 반대말은 "자기중심적"이라고 생각한다. 자기 자신과 영성은 스펙트럼의 반대편에 위치하지만, 그 스펙트럼이 우리에게 의미를 갖기 위해 하늘까지 닿아야 할 필요는 없다. 바로 여기, 지상에 있어도 된다. 자아가 해체되면 우리 자신뿐만 아니라 우리의 이기심이라는 좁은 개념까지도 해체된다. 그리고 그 자리에서 탄생하는 것은 인생에서 무엇이 중요한가라는 훨씬 더 넓고, 더 개방적이고, 더 이타주의적인, 다시 말해 더 영적인 개념이다. 유대감, 혹은 사랑이라는 새로운 감각이(뭐라고 정의하든 간에) 중요하게 여겨지는 그런 것이다.

"사이키델릭 여행은 당신이 원하는 걸 주지 못할 수도 있습니다"라고 분명하게 경고한 가이드는 한 명만이 아니다. "하지만 당신에게 필요한 걸 줄거예요." 나는 내 경우에 그게 사실이었다고 생각한다. 내가 바란 것과는 전혀 달랐지만, 이제는 그 여행이 영적 교육이었음을 알겠다.

종결부: 나의 디폴트 모드 네트워크 만나기

나는 명상가들의 뇌를 연구한 정신과 의사이자 신경과학자인 저드슨 브루어를 인터뷰했고, 그 직후 비약물학적 방법으로 나 자신의 디폴트 모드 네트워크를 살펴볼 기회가 있었다. 경험 많은 명상가들의 뇌가 실로시빈을 한 사람들의 뇌와 굉장히 비슷한 모습이라는 사실을 밝혀낸 것이 브루어라는 것을 독자들도 기억할 것이다. 명상과 약 둘 다 디폴트 모드 네트워크의 활동을 대단히 많이 줄였다.

브루어는 나에게 우스터에 있는 메사추세츠 의과대학 마음챙김 센터 Center of Mindfulness에 있는 자기 실험실에 와서 나 자신의 디폴트 모드 네트워크에 관한 실험을 해볼 것을 권했다. 그의 실험실에서는 연구자들에게(그리고 자원자들에게) 디폴트 모드 네트워크의 핵심 뇌 구조 중 하나인 후측대상피질의 활동을 실시간으로 관찰할 수 있는 신경 피드백 도구를 개발했다.

지금까지 나는 뇌 구조에서 특정 부분의 이름과 기능을 구태여 언급하지 않으려고 했지만, 이것 하나만은 조금 더 자세하게 설명을 해야겠다. 후측대상피질은 디폴트 모드 네트워크의 중심부에 위치한 노드로, 자기지시적 사고 과정을 담당한다. 이것은 뇌의 한가운데 위치하고 있으며 전전두피질(계획 수립과 의지의 실행이라는 집행 기능을 담당하는 부분)과 해마에서 기억 및 감정을 담당하는 중심부를 연결해 준다. 후측대상피질은 경험적, 또는 서술적 자아가 위치한 곳이라고도 여겨진다. 즉, 이곳에서 우리에게 일어난 일과 우리가 누구인가라는 영속적인 감각을 연결하는 서사를 만드는 것으로 보이는데, 브루어는 이 특정한 활동이 엉망이 되는 것이 중독을 포함해 여러 가지 형태의 정신질환의 근원이라고 여긴다.

브루어가 설명한 것처럼 후측대상피질의 활동은 우리의 사고와 감정보다는 "우리의 사고와 감정을 **연관시키는 방식**"과 더욱 연관된다. 여기는 우리가 "우리 경험의 밀고 당기기에 사로잡히는"[28] 곳이다(이것은 특히 중독자들의 경우와 관련이 있다. 브루어가 지적한 것처럼 "뭔가를 갈망한다는 것과 그 갈망에 사로잡히는 것은 전혀 다르다"). 우리가 우리에게 일어난 어떤 일을 개인적인 것으로 받아들이는 때가 바로 후측대상피질이 자신의 (자기중심적) 행동을 하는 때이다. 브루어가 설명하는 것을 듣자니 신경과학이 드디어 뇌에서 "하지만 네 얘기는 이제 됐어"라고 말하는 장소를 찾아낸 것 같은 느낌이다.

불교에서는 모든 형태의 정신적 고통이 생기는 근원이 애착이라고 믿는다. 신경과학이 옳다면 이런 애착의 상당수가 후측대상피질에 뿌리를 내린 채 이곳에서 자라나고 유지된다. 브루어는 명상을 하든 사이키델릭을 쓰든 이 부분의 활동을 감소시키면 "우리의 생각과 갈망에 사로잡히지 않고 그것들을 유지하는 법"을 배우게 될 거라고 생각한다. 이렇듯 우리의 생각, 감정, 욕망과 거리를 두는 것을 불교에서는(다른 여러 가지 지적 전승들에서도) 인간의 고통에서 빠져나오는 확실한 방법이라고 가르친다.

브루어는 컴퓨터 모니터와 마주보는 편안한 의자가 놓인 작고 어두운 방으로 나를 데려갔다. 그의 실험 조수 한 명이 장치를 가져왔다. 표면에 128개의 센서가 빽빽하게 붙어 있는 빨간색 고무 수영모자였다. 센서 하나하나에는 케이블이 연결되어 있었다. 조수는 신중하게 내 머리에 모자를 씌우고 나서, 내 뇌 깊은 곳에서 발산되는 아주 희미한 전기 신호까지 하나도 빠짐없이 내 두피를 통해 전달되도록 128개의 전극 아랫부분에 일일이 전도성 젤을 발랐다. 브루어는 핸드폰 카메라로 내 모습을 찍었다. 나는 최첨단 레게머리를 하고 있었다.

내 후측대상피질의 기본 활동 수치를 측정하기 위해 브루어는 화면에 여러 개의 형용사를 연이어 띄웠다. "용감하다", "천박하다", "애국적이다", "충동적이다" 등등이었다. 단순히 목록을 읽는 걸로는 후측대상피질을 활성화할 수 없기 때문에 그는 나에게 이제 이 형용사들이 나에게 적용되는지, 적용되지 않는지 생각해 보라고 말했다. 다시 말하면 개인적으로 받아들이라는 거였다. 이것이 바로 후측대상피질이 맡은 사고 과정으로, 사고와 경험을 우리가 누군가라는 지각에 연관시키는 것이다.

기본 수치를 확인한 다음, 브루어는 다른 방에서 내가 다양한 사고를 통해 후측대상피질의 활동을 바꿀 수 있는지 보기 위해 여러 가지 연습을 시켰다. 몇 분 정도 소요되는 각각의 "활동"을 마칠 때마다 그는 내 앞의 화면에 막대 그래프를 띄웠다. 각각의 막대 길이는 나의 후측대상피질이 10초가 지날 때마다 기본 수치보다 얼마나 증가하거나 감소했는지를 알리는 것이었다. 또한 모니터에서 들리는 높아지고 낮아지는 소리를 통해서 내 후측대상피질 활동의 증감을 알 수 있었지만, 그걸 듣고 있자니 정신이 산만해졌다.

나는 과학에 처음 발을 들였을 때와 사이키델릭 의식으로 들어갈 때 습관적으로 해 온 명상을 하려고 했다. 매일 짧게 명상을 하는 게 사이키델릭 상태에서 가졌던 생각을 계속해서 유지하는 방편이 되었던 것이다. 나는 사이키델릭 여행 덕분에 과거에는 매번 실패했었던, 정신적으로 조용한 곳으로 들어가는 게 훨씬 쉬워졌다는 사실을 알게 되었다. 그래서 눈을 감고 호흡에 집중했다. 다른 사람들 앞에서 명상을 해본 적은 없었기 때문에 좀 어색하게 느껴졌지만, 브루어가 화면에 그래프를 띄우자 나는 내 후측대상피질을 조용하게 만드는 데 성공했음을 알 수 있었다. 대부분의 막대가 많이는 아니지만 기준 수치 아래로 내려간 상태였다. 하지만 그래프는 약간 들쭉날쭉했고 몇 개는 기준 수치 위로 올라가 있었다. 브루어는 이게 우리가 너무나도 열심히 명상을 하려고 의식적으로 노력할 때 생기는 일이라고 설명했다. 나의 부자연스러운 노력과 자기비판의 그래프가 거기 명확하게 나타나 있었다.

이제 브루어는 나에게 "자애명상loving-kindness meditation"을 해 보라고 했다. 이것은 눈을 감고 사람들에 대해서 따뜻하고 자비로운 생각을 하는 것이다. 처음에는 당신 자신에 대해서, 그다음에는 당신과 가까운 사람들, 마지막으로는 당신이 모르는 사람들, 즉 전 인류에 대해서 말이다. 막대는 기준 수치보다 훨씬 내려가서 이전보다 더 낮아졌다. **난 이걸 잘하는군!**(자축하는 생각은 분명히 막대를 하늘 높이 치솟게 할 것이다).

이제 마지막 활동으로, 나는 브루어에게 내가 시도해 보고 싶지만 그것이 다 끝나기 전에는 뭔지 말하고 싶지 않은 정신 운동에 대해 언급했다. 나는 눈을 감고 나의 사이키델릭 여행에서 본 장면들을 떠올렸다. 가장 먼저 떠오른 것은 목가적인 풍경이었다. 넓게 펼쳐진 들판과 숲, 연못, 그 바로 위에는 일종의 거대한 사각형 철제 틀이 둥둥 떠 있었다. 속이 텅 빈 구조물은 몇 층 높이에 불과했지만 송전선을 잇는 철탑, 혹은 어린아이가 만들기 세트로 만든 것 같은 모양새였다. 내가 어릴 때 가장 좋아했던 장난감이었다. 어쨌든 사이키델릭 체험 특유의 논리에 따라 그 순간에도 나는 이 구조물이 내 자아를 의미하고 이것이 내려다보고 있는 풍경은 내 나머지를 의미하는 것임을 분명하게 알았다.

이렇게 설명하면 구조물이 UFO처럼 위쪽에서 위협적으로 떠돌고 있을 것 같겠지만, 사실 이 영상의 감정적 분위기는 대체로 온화했다. 텅 빈 구조물은 무용지물로 보였고, 지상, 즉 나와는 연결되어 있지 않았다. 그 장면은 나에게 일종의 조망 효과를 주었다. **너의 자아를 보라. 견고하고, 회색이고, 텅 비고, 끈이 끊어진 철탑처럼 구속받지 않은 채 떠 있는 모습을. 그것이 가로막고 있지 않으면 풍경이 얼마나 더 아름다울지 생각해 보라.** "어린아이 놀이"라는 말이 내 머릿속을 계속 맴돌았다. 구조물은 어린아이가 마음대로 조립했다가 해체할 수 있는 장난감에 지나지 않았다. 사이키델릭 여행 동안 구조물은 계속해서 위를 떠돌며 풍경에 복잡한 그림자를 드리웠으나, 지금 내 회상 속에서 나는 그것이 점점 멀어져가고 나를…… 그냥 나로 놔두는 것을 상상할 수 있었다.

이 몽상을 하는 동안 나의 디폴트 모드 네트워크가 어떤 종류의 전기 신호를 발산할지, 이미지가 상징하는 것은 무엇인지 누가 알 수 있을까? 당신도 이 장을 읽었으니 내가 자아와 그 불만에 관해 많이 생각해봤다는 걸 알 것이다. 바로 이것이 내 머릿속에 있던 생각의 일부가 확실히 눈에 보이게 나타난 모습이다. 나는 나 자신을 내 자아로부터 떼어내는 데에 성공했었다. 적어도 상상 속에서는 말이다. 이것은 사이키델릭 이전에는 가능할 거라고 생각도 못 해봤던 것이다. 우리는 우리 자아와 동일한 존재가 아닌가? 자아가 없으면 우리에게 뭐가 남지? 사이키델릭과 명상이 준 교훈은 동일하다. 첫 번째 질문에 대한 답은 **아니다!** 이고, 두 번째에 대해서는 **충분히 많아**, 이다. 이 근사한 정신 풍경을 포함해서 말이다. 내가 그 우스꽝스러운 철제 구조물을 더 멀리 보내서 그 그림자가 멀어질수록 풍경은 더욱 근사해졌다.

삐 소리는 활동이 끝났음을 알렸다. 브루어의 목소리가 스피커에서 흘러나왔다. "도대체 무슨 생각을 했던 거죠?" 내가 기준치에서 훨씬 아래까지 내려갔던 모양이다. 나는 그에게 쉬운 말로 설명했다. 그는 사이키델릭 체험을 단순히 회상하는 것만으로도 실제 체험을 할 때 일어났던 일을 뇌가 재연할 수 있다는 아이디어에 흥분한 어조였다. 어쩌면 정말 그런 것일지도 모른다. 아니면 이미지의 특정 내용이나 나의 자아에 작별을 고하고 그것이 열기구처럼 떠가는 모습을 보는 단순한 생각이 내 디폴트 모드 네트워크를 조용하게 만드는 힘을 가진 걸지도 모른다.

브루어는 가설을 떠올리기 시작했다. 이것이 지금 이 시점에 과학이 우리에게 줄 수 있는 전부이다. 직감, 가설, 시도해 볼 만한 수많은 실험들. 우리에게는 많은 단서가 주어졌고, 그 수는 사이키델릭 과학의 르네상스 이전보다 더 많아졌지만, 여전히 분자로든 명상으로든 우리가 의식을 변화시켰을 때 정확히 무슨 일이 벌어지는지 이해하려면 갈 길이 멀다. 그래도 내 앞에 있는 그래프의 막대들, 사이키델릭 사고에 대한 이 복잡한 상형문자들을 쳐다보며 나는 내가 활짝 열린 경계의 가장자리에 서서 뭔가 경이로운 것을 확인하기 위해 눈을 가늘게 뜨고 바라보는 듯한 느낌을 받았다.

에필로그

신경 다양성에 대한 찬사

2017년 4월, 국제 사이키델릭 공동체가 〈사이키델릭 과학Psychedelic Science〉 행사를 위해 오클랜드 컨벤션 센터에 모였다. 1986년 릭 도블린이 사이키델릭을 과학적, 문화적으로 존중받는 영역으로 되돌리겠다는, 불가능에 가까운 목표를 이루기 위해 설립한 비영리단체인 사이키델릭 연구를 위한 다학제 연합에서 몇 년에 한 번씩 개최하는 행사였다. 2016년, 도블린은 상황이 얼마나 많이 진척되었고 얼마나 빠르게 변화했는지, 승리가 이제 얼마나 가까워 보이는지 깨닫고서 굉장히 놀랐다. 그해 초에 FDA는 MDMA의 3상 시험을 승인했고, 실로시빈도 그리 머지않았다. 이 시험들의 결과가 2상의 결과와 비슷하다면 정부는 아마도 두 약물의 등급을 바꿀 거고, 그러면 의사들이 처방을 할 수 있게 된다. "우리는 반문화가 아닙니다. 우리가 문화입니다."[1] 콘퍼런스에서 도블린이 한 기자에게 말했다.

불과 몇 년 전인 2010년만 해도 사이코너트들과 몇 명의 비주류 연구원들의 모임이었던 것이, 이제는 25개국에서 온 연구자들이 발표하는 연구 결과를 듣기 위해 전 세계에서 3000명이 넘는 사람들이 모이는 6일짜리 컨벤션 겸 콘퍼런스가 되었다. 물론 수많은 사이코너트, 그리고 사이키델릭에 호기심을 가진 사람들도 참가했다. 그들은 강의와 패널과 본회의 사이사이에 사이키델릭 관련 도서, 예술품, 음악을 판매하는 부스를 둘러보고 다녔다.

나에게 행사는 일종의 재회가 되었다. 내 이야기에 나오는 등장인물 대부분을 한자리에 모아놓았기 때문이다. 나는 사실상 내가 인터뷰했던 모든 과학자들(아이가 태어나기 직전이었던 로빈 카하트-해리스는 그 자리에 없었지만), 그리고 내가 함께 작업했던 여러 명의 지하 세계 가이드들과 그간의 이야기를 나눌 수 있었다.

모두가 여기 참석한 것 같았다. 과학자는 물론이고 가이드와 샤먼, 경험 많은 사이코너트, 자신의 치료에 사이키델릭을 더하고 싶어 안달인 대규모의 치료사 대표단, 그리고 자금 투자자와 영화 제작자, 심지어 사업 기회를 알아챈 사업가 몇 명까지 다 함께 모여 있었다. 약물과의 전쟁에 새롭게 불을 지피려는 신임 법무장관에 대한 우려가 약간 있긴 했지만 전반적인 분위기는 확실히 축하하는 기색이었다.

내가 콘퍼런스 참석자들에게 어느 강의가 가장 기억에 남느냐고 묻자 거의 모두가 "사이키델릭 정신의학의 미래"라는 기조 강연을 언급했다.[2] 이 대담회에서 가장 주목할 만한 부분은 발언자들의 면면이었다. 이는 사이키델릭 컨벤션에서 인지 부조화를 일으킬 만한 원인이었기 때문이다. 우선 전 미국 정신의학회장인 닥터 폴 서머그래드Paul Summergrad가 있었고, 그 옆자리에는 전 미국 국립정신보건원장인 닥터 톰 인셀이 앉아 있었다. 대담을 조직하고 이끈 사람은 미국인 사업가이자 런던에 본사를 둔 보건 산업 컨설턴트인 조지 골드스미스George Goldsmith였다. 지난 몇 년 동안 그와 그의 아내인 러시아 태생의 내과 의사 에카테리나 말례프스카야Ekaterina Malievskaia 는 유럽연합에서 실로시빈-보조 치료법을 승인받기 위해 상당한 노력과 자원을 쏟아부었다.

강연장에 모인 모든 사람들에게 패널로 초대된 이 세 남자의 존재가 의미하는 바는 분명했다. 주류 정신의학계가 사이키델릭 요법을 인정한다는 것이었다. 인셀은 다른 의학 분야의 발전에 비해 정신건강 분야의 치료 성적이 얼마나 기대에 못 미치는지에 관해 이야기했다. 그는 의학이 심각한 정신장애로 인한 사망자 수를 낮추는 데 실패했다고 지적하고 사이키델릭 요법 같은 새로운 정신건강 치료 모델의 가능성에 관해 이야기했다. "저는 이곳 사람들의 접근법에 정말로 감탄했습니다. 사람들은 그저 '당신에게 사이키델릭을 줄 거예요'라고 말하지 않더군요. '사이키델릭-보조 정신치료'라고 하죠……. 그건 정말로 새로운 접근법이라고 생각합니다." 하지만 이런 새로운 패러다임이 새로운 약물을 단독으로 평가하는 데 익숙한 규제 담당자들을 골치 아프게 할 수 있다는 사실을 인정하며 열정을 조금 누그러뜨렸다.

조지 골드스미스는 두 남자에게 이 자리에 있는 연구자들, 즉 사이키델릭 요법을 환자들에게 적용하기 위해 수년 동안 열심히 일해 온 연구자들에게 해주고 싶은 조언이 있는지 물었다. 인셀은 조금도 주저하지 않고 청중을 돌아보며 말했다.

"망쳐서는 안 됩니다! 여기에 엄청난 가능성이 있을 수는 있습니다. 하지만 자칫하면 안전이나 절차의 까다로움, 그리고 오명과 관련된 문제를 잊어버리기 십상이에요." 그는 사이키델릭이 대중에게 새로운 이미지로 각인될 필요가 있고 그러려면 "오락용"이라는 이미지를 줄 수 있는 어떤 것도 피해야 한다고 주장했다. 그와 서머그래드는 나태한 연구자나 끔찍한 경험을 한 환자가 단 한 명만 있어도 모두의 장래를 망쳐놓을 수 있다고 경고했다. 티모시 리어리의 이름은 구태여 언급할 필요도 없었다.

우리는 사이키델릭 요법이 승인을 받고 일상이 되는 세계에 얼마나 가까
워졌으며, 그런 세계는 어떤 모습일까? 전 미국 국립정신보건원장이 "오락
용"에 관한 비판을 하고 있을 때 밥 제시는 관객 사이에 있었고, 보지는 못했
어도 그가 인상을 찌푸리고 있는 걸 상상할 수 있었다. 우리 자신을 재창조
(re-creation, 오락recreation과 철자가 같다 - 옮긴이)하는 게 뭐가 어때서? 밥 제
시는 사이키델릭의 "치료제화"만이 단 하나의 올바른 길이라는 이들의 주
장이 실수일까 봐 걱정한다.

치료제화가 쉬운 것도 아니다. 우선은 여러 가파른 규제 장벽을 뛰어넘
어야 한다. 3상 시험은 여러 장소에서 수백 명의 자원자들을 대상으로 한
다. 여기에는 수천만 달러의 비용이 들 것이다. 보통 대형 제약사가 이런 임
상시험에 돈을 대지만, 지금까지 제약회사들은 사이키델릭에 거의 관심을
보이지 않았다. 우선 이런 종류의 약물은 지적 재산권이 거의 존재하지 않
는다. 실로시빈은 자연의 산물이고 LSD 특허권은 수십 년 전에 만료되었기
때문이다. 또 다른 이유는 대형 제약사들은 대체로 만성 질환에 대한 약, 매
일 먹어야 하는 약에 투자한다는 사실이다. 환자가 평생 한 번만 먹으면 되
는 약에 뭐하러 투자를 하겠는가?

정신의학도 비슷한 딜레마를 마주하고 있다. 정신의학 역시 지속적으로
받아야 하는 치료와 단단히 결합되어 있다. 그것이 매일 먹는 항우울제든
매주 하는 정신치료 세션이든 말이다. 사이키델릭 세션이 몇 시간 동안 이
루어지고 세션 동안 대개 두 명의 치료사가 함께 해야 한다는 것은 사실이
지만, 치료가 계획대로 된다면 많은 횟수로 반복하지는 않을 것이다. 어떤

비즈니스 모델을 세워야 할지가 불분명하다. 아직은.

어쨌든 내가 인터뷰했던 많은 연구자들과 치료사들은 사이키델릭 요법이 약리학과 정신치료의 새로운 혼종 형태로 루틴 치료가 되고 널리 이용 가능해지는 날이 머지않았다고 생각한다. 조지 골드스미스는 환자들이 매력적인 자연환경을 갖춘 사이키델릭 치료 센터로 가이드 딸린 세션을 받기 위해 찾아오는 모습을 상상한다. 그는 이런 센터들을 짓기 위해 컴퍼스 패스웨이스Compass Pathways라는 회사를 설립했다. 센터들이 다양한 정신질환에 상당히 효과적이고 경제적인 치료를 제공해 유럽의 국가보건서비스로부터 보험료를 지급받으리라는 믿음에서다. 골드스미스는 지금까지 300만 파운드의 자금을 지원받았고 유럽의 여러 장소에서 실로시빈 임상시험을 준비하고 있다(치료 저항성 우울증으로 시작할 것이다). 그는 이미 국제적인 디자인 회사 IDEO의 디자이너들과 사이키델릭 요법의 전반적인 경험을 새롭게 디자인하기 위해 협력하고 있다. 폴 서머그래드와 톰 인셀 둘 다 그의 자문단에 합류했다.

존스 홉킨스 연구자로 개방성에 관한 획기적인 논문을 쓴 캐서린 맥린은, 언젠가 자연 속에 죽어가는 사람뿐만 아니라 그들이 사랑하는 사람들에게까지 사이키델릭을 써서 환자와 그 주변인들 모두 놓는 법을 배울 수 있는 수양관인 "사이키델릭 호스피스"를 설립하려고 한다.

"우리가 사이키델릭을 환자에게만 제한한다면 구식 의료 모델에 집착하는 거예요. 사이키델릭은 그보다 훨씬 더 급진적이죠. 사람들이 오로지 의사만 처방할 수 있어야 한다고 말하면 전 초조해져요. 전 그보다 더 넓게 적용하는 걸 생각하거든요."

맥린의 말에서는 1960년대 사이키델릭 경험의 메아리를 쉽게 느낄 수 있다. 아픈 사람은 물론 다른 모든 사람들을 돕는 사이키델릭의 가능성에 대한 흥분 말이다. 이런 종류의 생각, 혹은 주장은 그녀의 주류파 동료들 일부를 긴장시킨다. 이것은 인셀과 서머그래드가 공동체에 경고했던 딱 그런 종류의 이야기이다. 과연 성공할 수 있을까?

"건강한 사람들의 향상"은 내가 인터뷰했던 대부분의 연구자들의 마음 속에 있는 것이다. 하지만 그중 일부는 공개적으로 이런 논의를 하는 것을 기관 외부인인 밥 제시나 릭 도블린, 캐서린 맥린보다 훨씬 꺼려한다. 이 외부인들에게 의학적 승인은, 도블린이 말하는 전면적인 합법화나 맥린과 제시가 주장하는 좀 더 신중하게 통제되는 사용처럼 더 넓은 문화적 승인으로 가기 위한 첫 단계이다. 제시는 약물이 그가 "종적 다세대 환경longitudinal multigenerational contexts"이라고 부르는 곳에서 훈련받은 가이드들에 의해 투약되는 모습을 보고 싶어 한다. 그가 묘사하는 이 장소에 관한 이야기를 들어보면 교회와 매우 흡사하다(집단적 세팅에서 경험 많은 장로들이 예식을 집전하며 아야와스카를 사용하는 교회를 생각하라). 그러나 다른 사람들은 벨뷰에서 스티븐 로스와 함께 일했던 정신과 의사 줄리 홀랜드Julie Holland가 말하듯 정기적으로 "정신적 헬스클럽" 같은 곳에 가서 사이키델릭 체험을 할 수 있는 날을 상상한다. 정신 건강을 위해서든 영적 탐구를 위해서든 아니면 그냥 호기심 때문이든 말이다. "스파/수양관과 헬스클럽의 사이쯤 되는 거예요. 사람들이 안전하고 협조적인 환경에서 사이키델릭을 체험할 수 있는 곳이요."*

모든 사람들이 잘 훈련받고 '자격증을 지닌' 사이키델릭 가이드의 중요성과 투약 이후에 사람들이 그 강력한 경험을 통합해서 이해하고 정말 유용하게 사용할 수 있도록 도와줘야 할 필요성에 관해 이야기한다. 토니 보시스는 이 부분에서 종교학자(이자 굿 프라이데이 실험 자원자인) 휴스턴 스미스

---

* 아니면 최소한 그럴 만한 여유가 되는 사람들에게 말이다. 치료용 사이키델릭 요법의 한 가지 장점은 건강 보험을 통해 모든 사람들이 접할 수 있을 거라는 점이다.

의 말을 약간 바꿔서 말한다. "영적 체험 그 자체가 영적인 삶을 만드는 건 아닙니다." 그 체험을 의학적 상황에서 한 것이든 아니든 간에 그것을 이해하기 위해서는 통합 과정이 필수적이다. 안 그러면 그냥 약물 체험일 뿐이다.

가이드에 관해서는, 이미 교육을 하고 면허를 주고 있다. 2016년 말에 캘리포니아 통합학문대학원에서는 42명의 사이키델릭 치료사 1기가 졸업했다(이것은 사이키델릭 요법이 합법화되면 밀려날까 봐 걱정하는 지하 세계의 몇몇 사람들을 걱정스럽게 만드는 발전이다. 하지만 경험 많고 굉장히 유능한 치료사들이 특히 부유층에서 고객을 계속 찾지 못할 리는 없을 것 같다).

릭 도블린에게 또 다른 반발이 있을까 봐 걱정되지 않느냐고 묻자, 그는 우리의 문화는 1960년대부터 먼 길을 걸어왔고 또한 그 시절에 처음 나타난 문화적 새로움이 지닌 많은 부분을 소화하는 놀라운 능력을 보여주었다고 지적했다.

"그때는 굉장히 다른 시절이었어요. 사람들은 그때 암이나 죽음에 대해 말조차 꺼내지 못했죠. 여자들은 출산을 할 때 진정제를 맞았어요. 남자들은 분만실에 들어가지도 못했고요! 요가와 명상은 그야말로 이상한 거였죠. 이제 마음챙김이 주류이고, 모두가 요가를 하러 가고, 분만 센터와 호스피스가 사방에 있어요. 우린 이 모든 것을 우리 문화에 통합했죠. 이제는 사이키델릭까지 통합할 준비가 되었다고 생각해요."

도블린은 이제 여러 기관의 책임자 중 다수가 이런 분자들에 대해 잘 아는 세대라고 지적한다. 이것이 티모시 리어리가 남긴 진정한 유산이라는 것이다. 오늘날의 연구자들이 그의 "터무니없는 행동"을 경멸하고 제1의 연구 물결을 탈선시킨 죄를 묻는 것은 그럴 수 있는 일이지만, "리어리가 모든 세대를 깨어나게 만들지 않았다면 제2의 물결은 없었을 거예요"라고 도블린은 미소를 띠며 말한다. 실제로 그렇다. 젊은 시절 사이키델릭을 사용했던 경험을 공개적으로 말했던 폴 서머그래드의 예를 생각해 보라. 2015년 미국 정신의학회 학술대회에 상영되었던 램 다스와의 녹화 인터뷰[3]에서 그는 동료들에게 대학에서 했던 애시드 트립이 그의 지적 발달에 중요한 영향을 미쳤다고 말했다(미국 정신의학회의 또 다른 전 회장인 제프리 리버맨Jeffrey Lieberman은 젊은 시절 LSD 체험에서 얻은 통찰에 관한 글도 썼다). *

하지만, 하지만 그래도…… 도블린의 긍정적인 예측을 믿고는 싶지만, 상황이 쉽게 선을 벗어날 수 있다는 것도 잘 안다. 토니 보시스는 사이키델릭이 언젠가 말기 환자 간병에서 일상이 되기를 바라고 있지만 내 말에도 동의했다.

"미국인들은 그다지 잘 죽지 못해요. 사람들에게 어디서 죽고 싶냐고 물어보면, 집에서 사랑하는 사람들을 곁에 두고 죽고 싶다고 할 겁니다. 하지만 우리들 대부분은 중환자실에서 죽어요. 미국에서 가장 큰 금기는 죽음에 대한 이야기죠. 물론 나아지고는 있어요. 이제는 호스피스도 있죠. 생긴 지 얼마 안 됐지만요. 하지만 의사에게 환자를 놓아주라고 하는 건 여전히 모욕이에요." 그의 관점에서 사이키델릭은 그 어려운 대화의 문을 여는 것뿐만 아니라 죽음이라는 경험 자체를 바꿔놓을 가능성을 갖고 있다. 의학계가 그걸 받아들이기만 한다면.

"우리 문화는 죽음을 두려워하고, 초월을 두려워하고, 모르는 것을 두려워해요. 그 모든 건 이 작업을 상징하는 특징이죠." 사이키델릭은 그 특성상 우리 사회가 받아들이기에는 과도한 갈등을 일으키는 물건일지도 모른다. 우리 사회는 보통 개인이 의료 시설이건 종교 시설이건 일종의 권위를 가진 곳에 가는 걸 선호하는데, 사이키델릭 체험은 직접적인 깨달음을 제공하는

---

* 그는 이 경험을 그의 책 『정신과 의사들: 정신의학에 관한 비화Shrinks: The Untold Story of Psychiatry』 (New York: Little, Brown, 2015), 190 – 93 에서 회고한다.

것에 가까워서 내재적으로 도덕률 폐기론적이다. 하지만 어떤 문화권에서는 사이키델릭의 디오니소스적 에너지를 억제하는 한편, 다른 쪽에서는 이를 활용하는 예식 형태를 훌륭하게 만들어냈다. 고대 그리스의 엘레우시스 밀교나 오늘날 미국에서 페요테나 아야와스카를 둘러싼 샤머니즘적 의식들을 생각해 보라. 불가능한 일이 아니다.

내가 건강한 사람들의 향상이라는 제시의 아이디어를 롤랜드 그리피스에게 처음으로 말했을 때 그는 의자에서 약간 움찔거리다가 신중하게 말을 골랐다. "지금의 문화에서 그걸 장려하는 건 좀 위험한 생각이에요." 하지만 우리가 이야기를 나누고 3년이 지난 지금은 그 역시 암이나 우울증, 중독에 시달리는 사람들 말고도 우리 중 많은 사람들이 이 놀라운 분자의 혜택을 봐야 하고, 특히 그들에게 문을 열어줄 수 있다고 믿는 영적 체험(실제로 그의 연구로 입증된)을 해야 한다고 생각한다는 사실이 점차 분명해지고 있다.

처음 우리가 만났을 때 그는 나에게 이렇게 말했다. "우리 모두 죽음을 만나게 돼요. 이건 아픈 사람들에게만 한정하기에는 너무 귀한 경험이에요." 앞길에 정치적 지뢰가 줄줄이 깔려 있을 거라는 걸 염두에 두고 있는 그리피스는 신중하게 마지막 문장을 아주 살짝 바꿔서 미래 시제로 말했다. "이건 아픈 사람들에게만 한정하기에는 너무 귀한 경험이 될 거예요."

나는 내가 사이키델릭을 하고 나서 겪은 경험 같은 것이 아픈 사람에게만 한정되지 않았으면 좋겠고 언젠가는 더 널리 이용할 수 있게 되기를 진심으로 바란다. 그렇다고 해서 내가 이 약물들이 그냥 합법화되면 좋겠다고 생각한다는 뜻일까? 그렇지는 않다. 내가 실로시빈을 "오락용"으로, 다시 말해 가이드의 도움 없이 나 혼자서 사용하고 아주 긍정적인 경험을 한 건 사실이고, 몇몇 사람들 역시 이렇게 해도 괜찮을 것이다. 하지만 그렇게 된다면 조만간 모두가 "배드 트립"이라는, 말로 다 표현할 수 없을 만한 여행을 하게 될 것이다. 그런 일이 벌어졌을 때 나는 절대로 혼자이고 싶지 않다. 나의 일상에서 벗어난 안전한 장소에서 경험 있는 가이드의 도움을 받아 진행한 1대 1 세션은 내가 사이키델릭을 탐험하기에 이상적인 방법이었다. 하지만 압도적일 수 있는 그 에너지를 안전하게 통제하면서 사이키델릭 여행을 설계할 다른 방법도 있다. 아야와스카와 페요테는 종종 집단으로 사용된다. 지도자는 샤먼인 경우가 많지만 꼭 그럴 필요는 없고, 그가 감독관 역할을 하며 사람들이 여행을 하고 그 경험을 해석하는 것을 도와준다. 하지만 개인이든 집단이든 훈련을 받고 경험이 있으면서 (재미없는 뉴에이지 단어이지만) "자리를 지키는hold the space(판단하지 않고 그저 함께 한다는 의미 – 옮긴이)" 사람의 존재는 내가 상상했던 것보다 훨씬 의미 깊고 안도감을 준다.

나의 가이드들은 내가 사이키델릭 체험에 항복할 수 있을 정도로 안전하게 느끼는 세팅을 만들어주었을 뿐만 아니라 그 후에 경험을 이해하는 것도 도와주었다. 또한 그 경험에 이해해야 할 만큼 중요한 것이 있다는 것을 깨닫게 해주었다는 것 역시 중요하다. 이것은 절대 자명하지 않다. 사이키델릭 여행에서 우리의 정신 속에서 벌어진 일들을 그냥 "약물 경험"으로 여기고 무시하기가 쉽기 때문이다. 우리의 문화가 딱 그렇게 하라고 부추기고 있기도 하다. 매트 존슨은 처음 이야기를 나눴을 때 이 점을 지적했다. "당신이 파티에서 버섯을 먹은 열아홉 살짜리들이라고 해 보죠. 그중 한 명이 굉장한 경험을 했어요. 그는 신이 뭔지, 또는 우주와 자신의 연결이 어떤 건지 이해하게 됐죠. 친구들이 과연 뭐라고 할까요? '어이, 너 어젯밤에 너무 많이 취했었구나! 앞으로 너한테 버섯은 안 되겠어!', '술에 취했던 거야, 약에 취했던 거야?' 그게 당신이 강력한 체험을 했을 때 우리 문화가 하는 말이죠."

하지만 조금만 생각해봐도 사이키델릭 체험의 내용을 "약물" 탓으로 돌리는 건 사실상 아무것도 설명해주지 않는다는 걸 알 수 있다. 이미지와 서사와 통찰이 허공에서 뚝 떨어졌을 리는 없고, 화학 물질에서 나왔을 리도 없다. 그것은 우리 정신에서 나온 거고,* 적어도 **우리 정신**에 관해 우리에게 뭔가를 말해준다. 꿈과 환상과 자유연상이 해석할 가치가 있다면, 사이키델릭 여행이 우리에게 보여주는 훨씬 더 생생하고 자세한 내용은 당연히 해석할 만할 것이다. 이것은 사람의 정신에 새로운 문을 열어준다.

그리고 그런 면에서 나의 사이키델릭 여행은 나에게 매우 많은 흥미로운 것들을 가르쳐주었다. 이 중 다수는 정신치료 과정에서 배울 수 있는 종류의 것들이었다. 중요한 사람들과의 관계에 대한 통찰, 평소에는 시야 밖에 숨겨져 있던 두려움과 욕망의 윤곽, 억눌려 있던 기억과 감정, 그리고 아마도 가장 중요하고 유용했던 것은 사람의 정신이 어떻게 작동하는지에 대한 새로운 관점일 것이다.

나는 이것이 의식의 비-평범 상태를 탐험하는 가장 큰 가치라고 생각한다. 여기서 나온 빛이 평범한 상태의 의식을 비추면 이것은 더 이상 그렇게 투명하거나 평범하게 보이지 않는다. 윌리엄 제임스가 결론지은 것처럼 보통의 각성 의식은 수많은 의식의 잠재적 형태, 즉 세상을 인지하거나 구성하는 방식 중 하나이고 단순히 "아주 얇은 막"으로 나뉘어 있을 뿐이라는 것을 깨닫는 것이 우리가 인지하는 현실이 내적으로든 외적으로든 불완전하다는 것을 깨닫는 방편이다. 보통의 각성 의식은 현실이라는 영역에 믿을 만한 지도를 제공해주는 것 같고 많은 면에서 훌륭하지만, 어쨌든 그저 지도일 뿐이다. 그리고 유일한 지도도 아니다. 왜 이 다른 의식 모드들이 존재

---

* 이것이 다른 곳에서 나왔을 가능성도 배제하지는 않지만, 여기서는 불필요한 가정을 최대한 줄일 것이다.

하는지에 대해서는 그저 추측만 할 수 있다. 대부분의 시간에 생존이라는 면에서 가장 훌륭하게 작동하는 것은 보통의 각성 의식이다. 그리고 이것이 가장 적응력이 뛰어나다. 하지만 개인이나 공동체의 삶에서 변성의식상태가 제시하는 창의적 참신함이 인생이나 문화를 새로운 길로 이끌 수 있는 변수를 만들어내는 때가 있다.

내가 나의 기본 의식이 보잘것없고 상대적이라는 사실을 깨달은 순간은, 프리츠의 산꼭대기에서 보낸 오후에 그가 빠른 호흡 패턴과 규칙적인 북소리만으로 트랜스 상태에 들어가는 방법을 가르쳐 주었을 때였다. 내 평생 동안 이건 도대체 어디에 있었던 거야? 이건 프로이트를 비롯한 수많은 심리학자와 행동 경제학자가 우리에게 얘기해준 것과 전혀 달랐다. "보통의" 의식이 수면 아래로 거대한 덩어리가 존재하는 정신적 빙산의 일각이라는 개념은 이제 나에게 가설 이상으로 느껴진다. 정신의 숨겨진 광대함이 내가 느낀 현실이다.

내가 자아초월적 의식 상태에 도달했다고 말하려는 건 아니다. 그저 맛만 보았을 뿐이다. 이런 경험은 영원하지 않다. 적어도 나에게는 그랬다. 사이키델릭 세션이 끝나고 나면 내가 눈에 띄게 달라지는 기간이 몇 주 정도 있다. 현재에 좀 더 충실하고, 다음에 일어날 일에 좀 덜 집착하게 된다. 또한 확실히 더 감정적이고 별것 아닌 일로도 눈물을 흘리거나 미소를 짓는 것을 깨닫고 스스로도 깜짝 놀란다. 죽음과 시간과 영원 같은 것에 대해 생각하지만, 화를 내기보다는 경이롭게 여긴다(나는 비존재라는 두 영원[과거와 미래 – 옮긴이]의 경계에서 지금 여기를 사는 것이 확률적으로 얼마나 드물고 운 좋은 일인지 생각하는 데에 엄청난 시간을 보냈다). 갑자기, 예상치 못하게 연민이나 경이, 동정의 물결이 나를 휩쓸곤 한다.

그것이 내가 귀중하게 여기는 존재 방식이지만, 당연하게도 매번 결국에는 사라진다. 익숙한 정신적 습관의 홈 속으로 다시 돌아가지 않기는 어렵다. 워낙 잘 다져진 길이기 때문이다. 불교도들이 우리의 "습관 에너지habit energy"라고 부르는 조력潮力에는 버티기가 어렵다. 여기에 은근히 자기 자신이 되는 특정한 방식을 강요하는 타인의 기대까지 더해진다. 결국 당신이 아무리 다른 방식을 시도하고 싶어 해도 한 달쯤 후에는 다시 원래 상태로 돌아가게 된다.

하지만 완전히는 아니다. 내가 런던에서 인터뷰했던 우울증 환자들이 우울증의 감옥에서 휴가를 나온 덕분에 조금 건강해지고 심지어는 용기가 생기고, 세상에서 다른 방식으로 존재하는 경험을 한 것이 가능성이자 목표로 기억에 지속적으로 남아 있다고 말한 것과 아주 비슷하다.

나에게 사이키델릭 체험은 내가 이제 종종 명상으로 되찾을 수 있는 특정한 의식 모드로 향하는 문을 열어주었다. 여행 후반에, 혹은 가벼운 여행의 중간에 열린 특정한 인지적 공간, 어떠한 해결책도 모색하지 않으면서 온갖 종류의 생각과 시나리오를 떠올리고 즐길 수 있는 공간을 이야기하는 것이다. 이것은 입면 의식과 약간 비슷하다. 잠이 들락말락 하는 경계에서 온갖 이미지와 이야기의 편린들이 잠깐 떠올랐다가 사라져가는 그런 상태이다. 하지만 이것은 오랫동안 남고, 이때 떠올린 것은 다시 명확하게 기억해낼 수 있다. 이 상태에서 나타난 이미지와 아이디어는 당신의 직접적 통제 아래 있지 않고 마음대로 왔다가 떠나는 것 같지만, 당신이 주제를 정하거나 채널처럼 바꿀 수 있다. 자아가 완전히 사라진 것은 아니다. 당신이 조각조각 폭발했거나 그 특정 상태에서 다시 돌아온 게 아니니까. 하지만 의식의 흐름은 정처 없이 흘러가고 있고, 당신은 거기 실려 흔들흔들 떠내려가며 앞도 뒤도 보지 않은 채 무언가를 하기보다는 존재의 흐름 속에 푹 잠긴 상태이다. 그래도 특정한 종류의 정신 활동은 일어나고 있고, 나는 종종 그 상태에서 쓸 만한 아이디어나 이미지, 비유를 갖고 돌아온다. *

사이키델릭 모험은 내가 이런 정신적 영역에 익숙해지도록 해주었다. 이제 나는 언제나 그런 것은 아니지만, 가끔씩 명상을 통해 거기로 돌아갈 수 있다는 것도 알게 되었다. 이곳이 내가 명상을 할 때 가야 하는 곳인지는 잘 모르겠지만, 그 특정한 정신적 흐름에 들어가 있는 걸 깨달을 때면 나는 늘 행복하다. 사이키델릭이 아니었다면 절대로 그곳을 찾지 못했을 것이다. 사람의 의식 상태 목록을 확장하는 바로 이것이야말로 이 경험이 줄 수 있는 가장 큰 선물 중 하나라는 생각이 든다.

사이키델릭 여행이 전적으로 사람의 정신 안에서 일어난다고 해서 진짜가 아니라는 의미는 아니다. 이것은 경험이고, 우리 중 몇 명에게는 사람이 겪을 수 있는 가장 심오한 경험 중 하나이다. 그렇기 때문에 이 여행은 인생이라는 풍경 속에서 눈에 띄는 자리를 차지한다. 이것은 기준점이나 이정표, 원천, 어떤 사람에게는 일종의 영적 신호나 성지 역할을 할 수 있다. 나에게 이 경험은 주위를 빙빙 돌며 나 자신뿐만 아니라 세상에 대한 의미를 찾는 랜드마크가 되었다. 내 여행 도중에 떠오른 여러 이미지, 내가 항상 생각하는 이 이미지는 풀어보고 싶은 선물처럼 느껴진다. 그것이 어디서 왔는지, 누가 준 건지, 무엇에서 기원했는지는 나도 잘 모른다. 자아의 풍경 위쪽에 둥둥 떠 있는 철탑은 여전하다. 혹은 메리의 거울 속에서 나를 마주 보던 할아버지의 머리 이미지도. 다음번 폭풍에 쓰러질 것 같은, 부모님이 내 앞에 현현하신 듯한 웅장하지만 지금은 속이 빈 나무도. 혹은 죽음을 따뜻하게 껴안는 듯한 바흐의 선율이 흐르는 요요마의 첼로의 검은 공명통도. 그러나 뭔지 아직도 잘 모르겠지만 무언가 중요한 가르침을 담고 있다고 내가

---

* 1969년 〈하버드 신학 리뷰Harvard Theological Review〉의 에세이에서 월터 팡케는 사이키델릭 의식이 지닌 몇 가지 뚜렷하게 구분되는 모드에 대해서 설명했다. 여기에는 그가 "인지적 사이키델릭 체험"이라고 명명한 것도 포함된다. 이것은 "놀랄 만큼 명료한 생각이 특징이다. 문제를 새로운 관점에서 볼 수 있고, 많은 수준과 차원의 내적 관계들을 한꺼번에 볼 수 있다. 창조적 경험이 이런 종류의 사이키델릭 체험과 공통점을 갖고 있을 수 있지만, 그런 가능성은 미래에 조사해봐야 할 것이다."

계속해서 생각하는, 내가 말하지 않은 다른 이미지가 하나 있다.

나의 마지막 사이키델릭 여행은 아야와스카였다. 나는 서너 달에 한 번씩 모여서 레오 제프 아래서 교육받은 80대의 전설적인 가이드와 함께 세션을 하는 여자들의 모임에 초대를 받았다(가이드는 그 후 내 실로시빈 여행을 가이드해준 메리를 교육했다). 이 여행은 다른 여행과는 달랐다. 십여 명의 다른 여행자들과 함께 했고, 그들 모두가 나에게는 낯선 사람들이었다. 두 가지 아마존 식물(하나는 덩굴이고 하나는 잎이다)로 끓인 차라는 이 특정한 사이키델릭에 걸맞게 샤머니즘 분위기의 의식이 상당히 오래 치러졌다. 전통적인 이카로스icaros를 부르고, "할머니"("식물 선생님"이라고 불리기도 하며 아야와스카를 뜻한다)에게 기도하고 탄원하고, 종과 딸랑이와 샤카파shakapa를 울리고, 여러 가지 향과 연기를 쐬었다. 우리가 정글에서 한참 떨어진 요가 스튜디오에 있다는 점을 고려할 때, 이 모든 것들은 심오하고 신비스러운 분위기를 조성했고 특히 기쁘게도 나의 불신을 떨쳐내주는 데 일조했다.

내 모든 여행이 그랬던 것처럼 전날 밤은 잠을 잘 수가 없었다. 내 일부가 내 나머지 부분에 이 미친 짓을 하지 말라고 설득했기 때문이다. 그 부분은 당연히 내 자아였고, 여행마다 그 앞에 자신의 온전함을 위협하는 것과 격렬하고 독창적으로, 내가 맞서 싸우기 어려운 의심과 재앙의 시나리오를 심어주면서 싸웠다. 이 친구야, 네 심장은 어쩔 거야? 넌 죽을 수도 있어! 토하거나 더 끔찍하게 똥이라도 싸면 어쩔 거야? 이 "할머니"라는 존재가 어린 시절의 트라우마를 되살리면 어쩔 건데? 정말로 이 낯선 사람들 사이에서 자제력을 잃고 싶은 거야? 이 여자들 사이에서?(자아의 힘 일부는 사람의 합리적 기능을 통제하는 데에서 나온다) 모임에 도착할 무렵 나는 극도로 긴장한 상태였고, 내가 하려는 일이 진정으로 현명한 것인지에 대한 재고, 삼고에 시달렸다.

하지만 매번 그랬던 것처럼 약을 삼키고 돌아올 수 없는 지점을 지나치자 의심의 목소리는 잠잠해졌고 나는 준비된 것들에 굴복했다. 이것도 나의 다른 사이키델릭 체험과 별다르지 않았으나 두어 가지 눈에 띄는 예외가 있었다. 끈적거리고 매캐하고 의외로 달콤한 차가 내 위와 장 속에서 이질적인 존재감을 자랑해서인지 아야와스카는 다른 사이키델릭보다 더욱 신체적인 경험이었다. 속이 뒤집히진 않았지만 나는 내 몸을 타고 내려가는 진한 차를 뚜렷하게 의식했고, DMT(아야와스카의 활성 성분)의 효과가 나타나며 덩굴이 내 대장의 굽이와 주름을 휘감고 나아가서 내 몸을 차지하고 천천히 뱀처럼 위로 올라가 내 머릿속까지 파고드는 것을 상상했다.

그다음에는 수많은 기억과 이미지가 나타났다. 일부는 무시무시했고, 일부는 근사했지만 나는 특별한 것 하나를 묘사하고 싶다. 내가 완전히 이해하지는 못했지만 그것이 사이키델릭이 나에게 가르쳐준 중요한 것을 담고 있기 때문이다.

의식을 시작할 무렵 방안에는 아직 빛이 들어왔기 때문에 우리는 모두 안대를 했다. 내 것은 머리 주위로 조금 꽉 끼게 느껴졌다. 여행 초반에 나는 내 두개골을 빙 두르고 있는 검은 끈을 의식했고, 이것이 창살로 변했다. 내 머리는 철제 우리 안에 갇혀 있었다. 곧 창살이 많아지더니 내 머리에서 아래로 내려가 내 상체를 둘러싸고 다리까지 내려갔다. 나는 이제 머리부터 발끝까지 검은 철제 우리에 갇혀 있었다. 창살을 밀었지만, 꼼짝도 하지 않았다. 나갈 방법이 없었다. 공포가 치밀어 오르기 시작할 때 바닥에서 초록색 덩굴 끝부분을 발견했다. 그것은 차츰 위로 자라나다가 물결처럼 방향을 바꿔 창살 두 개 사이로 빠져나가서 자유를 찾고 동시에 빛을 향해 몸을 뻗었다. "식물은 가둬놓을 수 없어. 동물만 가둘 수 있지." 나 자신이 생각하는 소리가 들렸다.

이게 무슨 의미인지는 나도 모른다. 식물이 나에게 나갈 방법을 보여준 걸까? 그럴 수도 있지만, 내가 실제로 그걸 따라 할 수 있는 건 아니었다. 나는 어쨌든 동물이니까. 그러나 식물이 나에게 뭔가 가르쳐주려는 것 같았다. 내가 풀어야 하는 시각적 선문답을 보여주는 것 같았고, 나는 그 이래로 내내 머릿속으로 그것을 이리저리 생각해 보았다. 어쩌면 장애물에 정면으로 맞서는 멍청한 행동을 하지 말 것, 해답은 힘을 가하는 게 아니라 문제의 조건을 바꿔서 더 이상 그것이 지배력을 발휘하지 못하고 실제로 무너지도록 만들어야 한다는 것을 알려주려는 교훈일지도 모른다. 이건 일종의 주짓수 같았다. 덩굴이 단순히 우리를 탈출하기만 한 게 아니라 구조물을 이용해 상황을 개선하고 더 높이 올라가서 더 많은 빛을 받게 되었기 때문이다.

아니면 교훈은 좀 더 보편적인 것, 즉 식물 자체와 우리가 그들을 얼마나 과소평가하는지에 관한 것일지도 모른다. 나는 덩굴을 나의 식물 선생이라고 생각하기 시작했다. 이 선생은 나에게 그 자신과 그것이 대표하는 초록의 왕국, 내 일과 내 상상 속에서 언제나 아주 중요하게 나타나는 왕국에 관해 이야기하려는 것 같았다. 나는 오랫동안 식물이 굉장히 지적이라고 믿었다. 우리가 흔히 생각하는 의미에서의 "지적"이 아닌 그들에게 걸맞은 방식으로 말이다. 우리는 식물이 할 수 없는 많은 것을 할 수 있지만, 그들도 우리가 못하는 수많은 일을 할 수 있다. 예를 들자면 철제 우리를 탈출하는 거나 햇빛을 먹는 것 등이다. 지성을 현실이 생명체에게 던지는 새로운 문제를 해결하는 능력이라고 정의한다면, 식물은 분명히 그걸 갖고 있다. 또한 주위 환경을 자각하는 힘과, 일종의 주체성, 다시 말해 그들이 추구하는 관심사와 나름의 관점을 갖고 있다. 하지만 이 모든 아이디어는 내가 오랫동안 믿어 왔고, 기꺼이 변호할 만한 것이긴 해도, 사이키델릭 여행을 한 이후에 내가 느끼는 것처럼 그것이 진실이라는 걸 가슴 깊숙한 곳에서 **느껴본** 적은 이전에는 한 번도 없었다.

우리에 가둘 수 없는 덩굴은 나의 첫 번째 실로시빈 여행을 상기시켰다. 정원의 나무와 잎이 내 시선을 마주 보는 것을 느꼈던 바로 그때가 생각났다. 사이키델릭이 주는 선물 중 하나는 우리 현대인들이 당연한 것처럼 받아들이는 주체성에 대한 인간의 독점을 깨뜨리는 과정에서 세상을 되살린다는 점이다. 마치 사이키델릭이 의식의 축복을 주변에 더 널리, 고르게 분배하는 것처럼 말이다. 우리는 인간을 세상에서 유일하게 의식을 가진 주체로, 다른 창조물들은 객체로 간주했다. 좀 더 자기중심적인 사람들은 다른 사람들까지도 객체로 여긴다. 사이키델릭 의식은 이런 관점을 뒤집고, 우리에게 모든 것, 동물과 식물, 심지어 광물에 이르기까지, 이제 우리의 시선을 마주 보는 모든 것들에 대한 주체다움(영혼!)을 볼 수 있는 더 넓고 더 관대한 렌즈를 선사한다. 사실 영혼은 모든 곳에 존재한다. 깨달음의 새로운 빛줄기가 우리와 세상의 모든 다른 것들 사이에 나타난다.

심지어 광물의 경우에도, 현대 물리학은(사이키델릭은 잊어라!) 우리에게 현실의 구조 내에서 어떤 형태의 의식이 파악되지 못한 것은 아닐까 하는 의문을 가질 만한 이유를 준다. 유물론자들의 주장에 의하면 물질에는 정신이 깃들어있지 않지만, 양자역학은 이것이 사실이 아닐 수 있다고 말한다. 예를 들어 아원자 입자는 여러 장소에 동시에 존재할 수 있고, 측정되기 전까지는 오로지 확률일 뿐이다. 다시 말해 이것은 정신에 의해 인지되어야만 우리가 아는 현실로 들어와 시공간에서 고정된 좌표를 갖게 되는 것이다. 여기서 암시하는 것은 인지하는 주체가 없을 때는 물질이 존재하지 않을 수도 있다는 거다. 말할 필요도 없겠지만, 이는 유물론자들에게 의식 이해에 관한 까다로운 질문들을 제기한다. 우리 지식의 기반은 생각만큼 견고하지 않을지 모른다.

이것은 양자 물리학의 관점이지, 사이코너트의 관점은 아니다. 굉장히 사이키델릭적 가설이긴 하지만 말이다. 내가 이것을 언급한 이유는 오로지 완전히 정신 나간 소리 같은 추측에 과학이 약간의 권위를 부여해주기 때문이다. 나는 여전히 의식이 뇌 안에 국한되어야 한다고 생각하는 편이지만, 지금은 이 여행을 떠나기 전보다 그러한 믿음에 확신이 좀 떨어졌다. 어쩌면 그것도 우리의 창살 사이로 빠져나갔는지도 모르겠다. 미스터리는 남아 있다. 하지만 이것만은 확신을 갖고 말할 수 있다. 처음 시작할 때 내가 알던 것보다 정신은 훨씬 더 넓고, 세상은 훨씬 더 살아 있다.

- **활성 위약**active placebo: 약물 시험에서 자원자가 향정신성 약을 받았다고 생각하게 하도록 쓰이는 위약의 일종. 실로시빈 시험에서 연구자들은 저린 느낌을 유발하는 니아신과 흥분제인 메틸페니데이트(리탈린)를 사용했다.

- **아야와스카**ayahuasca: 아마존 유역에 자생하는 여러 식물을 조합해서 만든 사이키델릭 차. 일반적으로 바니스테리옵시스 카아피Banisteriopsis caapi 와 프시코트리아 비리디스Psychotria viridis(또는 차크루나 chacruna)가 쓰이며, 남아메리카 원주민들이 신성하게 사용했다. 차크루나에는 사이키델릭 화합물 DMT(N,N-디메틸트립타민)이 들어 있으나 바니스테리옵시스 같은 모노아민 산화효소 억제제monoamine oxidase inhibitor와 함께 섭취하지 않으면 소화효소에 의해 불활성화된다. 2006년, 미국 대법원은 브라질을 본당으로 하는 UDV 교회가 성체로 아야와스카를 사용할 권리를 인정했다.

- **베클리 재단**Beckley Foundation: 1998년 아만다 페일딩이 영국에서 사이키델릭 연구를 지원하고 국제적으로 약물법의 개정을 지지하기 위해서 설립한 조직. 조직 이름은 옥스포드셔에 있는 페일딩의 대저택 이름에서 땄다(BeckleyFoundation.org).

- **영적 수행 위원회**Council on Spiritual Practices, CSP: 1993년 밥 제시가 설립한

비영리 재단으로, "신성에 대한 직접적 경험을 더 많은 사람이 할 수 있도록 만드는" 것이 목표이다. CSP는 존스 홉킨스에서 사이키델릭 연구에 관한 첫 번째 실험을 조직하고 자금을 대는 것을 도왔다. CSP는 또한 UDV 교회에서 아야와스카를 성체로 인정하는 2006년 대법원 판결이 나오게 만든 소송을 지원했다. 1995년 CSP는 많은 지하 세계 사이키델릭 가이드들이 도입한 "영적 가이드를 위한 윤리강령"을 제작하고 출간했다(csp.org).

- **디폴트 모드 네트워크**default mode network, DMN: 2001년 워싱턴대학교의 신경과학자 마커스 레이클이 처음 설명한, 상호작용을 하는 뇌의 구조들. 뇌가 휴식 상태일 때 가장 활발하기 때문에 디폴트 모드 네트워크라는 이름이 붙은 이 부분은 대뇌피질의 일부와, 보다 심부에 위치하고 진화적으로 오래되었으면서 뇌의 감정 및 기억과 관련된 부분을 연결한다(그 핵심 구조로는 후측대상피질, 내측전전두피질, 해마가 포함된다). 신경영상 연구는 DMN이 자기성찰, 정신적 투사, 시간여행, 다른 사람에게 정신 상태를 적용해 보는 능력인 정신 이론 같은 고급 "메타인지" 활동과 관련되어 있다고 주장한다. DMN의 활동은 사이키델릭 체험을 하는 동안 점차 줄어드는데, 이 활동이 가장 급격히 줄었을 때 자원자들은 종종 자아감의 해체를 느낀다고 보고한다.

- **DMT**(N,N-디메틸트립타민N,N-dimethyltryptamine): 빠르게 약효가 돌고 강렬하고 단기적으로 작용하는 사이키델릭 화합물로, "회사원의 여행businessman's trip(작용 시간이 짧기 때문에 직장인이 점심 시간에 복용할 수 있을 정도라는 의미 – 옮긴이)"이라고 불리기도 한다. 명확한 이유는 알려져 있지 않지만 이 트립타민 분자는 많은 동식물에서 발견된다.

- **엠파토젠**empathogen: 유대감, 감정적 개방감, 연민을 고양하는 향정신성 약물. MDMA, 혹은 엑스터시라고 불리는 약물이 이런 약이다. 또한 가끔은 엔탁토젠entactogen이라고도 불린다.

- **엔테오젠**entheogen: 그리스어로 "내면의 신성을 일으킨다"는 뜻이다. 영적 체험을 하거나 촉진하는 향정신성 물질. 엔테오젠은 수천 년 동안 샤먼이나 종교 혹은 영적 수행의 일부로 많은 문화권에서 사용되었다. 하지만 이 용어는 1970년대에 R. 고든 왓슨, 리처드 에반스 슐츠, 조나단 오트, 칼 럭Carl Ruck이 포함된 학자 집단에서 처음 만들었는데, 1960년대부터 시작된 오락적 사용과 아주 오래된 영적 역할을 구분하여 사이키델릭을 갱생시키려는 목적이었다.

- **에살렌**Esalen, **또는 에살렌 수양관**Esalen Institute: 1962년에 캘리포니아주 빅 서에 설립된 수양관. 종종 인간 잠재력 운동의 산하에서 일어나는 의식의 확장에 대한 다양한 방법을 탐구하기 위해 만들어졌다. 에살렌은 사이키델릭이 금지되기 전부터 사이키델릭 운동과 거의 같은 이름으로 여겨졌다. 사이키델릭이 금지된 이후 에살렌에서 모임이 여러 번 열렸고, 사이키델릭을 복원하고 연구를 재개하기 위한 전략이 세워졌다. 현재 지하에서 일하는 많은 사이키델릭 가이드들이 에살렌에서 교육을 받았다.

- **5-HT$_{2A}$ 수용체**: 뇌에 있는 여러 종류의 수용체 중 하나로, 세로토닌이라는 신경전달물질에 반응한다. 사이키델릭 화합물 역시 이 수용체와 결합한 다음 일련의 반응(이에 대해서는 거의 알려지지 않았다)을 통해 사이키델릭 체험을 일으킨다. LSD는 독특한 분자 형태 때문에 5-HT$_{2A}$ 수용체에 특히 잘 결합한다. 또한 수용체 일부분이 LSD 분자 위로 접히면서 이를

수용체 내부에 잡아주기 때문에 LSD가 강력하고 활동이 오래 지속되는 것으로 추정된다.

• **5-MeO-DMT**(5-메톡시-N,N-디메틸트립타민5-methoxy-N,N-dimethyltryptamine): 남아메리카의 특정 식물과 소노라 사막 두꺼비(인킬리우스 알바리우스)의 독에서 발견되는 강력한 단기작용성 사이키델릭 화합물. 일반적으로 두꺼비 독은 증기화해서 피우는데, 식물에서 얻는 5-MeO-DMT는 코담배로 만든다. 이 화합물은 남아메리카에서 오랜 세월 동안 신성하게 사용되었는데, 1936년에 처음 합성되었고 2011년까지는 불법으로 분류되지 않았다.

• **환각제**hallucinogen: 사이키델릭, 해리제, 섬망유도제를 포함하여 환각을 일으키는 향정신성 물질군. 이 단어는 종종 사이키델릭과 같은 의미로 사용된다. 모든 사이키델릭이 환각을 일으키지는 않지만 말이다.

• **하버드 실로시빈 프로젝트**Harvard Psilocybin Project: 1960년에 하버드 사회관계학과에서 티모시 리어리와 리처드 앨퍼트(이후 램 다스)가 만든 심리학 연구 프로그램. 연구자들은(대학원생 랠프 메츠너를 포함하여) 수백 명의 자원자들에게 "자연주의적 세팅에서" 실로시빈을 투약했다. 또한 콩코드 주립 교도소의 죄수들과 보스턴대학교의 마시 교회에서 신학생들을 대상으로도 실험을 했다. 추후 이들은 LSD로 연구를 시작했다. 프로젝트는 1962년 엄청난 논쟁에 휩싸였으며, 앨퍼트가 학부생에게 실로시빈을 주어 하버드와의 협정을 위반했다는 사실이 밝혀진 후 중단되었다. 이후 리어리와 앨퍼트는 케임브리지 시내이긴 하지만 하버드대학교의 외부에 후속 단체를 만들었고, 이를 내적 자유를 위한 국제 연맹이라고

이름 붙였다.

• **헤프터 연구소**Heffter Research Institute: 1993년 퍼듀대학교의 화학자이자 약리학자인 데이비드 니콜스가 여러 명의 동료들과 사이키델릭 화합물에 과학적 연구를 지원하기 위해 설립한 비영리 단체. 연구소는 1890년대 말에 페요테 선인장에서 처음으로 향정신성 성분인 메스칼린을 확인한 독일의 화학자이자 약리학자, 내과 의사였던 아르투르 헤프터Arthur Heffter의 이름을 땄다. 사이키델릭 연구가 20년 동안 중단 상태였던 때에 설립된 헤프터 연구소는 1990년대 말부터 홉킨스와 NYU의 연구를 포함해 대부분의 실로시빈 시험에 자금을 보탬으로써 연구의 부흥에 조용하면서도 핵심적인 역할을 했다(Heffter.org).

• **홀로트로픽 호흡법**holotropic breathwork: LSD가 불법이 된 이후인 1970년대 중반에 사이키델릭 치료사 스타니슬라프 그로프와 그의 아내 크리스티나가 개발한 호흡법. 거의 과호흡에 가까울 정도로 빠르게 숨을 들이켜고 깊게 내쉼으로써 수행자가 약물을 사용하지 않고도 변성의식상태에 들어가게 한다. 이 트랜스 같은 상태는 잠재의식에 접근할 수 있게 해준다. "홀로트로픽"이라는 말은 "전체를 향해 다가간다"는 뜻이다.

• **LSD**(리세르그산 디에틸아미드lysergic acid diethylamide): 애시드acid라고도 알려진 이 사이키델릭 화합물은 1938년 산도스에서 일하며 혈액 순환을 촉진하는 약을 찾던 스위스의 화학자 알베르트 호프만이 처음 합성했다. LSD는 호프만이 곡식을 감염시키는 균인 맥각에서 만들어지는 알칼로이드를 기반으로 만든 25번째 분자였다. 호프만은 화합물이 약으로서 효과가 없다고 밝혀지자 구석에 치워 두었지만, 5년 후 어떤 직감으로 재합

성을 하게 되었다. 우연히 LSD를 섭취하게 된 호프만은 그 강력한 향정신성 특징을 알게 되었다. 1947년, 산도스는 LSD를 델리시드Delysid라는 이름의 향정신성 약으로 유통하기 시작했다. 회사는 1966년 약물이 암시장에 나타난 이후 유통을 중단했다.

- **사이키델릭 연구를 위한 다학제 연합**Multidisciplinary Association for Psychedelic Studies, MAPS: 1986년 릭 도블린이 사이키델릭에 대한 대중의 이해를 증진하고 그 치료적 적용에 관한 과학적 연구를 지원하기 위해 만든 비영리 회원제 조직. 캘리포니아주 산타크루즈에 자리한 MAPS는 외상 후 스트레스 장애PTSD를 앓는 사람들에 대한 치료제로 MDMA, 즉 엑스터시에 집중하고 있다. 2016년, 이들은 FDA로부터 PTSD 치료용 MDMA의 3상 임상시험 진행을 승인받았다. 2017년, FDA는 MDMA를 PTSD를 위한 "획기적 치료제"라고 지목했고, 즉각적 검토를 위한 길을 열어주었다. 도블린과 MAPS는 사이키델릭 연구의 부흥에 중심적인 역할을 했다. 또한 MAPS는 수년에 한 번씩 노던 캘리포니아에서 열리는 사이키델릭 연구에 관한 국제 콘퍼런스인 〈사이키델릭 과학〉을 후원한다.

- **MDMA**(3,4-메틸렌디옥시메스암페타민3,4-methylenedioxymethamphetamine): 1912년 머크 사에서 처음 합성했지만 판매한 적이 없는 향정신성 물질. 1970년대에 베이 지역 화학자 알렉산더 "샤샤" 슐긴이 화합물을 재합성한 후 정신치료에 인기 있는 부가물이 되었다. 이 약물의 "엠파토젠"적인 특성이 환자와 치료사 간의 강력한 신뢰 관계 형성을 도와주었기 때문이다. 약물은 1980년대에 레이브 파티에서 엑스터시(또는 E, 나중에는 몰리Molly)라는 이름으로 판매되었다. 1986년, 미국 정부는 MDMA를 1급 규제 물질에 넣고, 남용 가능성이 크고 인정된 의학적 용도가 없는 약

물로 선언했다. 하지만 최근 MAPS가 후원하는 약물 시험에서 MDMA가 PTSD를 치료하는 데 효과가 있음이 드러났다. MDMA는 뇌에서 LSD나 실로시빈과는 다른 경로로 작동하는 것으로 추정되기 때문에 "고전 사이키델릭"으로 간주되지는 않는다.

• 메스칼린mescaline: 페요테와 산 페드로를 포함해 여러 선인장에서 추출되는 사이키델릭 화합물로, 독일의 화학자 아르투르 헤프터가 1897년에 처음 확인하고 이름을 붙였다. 『지각의 문』은 올더스 헉슬리의 첫 번째 메스칼린 체험에 대한 1인칭 시점 이야기이다.

• 미량투여microdosing: 대체로 LSD나 실로시빈 같은 사이키델릭을 며칠에 한 번씩, 정신건강이나 정신적 능력을 보조하기 위해 "지각할 수 없는 수준"의 적은 양을 섭취하는 행위. 일반적인 프로토콜은 4일에 한 번씩 LSD 10마이크로그램(중간 용량의 10분의 1)을 섭취하는 것이다. 이것은 상당히 새로운 용법으로, 아직까지 그 효과는 입증되지 않았지만 현재 여러 시험이 진행 중이다.

• MK-울트라MK-Ultra: CIA가 1953년에 시작한 사이키델릭 관련 비밀 연구 프로그램의 암호명. 1963년 혹은 1964년에 중단되었다. CIA는 여러 차례 LSD와 관련 화합물들을 정신 조종 수단이나 취조 도구(혹은 자백 유도제), 생물학 무기(일반 상수도에 첨가해서), 또는 정치적 도구(정적에게 투여해 멍청한 행동을 하게 만들어서)로 쓸 수 있을지 확인해 보려고 했다. 당시 44개 대학이 참여한 연구 프로그램의 일부로 시민과 군인에 몰래 투약했고, 간혹 끔찍한 결과를 빚기도 했다. 대중은 1975년에 열린 CIA에 대한 처치 위원회 청문회에서 MK-울트라에 대해 처음 알게 되었다. 프

로그램에 대한 추가적인 청문회는 1977년에 열렸다. 하지만 프로그램에 관한 서류 대부분이 1973년 CIA 국장이었던 리처드 헬름스의 지시로 폐기되었다.

• **신비 체험 질문지**Mystical Experience Questionnaire, MEQ: 1960년대에 월터 팡케와 윌리엄 리처즈가 사이키델릭 약물 시험 자원자가 신비류 체험을 했는지 파악하는 데 사용하기 위해 개발한 심리 조사지. 이것은 0부터 5까지의 점수를 통해서 신비 체험의 일곱 가지 특징인 내적 통합, 외적 통합, 시공간 초월, 형언불능성과 역설성, 신성함, 순이지적 특성, 그리고 깊이 느껴지는 긍정적인 기분을 측정하려는 것이다. 그 이래로 MEQ의 몇 가지 수정 버전들이 개발되었다.

• **순이지적 특성**noetic quality: 미국의 심리학자 윌리엄 제임스가 신비적 상태가 감정뿐만 아니라 지식 상태에도 영향을 준다는 사실을 나타내기 위해 도입한 단어. 신비 체험을 한 사람들은 중요한 사실이 눈앞에 드러났다는 영속적인 확신을 갖고 돌아온다. 제임스에게 순이지적 특성은 형언불능성, 잠시성, 수동성과 함께 신비 체험의 네 가지 특징 중 하나이다.

• **펜에틸아민**phenethylamines: 유기 분자군으로, 두 가지 주된 사이키델릭 화합물군 중 하나의 이름이다. 다른 하나는 트립타민이다. 메스칼린과 MDMA가 펜에틸아민의 예이다.

• **실로신**psilocin: 실로시빈 버섯에서 발견되는 두 개의 주된 향정신성 화합물 중 하나. 다른 하나는 실로시빈으로 특정 조건에서 분해되어 실로신이 된다. 두 가지 화합물 모두 1958년에 알베르트 호프만이 분리해서 이름

을 붙였다. 실로신은 실로시빈 버섯을 건드렸을 때 파란 빛이 돌게 만드는 성분이다.

• **프실로키베**Psilocybe: 자실층을 가진 대략 200종의 버섯으로 이루어진 버섯속으로, 그중 절반 가량이 실로시빈과 실로신 같은 향정신성 화합물을 생산한다. 프실로키베는 전 세계에 퍼져 있는데, 이것을 소유하는 것은 대부분의 나라에서 불법이다. 이 버섯속 중에서 프실로키베 쿠벤시스, 프실로키베 키아네스켄스, 프실로키베 세밀란케아타, 프실로키베 아주레스켄스 등이 가장 잘 알려져 있다.

• **실로시빈**psilocybin: 실로시빈 버섯에서 발견되는 주된 향정신성 화합물이자 그것을 가진 버섯종을 줄여 부르는 이름이다.

• **사이키델릭**psychedelic: 그리스어 "정신의 발현"에서 나온 말. 이 단어는 1956년 험프리 오스먼드가 LSD와 실로시빈처럼 의식을 급격하게 변화시키는 약물을 설명하며 처음 만든 말이다.

• **정신용해**psycholytic: 1960년대에 만들어진 용어로, 정신의 구속을 완화해 무의식이 사람의 인지 안으로 들어오게 만드는 약물을 의미한다. 저용량의 사이키델릭을 사용해서 환자의 자아를 완전히 지우지 않으면서 다소 누그러뜨리는 정신치료를 가리키는 이름이기도 하다.

• **정신이상모방약**psychotomimetic: 정신병과 비슷한 효과를 일으키는 약물의 명칭. 이것은 LSD와 그 비슷한 약들이 1950년대에 처음 정신의학계에 도입되었을 때 붙은 통칭이었다. 연구자들은 이 약물들이 일시적인 정신

병을 일으켜 정신질환의 본질에 관한 통찰을 제공하고, 치료사들에게 직접 광기를 경험해볼 기회를 준다고 믿었다.

- **잠금 밸브**reducing valve: 올더스 헉슬리가 『지각의 문』에서 사용한 용어로, 우리의 생존에 꼭 필요한 "쥐꼬리만 한 의식의 흐름"만 자각할 수 있도록 허용하는 정신적 필터를 가리킨다. 그의 관점에서 사이키델릭의 가치는 잠금 밸브를 열어 우리에게 경험과 보편적인 "전체적 정신"의 가득함에 접하게 해주는 데에 있다.

- **세트와 세팅**set and setting: 약물 체험이 일어나는 내적, 외적 환경. "세트"는 정신적 습관과 그 사람이 그 경험에 갖는 기대를 말하는 단어이고, "세팅"은 그 일이 벌어지는 외적인 상황이다. 세트와 세팅은 사이키델릭의 경우에 특히 더 영향력이 크다. 이 단어들은 티모시 리어리의 작품이지만, 개념은 알 허버드 같은 더 앞선 연구자들이 미리 깨닫고 활용했었다.

- **트립타민**tryptamine: 자연에 흔한 유기 분자군으로, 두 가지 주요 사이키델릭 화합물군 중 하나의 이름이다. 다른 하나는 펜에틸아민이다. LSD, 실로시빈, DMT가 트립타민이며, 신경전달물질인 세로토닌 역시 트립타민이다.

감사의 말

사람의 마음을 바꾸는 것은, 혹은 작가로서 주제를 바꾸는 것은 절대로 쉽지 않다. 이 책은 주변 사람들의 지지와 격려가 없었다면 완성은 고사하고 시도해 보지도 못했을 것이다. 벌써 40년째 나의 책 편집자인 앤 고도프는 내가 사이키델릭에 대해 책을 쓰고 싶다고 말했을 때 눈을 깜박이지도, 얼굴이 창백해지지도 않았다. 우리가 함께한 여덟 번째 작업물인 이 책을 쓰는 내내 그녀의 열정과 편집에 관한 정확한 조언은 축복이었다. 아만다 어번 역시 많은 면에서 이 모험을 함께 모의해주었다. 내 이력 전반에 있어서 그녀에게 진 빚은 계산이 힘들 정도이다. 또한 펭귄 사의 사라 헛슨, 케이시 드니스, 카렌 메이어, ICM의 리즈 퍼렐과 마리스 다이어, 데이지 메이릭, 몰리 아틀라스, 론 번스타인에게도 감사를 전한다.

기자로 사는 최고의 장점은 성인으로서 완전히 새로운 주제에 대해서 배우며 돈을 받는다는 것이다. 하지만 이렇게 지속적인 교육을 추구하는 것은 가르침을 부탁한 사람들의 관대함이 없이는 불가능한 일일 것이다. 모든 사람들에게 정말로 감사드린다. 과학자들, 자원자들, 환자들, 치료사들, 지지자들. 이들 모두가 여러 번의 기나긴 인터뷰와 온갖 멍청한 질문들을 참아주었다. 밥 제시, 롤랜드 그리피스, 매튜 존슨, 메리 코시마노, 빌 리처즈, 캐서린 맥린, 릭 도블린, 폴 스테이메츠, 제임스 패디먼, 스티븐 로스, 토니 보시스, 제프리 구스, 조지 골드스미스, 에카테리나 말레프스카야, 찰스 그룹, 테리 크렙스, 로빈 카하트-해리스, 데이비드 너트, 데이비드 니콜스, 조지 살로, 비키 둘라이, 저드슨 브루어, 비아 라베이트, 케이버 마테, 리사 캘러핸, 앤드류 웨일에게 특별한 감사를 전한다. 내가 인터뷰했던 모든 사람들의 이름이 여기에 적히지는 않았지만, 모두 다 훌륭한 스승이었고 내 질문에 대한 그들의 인내와 관대한 대답에 마음 깊이 감사드린다. 여러 사람들이 상당한 위험을 감수하고 나에게 그들의 이야기를 들려 주었다. 공개적으로 감사를 표할 수는 없지만, 자신의 시간과 경험, 지혜를 기꺼이 내준 지하의 수많은 가이드들에게 엄청난 마음의 빚을 졌다. 현재로서는 그들의 치료 행위가 시민 불복종 행위라는 사실이 정말로 안타깝다.

나는 하버드대학교 래드클리프 고등연구소의 연구원으로 생산적이고 즐거운 한 해를 보냈고, 사이키델릭 연구의 역사 중 중요한 사건이 일어났던 바로 그 도시에서 그 주제에 관해 연구하고 글을 쓸 기회를 얻었다. 연구소는 여러 다른 지식 분야에 걸친 프로젝트를 추구하기에 완벽한 환경을 제공해주었다. 복도만 조금 걸어가면 뇌과학자, 생물학자, 인류학자, 탐사보도 기자에게 조언을 구할 수 있었기 때문이다. 래드클리프에 있는 동안 나는 하버드 서고를 뒤지고 숨겨져 있던 보석들을 하나하나 끄집어내는 것을 도와주는 열렬한 학부생 조수와 함께 일하는 행운을 얻었다. 고마워요, 테디 델위치. 또한 버클리의 저널리즘 대학원 학장인 에드 와서맨에게도 신세를 졌다. 내가 가르치는 일을 잠시 중단하고 케임브리지에 갈 수 있게 해주었고, 나중에는 책을 완성할 수 있는 시간을 허락해주었기 때문이다.

버클리로 돌아오자면, 브리짓 휴버는 처음에는 조사 보조로, 그다음에는 사실 확인 담당자로 훌륭하게 일해 주었다. 이 책이 내 저서들 중에서 가장 철저하게 자료조사가 된 것은 전적으로 그녀의 성실함과 역량 덕분이다. 버클리의 내 동료들 여러 명도 신경과학과 심리학에 관해 나를 교육하는 데 큰 역할을 했다. 데이비드 프레스티, 대커 켈트너, 앨리슨 고프닉은 그들이 아는 것보다 훨씬 많은 면에서 이 책의 내용을 풍부하게 만들었고, 신경과학 장의 초고를 읽은 데이비드과 그의 파트너 크리스티 파닉은 크고 작은 오류들을 잡아주었다(물론 남아 있는 오류에 대해서 그들은 아무런 책임도 없다). 마크 에드먼슨은 서사의 방향을 잡는 데 도움이 되는 중요한 조언을 초반에 해주었고, 마크 대너는 이 책의 완성에 이를 때까지 귀중한 테스트 독자가 되어주었다. 현명하면서도 관대한 게리 마조라티 같은 편집자와 친한 친구라는 것도 나에게는 정말 행운이었다. 원고에 대한 그의 비평은 귀중했고, 독자들이 불필요한 수천 단어를 더 읽어야 하는 일을 없애 주었다.

내가 사이키델릭이라는 주제에 처음 발을 들인 것은 2015년 〈뉴요커〉의 기사 "여행 치료The Trip Treatment"를 통해서였다. 그것을 담당했던 재능 있는 편집자 앨런 버딕과 이것이 출간할 만하다고 생각해준 데이비드 렘닉에게 감사를 전한다. 이 기사 덕분에 많은 기회가 열렸다.

중요한 조사 도우미였고, 없어서는 안 되는 온라인 도서관까지 보유하고 있는 에로위드Erowid의 소유주 어스 앤 파이어Earth and Fire에도 깊은 감사를 전한다. 이 사이트는 사이키델릭에 관해서 가장 중요한 정보원이라 할 수 있다. 확인해 보라.

래섬 앤 왓킨스Latham & Watkins에 있는 나의 소중한 친구 하워드 소벨과 그의 동료 마빈 푸트넘의 현명하고 유용하며 위로가 되는 법적 조언에도 감사를 보낸다. 그들이 내 뒤를 지켜준다는 사실 덕분에 나는 더 편히 잘 수 있었다.

장편 쓰기 프로젝트는 가족의 감정적 분위기에 영향을 미치는 경향이 있는데, 이 책은 특히 더 심했다. 아이작, 너와 내 여행에 관한 이야기를 할 수 있었던 건 나에게 정말로 큰 의미가 있었단다. 난 우리 대화에서 언제나 현명하고, 유용하고, 예상치 못했던 것을 얻곤 하지. 너의 지지와 호기심, 격려가 정말로 중요했단다.

이 길고 기묘한 여행을 시작할 때 주디스는 이것이 우리의 30년이 넘는 공동 작업에 어떤 의미가 될까 궁금해했다. 내가 좀 변해서 돌아오게 될까? 나는 이렇게 오랜 시간이 흘렀으니 우리를 더 가깝게 만들 만한 건 전혀 없을 거라고 생각했지만, 그렇지 않았다. 새로운 걸 시도하도록 나를 독려하고, 그 길에서 의문과 통찰을 갖게 하고, 모든 장을 세세하게 교정해줘서 고마워요. 그리고 무엇보다도 나와 함께 이 여정을 함께 해줘서 고마워요.

프롤로그 새로운 문

1.　Hofmann, *LSD, My Problem Child,* 40–47.

2.　Wasson and Wasson, *Mushrooms, Russia, and History,* vol. 2.

3.　Wasson, "Seeking the Magic Mushroom."

4.　Cohen, Hirschhorn, and Frosch, "In Vivo and In Vitro Chromosomal Damage Induced by LSD-25."

5.　Tierney, "Hallucinogens Have Doctors Tuning In Again."

6.　Griffiths et al., "Psilocybin Can Occasion Mystical-Type Experiences Having Substantial and Sustained Personal Meaning and Spiritual Significance."

7.　Johansen and Krebs, "Psychedelics Not Linked to Mental Health Problems or Suicidal Behavior."

8.　Personal correspondence with Matthew W. Johnson, PhD.

9.　Dyck, *Psychedelic Psychiatry,* 1–2.

1장 르네상스

1.　Langlitz, *Neuropsychedelia,* 24–26.

2.　Hofmann, *LSD, My Problem Child,* 184–85.

3.　상동, 36–45.

4.　상동, 46–47.

5.　상동, 48–49.

6.　다음에서 인용됨. "LSD."

7.　Hofmann, *LSD, My Problem Child,* 51.

8.　상동, 25.

9.　Langlitz, *Neuropsychedelia,* 25–26.

10.　*Gonzales v. O Centro Espirita Beneficente Uniao do Vegetal.*

11.　Kleber, "Commentary On: Psilocybin Can Occasion Mystical-Type Experiences," 292.

12.　Schuster, "Commentary On: Psilocybin Can Occasion Mystical-Type Experiences," 289.

13. Nichols, *"Commentary On: Psilocybin Can Occasion Mystical-Type Experiences,"* 284.

14. Wit, "Towards a Science of Spiritual Experience."

15. James, *Varieties of Religious Experience,* 370.

16. 상동, 389.

17. 다음 문헌 참고. Grinspoon and Bakalar, *Psychedelic Drugs Reconsidered,* 192.

18. Walter Pahnke's thesis, "Drugs and Mysticism: An Analysis of the Relationship Between Psychedelic Drugs and the Mystical Consciousness," is available in PDF form at http://www.maps.org/images/pdf/books/pahnke/walter_pahnke_drugs_and_ mysticism.pdf.

19. Huston Smith, *Huston Smith Reader,* 73.

20. Doblin, "Pahnke's 'Good Friday Experiment.'"

21. Doblin, "Dr. Leary's Concord Prison Experiment."

22. Quoted in Nutt, "Brave New World for Psychology?," 658.

23. Grob et al., "Pilot Study of Psilocybin Treatment for Anxiety in Patients with Advanced-Stage Cancer."

24. 프로젝트 아티초크에 관한 CIA 기밀 자료는 다음 사이트에서 볼 수 있다. http:// www.paperlessarchives.com/FreeTitles/ARTICHOKECIAFiles.pdf.

25. *James, Varieties of Religious Experience,* 369.

26. 상동, 370.

27. 상동.

28. 상동, 372.

29. 상동, 371.

30. 상동.

31. MacLean et al., "Mystical Experiences Occasioned by the Hallucinogen Psilocybin Lead to Increases in the Personality Domain of Openness."

32. McHugh, review of *The Harvard Psychedelic Club,* by Don Lattin.

33. James, *Varieties of Religious Experience,* 415.

34. 상동, 419.

35. 상동, 420.

36. 상동.

37. 상동, 378.

38. Johnson et al., "Pilot Study of the 5-HT$_{2AR}$ Agonist Psilocybin in the Treatment of Tobacco Addiction."

2장 자연사: 환각버섯을 먹다

1. Simard et al., "Net Transfer of Carbon Between Ectomycorrhizal Tree Species in the Field."

2. Stamets, *Psilocybin Mushrooms of the World*, 11.

3. 상동, 16.

4. 상동, 30–32.

5. 상동, 53.

6. Lee and Shlain, Acid Dreams, 71.

7. Siff, Acid Hype, 93.

8. 상동, 80.

9. 상동, 73.

10. 상동.

11. 모든 인용문은 다음 문헌에 실려 있다. Wasson, "Seeking the Magic Mushroom."

12. Wasson and Wasson, *Mushrooms, Russia, and History*, 223.

13. Davis, *One River*, 95.

14. Siff, *Acid Hype*, 69.

15. Wasson, Hofmann, and Ruck, Road to Eleusis, 33.

16. Wasson, "Seeking the Magic Mushroom."

17. Estrada, *María Sabina*, 73.

18. Letcher, *Shroom*, 104.

19. Siff, *Acid Hype*, 80.

20. 상동, 83.

21. 상동, 74.

22. Hofmann, *LSD, My Problem Child*, 128.

23. 상동, 126.

24. 상동, 139–52.

25. Wasson, "Drugs," 21.

26. Estrada, *María Sabina*, 90–91.

27. 테렌스 멕케나의 "마약 원숭이설" 영상은 다음 사이트에서 볼 수 있다. https://www.youtube.com/watch?v=hOtLJwK7kdk.

28. McKenna, *Food of the Gods*, 26.

29. 상동, 24.

30. 멕케나의 강연은 다음 사이트에서 볼 수 있다. https://www.youtube.com/watch?v=hOtLJwK7kdk.

31. Samorini, *Animals and Psychedelics*, 84–88.

32. Wulf, *Invention of Nature*, 54.

33. 상동, 128.

34. 상동, 59.

35. Emerson, *Nature*, 14.

36. James, *Varieties of Religious Experience*, 377.

37. Huston Smith, *Cleansing the Doors of Perception*, 76.

38. James, *Varieties of Religious Experience*, 378.

3장 역사: 제1의 물결

1. Leary, *Flashbacks*, 232–42.

2. Greenfield, *Timothy Leary*, 267–72.

3. Leary, *Flashbacks*, 251–52.

4. Novak, "LSD Before Leary," 91.

5. Osmond, "On Being Mad."

6. Dyck, *Psychedelic Psychiatry*, 17.

7. 상동.

8. 이 연구가 어떻게 신경화학의 부상에 기여했는지에 대한 탁월한 설명은 다음 문헌에서 찾을 수 있다. Nichols, "Psychedelics," 267.

9. 웨이번은 곧 전 세계에서 가장 중요한 사이키델릭 연구 중추가 된다. Dyck, *Psychedelic Psychiatry*, 26–28.

10. 이 기사에 관한 논의는 다음 문헌을 참고하라. 상동, 31–33.

11. 상동, 40–42.

12. 상동, 58–59.

13. 상동, 59.

14. 상동, 71.

15. 상동, 73.

16. 다음 문헌을 참고하라. Novak, "LSD Before Leary," 97, and the anonymously *published "Pass It On," Kindle location* 5372.

17. Eisner, "Remembrances of LSD Therapy Past," 14, 26–45; Novak, "LSD Before Leary," 97.

18. Novak, "LSD Before Leary," 88–89.

19. 상동, 92.

20. 상동.

21. Betty Grover Eisner, draft of "Sidney Cohen, M.D.: A Remembrance," box 7, folder 3, Betty Grover Eisner Papers, Stanford University Department of Special

Collections and University Archives.

22. Grinspoon and Bakalar, *Psychedelic Drugs Reconsidered,* 7.

23. 이에 관한 상세한 설명은 다음 문헌을 참고하라. Grof, *LSD.*

24. Grinspoon and Bakalar, *Psychedelic Drugs Reconsidered,* 208.

25. Lee and Shlain, *Acid Dreams,* 62.

26. Siff, *Acid Hype,* 100.

27. Stevens, *Storming Heaven,* 64.

28. Siff, *Acid Hype,* 100.

29. 상동.

30. Novak, "LSD Before Leary," 103.

31. 상동.

32. 상동, 99.

33. 상동, 99–101.

34. 상동, 100.

35. Cohen, *Beyond Within,* 182.

36. 상동.

37. Cohen, "LSD and the Anguish of Dying," 71.

38. Dyck, *Psychedelic Psychiatry,* 1.

39. Huxley, *Moksha,* 42.

40. Huxley, *Doors of Perception,* 33.

41. 상동, 17.

42. 상동, 18.

43. 상동, 23.

44. 상동, 17.

45. Huxley, *Perennial Philosophy.*

46. Novak, "LSD Before Leary," 93.

47. 상동, 95.

48. Dyck, *Psychedelic Psychiatry,* 1–2.

49. 상동, 2.

50. Osmond, "Review of the Clinical Effects of Psychotomimetic Agents," 429.

51. Grinspoon and Bakalar, *Psychedelic Drugs Reconsidered,* 194–95.

52. 허버드의 FBI 파일은 다음 인터넷 사이트에서 볼 수 있다. https://archive.org/details/AlHubbard.

53. Fahey, "Original Captain Trips."

54. 이러한 사실과 그에 대한 반증은 다음 문헌에서 볼 수 있다. Lee and Shlain, *Acid Dreams,* and Fahey, "Original Captain Trips."

55. Lee and Shlain, *Acid Dreams,* 45.

56. 상동.

57. 상동, 52.

58. Fahey, "Original Captain Trips."

59. 상동.

60. Lee and Shlain, *Acid Dreams,* 54.

61. Dyck, *Psychedelic Psychiatry,* 93.

62. R.C., "B.C.'s Acid Flashback."

63. Lee and Shlain, *Acid Dreams,* 51.

64. Stevens, *Storming Heaven,* 175.

65. Lee and Shlain, *Acid Dreams,* 52.

66. 상동.

67. Stevens, *Storming Heaven,* 56.

68. 상동, 54.

69. 상동, 57.

70. Eisner, "Remembrances of LSD Therapy Past," 10.

71. 상동, 57.

72. Dyck, *Psychedelic Psychiatry,* 97–98.

73. Markoff, *What the Dormouse Said,* xix.

74. Isaacson, *Steve Jobs,* 172–73.

75. Goldsmith, "Conversation with George Greer and Myron Stolaroff."

76. Fahey, "Original Captain Trips."

77. Markoff, *What the Dormouse Said,* 58.

78. Stevens, *Storming Heaven,* 178.

79. Fadiman, *Psychedelic Explorer's Guide,* 185.

80. Lee and Shlain, *Acid Dreams,* 198.

81. Fahey, "Original Captain Trips."

82. 상동.

83. Leary, *Flashbacks,* 29–33.

84. 상동, 33.

85. Leary, *High Priest,* 285.

86. 세미나에 관한 설명은 뉴욕 공공도서관에 소장된 리어리의 논문 자료에 실려 있
     다. http://archives.nypl.org/mss/18400#detailed.

87. Stevens, *Storming Heaven,* 135.

88. Lee and Shlain, *Acid Dreams,* 75.

89. Doblin, "Dr. Leary's Concord Prison Experiment."

90. Cohen, *Beyond Within,* 224.

91. Lattin, *Harvard Psychedelic Club,* 74.

92. Leary et al., *Neuropolitics,* 3.

93. Lee and Shlain, *Acid Dreams,* 77.

94. Grinspoon and Bakalar, *Psychedelic Drugs Reconsidered,* 86.

95. "Some Social Reactions to the Psilocybin Research Project," Oct. 8, 1961.

96. Memo from McClelland to Metzner, Dec. 19, 1962.

97. Lattin, *Harvard Psychedelic Club,* 89.

98. Robert Ellis Smith, "Psychologists Disagree on Psilocybin Research."

99. Lattin, *Harvard Psychedelic Club,* 91.

100. Grinspoon and Bakalar, *Psychedelic Drugs Reconsidered,* 66.

101. Leary and Alpert, "Letter from Alpert, Leary."

102. 상동.

103. Stevens, *Storming Heaven,* 189.

104. 상동, 190.

105. Eisner, "Remembrances of LSD Therapy Past," 145.

106. Dyck, *Psychedelic Psychiatry,* 132.

107. 상동, 108.

108. Stevens, *Storming Heaven,* 191.

109. Leary, *High Priest,* 132.

110. Fahey, "Original Captain Trips."

111. Lee and Shlain, *Acid Dreams,* 88.

112. Fahey, "Original Captain Trips."

113. Stevens, *Storming Heaven,* 191.

114. Weil, "Strange Case of the Harvard Drug Scandal."

115. Lattin, *Harvard Psychedelic Club,* 94.

116. Lee and Shlain, *Acid Dreams.*

117. Weil, "Strange Case of the Harvard Drug Scandal."

118. Strauss, *Everyone Loves You When You're Dead,* location 352.

119. 이 인용문은 Retro Report에서 만든 동영상에서 등장하며, 다음 사이트에서 볼 수 있다. https://www.retroreport.org/video/the-long-strange-trip-of-lsd/.

120. Lee and Shlain, *Acid Dreams,* 124.

121. Grob, "Psychiatric Research with Hallucinogens."

122. Grinker, "Lysergic Acid Diethylamide."

123. Grinker, "Bootlegged Ecstasy."

124. Cole and Katz, "Psychotomimetic Drugs," 758.

125. Eisner, "Remembrances of LSD Therapy Past," 112.

126. Presti and Beck, "Strychnine and Other Enduring Myths," 130–31.

127. Cohen, "Lysergic Acid Diethylamide."

128. Cohen and Ditman, "Complications Associated with Lysergic Acid Diethylamide (LSD-25)," 162.

129. Cohen and Ditman, "Prolonged Adverse Reactions to Lysergic Acid Diethylamide."

130. Cohen, "Classification of LSD Complications."

131. Moore and Schiller, "Exploding Threat of the Mind Drug That Got out of Control."

132. Novak, "LSD Before Leary," 109.

133. Lee and Shlain, *Acid Dreams,* 93.

134. Fadiman, *Psychedelic Explorer's Guide,* 186.

135. And it's available on YouTube: https://www.youtube.com/watch?v=rjylxvQqm0U.

136. Fahey, "Original Captain Trips."

4장 여행기: 지하 세계로의 여행

1.   다음에서 인용됨. Epstein, *Thoughts Without a Thinker,* 119.

2.   Stolaroff, Secret *Chief Revealed,* 28, 59.

3.   상동, 36.

4.   상동, 61.

5.   상동, 50.

6.   Barrett et al., "Qualitative and Quantitative Features of Music Reported to Support Peak Mystical Experiences During Psychedelic Therapy Sessions."

7.   James, *Varieties of Religious Experience,* 377.

8.   Huxley, *Doors of Perception,* 53.

9.   상동, 24.

10. 상동, 55.

11. 상동, 34–35.

12. Emerson, *Nature,* 13.

13. Whitman, *Leaves of Grass,* 29.

14. Tennysons, "Luminous Sleep."

15. 다음에서 인용됨. James, *Varieties of Religious Experience,* 391.

5장 신경과학: 사이키델릭을 복용한 뇌

1.   보다 자세한 내용은 다음을 참고하라. David Nichols's talk "DMT and the Pineal Gland: Facts vs. Fantasy," available at https://www.youtube.com/

watch?v=YeeqHUiC8Io.

2.　Vollenweider et al., "Psilocybin Induces Schizophrenia-Like Psychosis in Humans via a Serotonin-2 Agonist Action."

3.　Freud, *Civilization and Its Discontents,* 12.

4.　Nagel, "What Is It Like to Be a Bat?"

5.　Frank, "Minding Matter."

6.　Raichle et al., "Default Mode of Brain Function."

7.　Raichle, "Brain's Dark Energy."

8.　Brewer, *Craving Mind,* 46.

9.　Killingsworth and Gilbert, "Wandering Mind Is an Unhappy Mind."

10.　Carhart-Harris et al., "Neural Correlates of the Psychedelic State as Determined by fMRI Studies with Psilocybin."

11.　Srinivasan, "Honey Bees as a Model for Vision, Perception, and Cognition"; Dyer et al., "Seeing in Colour."

12.　Sutton et al., "Mechanosensory Hairs in Bumblebees (Bombus terrestris) Detect Weak Electric Fields."

13.　Kaelen, "Psychological and Human Brain Effects of Music in Combination with Psychedelic Drugs."

14.　Carhart-Harris et al., "Entropic Brain."

15.　Carhart-Harris, Kaelen, and Nutt, "How Do Hallucinogens Work on the Brain?"

16.　Petri et al., "Homological Scaffolds of Brain Functional Networks."

17.　Gopnik, *Philosophical Baby.*

18.　Lucas et al., "When Children Are Better (or at Least More Open-Minded) Learners Than Adults."

6장 여행 치료: 정신치료에서 사이키델릭

1.　Kupferschmidt, "High Hopes," 23.

2.　Grob, "Psychiatric Research with Hallucinogens."

3.　Beacon Health Options, "We Need to Talk About Suicide," 10.

4.　Solomon, *Noonday Demon,* 102.

5.　Cohen, "LSD and the Anguish of Dying."

6.　Richards et al., "LSD-Assisted Psychotherapy and the Human Encounter with Death."

7.　Grob, Bossis, and Griffiths, "Use of the Classic Hallucinogen Psilocybin for

Treatment of Existential Distress Associated with Cancer," 303.

8.   Hoffman, "Dose of a Hallucinogen from a 'Magic Mushroom,' and Then Lasting Peace."

9.   Belser et al., "Patient Experiences of Psilocybin-Assisted Psychotherapy: An Interpretative Phenomenological Analysis."

10.   Bertrand Russell, "How to Grow Old."

11.   Hertzberg, "Moon Shots (3 of 3)."

12.   Johnson et al., "Pilot Study of the 5-HT_{2AR} Agonist Psilocybin in the Treatment of Tobacco Addiction."

13.   Personal communication with the neuroscientist Draulio Araujo.

14.   Krebs and Johansen, "Lysergic Acid Diethylamide (LSD) for Alcoholism."

15.   상동.

16.   Bogenschutz et al., "Psilocybin-Assisted Treatment for Alcohol Dependence."

17.   Piff et al., "Awe, the Small Self, and Prosocial Behavior."

18.   Bai et al., "Awe, the Diminished Self, and Collective Engagement."

19.   Carhart-Harris et al., "Psilocybin with Psychological Support for Treatment-Resistant Depression."

20.   Watts et al., "Patients' Accounts of Increased 'Connectedness' and 'Acceptance' After Psilocybin for Treatment-Resistant Depression."

21.   상동.

22.   전문은 다음을 참고하라. http://inandthrough.blogspot.com/2016/08/psilocybin-trial-diary-one-year-on.html.

23.   Moreno et al., "Safety, Tolerability, and Efficacy of Psilocybin in 9 Patients with Obsessive-Compulsive Disorder."

24.   Solomon, *Noonday Demon,* 65.

25.   Kessler, *Capture,* 8–9.

26.   Vollenweider and Kometer, "Neurobiology of Psychedelic Drugs."

27.   Brain Pickings: https://www.brainpickings.org/2012/09/12/this-is-water-david-foster-wallace/.

28.   Brewer, *Craving Mind,* 115.

에필로그 신경 다양성에 대한 찬사

1.   Schwartz, "Molly at the Marriott."

2.   강연 영상은 다음 사이트에서 볼 수 있다. https://www.youtube.com/watch?v=_

oZ_v3QFQDE.

3. 다음 사이트에서 볼 수 있다. https://www.youtube.com/watch?v=NhlTrDIOcrQ&feature=share.

Bai, Yang, Laura A. Maruskin, Serena Chen, Amie M. Gordon, Jennifer E. Stellar, Galen D. McNeil, Kaiping Peng, and Dacher Keltner. "Awe, the Diminished Self, and Collective Engagement: Universals and Cultural Variations in the Small Self." *Journal of Personality and Social Psychology* 113, no. 2 (2017): 185–209. doi:10.1037/pspa0000087.

Barrett, Frederick S., Hollis Robbins, David Smooke, Jenine L. Brown, and Roland R. Griffiths. "Qualitative and Quantitative Features of Music Reported to Support Peak Mystical Experiences During Psychedelic Therapy Sessions." *Frontiers in Physiology* 8(July 2017): 1–12. doi:10.3389/fpsyg.2017.01238.

Beacon Health Options. "We Need to Talk About Suicide." 2017.

Belser, Alexander B., Gabrielle Agin-Liebes, T. Cody Swift, Sara Terrana, Nese Devenot, Harris L. Friedman, Jeffrey Guss, Anthony Bossis, and Stephen Ross. "Patient Experiences of Psilocybin-Assisted Psychotherapy: An Interpretative Phenomenological Analysis." *Journal of Humanistic Psychology* 57, no. 4 (2017): 354–88. doi: 10.1177/0022167817706884.

Bogenschutz, Michael P., Alyssa A. Forcehimes, Jessica A. Pommy, Claire E. Wilcox, P. C. R. Barbosa, and Rick J. Strassman. "Psilocybin-Assisted Treatment for Alcohol Dependence: A Proof-of-Concept Study." *Journal of Psychopharmacology* 29, no. 3 (2015):289–99. doi:10.1177/0269881114565144.

Brewer, Judson. *The Craving Mind: From Cigarettes to Smartphones to Love—Why We Get Hooked and How We Can Break Bad Habits.* New Haven, Conn.: Yale University Press, 2017.

Buckner, Randy L., Jessica R. Andrews-Hanna, and Daniel L. Schacter. "The Brain's Default Network: Anatomy, Function, and Relevance to Disease." *Annals of the New York Academy of Sciences* 1124, no. 1 (2008): 1–38. doi:10.1196/annals.1440.011.

Carbonaro, Theresa M., Matthew P. Bradstreet, Frederick S. Barrett, Katherine A. MacLean, Robert Jesse, Matthew W. Johnson, and Roland R. Griffiths. "Survey Study of Challenging Experiences After Ingesting Psilocybin Mushrooms: Acute and Enduring Positive and Negative Consequences." *Journal of Psychopharmacology* 30, no. 12 (2016): 1268–78.

Carhart-Harris, Robin L., et al. "Neural Correlates of the Psychedelic State as Determined by fMRI Studies with Psilocybin." Proceedings of the National Academy of Sciences of the *United States of America* 109, no. 6 (2012): 2138–43. doi:10.1073/pnas.1119598109.

———. "Psilocybin with Psychological Support for Treatment-Resistant Depression: An Open-Label Feasibility Study." *Lancet Psychiatry* 3, no. 7 (2016): 619–27. doi:10.1016/ S2215-0366(16)30065-7.

Carhart-Harris, Robin L., Mendel Kaelen, and David J. Nutt. "How Do Hallucinogens Work on the Brain?" *Psychologist* 27, no. 9 (2014): 662–65.

Carhart-Harris, Robin L., Robert Leech, Peter J. Hellyer, Murray Shanahan, Amanda Feilding, Enzo Tagliazucchi, Dante R. Chialvo, and David Nutt. "The Entropic Brain: A Theory of Conscious States Informed by Neuroimaging Research with Psychedelic Drugs." *Frontiers in Human Neuroscience* 8 (Feb. 2014): 20. doi:10.3389/ fnhum.2014.00020.

Cohen, Maimon M., Kurt Hirschhorn, and William A. Frosch. "In Vivo and In Vitro Chromosomal Damage Induced by LSD-25." *New England Journal of Medicine* 277, no. 20(1967): 1043–49. doi:10.1056/NEJM197107222850421.

Cohen, Sidney. The Beyond Within: The LSD Story. New York: Atheneum, 1964.

———. "A Classification of LSD Complications." Psychosomatics 7, no. 3 (1966): 182–86.

———. "LSD and the Anguish of Dying." Harper's Magazine, Sept. 1965, 69–78.

———. "Lysergic Acid Diethylamide: Side Effects and Complications." *Journal of Nervous and Mental Disease* 130, no. 1 (1960): 30–40.

Cohen, Sidney, and Keith S. Ditman. "Complications Associated with Lysergic Acid Diethylamide (LSD-25)." *Journal of the American Medical Association* 181, no. 2 (1962):161–62.

———. "Prolonged Adverse Reactions to Lysergic Acid Diethylamide." *Archives of General Psychiatry* 8, no. 5 (1963): 475–80.

Cole, Jonathan O., and Martin M. Katz. "The Psychotomimetic Drugs: An Overview." *Journal of the American Medical Association* 187, no. 10 (1964): 758–61.

Davis, Wade. One River: Explorations and Discoveries in the Amazon Rain Forest. New York:Simon & Schuster, 1996.

Doblin, Rick. "Dr. Leary's Concord Prison Experiment: A 34-Year Follow-Up Study." *Journal of Psychoactive Drugs 30,* no. 4 (1998): 419–26. doi:10.1080/02791072.1998.103 99715.

———. "Pahnke's 'Good Friday Experiment': A Long-Term Follow-Up and Methodological Critique." *Journal of Transpersonal Psychology* 23, no. 1 (1991): 1–28. doi:10.1177/0269881108094300.

Dyck, Erika. *Psychedelic Psychiatry: LSD from Clinic to Campus.* Baltimore: Johns Hopkins University Press, 2008.

Dyer, Adrian G., Jair E. Garcia, Mani Shrestha, and Klaus Lunau. "Seeing in Colour: A Hundred Years of Studies on Bee Vision Since the Work of the Nobel Laureate Karl von

Frisch." *Proceedings of the Royal Society of Victoria* 127 (July 2015): 66–72. doi:10.1071/ RS15006.

Eisner, Betty Grover. "Remembrances of LSD Therapy Past." 2002. http://www.maps.org/ images/pdf/books/remembrances.pdf.

Emerson, Ralph Waldo. *Nature.* Boston: James Munroe, 1836.

Epstein, Mark. *Thoughts Without a Thinker: Psychotherapy from a Buddhist Perspective.* New York: Basic Books, 1995.

Estrada, Alvaro. *María Sabina: Her Life and Chants.* Santa Barbara, Calif.: Ross-Erikson, 1981.

Fadiman, James. The Psychedelic *Explorer's Guide: Safe, Therapeutic and Sacred Journeys.* Rochester, Vt.: Park Street Press, 2011.

Fahey, Todd Brendan. "The Original Captain Trips." High Times, Nov. 1991.

Frank, Adam. "Minding Matter." *Aeon,* March 2017.

Freud, Sigmund. *Civilization and Its Discontents.* New York: Norton, 1961.

Goldsmith, Neal. "A Conversation with George Greer and Myron Stolaroff." 2013. https:// erowid.org/culture/characters/stolaroff_myron/stolaroff_myron_interview1.shtml.

Gonzales v. O Centro Espirita Beneficente Uniao do Vegetal, 546 U.S. 418 (2006).

Gopnik, *Alison. The Philosophical Baby: What Children's Minds Tell Us About Truth, Love, and the Meaning of Life.* New York: Farrar, Straus and Giroux, 2009.

Greenfield, Robert. *Timothy Leary: A Biography.* Orlando, Fla.: Harcourt, 2006.

Griffiths, R. R., W. A. Richards, U. McCann, and R. Jesse. "Psilocybin Can Occasion Mystical-Type Experiences Having Substantial and Sustained Personal Meaning and Spiritual Significance." *Psychopharmacology* 187, no. 3 (2006): 268–83. doi:10.1007/ s00213-006-0457-5.

Grinker, Roy R. "Bootlegged Ecstasy." *Journal of the American Medical Association* 187, no. 10 (1964): 768.

———. "Lysergic Acid Diethylamide." *Archives of General Psychiatry* 8, no. 5 (1963): 425. doi:10.1056/NEJM196802222780806.

Grinspoon, Lester, and James B. Bakalar. *Psychedelic Drugs Reconsidered.* New York: Basic Books, 1979.

Grob, Charles S. "Psychiatric Research with Hallucinogens: What Have We Learned?" *Yearbook for Ethnomedicine and the Study of Consciousness,* no. 3 (1994): 91–112.

Grob, Charles S., Anthony P. Bossis, and Roland R. Griffiths. "Use of the Classic Hallucinogen Psilocybin for Treatment of Existential Distress Associated with Cancer." In *Psychological Aspects of Cancer: A Guide to Emotional and Psychological Consequences of Cancer, Their Causes and Their Management,* edited by Brian I. Carr and Jennifer Steel, 291–308. New York: Springer, 2013. doi:10.1007/978-1-4614-4866-2.

Grob, Charles S., Alicia L. Danforth, Gurpreet S. Chopra, Marycie Hagerty, Charles
R. McKay, Adam L. Halberstadt, and George R. Greer. "Pilot Study of Psilocybin
Treatment for Anxiety in Patients with Advanced-Stage Cancer." *Archives of General
Psychiatry* 68, no. 1 (2011): 71–8. doi:10.1001/archgenpsychiatry.2010.116.

Grof, Stanislav. LSD: *Doorway to the Numinous: The Groundbreaking Psychedelic Research into
Realms of the Human Unconscious.* Rochester, Vt.: Park Street Press, 2009.

Hertzberg, Hendrik. "Moon Shots (3 of 3): Lunar Epiphanies." *New Yorker,* Aug. 2008.

Hoffman, Jan. "A Dose of a Hallucinogen from a 'Magic Mushroom,' and Then Lasting
Peace." *New York Times,* Dec. 1, 2016.

Hofmann, Albert. *LSD, My Problem Child.* Santa Cruz, Calif.: Multidisciplinary Association
for Psychedelic Studies, 2009.

Huxley, Aldous. *The Doors of Perception, and Heaven and Hell.* New York: Harper & Row,
1963.

———. *Moksha: Writings on Psychedelics and the Visionary Experience* (1931–1963). Edited by
Michael Horowitz and Cynthia Palmer. New York: Stonehill, 1977.

———. *The Perennial Philosophy.* London: Chatto & Windus, 1947. doi:10.1017/
S0031819100023330.

Isaacson, Walter. *Steve Jobs.* New York: Simon & Schuster, 2011.

James, William. *The Varieties of Religious Experience.* EBook. Project Gutenberg, 2014.

Johansen, Pal-Ørjan, and Teri Suzanne Krebs. "Psychedelics Not Linked to Mental Health
Problems or Suicidal Behavior: A Population Study." *Journal of Psychopharmacology* 29,
no. 3 (2015): 270–79. doi:10.1177/0269881114568039.

Johnson, Matthew W., Albert Garcia-Romeu, Mary P. Cosimano, and Roland R.
Griffiths. "Pilot Study of the 5-HT$_{2AR}$ Agonist Psilocybin in the Treatment of
Tobacco Addiction." *Journal of Psychopharmacology* 28, no. 11 (2014): 983–92.
doi:10.1177/0269881114548296.

Kaelen, Mendel. "The Psychological and Human Brain Effects of Music in Combination
with Psychedelic Drugs." PhD diss., Imperial College London, 2017.

Kessler, David A. *Capture: Unraveling the Mystery of Mental Suffering.* New York: Harper
Wave, 2016.

Killingsworth, Matthew A., and Daniel T. Gilbert. "A Wandering Mind Is an Unhappy
Mind." *Science* 330, no. 6006 (2010): 932. doi:10.1126/science.1192439.

Kleber, Herbert D. "Commentary On: Psilocybin Can Occasion Mystical-Type Experiences
Having Substantial and Sustained Personal Meaning and Spiritual Significance."
Psychopharmacology 187 (2006): 291–92.

Krebs, Teri S., and Pal-Ørjan Johansen. "Lysergic Acid Diethylamide (LSD) for Alcoholism:
Meta-analysis of Randomized Controlled Trials." *Journal of Psychopharmacology* 26, no. 7

(2012): 994–1002. doi:10.1177/0269881112439253.

Kupferschmidt, Kai. "High Hopes." *Science* 345, no. 6192 (2014).

Langlitz, Nicolas. *Neuropsychedelia: The Revival of Hallucinogen Research Since the Decade of the Brain.* Berkeley: University of California Press, 2013.

Lattin, Don. *The Harvard Psychedelic Club: How Timothy Leary, Ram Dass, Huston Smith, and Andrew Weil Killed the Fifties and Ushered in a New Age for America.* New York:HarperCollins, 2010.

Leary, Timothy. *Flashbacks: A Personal and Cultural History of an Era: An Autobiography.* New York: G. P. Putnam's Sons, 1990.

———. *High Priest.* Berkeley, Calif.: Ronin, 1995.

Leary, Timothy, and Richard Alpert. "Letter from Alpert, Leary." *Harvard Crimson,* 1962.

Leary, Timothy, and James Penner. *Timothy Leary, The Harvard Years: Early Writings on LSD and Psilocybin with Richard Alpert, Huston Smith, Ralph Metzler, and Others.* Rochester, Vt.: Park Street Press, 2014.

Leary, Timothy, Robert Anton Wilson, George A. Koopman, and Daniel Gilbertson. *Neuropolitics: The Sociobiology of Human Metamorphosis.* Los Angeles: Starseed/Peace Press, 1977.

Lee, Martin A., and Bruce Shlain. *Acid Dreams: The Complete Social History of LSD: The CIA, the Sixties, and Beyond.* New York: Grove Press, 1992.

Lieberman, Jeffrey A. *Shrinks: The Untold Story of Psychiatry.* New York: Little, Brown, 2015.

Lucas, Christopher G., Sophie Bridgers, Thomas L. Griffiths, and Alison Gopnik. "When Children Are Better (or at Least More Open-Minded) Learners Than Adults: Developmental Differences in Learning the Forms of Causal Relationships." *Cognition* 131, no. 2 (2014): 284–99. doi:10.1016/j.cognition.2013.12.010.

MacLean, Katherine A., Matthew W. Johnson, and Roland R. Griffiths. "Mystical Experiences Occasioned by the Hallucinogen Psilocybin Lead to Increases in the Personality Domain of Openness." *Journal of Psychopharmacology* 25, no. 11 (2011): 1453–61. doi:10.1177/0269881111420188.

McHugh, Paul. Review of *The Harvard Psychedelic Club,* by Don Lattin. Commentary, April 2010.

McKenna, Terence. *Food of the Gods: The Search for the Original Tree of Knowledge.* New York: Bantam Books, 1992.

Markoff, John. *What the Dormouse Said: How the Sixties Counterculture Shaped the Personal Computer Industry.* New York: Penguin, 2005.

Moore, Gerald, and Larry Schiller. "The Exploding Threat of the Mind Drug That Got out of Control." *Life,* March 25, 1966.

Moreno, Francisco A., Christopher B. Wiegand, E. Keolani Taitano, and Pedro L. Delgado.

"Safety, Tolerability, and Efficacy of Psilocybin in 9 Patients with Obsessive-Compulsive Disorder." *Journal of Clinical Psychiatry* 67, no. 11 (2006): 1735–40. doi:10.4088/JCP. v67n1110.

Nagel, Thomas. "What Is It Like to Be a Bat?" *Philosophical Review* 83, no. 4 (1974): 435–50. doi:10.2307/2183914.

Nichols, David E. "Commentary On: Psilocybin Can Occasion Mystical-Type Experiences Having Substantial and Sustained Personal Meaning and Spiritual Significance." *Psychopharmacology* 187, no. 3 (2006): 284–86. doi:10.1007/s00213-006-0457-5.

———. "LSD: Cultural Revolution and Medical Advances." *Chemistry World* 3, no. 1(2006): 30–34.

———. "Psychedelics." *Pharmacological Reviews* 68, no. 2 (2016): 264–355.

Nour, Matthew M., Lisa Evans, and Robin L. Carhar-Harris. "Psychedelics, Personality and Political Perspectives." *Journal of Psychoactive Drugs* (2017): 1–10.

Novak, Steven J. "LSD Before Leary: Sidney Cohen's Critique of 1950s Psychedelic Drug Research." *History of Science Society* 88, no. 1 (1997): 87–110.

Nutt, David. "A Brave New World for Psychology?" *Psychologist* 27, no. 9 (2014): 658–60. doi:10.1097/NMD.0000000000000113.

———. *Drugs Without the Hot Air: Minimising the Harms of Legal and Illegal Drugs.* Cambridge, England: UIT Cambridge, 2012.

Osmond, Humphry. "On Being Mad." *Saskatchewan Psychiatric Services Journal* 1, no. 2(1952).

———. "*A Review* of the Clinical Effects of Psychotomimetic Agents." *Annals of the New York Academy of Sciences* 66, no. 1 (1957): 418–34.

Pahnke, Walter, "The Psychedelic Mystical Experience in the Human Encounter with Death." Harvard Theological Review 62, no. 1 (1969): 1–22.

"Pass It On": The Story of Bill Wilson and How the A.A. Message Reached the World. New York: Alcoholics Anonymous World Services, 1984.

Petri, G., P. Expert, F. Turkheimer, R. Carhart-Harris, D. Nutt, P. J. Hellyer, and F. Vaccarino. "Homological Scaffolds of Brain Functional Networks." *Journal of the Royal Society Interface* 11, no. 101 (2014).

Piff, Paul K., Pia Dietze, Matthew Feinberg, Daniel M. Stancato, and Dacher Keltner. "Awe, the Small Self, and Prosocial Behavior." Journal of Personality and Social Psychology 108, no. 6 (2015): 883–99. doi:10.1037/pspi0000018.

Pollan, Michael. "The Trip Treatment." *New Yorker,* Feb. 9, 2015.

Preller, Katrin H., Marcus Herdener, Thomas Pokorny, Amanda Planzer, Rainer Krahenmann, Philipp Stampfli, Matthias E. Liechti, Erich Seifritz, and Franz X. Vollenweider. "The Fabric of Meaning and Subjective Effects in LSD-induced States

Depend on Serotonin 2A Receptor Activation." *Current Biology* 27, no. 3 (2017): 451–57.

Presti, David, and Jerome Beck. "Strychnine and Other Enduring Myths: Expert and User Folklore Surrounding LSD." In *Psychoactive Sacramentals: Essays on Entheogens and Religion,* edited by Thomas B. Roberts, 125–35. San Francisco: Council on Spiritual Practices, 2001.

Raichle, Marcus E. "The Brain's Dark Energy." *Scientific American* 302, no. 3 (2010): 44–49. doi:10.1038/scientificamerican0310-44.

Raichle, Marcus E., Ann Mary MacLeod, Abraham Z. Snyder, William J. Powers, Debra A. Gusnard, and Gordon L. Shulman. "A Default Mode of Brain Function." *Proceedings of the National Academy of Sciences* 98, no. 2 (2001): 676–82. doi:10.1073/pnas.98.2.676.

R.C. "B.C.'s Acid Flashback." *Vancouver Sun,* Dec. 8, 2001.

Richards, William, Stanislav Grof, Louis Goodman, and Albert Kurland. "LSD-Assisted Psychotherapy and the Human Encounter with Death." *Journal of Transpersonal Psychology* 4, no. 2 (1972): 121–50.

Samorini, Giorgio. *Animals and Psychedelics: The Natural World and the Instinct to Alter Consciousness.* Rochester, Vt.: Park Street Press, 2002.

Schuster, Charles R. "Commentary On: Psilocybin Can Occasion Mystical-Type Experiences Having Substantial and Sustained Personal Meaning and Spiritual Significance." *Psychopharmacology* 187, no. 3 (2006): 289–90. doi:10.1007/s00213-006-0457-5.

Schwartz, Casey. "Molly at the Marriott: Inside America's Premier Psychedelics Conference." *New York Times,* May 6, 2017.

Siff, Stephen. *Acid Hype: American News Media and the Psychedelic Experience.* Urbana: University of Illinois Press, 2015.

Simard, Suzanne W., David A. Perry, Melanie D. Jones, David D. Myrold, Daniel M. Durall, and Randy Molina. "Net Transfer of Carbon Between Ectomycorrhizal Tree Species in the Field." *Nature* 388 (1997): 579–82.

Smith, Huston. *Cleansing the Doors of Perception: The Religious Significance of Entheogenic Plants and Chemicals.* New York: Jeremy P. Tarcher/Putnam, 2000.

———. *The Huston Smith Reader.* Edited by Jeffery Paine. Berkeley: University of California Press, 2012.

Smith, Robert Ellis. "Psychologists Disagree on Psilocybin Research." *Harvard Crimson,* March 15, 1962.

Solomon, Andrew. *The Noonday Demon: An Atlas of Depression.* New York: Scribner, 2015.

Srinivasan, Mandyam V. "Honey Bees as a Model for Vision, Perception, and Cognition." *Annual Review of Entomology* 55, no. 1 (2010): 267–84. doi:10.1146/annurev.ento.010908.164537.

Stamets, Paul. *Psilocybin Mushrooms of the World.* Berkeley, Calif.: Ten Speed Press, 1996.

Stevens, Jay. *Storming Heaven: LSD and the American Dream.* New York: Grove Press, 1987.

Stolaroff, Myron J. *The Secret Chief Revealed.* Sarasota, Fla.: Multidisciplinary Association for Psychedelic Studies, 2004.

Strauss, Neil. *Everyone Loves You When You're Dead: Journeys into Fame and Madness.* E-Book, 2011.

Sullivan, Walter. "The Einstein Papers. A Man of Many Parts," *New York Times,* March 29, 1972.

Sutton, Gregory P., Dominic Clarke, Erica L. Morley, and Daniel Robert. "Mechanosensory Hairs in Bumblebees (Bombus terrestris) Detect Weak Electric Fields." *Proceedings of the National Academy of Sciences* 113, no. 26 (2016): 7261–65. doi:10.1073/pnas.1601624113.

Tennyson, Alfred. "Luminous Sleep." *The Spectator,* Aug. 1, 1903.

Tierney, John. "Hallucinogens Have Doctors Tuning In Again." *New York Times,* April 12, 2010.

U.S. Congress Senate Subcommittee on Executive Reorganization of the Committee on Government Operations: Hearing on the Organization and Coordination of Federal Drug Research and Regulatory Programs: LSD. 89th Cong., 2nd sess., May 24–26, 1966.

Vollenweider, Franz X., and Michael Kometer. "The Neurobiology of Psychedelic Drugs: Implications for the Treatment of Mood Disorders." *Nature Reviews Neuroscience* 11, no. 9(2010): 642–51. doi:10.1038/nrn2884.

Vollenweider, Franz X., Margreet F. I. Vollenweider-Scherpenhuyzen, Andreas Babler, Helen Vogel, and Daniel Hell. "Psilocybin Induces Schizophrenia-Like Psychosis in Humans via a Serotonin-2 Agonist Action." *NeuroReport* 9, no. 17 (1998): 3897–902. doi:10.1097/00001756-199812010-00024.

Wasson, R. Gordon. "Drugs: The Sacred Mushroom." *New York Times,* Sept. 26, 1970.

———. "Seeking the Magic Mushroom." *Life,* May 13, 1957, 100–120.

Wasson, R. Gordon, Albert Hofmann, and Carl A. P. Ruck. *The Road to Eleusis: Unveiling the Secret of the Mysteries.* Berkeley, Calif.: North Atlantic Books, 2008.

Wasson, Valentina Pavlovna, and R. Gordon Wasson. *Mushrooms, Russia, and History.* Vol. 2. New York: Pantheon Books, 1957.

Watts, Rosalind, Camilla Day, Jacob Krzanowski, David Nutt, and Robin Carhart-Harris. "Patients' Accounts of Increased 'Connectedness' and 'Acceptance' After Psilocybin for Treatment-Resistant Depression." *Journal of Humanistic Psychology* 57, no. 5 (2017): 520–64. doi:10.1177/0022167817709585.

Weil, Andrew T. "The Strange Case of the Harvard Drug Scandal." *Look,* Nov. 1963.

Whitman, Walt. *Leaves of Grass: The First (1855) Edition.* New York: Penguin, 1986.

Wit, Harriet de. "Towards a Science of Spiritual Experience." *Psychopharmacology* 187, no. 3(2006): 267. doi:10.1007/s00213-006-0462-8.

Wulf, Andrea. *The Invention of Nature: Alexander von Humboldt's New World.* New York: Alfred A. Knopf, 2015.

마음을 바꾸는 방법: 금지된 약물이 우울증, 중독을 치료할 수 있을까

초판 1쇄 발행   2021년 5월 8일
초판 2쇄 발행   2022년 4월 30일

지은이   마이클 폴란
옮긴이   김지원
감수   강석기
편집   장정문
본문디자인   류은영
펴낸이   김성현
펴낸곳   소우주
등록   2016년 12월 27일 제 563-2016-000092호
주소   경기도 용인시 기흥구 보정로 30
전화   010-2508-1532
이메일   sowoojoopub@naver.com

ISBN   979-11-89895-03-7 (03510)